胃肠急症
——关键临床问题的循证解答

Gastrointestinal Emergencies

Evidence-Based Answers to Key Clinical Questions

主　编　Autumn Graham
　　　　David J. Carlberg

主　译　王伟岸

副主译　李昌平　张　杰　刘清源

人民卫生出版社
·北　京·

First published in English under the title
Gastrointestinal Emergencies：Evidence-Based Answers to Key
Clinical Questions
edited by Autumn Graham and David J. Carlberg
Copyright © Springer Nature Switzerland AG，2019
This edition has been translated and published under licence from
Springer Nature Switzerland AG.

图书在版编目（CIP）数据

胃肠急症：关键临床问题的循证解答/（美）奥特
姆·格雷厄姆（Autumn Graham）主编；王伟岸主译. —
北京：人民卫生出版社，2021. 11
　　ISBN 978-7-117-32293-5

　　Ⅰ.①胃…　　Ⅱ.①奥…②王…　　Ⅲ.①胃肠病-诊疗
-问题解答　　Ⅳ.①R573-44

中国版本图书馆 CIP 数据核字（2021）第 217605 号

人卫智网　www.ipmph.com	医学教育、学术、考试、健康，
	购书智慧智能综合服务平台
人卫官网　www.pmph.com	人卫官方资讯发布平台

图字：01-2020-3750 号

胃肠急症——关键临床问题的循证解答
Weichang Jizheng——
Guanjian Linchuang Wenti de Xunzheng Jieda

主　　译：王伟岸
出版发行：人民卫生出版社（中继线 010-59780011）
地　　址：北京市朝阳区潘家园南里 19 号
邮　　编：100021
E - mail：pmph @ pmph.com
购书热线：010-59787592　010-59787584　010-65264830
印　　刷：廊坊一二〇六印刷厂
经　　销：新华书店
开　　本：889×1194　1/16　印张：25.5
字　　数：1082 千字
版　　次：2021 年 11 月第 1 版
印　　次：2021 年 12 月第 1 次印刷
标准书号：ISBN 978-7-117-32293-5
定　　价：208.00 元

打击盗版举报电话：010-59787491　E-mail：WQ @ pmph.com
质量问题联系电话：010-59787234　E-mail：zhiliang @ pmph.com

译校者名单（以姓氏笔画为序）

王　寰　中国人民解放军总医院第三医学中心
王小路　中国人民解放军总医院第六医学中心
王伟岸　中国人民解放军总医院第一医学中心
王晓枫　中国人民解放军总医院第一医学中心
叶道斌　中国人民解放军总医院第三医学中心
刘文徽　中国人民解放军总医院第二医学中心
刘亚华　中国人民解放军总医院第三医学中心
刘清源　中国人民解放军总医院第三医学中心
杜囚鹏　北京市第一中西医结合医院
李　婷　中国人民解放军总医院第三医学中心
李昌平　西南医科大学附属医院
杨　轶　中国人民解放军总医院第三医学中心
杨雷雷　西南医科大学
吴丽莎　中国人民解放军总医院第三医学中心
余燕均　西南医科大学
沈　成　西南医科大学
张　杰　中国人民解放军总医院京北医疗区
张　梅　郑州大学第一附属医院
张嘉琪　中国人民解放军总医院第一医学中心
林栋雷　中国人民解放军总医院第三医学中心
胡卫红　中国人民解放军总医院第三医学中心
施英瑛　中国人民解放军总医院第三医学中心
贺春燕　中国人民解放军总医院第三医学中心
栗　竞　中国人民解放军总医院京西医疗区
徐　龙　深圳大学总医院
徐惠圆　西南医科大学
高宏凯　中国人民解放军总医院第一医学中心
高敏照　中山大学附属第五医院
郭惠学　中山大学附属第五医院
黄雨梅　西南医科大学
温小恒　北京协和医院
雷　丽　西南医科大学
熊楚兰　湖北航天医院
潘国宗　北京协和医院

编者名单

Lindsea Abbott, MD MedStar Washington Hospital Center, Department of Emergency Medicine, Washington, DC, USA

Ainsley Adams, MD Department of Emergency Medicine, George Washington University School of Medicine & Health Sciences, Washington, DC, USA

Essa M. Aleassa, MD Bariatric and Metabolic Institute, Cleveland Clinic Foundation, Cleveland, OH, USA

Department of Surgery, College of Medicine and Health Sciences, United Arab Emirates University, Al-Ain, United Arab Emirates

M. Aamir Ali, MD, AGAF Division of Gastroenterology, George Washington University, Washington, DC, USA

Matthias Barden, MD Department of Emergency Medicine, Eisenhower Medical Center, Rancho Mirage, CA, USA

John C. Beauchamp, MD Department of Emergency Medicine, McGovern Medical School at The University of Texas Health Science Center at Houston (UTHealth), Houston, TX, USA

Brent A. Becker, MD Wellspan York Hospital, Department of Emergency Medicine, York, PA, USA

Eric Benoit, MD Division of Trauma & Surgical Critical Care, Alpert Medical School of Brown University, Providence, RI, USA

Joelle Borhart, MD, FACEP, FAAEM Department of Emergency Medicine, MedStar Washington Hospital Center & MedStar Georgetown University Hospital, Washington, DC, USA

Matthew P. Borloz, MD Virginia Tech Carilion School of Medicine, Department of Emergency Medicine, Roanoke, VA, USA

Stacy Brethauer, MD Bariatric and Metabolic Institute, Cleveland Clinic Foundation, Cleveland, OH, USA

Robert M. Brickley, MD UPMC Department of Emergency Medicine, Pittsburgh, PA, USA

Elaine Bromberek, MD MedStar Washington Hospital Center, MedStar Georgetown University Hospital, Washington, DC, USA

John David Buek, MD MedStar Washington Hospital Center, Department of Obstetrics and Gynecology, Washington, DC, USA

Jaclyn Caffrey, MD Department of Emergency Medicine, Alpert Medical School of Brown University, Providence, RI, USA

David Carlberg, MD Department of Emergency Medicine, MedStar Georgetown University Hospital & Washington Hospital Center, Washington, DC, USA

Kimberly A. Chambers, MD Department of Emergency Medicine, McGovern Medical School at The University of Texas Health Science Center at Houston (UTHealth), Houston, TX, USA

Karin Chase, MD University of Rochester Medical Center, Rochester, NY, USA

KinWah Chew, MD WellSpan York Hospital Department of Emergency Medicine, York, PA, USA

Cullen Clark, MD Emergency Medicine/Pediatrics Resident, Louisiana State University Health Sciences Center – New Orleans, New Orleans, LA, USA

Michelle Clinton, MD Virginia Tech – Carilion Clinic, Department of Emergency Medicine, Roanoke, VA, USA

Mark Collin, MD Section of Emergency Ultrasound, York Hospital Emergency Ultrasound Fellowship, York Hospital Emergency Medicine Residency, York Hospital Department of Emergency Medicine, York, PA, USA

Catherine Cummings, MD, FACEP Department of Emergency Medicine, Alpert Medical School of Brown University, Providence, RI, USA

Krishna Dass, MD MedStar Washington Hospital Center, Department of Infectious Disease, Washington, DC, USA

I. David Shocket, MD MedStar Washington Hospital Center, Washington, DC, USA

W. Nathan Davis, MD Department of Emergency Medicine, University of Pittsburgh Medical Center, Pittsburgh, PA, USA

John Davitt, MD MedStar Washington Hospital Center, Department of Obstetrics and Gynecology, Washington, DC, USA

Lindsey DeGeorge, MD Department of Emergency Medicine, MedStar Washington Hospital Center, Washington, DC, USA

Edward A. Descallar, MD Department of Emergency Medicine, MedStar Washington Hospital Center, MedStar Georgetown University Hospital, Washington, DC, USA

Maria Dynin, MD Department of Emergency Medicine, MedStar Washington Hospital Center & MedStar Georgetown University Hospital, Washington, DC, USA

Adam C. Ehrlich, MD, MPH Section of Gastroenterology, Department of Medicine, Lewis Katz School of Medicine at Temple University, Philadelphia, PA, USA

Daniel Eum, MD Keck School of Medicine of the University of Southern California, Los Angeles County/University of Southern California (LAC+USC) Department of Emergency Medicine, Los Angeles, CA, USA

Lindley E. Folkerson, MD Department of Emergency Medicine, McGovern Medical School at The University of Texas Health Science Center at Houston (UTHealth), Houston, TX, USA

Timothy J. Fortuna, DO Virginia Tech Carilion School of Medicine, Department of Emergency Medicine, Roanoke, VA, USA

Alexa R. Gale, MD, MS FACEP, FAAEM Georgetown University School of Medicine, MedStar Washington Hospital Center, Department of Emergency Medicine, Washington, DC, USA

Cameron Gettel, MD Department of Emergency Medicine, Alpert Medical School of Brown University, Providence, RI, USA

Daniel B. Gingold, MD, MPH University of Maryland School of Medicine, Department of Emergency Medicine, Baltimore, MD, USA

Jonathan Giordano, DO, MS Department of Emergency Medicine, McGovern Medical School at The University of Texas Health Science Center at Houston (UTHealth), Houston, TX, USA

Kelle Goranson, MD Department of Emergency Medicine, McGovern Medical School at The University of Texas Health Science Center at Houston (UTHealth), Houston, TX, USA

Autumn Graham, MD Department of Emergency Medicine, MedStar Washington Hospital Center, MedStar Georgetown University Hospital, Washington, DC, USA

Ashley Gray, MD Department of Emergency Medicine, Alpert Medical School of Brown University, Providence, RI, USA

Richard T. Griffey, MD, MPH Washington University School of Medicine, St. Louis, MO, USA

Mohamed Hagahmed, MD Department of Emergency Medicine, University of Pittsburgh Medical Center, Pittsburgh, PA, USA

Jonathan L. Hansen, MD, MBA, FACEP MedStar Franklin Square Medical Center, Baltimore, MD, USA

Georgetown University School of Medicine, Washington, DC, USA

Michelle A. Hieger, DO Section of Toxicology, Department of Emergency Medicine, Wellspan Health, York Hospital, York, PA, USA

Matthew Hinton, PharmD, BCPS Department of Pharmacy, Temple University Hospital, Philadelphia, PA, USA

Andrea J. Hladik, MD Department of Emergency Medicine, Eisenhower Medical Center, Rancho Mirage, CA, USA

Christina S. Houser, MD MedStar Washington Hospital Center, MedStar Georgetown University Hospital, Washington, DC, USA

Joseph Izzo, MD Department of Emergency Medicine, MedStar Georgetown University Hospital, Washington, DC, USA

Patrick G. Jackson, MD MedStar Georgetown University Hospital, Washington, DC, USA

MedStar Washington Hospital Center, Washington, DC, USA

Timothy Jang, MD Harbor-UCLA Medical Center, David Geffen School of Medicine at UCLA, Torrance, CA, USA

Adam Janicki, MD Department of Emergency Medicine, University of Pittsburgh Medical Center, Pittsburgh, PA, USA

Angela F. Jarman, MD Department of Emergency Medicine, Alpert School of Medicine of Brown University, Providence, RI, USA

Kelli L. Jarrell, MD University of Cincinnati College of Medicine, Department of Emergency Medicine, Cincinnati, OH, USA

Laura S. Johnson, MD Georgetown University School of Medicine, Washington, DC, USA

Herman Kalsi, MD Department of Emergency Medicine, MedStar Georgetown University Hospital, Washington, DC, USA

Theodore Katz, MD Department of Emergency Medicine, MedStar Georgetown University Hospital, Washington, DC, USA

Efrat Rosenzweig Kean, MD Temple University Hospital, Philadelphia, PA, USA

Thompson Kehrl, MD, FACEP, RDMS Section of Emergency Ultrasound, York Hospital Emergency Ultrasound Fellowship, York Hospital Emergency Medicine Residency, York Hospital Department of Emergency Medicine, York, PA, USA

Shawna Kettyle, MD MedStar Washington Hospital Center, Washington, DC, USA

Basil Z. Khalaf, MD Department of Emergency Medicine, McGovern Medical School at The University of Texas Health Science Center at Houston (UTHealth), Houston, TX, USA

Eric S. Kiechle, MD MPH MedStar Washington Hospital Center, Department of Emergency Medicine, Washington, DC, USA

Evan Kingsley, MD Department of Emergency Medicine, Temple University Hospital, Philadelphia, PA, USA

Ahnika Kline, MD PhD National Institute of Health, Bethesda, MD, USA

Adeola A. Kosoko, MD Department of Emergency Medicine, McGovern Medical School at The University of Texas Health Science Center at Houston (UTHealth), Houston, TX, USA

Alex Koyfman, MD The University of Texas Southwestern Medical Center, Department of Emergency Medicine, Dallas, TX, USA

Anita Kumar, MD George Washington University School of Medicine & Health Sciences, Department of Medicine, Division of Gastroenterology, Washington, DC, USA

Diana Ladkany, MD Department of Emergency Medicine, MedStar Washington Hospital Center & MedStar Georgetown University Hospital, Washington, DC, USA

Kerri Layman, MD Department of Emergency Medicine, MedStar Washington Hospital Center & MedStar Georgetown University Hospital, Washington, DC, USA

Maxine Le Saux, BS Department of Emergency Medicine, George Washington University School of Medicine & Health Sciences, Washington, DC, USA

Mary Carroll Lee, MD Virginia Tech Carilion Emergency Medicine Residency, Roanoke, VA, USA

Stephen D. Lee, MD Department of Emergency Medicine, University of Maryland School of Medicine, Baltimore, MD, USA

Zone-En Lee, MD, FACG Division of Gastroenterology, MedStar Georgetown University Hospital, Washington, DC, USA
MedStar Georgetown University Hospital, Washington, DC, USA

Erin Leiman, MD Division of Emergency Medicine, Department of Surgery, Duke University Medical Center, Durham, NC, USA

Kevin Vincent Leonard, MD UPMC Department of Emergency Medicine, Pittsburgh, PA, USA

Mark Levine, MD Washington University School of Medicine, St. Louis, MO, USA

Kerrie Lind, MD, MSc MedStar Southern Maryland Hospital Center, Department of Emergency Medicine, Clinton, MD, USA

Yiju Teresa Liu, MD Harbor-UCLA Medical Center, David Geffen School of Medicine at UCLA, Torrance, CA, USA

Robert Loflin, MD University of Rochester Medical Center, Rochester, NY, USA

Brit Long, MD Brooke Army Medical Center, Department of Emergency Medicine, Fort Sam Houston, San Antonio, TX, USA

Emily Lovallo, MD UPMC Department of Emergency Medicine, Pittsburgh, PA, USA

Samuel D. Luber, MD, MPH, FACEP Department of Emergency Medicine, McGovern Medical School at The University of Texas Health Science Center at Houston (UTHealth), Houston, TX, USA

Charles Maddow, MD, FACEP McGovern Medical School at the University of Texas Health Science Center at Houston, Department of Emergency Medicine, Houston, TX, USA

Nidhi Malhotra, MD MedStar Washington Hospital Center, Washington, DC, USA

Sara Manning, MD Department of Emergency Medicine, University of Maryland School of Medicine, Baltimore, MD, USA

Joseph P. Martinez, MD University of Maryland School of Medicine, Baltimore, MD, USA

Mariana Martinez, MD Department of Emergency Medicine, Los Angeles County + USC Medical Center, Los Angeles, CA, USA

Caroline Massarelli, BS Georgetown University School of Medicine, Washington, DC, USA

Courtney H. McKee, MD University of Cincinnati College of Medicine, Department of Emergency Medicine, Cincinnati, OH, USA

Andrew C. Meltzer, MD MS Department of Emergency Medicine, George Washington University School of Medicine & Health Sciences, Washington, DC, USA

Katharine Meyer, MD Department of Emergency Medicine, MedStar Georgetown University Hospital & Washington Hospital Center, Washington, DC, USA

Tracy M. Moore, MD, MS Department of Emergency Medicine, University of Pittsburgh Medical Center, Pittsburgh, PA, USA

Chad Mosby, MD Virginia Tech Carilion School of Medicine, Department of Emergency Medicine, Roanoke, VA, USA

James Murrett, MD, MBE Temple University Hospital, Philadelphia, PA, USA

Bennett A. Myers, MD Department of Emergency Medicine, University of Maryland School of Medicine, Baltimore, MD, USA

Sandeep Nadella, MBBS, MD Division of Gastroenterology, MedStar Georgetown University Hospital, Washington, DC, USA

Sreeja Natesan, MD Duke University Medical Center, Durham, NC, USA

Alejandro Negrete, MPH Case-Western Reserve University, Cleveland, OH, USA

Michael O'Keefe, MD Division of Emergency Medicine, Duke University Medical Center, Durham, NC, USA

Kathleen Ogle, MD Department of Emergency Medicine, George Washington University School of Medicine & Health Sciences, Washington, DC, USA

Susan Owens, MD University of Cincinnati College of Medicine, Department of Emergency Medicine, Cincinnati, OH, USA

Jessica Palmer, MD Department of Emergency Medicine, MedStar Washington Hospital Center & MedStar Georgetown University Hospital, Washington, DC, USA

Rajesh Panchwagh, DO WellSpan Gastroenterology, WellSpan Population Health Services, WellSpan York Hospital, York, PA, USA

Scott H. Pasichow, MD, MPH Department of Emergency Medicine, Alpert School of Medicine of Brown University, Providence, RI, USA

Seema Patil, MD Division of Gastroenterology and Hepatology, University of Maryland School of Medicine, Baltimore, MD, USA

Gita Pensa, MD Department of Emergency Medicine, Alpert Medical School of Brown University, Providence, RI, USA

Jack Perkins, MD Virginia Tech Carilion School of Medicine, Roanoke, VA, USA

Alanna Peterson, MD UPMC Department of Emergency Medicine, Pittsburgh, PA, USA

John B. Pierson, MD Virginia Tech – Carilion Clinic, Department of Emergency Medicine, Roanoke, VA, USA

Elizabeth Pontius, MD, RDMS Georgetown University School of Medicine, Washington, DC, USA

Department of Emergency Medicine, MedStar Georgetown University Hospital and MedStar Washington Hospital Center, Washington, DC, USA

Kenneth Potter, MD Department of Anesthesiology and Perioperative Medicine, Penn State Hershey Medical Center, Hershey, PA, USA

Jane Preotle, MD Department of Emergency Medicine, Alpert Medical School of Brown University, Providence, RI, USA

Heather A. Prunty, MD, FACEP UPMC Department of Emergency Medicine, Pittsburgh, PA, USA

Sandra Quezada, MD, MS Division of Gastroenterology and Hepatology, University of Maryland School of Medicine, Baltimore, MD, USA

Ghady Rahhal, MD Washington University School of Medicine, St. Louis, MO, USA

Jennifer Repanshek, MD Temple University Hospital, Philadelphia, PA, USA

Zachary Repanshek, MD Lewis Katz School of Medicine, Temple University Hospital, Philadelphia, PA, USA

Jessica Riley, MD, FACEP WellSpan York Hospital, Department of Emergency Medicine, York, PA, USA

Robert Riviello, MD, MPH Harvard University School of Medicine, Brigham and Women's Hospital, Boston, MA, USA

Clare Roepke, MD Lewis Katz School of Medicine at Temple University Hospital, Philadelphia, PA, USA

Sarah Ronan-Bentle, MD, MS University of Cincinnati College of Medicine, Department of Emergency Medicine, Cincinnati, OH, USA

Emily Rose, MD Department of Emergency Medicine, Los Angeles County + USC Medical Center, Los Angeles, CA, USA

Keck School of Medicine of the University of Southern California, Department of Emergency Medicine, Los Angeles County + USC Medical Center, Los Angeles, CA, USA

Brandon Ruderman, MD Duke University Medical Center, Durham, NC, USA

Amber Ruest, MD Department of Emergency Medicine, Wellspan York Hospital, York, PA, USA

Patrick Sandiford, MD, MPH Emergency Medicine Residency, University of Rochester Medical Center, Rochester, NY, USA

Anthony Scarcella, MD, JD Department of Emergency Medicine, Eisenhower Medical Center, Rancho Mirage, CA, USA

Jordan B. Schooler, MD, PhD Department of Anesthesiology and Perioperative Medicine, Penn State Hershey Medical Center, Hershey, PA, USA
Department of Emergency Medicine, Penn State Hershey Medical Center, Hershey, PA, USA

Kraftin E. Schreyer, MD Department of Emergency Medicine, Temple University Hospital, Philadelphia, PA, USA

Sara Scott, MD, FACEP Department of Surgery and Perioperative Care, University of Texas at Austin Dell Medical School, Austin, TX, USA

Bradley J. Serack, MD Department of Emergency Medicine, McGovern Medical School at The University of Texas Health Science Center at Houston (UTHealth), Houston, TX, USA

Krystle Shafer, MD Department of Emergency Medicine, Critical Care Intensivist, OHICU and MSICU, Wellspan York Hospital, York, PA, USA

Stephen Shaheen, MD Duke University Medical Center, Durham, NC, USA

Zachary Shaub, DO Virginia Tech Carilion School of Medicine, Department of Emergency Medicine, Roanoke, VA, USA

Manpreet Singh, MD Department of Emergency Medicine, David Geffen School of Medicine at UCLA, Harbor-UCLA Medical Center, Torrance, CA, USA

Bryan Sloane, MD Department of Emergency Medicine, Harbor-UCLA Medical Center, Torrance, CA, USA

Janet Smereck, MD Department of Emergency Medicine, MedStar Georgetown University Hospital, Washington, DC, USA

Jessica L. Smith, MD, FACEP Department of Emergency Medicine, Alpert Medical School of Brown University, Providence, RI, USA

Veronica Solorio, MD, MPH Department of Emergency Medicine, Harbor-UCLA Medical Center, Torrance, CA, USA

Philippa N. Soskin, MD, MPP MedStar Georgetown University Hospital and Washington Hospital Center, Washington, DC, USA

F. James Squadrito, MD Lewis Katz School of Medicine at Temple University Hospital, Philadelphia, PA, USA

Stephanie Streit United States Air Force, Washington, DC, USA
Nellis Air Force Base, Las Vegas, NV, USA
University of Nevada Las Vegas, Las Vegas, NV, USA

Bob Stuntz, MD, RD, MS, FAAEM, FACEP Department of Emergency Medicine, WellSpan York Hospital, York, PA, USA

Mark E. Sutherland, MD University of Maryland Medical Center, Departments of Emergency Medicine, Internal Medicine, and Critical Care, Baltimore, MD, USA

Katrin Takenaka, MD, MEd McGovern Medical School (part of UT Health/The University of Texas Health Science Center at Houston), Houston, TX, USA

Shawn Tejiram, MD MedStar Georgetown University Hospital – Washington Hospital Center Residency Program in General Surgery, Department of Surgery, MedStar Washington Hospital Center, Washington, DC, USA

Meredith C. Thompson, MD Department of Emergency Medicine, University of Virginia Health System, Charlottesville, VA, USA

Travis A. Thompson, MD MedStar Washington Hospital Center, Department of Emergency Medicine, Washington, DC, USA

Traci Thoureen, MD, MHS-CL, MMCi, FACEP Division of Emergency Medicine, Duke University Medical Center, Durham, NC, USA

Shahab Toursavadakohi, MD Department of Surgery, Division of Vascular Surgery, University of Maryland School of Medicine, Baltimore, MD, USA

Aortic Center, University of Maryland Medical Center, Baltimore, MD, USA

Nick Tsipis, MD MPH MedStar Washington Hospital Center, Department of Emergency Medicine, Washington, DC, USA

Andrew Victory, MD UPMC Department of Emergency Medicine, Pittsburgh, PA, USA

Julie T. Vieth, MBChB Canton-Potsdam Hospital, Potsdam, NY, USA

Angelina Vishnyakova, MD McGovern Medical School at the University of Texas Health Science Center at Houston, Department of Emergency Medicine, Houston, TX, USA

Kathryn Voss, MD MedStar Georgetown University and Washington Hospital Center, Washington, DC, USA

Jonathan Wagner, MD Keck School of Medicine of the University of Southern California, Los Angeles County/University of Southern California (LAC+USC) Department of Emergency Medicine, Los Angeles, CA, USA

Anne Walker, MD University of Maryland Medical Center, Baltimore, MD, USA

Deena D. Wasserman, MD, FAWM Department of Emergency Medicine, Temple University Hospital, Philadelphia, PA, USA

Jonathan Watson, MD Department of Emergency Medicine, MedStar Georgetown University Hospital and Washington Hospital Center, Washington, DC, USA

Patrick D. Webb, MD Centers for Gastroenterology, Fort Collins, CO, USA

Lindsay A. Weiner, MD University of Maryland School of Medicine, Department of Emergency Medicine, Baltimore, MD, USA

Jennifer Wellington, DO Division of Gastroenterology and Hepatology, University of Maryland School of Medicine, Baltimore, MD, USA

Jessie Werner, MD Department of Emergency Medicine, Alpert Medical School of Brown University, Providence, RI, USA

Lauren M. Westafer, DO, MPH Department of Emergency Medicine, Baystate Medical Center/UMMS, Springfield, MA, USA

Lauren Westover, MD Department of Emergency Medicine, University of Pittsburgh Medical Center, Pittsburgh, PA, USA

Lauren Wiesner, MD Georgetown University School of Medicine, Department of Emergency Medicine, Washington, DC, USA

MedStar Washington Hospital Center, Washington, DC, USA

Matthew Wilson, MD, FACEP Georgetown University School of Medicine, MedStar Washington Hospital Center, Department of Emergency Medicine, Washington, DC, USA

Richard Wroblewski, MD Temple University Hospital, Philadelphia, PA, USA

Andrea Wu, MD, MMM Department of Emergency Medicine, David Geffen School of Medicine at UCLA, Harbor-UCLA Medical Center, Torrance, CA, USA

Zhaoxin Yang MedStar Georgetown University Hospital, Department of Emergency Medicine, Washington, DC, USA

Thomas Yeich, MD, FACEP Department of Emergency Medicine, Wellspan York Hospital, York, PA, USA

Hani Zamil, MD, CMQ McGovern Medical School, UT Health, Houston, TX, USA

Anna Zelivianskaia, MD MedStar Washington Hospital Center, Department of Obstetrics and Gynecology, Washington, DC, USA

译著前言

20多年前,我曾参与恩师潘国宗教授主译的 *Gastrointestinal Emergencies*(Mark B. Taylor 主编,2000年)一书的翻译,10多年前我曾主编《消化系急症》(2009年),在这些年的工作中也看过不少国内外相关的胃肠急症方面的书籍,总体感觉这些书籍的内容还是离胃肠急症的床旁应急处理有点"远":这些书籍的编者多数是从事日常临床工作的消化专科医师,就决定了编写的视角不同,基本上还是沿用传统消化专著那样系统全面的论述,真正急诊处理需要的内容散落于段落之间,需要花费一些时间仔细阅读、总结,不能真正作为处理胃肠急症的"口袋书"。

而来自美国华盛顿特区 MedStar 乔治敦大学医院急诊医学科的 Graham 和 Carlberg 主编的 *Gastrointestinal Emergencies:Evidence-Based Answers to Key Clinical Questions* 很有特色:

第一,不同于国内相关急症书基本都是由消化专业的专家主编,本书主要由从事急诊医学的专家编写,两位主编均来自急诊医学临床的一线高年资医师,全书176位作者来自全美40余家著名医院(医学中心)急诊医学以及与消化急症相关的消化内科、外科、妇科、儿科、影像、药学等学科的一线专家。全书每个专题都是由从事对应疾病工作的专家编写,体现出"干啥吆喝啥"的专业精神。

第二,编写体例极具特色,不同于传统的包括流行病学、病理生理学、诊断和治疗选择的编写格式,本书以临床问题为导向,模拟临床医师与患者互动,采用一问一答的方式把胃肠急症中大量复杂且关键问题的处理方法完整回答,把一个个具体问题的循证解答串起来,生动地再现了急诊处理的临床思维,并且每一部分最后一章冠以"咨询专栏",由胃肠急症相应的专科专家从专科而非急诊医生的视角对相同的临床问题提供专科专家的经验分享。每一临床问题都有详细的循证解答以及最佳的临床路径、建议的总结和参考文献。

第三,内容丰富,具体实用,本书以急诊医生面临的胃肠和腹痛处理的关键问题为主线,内容涵盖了急性腹痛处理的总体思路、消化道出血、腹主动脉瘤和主动脉壁夹层形成、肠系膜缺血、腹痛和呕吐、胰腺炎、小肠梗阻、胆囊疾病、肝病、阑尾炎、憩室炎、炎性肠病、腹泻、腹痛和妊娠患者、腹痛和免疫功能受损患者、减重治疗患者的腹痛、腹痛和检查操作术后患者及慢性腹痛18个部分的内容,对经常遇到的125项关键的临床问题从急诊临床思维的角度进行循证医学角度的系统解答,而后在每部分之后设专门的章节,由胃肠急症对应的专科专家对前面章节涉及的问题从专科角度进行进一步解答,指导急诊后的患者管理,如减肥手术相关的急症分别由从事减肥手术的外科专家和代谢专家、消化专家逐一解答。真正体现了专门的"事"由真正的专家做。

第四,本书是一本立足急诊科的胃肠急症临床具体问题处理的参考书,是精心为从事胃肠急症处理的急诊科医生编写的"口袋书"。正如国外的书评指出的那样:"本书是专门为从事胃肠急症处理的医务人员而编写,以满足他们从容不迫地应对临床上的各种挑战,胃肠急症临床中遇到关键问题都能从本书方便、快速找到答案,是一本优秀的书。"(Bradley R Stroik,Doody's Book Reviews,May 24,2019)

另外,值得我们学习的是,人文关怀和以患者为中心的诊疗理念贯穿全书的所有内容,如"CT检查后辐射暴露患者的患癌风险"等。

　　本书正好弥补国内缺乏从急诊科医生的角度处理胃肠急症相关参考书的空白,或者说在国内一些司空见惯或熟视无睹的问题在本书中都给出系统明确的答案,所以也是涉及胃肠急症处理的相关医务人员,如全科医师、消化内科、普外科、妇产科乃至临床药师等相关科室一线(规培)医生急需和必备的案头书。

　　鉴于此,在人民卫生出版社的大力支持下,我们邀请中国人民解放军总医院、西南医科大学、中山大学附属第五医院、北京协和医院、郑州大学第一附属医院等单位从事胃肠急症相关专业的技术骨干翻译了本书。我相信本书中文版一定会成为从事胃肠急症相关临床工作的医务人员的重要参考书,成为住院医师乃至专科医师规范化培训中胃肠急症临床思维培训的良师益友。

　　由于水平所限,翻译风格不尽相同,加之中西方文化、语言表达和医疗体系的差异,中文版虽力求"信、达、雅",但可能仍不尽如人意,恳请读者批评指正。

王伟岸

2021 年 5 月

原著前言

　　腹痛是急诊医学中最常见的主诉。在对腹痛患者进行评估和处理时,会遇到诸多具体临床问题。在编写这本书时,我们希望提供给读者有关这些问题的循证解答。虽然每一部分整体读起来可作为一个专题的综合性总结(例如,胆囊疾病),但其中每章节单独阅读,都可以作为即时临床参考(例如,CT 检查结果是阴性能够排除急性胆囊炎的可能吗?)。

　　在多学科团队合作为基础的医疗时代,我们应该认识到通过会诊解决临床问题的重要性。这种方法可以使医生与患者的交流更容易,并且有助于患者得到更完善的护理。因此,每一部分都包含一章会诊专栏,从相应专科专家会诊的角度来解答相应临床问题。

　　我们在每章末尾增加了"附加阅读材料(additional reading)"部分,让本书的作者为大家推荐来自医学文献以及免费开放获取的医学教育(free open access medical education,FOAM)资源,例如播客(podcast)和博客(blog)中,有影响力的标志性文章。

　　在编写本书时,我们扮演了学习者和教育者双重角色。每一部分都向我们展示了有趣、实用,有时甚至是滑稽可笑的事例,拓展了我们对胃肠急症的认识。下面列出了我们编写本书中每一部分时的心得一二。

部分	学习心得
急性腹痛的总体处理思路	有明显诊断错误的腹痛患者可能:①未恰当处理化验检查发现的异常;②最初的住院时间较短;③最终诊断未包括在鉴别诊断之中;④护理和急诊医务人员记录的病史存在差异或遗漏。
消化道出血	60%腹水患者有静脉曲张。抗生素治疗,特别是静脉注射 1g 头孢曲松钠,可以降低静脉曲张破裂出血患者的发病率和病死率。
腹主动脉瘤和主动脉壁夹层形成	腹主动脉瘤破裂的低血压治疗包括限制性补液,其目标收缩压(systolic blood pressure,SBP)为 50~100mmHg。最佳的目标 SBP 尚不清楚。
肠系膜缺血	乳酸是疾病晚期的证据,与不可逆的肠坏死相对应。D-二聚体可能在早期诊断中发挥作用,但其具体作用尚不清楚。慢性、间歇性腹痛和全面检查阴性的年轻女性患者,可能有血管炎或风湿性疾病引起的慢性肠系膜缺血。
腹痛和呕吐	腹部局部应用辣椒素是治疗大麻剧吐综合征的一种无创、低风险疗法。唯一有效的长期疗法是停用大麻。
胰腺炎	当胆总管(common bile duct,CBD)直径从 6mm 增加为 10mm 时,患胆总管结石的概率将从 28%增高到 50%;胆石性胰腺炎患者应在首次住院期间行胆囊切除术。
肠梗阻	急诊医师所做的床旁超声检查可以诊断和排除小肠梗阻,其特异度为 90%~96%,灵敏度为 93%~97%。
胆囊疾病	在因急性胆囊炎住院而未行胆囊切除术的患者中,19%的患者会在 3 个月内因胆结石就诊于急诊科或住院。

续表

部分	学习心得
肝病	急性肝功能衰竭患者应考虑在早期转移到肝移植中心治疗,这一过程最好在颅内压升高或发生严重凝血功能障碍之前进行。
阑尾炎	妊娠期阑尾炎可能因为疼痛感受器灵敏度下调和炎症阑尾到壁腹膜的距离增加而缺乏典型表现灵敏度。
憩室炎	许多欧洲临床指南都不推荐使用抗生素治疗单纯型憩室炎,目前有越来越多的文献支持这种"谨慎等待(watchful waiting)"的处理方法。
炎性肠病	布地奈德是治疗炎性肠病发作的首选激素,因为其首过代谢可以减少激素对全身的作用。布地奈德是轻度发作患者和醋酸泼尼松并发症高危患者的首选。醋酸泼尼松一般用于中度发作患者和布地奈德治疗失败的患者。
腹泻	给予盐酸万古霉素 125mg 每天 4 次是针对艰难梭菌感染新的一线治疗方法。
腹痛和妊娠患者	有约 1% 的妇女妊娠期间需要因非产科腹部急症而手术。
腹痛和免疫功能受损患者	移植患者进行移植后即可进行经验性抗生素治疗;进行大剂量免疫抑制治疗的患者,治疗前 6 个月,抗生素治疗应针对机会性感染,例如 CMV 和医院获得性感染;治疗 6 个月后,免疫抑制药物减少时,抗生素治疗应针对社区获得性感染。
减重治疗患者的腹痛	有 Roux-en-Y 胃旁路术(Roux-en-Y gastric bypass,RYGB)病史患者的肠梗阻,除非证明该患者有其他疾病,否则应首先考虑为腹内疝;减重治疗术后的患者,特别是采用吸收不良术式的患者,出现任何不明确的神经系统症状应立即考虑维生素 B_1/硫胺素缺乏症(韦尼克脑病)。
腹痛和检查操作术后患者	结肠镜检查的一个罕见并发症是电灼术引起的甲烷燃烧所致的结肠内爆炸。
慢性腹痛	前皮神经卡压综合征(anterior cutaneous nerve entrapment syndrome,ACNES)是一种常见的无法确诊的慢性腹痛病因,可以通过局部注射麻醉药来诊断治疗。

Autumn Graham,David J. Carlberg

美国华盛顿特区

(贺春燕 译,王伟岸 校)

目录

第一部分　急性腹痛处理的总体思路

第二部分　消化道出血

第三部分　腹主动脉瘤和主动脉壁夹层形成

第四部分　肠系膜缺血

第五部分 腹痛和呕吐

第六部分 胰 腺 炎

第七部分 肠 梗 阻

第八部分 胆 囊 疾 病

第九部分 肝 病

第十部分 阑 尾 炎

第十一部分 憩 室 炎

第十二部分 炎 性 肠 病

第十三部分　腹　　泻

第十四部分　腹痛和妊娠患者

第十五部分　腹痛和免疫功能受损患者

第十六部分　减重治疗患者的腹痛

第十七部分　腹痛和检查操作术后患者

第十八部分　慢　性　腹　痛

第一部分
急性腹痛处理的总体思路

1 处理急性腹痛患者时，应遵循什么样的"交通规则"？常见的诊断错误有哪些，哪些是高危患者？

Kelle Goranson and Samuel D. Luber

经验教训

- 借助可能引起症状的病史(症状的部位、性质和演变)并进行全面的体格检查，来处理急性腹痛患者。
- 内脏性痛(钝痛、中线)的垂直水平提示受累的器官，而壁层痛(锐痛、局限性)可以鉴别受累的部位或象限。
- 具有明显诊断错误的患者可能:①化验检查中发现的异常未恰当处理;②最初住院时间较短;③鉴别诊断中未包括最终诊断。
- 老年人、女性和免疫功能受损患者急性腹痛的临床表现可能不典型。

急性腹痛(acute abdominal pain)是一种复杂的主诉，可以通过有条理地思考、全面系统地了解病史并进行体格检查来处理。患者病情的评估应从病史开始，临床医师可以根据症状的部位、性质和演变来归纳患者症状的特征[1]。随后，体格检查的结果可以进一步反映患者的整体表现特征，从而确定鉴别诊断的范围(图 1.1)，指导医务人员制定适当的诊断评估和治疗计划。在整个患者评估过程中，临床医师应留意潜在的诊断错误，并特别关注可能出现不典型表现或隐藏着急性外科病变的高危人群。

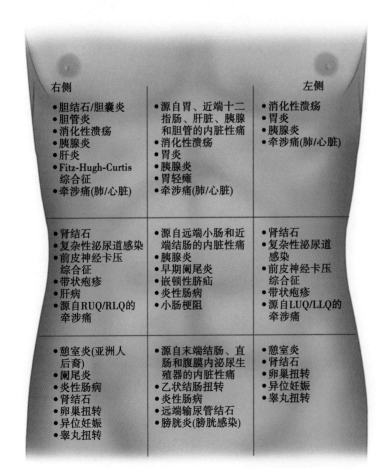

图 1.1 根据腹痛的位置进行鉴别诊断

处理急性腹痛患者时应遵循什么样的"交通法则"？

获得有针对性的病史是确定急性腹痛的部位和性质的首要步骤。临床医师要先认识腹部神经支配的特征再对病情进行处理,这样也有助于对患者的症状进行病因诊断。

当病变影响到腹腔器官,导致器官壁因膨胀、缺血或炎症而伸张时,患者出现内脏性痛(visceral pain),表现为钝痛或咬痛(gnawing)[1,2]。腹部器官由双侧神经支配,因此患者往往在正中线部位感到疼痛[1,2]。内脏性痛的垂直位置有助于定位产生疼痛的器官[1,2]。源于胃、近端十二指肠、肝脏、胰腺和胆管结构的内脏性痛通常感觉在上腹部(epigastrium)[1,2]。起于远端小肠和近侧结肠的疼痛主要在脐周分布[1,2]。最后,末端结肠、直肠和腹膜内泌尿生殖器官引起的内脏性痛可在耻骨上区感受到[1,2]。

随着疾病过程的发展,邻近腹膜的炎症可导致局部壁层腹痛(parietal pain),患者一般将其描述为局限性锐痛。壁层腹痛可引导临床医师确定特定的病变部位[1,2]。症状的发展常常可以让我们深入洞察潜在的疾病过程。例如,阑尾炎(appendicitis)最初可表现为脐周分布的中线痛,反映了肠壁拉伸引起的内脏性痛。随着时间的推移,覆盖在阑尾上的壁腹膜(abdominal peritoneum)可能会受到炎症刺激,使患者在右下腹部感受到明显的壁层腹痛[1]。在远离腹部病变的体表区域感觉到的疼痛可能是腹腔内病变的结果,称作牵涉痛(referred pain)。例如,源自胰腺的疼痛可表现为背痛(back pain),而胆管或膈肌刺激可感觉为肩痛(shoulder pain)[1,3,4]。

在体格检查中,触诊可以定位压痛最严重的区域,从而使临床医师缩小鉴别诊断的范围[2]。检查期间,可以通过让患者屈膝来减轻腹肌收缩情况(肌紧张)[2]。严重的肌紧张(强直rigidity)和伴随活动或施加的压力突然释放(反跳)引起的疼痛,常常是由潜在病变引起的壁层腹痛[2]。位于腹部特定象限的压痛有助于临床医师确定患者症状的解剖来源。例如,右上腹部疼痛常常起源于胆管或肝脏[2]。

常见的诊断错误和高危患者分别有哪些？

常见诊断错误

全面细致的病史和体格检查是强有力的诊断手段。在一项探讨急诊科腹痛评估中诊断错误(diagnostic error)原因的研究中,Medford-Davis等证明了它们的重要性。从100例高危病例中挑选出存在诊断错误的35例。作者回顾分析腹痛评估后出院和10天内复诊并住院治疗的急诊科患者的资料后确定相应诊断错误。作者描述了患者初次在急诊科就诊过程中就诊流程不完善可能是导致诊断错误的原因。许多已确定的失误都是由于病史采集和体格检查过程较小程度上存在失误所造成的。临床信息与护理记录相矛盾或在没有有效沟通的情况下获得时,病史采集过程就可能会发生失误。有位腹痛患者体格检查期间发生的失误是由于体检中未发现下腹部压痛,因此

患者出院,后来该患者因阑尾炎破裂而复诊。有明显诊断错误的病例更可能:①化验检查的异常未被恰当处理;②最初的住院时间较短;③最终诊断未包括在鉴别诊断之中。关于化验检查的异常未被恰当处理的情况,作者认为,医务人员如果未能对肝功能试验异常患者再行腹部影像学检测,往往就会发生诊断错误。为了减少常见的诊断错误,临床医师应花费足够的时间来获取全面的病史和体格检查结果,解读化验检查结果中的异常部分,并进行全面的鉴别诊断[5]。

高危人群

老年患者

急性腹痛的老年患者由于其病死率较高,且各项表现不典型,应予以特别关注[4,6-8]。在一篇报道中,70岁以上消化道穿孔患者,体格检查时只有21%的患者表现为上腹部强直[7]。另外,只有约半数的胆囊炎(cholecystitis)老年患者墨菲征(Murphy's sign)阳性或右上腹痛[4,8]。重要的是,老年人发生胆囊和胆管病变较常见。一项关于尸检报告的研究显示,超过50%的70岁以上患者有胆结石[9,10]。急性胆囊炎是老年人外科急症的主要病因。在一项系列研究中,65岁以上有急腹症的患者中40%的外科手术归咎于胆囊和胆管疾病[6,11]。高龄还与潜在的严重腹部疾病过程有关,包括腹主动脉瘤(abdominal aortic aneurysm)和急性肠系膜缺血(acute mesenteric ischemia),后者病死率近70%[12-14]。鉴于高龄患者疾病表现非典型,急性外科病变及发病率和病死率均较高,临床医师应以高度怀疑其患有重病的态度处理主诉腹痛的老年患者。

女性患者

对于表现为急性腹痛的女性患者,临床医师应谨记,如果是育龄妇女,必须考虑妊娠并发症,并且异位妊娠(ectopic pregnancy)必须包含在临床医师的鉴别诊断之中。美国疾病控治中心报告显示,高达13%的妊娠相关死亡病例与异位妊娠的并发症有关[15]。另外,如果临床表现提示泌尿生殖器病变时,临床医师必须考虑盆腔炎性疾病(pelvic inflammatory disease)和卵巢扭转(ovarian torsion)等可能[16]。

免疫功能受损者

在对表现为腹痛的免疫功能受损患者进行评估时,临床医师必须特别关注潜在的感染和肿瘤性病变。HIV感染患者中,CD4细胞计数低的患者易发生机会性感染(opportunistic infection),例如巨细胞病毒(cytomegalovirus, CMV)和隐孢子虫(Cryptosporidium)感染[17-19]。巨细胞病毒是一种可引起腹痛、发热和腹泻的病原体,有报道表明它还可引起胃肠道出血和肠穿孔[20-24]。隐孢子虫也可引起类似的症状,如腹痛、发热和腹泻等,并且隐孢子虫感染与免疫受损患者的无结石胆囊炎(acalculous cholecystitis)关系密切[25-27]。另外,肿瘤性病变例如淋巴瘤(lymphoma)是公认的HIV感染并发症[27,28]。据报道,患淋巴瘤的HIV感染患者中,有44%的患者累及胃肠道,主要表现为急性腹痛、穿孔和梗阻[27-30]。

结语

急性腹痛可能由多种病因所致,临床医师可以通过全面了解病史,体格检查以及关注高危人群的方法缩小鉴别诊断的范

围,避免可能出现的诊断错误,并启动适当的诊断和治疗计划。

(王伟岸 译,潘国宗 校)

推荐资源

- Bickley LS, Szilagyi PG, Hoffman RM, editors. Bates' guide to physical examination and history taking. 12th ed: Wolters Kluwer; 2017.

参考文献

1. McNamara D, Dean AJ. Approach to acute abdominal pain. Emerg Med Clin North Am. 2011;29(2):159–73.
2. Mary CO. Acute abdominal pain. In: Tintinalli JE, Stapczynski JS, Ma OJ, Yealy DM, Meckler GD, Cline DM, editors. Tintinalli's emergency medicine: a comprehensive study guide [internet]. 8th ed. New York: McGraw-Hill Education; 2016. Available from: http://accessmedicine.mhmedical.com/Book.aspx?bookid=1658.
3. Kendall JL, Moreira, ME. Evaluation of the adult with abdominal pain in the emergency department [Internet]. 2016 [Updated 2016 Sep 29; cited 2017 Sep 11]. Available from: https://www.uptodate.com/contents/evaluation-of-the-adult-with-abdominal-pain-in-the-emergency-department.
4. Lyon C, Clark DC. Diagnosis of acute abdominal pain in older patients. Am Fam Physician. 2006;74(9):1537–44.
5. Medford-Davis L, Park E, Shlamovitz G, Suliburk J, Meyer AN, Singh H. Diagnostic errors related to acute abdominal pain in the emergency department. Emerg Med J. 2016;33(4):253–9.
6. Kizer KW, Vassar MJ. Emergency department diagnosis of abdominal disorders in the elderly. Am J Emerg Med. 1998;16(4):357–62.
7. Fenyo G. Acute abdominal disease in the elderly: experience from two series in Stockholm. Am J Surg. 1982;143(6):751–4.
8. Rothrock SG, Greenfield R, Falk JL. Acute abdominal emergencies in the elderly: clinical evaluation and management. Part II – diagnosis and management of common conditions. Emerg Med Reports. 1992;13:185–92.
9. Crump C. The incidence of gallstones and gallbladder disease. Surg Gynecol Obstet. 1931;53:447–55.
10. Huber DF, Martin EW Jr, Cooperman M. Cholecystectomy in elderly patients. Am J Surg. 1983;146(6):719–22.
11. Gurleyik G, Gurleyik E, Unalmiser S. Abdominal surgical emergency in the elderly. Turk J Gastroenterol. 2002;13(1):47–52.
12. Lederle FA, Johnson GR, Wilson SE, Chute EP, Littooy FN, Bandyk D, et al. Prevalence and associations of abdominal aortic aneurysm detected through screening. Ann Intern Med. 1997;126(6):441–9.
13. Greenwald DA, Brandt LJ, Reinus JF. Ischemic bowel disease in the elderly. Gastroenterol Clin N Am. 2001;30(2):445–73.
14. Brandt LJ, Boley SJ. AGA technical review on intestinal ischemia. Gastroenterology. 2000;118(5):954–68.
15. Goldner TE, Lawson HW, Xia Z, Atrash HK. Surveillance for ectopic pregnancy – United States, 1970–1989 [Internet]. 1993 Dec 17 [Cited 2017 Sep 11]. Available from: https://www.cdc.gov/mmwr/preview/mmwrhtml/00031632.htm.
16. Kamin RA, Nowicki TA, Courtney DS, Powers RD. Pearls and pitfalls in the emergency department evaluation of abdominal pain. Emerg Med Clin North Am. 2003;21(1):61–72.
17. Guidelines for prevention and treatment of opportunistic infections in HIV-infected adults and adolescents. 2013 [Updated 2013 Jun 17; cited 2018 Jan 25]. Available from: https://aidsinfo.nih.gov/contentfiles/lvguidelines/adult_oi.pdf.
18. Arribas JR, Storch GA, Clifford DB, Tselis AC. Cytomegalovirus encephalitis. Ann Intern Med. 1996;125(7):577–87.
19. Flanigan T, Whalen C, Turner J, Soave R, Toerner J, Havlir D, Kotler D. Cryptosporidium infection and CD4 counts. Ann Intern Med. 1992;116(10):840–2.
20. Whitley RJ, Jacobson MA, Friedberg DN, Holland GN, Jabs DA, Dieterich DT, et al. Guidelines for the treatment of cytomegalovirus diseases in patients with AIDS in the era of potent antiretroviral therapy: recommendations of an international panel. International AIDS Society – USA. Arch Intern Med. 1998;158(9):957–69.
21. Dieterich DT, Rahmin M. Cytomegalovirus colitis in AIDS: presentation in 44 patients and a review of the literature. J Acquir Immune Defic Syndr. 1991;4(Suppl 1):S29–35.
22. Wilcox CM, Schwartz DA. Symptomatic CMV duodenitis. An important clinical problem in AIDS. J Clin Gastroenterol. 1992;14(4):293–7.
23. Kyriazis AP, Mitra SK. Multiple cytomegalovirus-related intestinal perforations in patients with acquired immunodeficiency syndrome. Report of two cases and review of the literature. Arch Pathol Lab Med. 1992;116(5):495–9.
24. Bartlett JG. Medical management of HIV infection. Glenview: Physicians and Scientist Publishing Co., Inc.; 1996.
25. Leder K, Weller PF. Epidemiology, clinical manifestations, and diagnosis of cryptosporidiosis [Internet]. 2017 [Updated 2017 Sep 18; cited 2018 Jan 25]. Available from: https://www.uptodate.com/contents/epidemiology-clinical-manifestations-and-diagnosis-of-cryptosporidiosis.
26. Cacciarelli AG, Naddaf SY, El-Zeftawy HA, Aziz M, Omar WS, Kumar M, et al. Acute cholecystitis in AIDS patients: correlation of Tc-99m hepatobiliary scintigraphy with histopathologic laboratory findings and CD4 counts. Clin Nucl Med. 1998;23(2):226–8.
27. Wu CM, Davis F, Fishman EK. Radiologic evaluation of the acute abdomen in the patient with acquired immunodeficiency syndrome (AIDS): the role of CT scanning. Semin Ultrasound CT MR. 1998;19(2):190–9.
28. Heise W, Arasteh K, Mostertz P, Skorde J, Schmidt W, Obst C, et al. Malignant gastrointestinal lymphomas in patients with AIDS. Digestion. 1997;58(3):218–24.
29. Wyatt SH, Fishman EK. The acute abdomen in individuals with AIDS. Radiol Clin N Am. 1994;32(5):1023–43.
30. Yee J, Wall SD. Gastrointestinal manifestations of AIDS. Gastroenterol Clin N Am. 1995;24(2):413–34.

体格检查在腹腔急症诊断中的准确性如何？镇痛药治疗改变其准确性吗？

John C. Beauchamp and Jonathan Giordano

在美国，以腹痛为主诉的患者占所有急诊科（emergency department, ED）就诊者的 5%~10%[1-4]。它可能与严重疾病的发病率和病死率有关。尽管并非所有的腹痛都源于腹腔，但腹部的体格检查仍是患者临床评估的关键组成部分，可帮助急诊医务人员（emergency provider, EP）经济有效地使用诊断资源。本章将着重讨论腹部检查在腹痛患者中的应用效果。

患者的腹痛表现是腹部脏器胚胎学（embryology）和神经支配之间复杂的相互作用的结果。腹部内脏性痛（abdominal visceral pain）是由平滑肌拉伸，激活腹腔内脏（abdominal viscera）的伤害感受器（nocireceptor）所致。胚胎肠道发育为中线器官（midline organ），由双侧内脏神经支配，会产生时好时坏且难以定位的中线性疼痛，并伴有恶心、呕吐、面色苍白和出汗。位于上腹部的疼痛是前肠（foregut）来源的器官疾病所特有的，这些器官为胃、胰腺、肝脏和近端十二指肠。目前发现 99% 的脐周痛是中肠（midgut）发育而来的器官病变所特有的，这些器官包括远端小肠、结肠的近端三分之一部分和阑尾。耻骨上痛（suprapubic pain）与后肠（hindgut）发育而来的器官病变有关，这些器官为大肠远端和膀胱[2,3]。皮肤、肌肉和骨骼中的伤害感受器激活引起的躯体痛（somatic pain）可凭借触诊准确定位，并且震动（jarring）或深呼吸（deep breath）均可加剧这种疼痛[5]。

但痛知觉并非一成不变。随着急性炎症和组织损伤的进展，几种感觉神经通路会逐渐交互影响。正如 1967 年 Smith 总结的那样，迅速发作的剧烈内脏性痛的信号可在脊髓（spinal cord）水平"溢出（spill over）"，引起躯体痛[5]。此外，随着不断进展的组织损伤刺激毗邻的躯体神经（somatic nerve），机体发生"外周致敏（peripheral sensitization）"，引起局限性疼痛和压痛。临床上，这种相互作用反映在阑尾炎的典型表现上，即开始表现为内脏性中线脐周痛，之后发展为体格检查时的局限性右下腹痛和压痛。

体格检查在腹腔急症诊断中的准确性如何？

视诊

视诊（inspection）是初步体格检查的重要组成部分，它可让急诊医务人员识别手术瘢痕、皮疹、肝病的体征以及可能的腹腔内出血（intra-abdominal hemorrhage）。腹部视诊所见，例如手术瘢痕（可能的小肠梗阻的导联点）、皮疹（带状疱疹）、海蛇头（caput medusa）（肝脏）、Grey Turner 征（提示腹膜后出血的胁腹瘀血斑）和 Cullen 征（提示腹腔内出血的脐周蓝色区），有助于指导进一步诊断检查[6]。

听诊

腹部听诊（auscultation）的总体应用有限。在一项研究中，研究人员记录了 98 名患者的肠鸣音，其中 35 例患者剖腹术（laparotomy）后最终诊断为肠梗阻（bowel obstruction）。之后他们邀请 53 名医师对上述患者的肠鸣音进行判断，将其归类为异常或正常。结果显示，资深医师和初级医师判断的结果无明显差异，两组医师都未能准确地将肠梗阻患者的肠鸣音与非肠梗阻患者的肠鸣音相区别（灵敏度 42%，特异度 78%）[7]。

叩诊

与床旁超声相比时，叩诊（percussion）在现代急诊科应用有限。一项研究表明，与床旁超声相比，利用叩诊和触诊诊断肝大（hepatomegaly）的结果既不可靠也不准确[8]。然而，叩诊有助于鉴别鼓音（drumlike tympany）和移动性浊音（shifting dullness）。鼓音代表梗阻引起大肠游离气体，移动性浊音代表患者有腹水[6]。

触诊

虽然触诊（palpation）是体格检查的整体构件，但其鉴别常见致命性腹部病变时的准确性却不肯定。

例如，我们一般认为墨菲征阳性（右上腹部触诊时因疼痛而突然屏气)是胆囊疾病的特异病征。尽管墨菲征阳性是急性胆囊炎(acute cholecystitis)的最强阳性预测指标[3]，但最近的一篇荟萃分析研究显示其灵敏度和特异度分别只有65%和87%[4,9-11]。

针对右下腹痛患者，有几种检查手法被认为可帮助临床医师诊断阑尾炎，包括腰大肌、闭孔肌和结肠充气试验(Rovsing's signs，即罗夫辛征)。腰大肌征(psoas sign，髋关节被动伸展引起的疼痛)诊断阑尾炎的灵敏度为16%，特异度为95%[12]；它在肾盂肾炎(pyelonephritis)、胰腺炎(pancreatitis)和腰大肌脓肿(psoas abscess)中也可呈阳性[3,4]。闭孔肌征(obturator sign，保持髋和膝关节屈曲90°时，右髋关节内旋出现疼痛则为阳性)，被认为具有与腰大肌征相当的灵敏度和特异度，因为它们都表明阑尾的炎症刺激了阑尾背侧的肌肉组织[12]。据报道，结肠充气试验征(Rovsing sign，即罗夫辛征，急诊医务人员在左下腹施压时，右下腹出现疼痛)诊断阑尾炎的灵敏度为22%~68%，特异度为75%~86%[3,4,9]。在有限的研究中，上述三种检查方法对阑尾炎诊断的灵敏度都较低，但特异度相对较高(85%~95%)[2,9]。相比之下，静脉注射对比剂后计算机体层摄影成像(computed tomography，CT)对右下腹检查，诊断阑尾炎的准确性达98%[11]。

检查时发现患者有泛发性腹痛(generalized abdominal pain)，是诊断的难题。由于没有局限性体征，因此难以精准地缩小鉴别诊断的范围。对这类患者来说，最初的病史和体格检查可能最为重要。与体征不成比例的剧烈腹痛为主诉的患者应考虑急性肠系膜缺血可能。在几项研究中，95%的急性肠系膜缺血患者表现为严重的泛发性腹痛[13]。腹主动脉瘤(abdominal aortic aneurysm)也可表现为泛发性腹痛，最常见的体征为搏动性腹部包块。借助于床旁超声检查，这一重要的发现可加速对病情不稳定患者的医治[2,3]。

临床评估的准确性

在评估左下腹部疼痛患者是否为憩室炎(diverticulitis)时，美国结直肠外科医生学会(American Society of Colon and Rectal Surgeons，ASCRS)临床指南(2014)指出："借助有相关针对性的病史和体格检查结果，通常可以对患者的急性憩室炎做出诊断，尤其对以前已确诊的复发性憩室炎患者"[14]。然而，一项有关临床诊断准确性的研究显示憩室炎的误诊率高达34%~67%[15]。

当评估右下腹部疼痛患者是否为阑尾炎时，2004年一篇荟萃分析发现，单纯通过体征不足以准确诊断急性阑尾炎，应结合病史和化验检查结果综合判断[16]。

对小肠梗阻(small bowel obstruction)的患者进行评估时，不能单纯通过体征来确定梗阻的严重性以及判断是否同时发生肠绞窄或缺血。除观察患者的临床表现，进行体格检查和化验检查之外，要确定梗阻的严重性并判断是否需要急诊外科手术，必须进行影像学检查[17]。

系统检查

尽管风险评估的文献和临床信条(dogma)都强调系统检查的重要性，但目前尚缺乏指导临床医师以最佳方式处理急性非创伤性腹痛方面的研究。目前资料有限，但1991年由Graff等

所做的一项研究发现，短期(约10小时)观察后临床医师鉴别患者是否有阑尾炎的能力有所提高，表明反复腹部检查在这类特定人群中有所获益[18]。

镇痛药治疗改变体格检查的准确性吗?

传统上，完成全面评估之前，临床医师一直避免给腹痛患者使用镇痛药。临床上一直认为阿片类镇痛药(opioid analgesics)治疗可能掩盖体格检查时有临床意义的异常[14,19,20]。20世纪90年代发表的一项随机前瞻性安慰剂对照研究证实，服用镇痛药后体格检查结果确实会发生变化。他们猜想可能是因为早期的疼痛控制有助于患者放松，从而减少肌紧张，使检查时患者局部压痛的结果更乐观。但尽管如此，服用或未服用镇痛药的患者在最后的处置上没有区别[19]。最近，通过循证医学数据库发表的一篇综述也得出类似的结论——在腹痛早期治疗中使用阿片类镇痛药不会增加诊断错误或处理错误的风险[7,20]。急性腹痛患者服用镇痛药是安全的，不会降低临床上关键诊断的准确性[21]。

总结

体格检查是对腹痛患者进行初步评估的关键部分，因为体格检查有助于缩小鉴别诊断的范围，帮临床医师将重点放在针对性化验检查和影像学检查上。研究发现，单凭患者的体征不足以正确诊断和治疗阑尾炎和小肠梗阻等疾病。然而，当体格检查与病史、化验检查结果和影像学检查结果相结合时，就可以恰当地进行急诊科处置[22]。

(王伟岸　译，潘国宗　校)

推荐资源

- CanadiEM. CRACKCast E027 – Abdominal pain. https://canadiem.org/crackcast-e027-abdominal-pain/#comments.
- EM Basic. Abdominal pain. (Podcast). 2011. http://embasic.org/abdominal-pain/
- LifeintheFastLane. Clinical examination. https://lifeinthefastlane.com/education/signs/.
- MedicalEd.org. Abdominal examination (Podcast). http://www.medicaled.org/abdominal-examination.html.
- Tintinalli JE, et al. Chap. 71: Acute abdominal pain. In: Tintinalli's emergency medicine: a comprehensive study guide. 8th ed: McGraw-Hill's AccessMedicine; 2016.
- University of Leicester. Abdominal examination – Demonstration (video). 2012. https://www.youtube.com/watch?v=nKYIcshakf4.
- Walls RM, Hockberger RS, Gausche-Hill M. Rosen's. Chap. 24: Abdominal pain. In: Emergency medicine: concepts and clinical practice. 9th ed. Philadelphia: Elseiver; 2018.

参考文献

1. Mattson B, Dulaimy K. The 4 quadrants: acute pathology in the abdomen and current imaging guidelines. Semin Ultrasound CT MR. 2017;38(4):414–23.
2. McNamara R, Dean AJ. Approach to acute abdominal pain. Emerg Med Clin North Am. 2011;29(2):159–73.
3. Natesan S, Lee J, Volkamer H, et al. Evidence-based medicine approach to abdominal pain. Emerg Med Clin North Am. 2016;34(2):165–90.
4. Cartwright SL, Knudson MP. Evaluation of acute abdominal pain in adults. Am Fam Physician. 2008;77(7):971–8.
5. Sherman R. Abdominal Pain. In: Walker HK, Hall WD, Hurst JW, editors. Clinical methods: the history, physical, and laboratory examinations. 3rd ed. Boston: Butterworths; 1990. Chapter 86.
6. Macaluso CR, McNamara RM. Evaluation and management of acute abdominal pain in the emergency department. Int J Gen Med. 2012;5:789–97.
7. Breum Birger M, Bo R, Thomas K, Nordentoft T. Accuracy of abdominal auscultation for bowel obstruction. World J Gastroenterol. 2015;21(34):10018–24.
8. Joshi R, Singh A, Jajoo N, Pai M, Kalantri SP. Accuracy and reliability of palpation and percussion for detecting hepatomegaly: a rural hospital-based study. Indian J Gastroenterol. 2004;23(5):171–4.
9. Moll van Charante E, de Jongh TO. Physical examination of patients with acute abdominal pain. Ned tijdschr Geneeskd. 2011;155:A2658.
10. Mills LD, Mills T, Foster B. Association of clinical and laboratory variables with ultrasound findings in right upper quadrant abdominal pain. South Med J. 2005;98(2):155–61.
11. Avegno J, Carlisle M. Evaluating the patient with right upper quadrant abdominal pain. Emerg Med Clin North Am. 2016;34(2):211–28.
12. Wagner James M, McKinney W, Paul C, John L. Does this patient have appendicitis? JAMA. 1996;276:1589–94.
13. Bala M, Kashuk J, Moore EE, et al. Acute mesenteric ischemia: guidelines of the world Society of Emergency Surgery. World J Emerg Surg. 2017;12:38.
14. Feingold D, Steele S, Lee S, Kaiser A, Boushey R, Buie D, Rafferty J. Practice parameters for the treatment of sigmoid diverticulitis. Dis Colon Rectum. 2014;57:284–94.
15. Toorenvliet BR, Bakker RF, Breslau PJ, et al. Colonic diverticulitis: a prospective analysis of diagnostic accuracy and clinical decision making. Color Dis. 2009;12:179–187.
16. Andersson RE. Meta-analysis of the clinical and laboratory diagnosis of appendicitis. Br J Surg. 2004;91:28–37.
17. Paulson Erik K, Thompson WM. Review of small-bowel obstruction: the diagnosis and when to worry. Radiology. 2015;275(2):332–42.
18. Graff L, Radford MJ, Werne C. Probability of appendicitis before and after observation. Ann Emerg Med. 1991;20(5):503–7.
19. LoVecchio F, Oster N, Sturmann K, Nelson LS, et al. The use of analgesics in patients with acute abdominal pain. J Emerg Med. 1997;15(6):775–9.
20. Manterola C, Vial M, Moraga J, Astudillo P. Analgesia in patients with acute abdominal pain. Cochrane Database Syst Rev. 2011;1:CD005660.
21. Gallagher EJ, et al. Randomized clinical trial of morphine in acute abdominal pain. Ann Emerg Med. 2006;48(2):150–60.
22. Onur OE, et al. Outpatient follow-up or "Active clinical observation" in patients with nonspecific abdominal pain in the Emergency Department. A randomized clinical trial. Minerva Chir. 2008;63(1):9–15.

3　化验检查结果在常见腹部疾病中的应用：要考虑什么，如何解读？

Bradley J. Serack and Samuel D. Luber

经验教训

- 实验室检查不应取代现病史采集和体格检查。
- 有经验的临床医师都明白，实验室检查未必总能明确地诊断或排除疾病。
- 采用可能改变处置或治疗计划的化验检查方法，即选择可完善已有的临床预测规则（clinical prediction rule）的检测方法。
- 血清乳酸水平持续升高是很多疾病状态中，包括腹腔急症中，住院病死率的独立预测指标，见到这一指标要改变处置方法。
- 考虑到急性阑尾炎时，全血细胞计数（complete blood count，CBC）和C反应蛋白（C-reactive protein，CRP）联合检测可能在确定可以安全出院的低风险患者方面发挥作用。
- 在确定选择哪项检查进行诊断时，要认识到腹痛的腹外病因，如在适当情况下检测肌钙蛋白（急性冠脉综合征），指尖针刺测血糖（糖尿病酮症酸中毒）以及检测D-二聚体（肺栓塞）。

化验检查结果的应用：如何解读数据

急诊科对未分化腹痛（undifferentiated abdominal pain）的评估常常通过综合分析化验检查结果来进行。熟知哪些化验检查能够最好地补足病史（history of present illness，HPI）和体格检查的资料，可以更加适当而及时地诊断。文献不支持为寻求诊断而常规进行"腹部化验检查（abdominal labs）"，并且未能对化验检查予以随访占临床诊断失误的很大比例[1]。因此，化验检查可以完善采集的现病史并提升体格检查对诊断的价值，并且应该对病史和检查结果的变化以及其与疾病的关系进行认真随访。

胆管疾病

胆管疾病是右上象限（right upper quadrant，RUQ）未分化痛的重要考虑因素。胆石症（cholelithiasis）迄今尚无能确定诊断的化验检查项目，胆绞痛（biliary colic）患者的化验检查结果往往是正常的。同样，急性胆囊炎时，也没有化验检查项目能够

独立地确定或排除诊断[2]。全血细胞计数（complete blood count，CBC）通常用于评估白细胞（white blood cell，WBC）计数的结果。最近的一项荟萃分析显示，白细胞增多症（leukocytosis）检测手段的综合灵敏度仅为63%[2]。碱性磷酸酶（alkaline phosphatase，ALP）和总胆红素水平可能有助于评估胆总管梗阻，而胆总管梗阻通常需要通过内镜逆行胰胆管造影（endoscopic retrograde cholangiopancreatography，ERCP）进行干预。ALP和胆红素水平正常可见于大多数胆总管结石患者。一项研究显示48%的结石患者两者的水平都正常[3]。值得注意的是，尽管总胆红素升高不具有特异性，但在相应的背景下它可能预示着更严重的疾病，如坏疽性胆囊炎（gangrenous cholecystitis）[4]。

胰腺炎

基于大量的研究和荟萃分析，尽管脂肪酶（lipase）和淀粉酶（amylase）的检测在急性胰腺炎（acute pancreatitis）的诊断中有潜在的价值，但这些检测也可能存在问题。现在大多数指南更多推荐采用脂肪酶而非淀粉酶作为检测指标，因为脂肪酶对胰腺功能更为特异，血清升高的时间长于淀粉酶，并且对急性胰腺炎诊断的灵敏度较高（脂肪酶的灵敏度为64%~100%，淀粉酶的灵敏度为45%~88%）[5]。这两项检测指标在胰腺外疾病中也可能升高，例如糖尿病。目前没有证实诊断的确定性化验检查方法。对于高度疑似胰腺炎的患者，临床医生可以通过实验室评分系统对患者进行风险分层，例如入院时进行床旁急性胰腺炎严重程度指数（bedside index for severity in acute pancreatitis，BISAP）评分。最近一项研究表明，BISAP评分在预测急性胰腺炎病死率方面可能优于入院时Ranson标准，但两者在急诊医疗机构的适用性都比较有限[6]。

阑尾炎

现有的研究表明，尚无单一的化验检查指标能够诊断或排除急性阑尾炎（acute appendicitis）[7,8]。几项研究和荟萃分析表明，白细胞增多指标诊断或排除急性阑尾炎的灵敏度或特异度差[9,10]。最近的荟萃分析显示，对于儿科患者，以白细胞计数不低于10.0×10^9/L为指标诊断阑尾炎的灵敏度为88%，特异度为56%。以全血细胞计数（CBC）与炎症标志物结合为指标在阑尾炎的评估中可能有一定作用。一项研究证明了CBC/CRP（C反应蛋白）联合检测在儿科患者中的作用，白细胞计数不低于12.0×10^9/L和CRP至少3g/L两个指标结合在一起预

测急性阑尾炎存在的阳性似然比为 4.36[8]。对于验前概率低的疾病患者,白细胞计数正常和 C 反应蛋白未升高结合在一起可能足以排除诊断。最近至少有一项研究表明,C 反应蛋白可用于急性复杂性阑尾炎的诊断,因为随着阑尾炎症的进展 C 反应蛋白可能会升高[11]。

胃肠道出血

对于潜在胃肠道出血(gastrointestinal bleeding)的患者,血型分型和出血相关筛查化验指标在输注浓缩红细胞(red blood cell,RBC)甚至新鲜冰冻血浆(fresh frozen plasma,FFP)前是重要的考虑因素。全血细胞计数具有重要的诊断价值,研究表明限制性输血(restrictive transfusion)可以减少输血量,并降低再出血发生率和总病死率[12]。然而,应慎重判读全血细胞计数结果,因为就诊时血红蛋白(hemoglobin)/血细胞比容(hematocrit)的比例可能不能反映急性出血情况(acute bleeding)。对于上消化道出血,化验检查结果可用于诸如 Glasgow-Blatchford 评分等评分系统,研究发现该评分系统可预测 30 天病死率[13]。

细化腹痛的化验检查

- 有急性冠脉综合征(acute coronary syndrome)危险因素的患者,如有上腹痛,检测肌钙蛋白(troponin)。
- 糖尿病患者,发生泛发性腹痛时,应进行指尖血糖检测(finger stick blood glucose)筛查糖尿病酮症酸中毒(diabetic ketoacidosis)。
- 有血栓栓塞性疾病(thromboembolic disease)危险因素的患者,如果有上腹痛和呼吸道症状,检测 D-二聚体(D-dimer)。
- 血清乳酸(lactate)水平在改变患者的处置方案方面可能特别重要。在多种疾病状态下,包括未分化腹痛在内,血清乳酸水平持续升高是住院病死率的独立的预测指标[14]。

（王伟岸 译,潘国宗 校）

推荐资源
- Medford-Davis L, Park E, Shlamovitz G, Suliburk J, Meyer A, Singh H. Diagnostic errors related to acute abdominal pain in the emergency department. Emerg Med J. 2015;33(4):253–9.

参考文献

1. Medford-Davis L, Park E, Shlamovitz G, Suliburk J, Meyer A, Singh H. Diagnostic errors related to acute abdominal pain in the emergency department. Emerg Med J. 2015;33(4):253–9.
2. Trowbridge R, Rutkowski N, Shojania K. Does this patient have acute cholecystitis? JAMA. 2003;289(1):80–6.
3. Videhult P, Sandblom G, Rudberg C, Rasmussen I. Are liver function tests, pancreatitis and cholecystitis predictors of common bile duct stones? Results of a prospective, population-based, cohort study of 1171 patients undergoing cholecystectomy. HPB. 2011;13(8):519–27.
4. Bourikian S, Anand R, Aboutanos M, Wolfe L, Ferrada P. Risk factors for acute gangrenous cholecystitis in emergency general surgery patients. Am J Surg. 2015;210(4):730–3.
5. Ismail O, Bhayana V. Lipase or amylase for the diagnosis of acute pancreatitis? Clin Biochem. 2017;50(18):1275–80.
6. Yang L, Liu J, Xing Y, Du L, Chen J, Liu X, et al. Comparison of BISAP, Ranson, MCTSI, and APACHE II in predicting severity and prognoses of hyperlipidemic acute pancreatitis in Chinese patients. Gastroenterol Res Pract. 2016;2016:1–7.
7. Benabbas R, Hanna M, Shah J, Sinert R. Diagnostic accuracy of history, physical examination, laboratory tests, and point-of-care ultrasound for pediatric acute appendicitis in the emergency department: a systematic review and meta-analysis. Acad Emerg Med. 2017;24(5):523–51.
8. Kwan K, Nager A. Diagnosing pediatric appendicitis: usefulness of laboratory markers. Am J Emerg Med. 2010;28(9):1009–15.
9. Mandeville K, Pottker T, Bulloch B, Liu J. Using appendicitis scores in the pediatric ED. Am J Emerg Med. 2011;29(9):972–7.
10. Bachur RG, Callahan MJ, Monuteaux MC, Rangel SJ. Integration of ultrasound findings and a clinical score in the diagnostic evaluation of pediatric appendicitis. J Pediatr. 2015;166(5):1134–9.
11. Monsalve S, Ellwanger A, Montedonico S. White blood cell count and C-reactive protein together remain useful for diagnosis and staging of acute appendicitis in children. South African Med J. 2017;107(9):773.
12. Villanueva C, Colomo A, Bosch A, Concepcion M, Hernanadez-Gea V, Aracil C, et al. Transfusion strategies for acute upper gastrointestinal bleeding. N Engl J Med. 2013;368(1):11–21.
13. Tang Y, Shen J, Zhang F, Zhou X, Tang Z, You T. Comparison of four scoring systems used to predict mortality in patients with acute upper gastrointestinal bleeding in the emergency room. Am J Emerg Med. 2017;356:i6432.
14. Suarez-de-la-Rica A, Maseda E, Anillo V, Tamayo E, García-Bernedo C, Ramasco F, et al. Biomarkers (procalcitonin, C reactive protein, and lactate) as predictors of mortality in surgical patients with complicated intra-abdominal infection. Surg Infect. 2015;16(3):346–51.

4 腹痛病因快速准确诊断的有效影像学检查策略是什么？

Lindley E. Folkerson and Adeola A. Kosoko

经验教训
- 为确定腹痛的原因，弥补对患者体格检查结果的不足，常常需要专项影像学检查。
- 影像学检查不当会导致适宜干预措施实施的延迟。
- 床旁超声已成为一种快速的诊断方法，可由训练有素的急诊医务人员在床旁使用。

腹痛是急诊科就诊患者的常见主诉[1-4]。非创伤性腹痛（non-traumatic abdominal pain）可能是严重疾病的一个症状，应以系统的方式来处理。随着技术的巨大进步，诊断检查已被广泛用于急诊医疗机构。重要的是，要清楚认识哪种影像检查方法能够加快患者的诊疗并有助于确立准确的诊断[4,5]。

总体影像学检查方法

尽管腹部 X 线片曾经是评估急性腹痛的主要手段，但现在已被计算机体层摄影（computed tomography，CT）和超声检查所取代[6]。几项研究表明，总的来说，CT 诊断准确率最高（灵敏度为 89%，而超声为 70%）[7]。然而，超声（ultrasound）也是一种有用的急诊诊断工具。事实上，来自《英国医学杂志》（British Medical Journal）的一项研究表明，那些超声检查结果阴性或不能明确诊断的患者才再行 CT 检查，是区分腹痛紧急病因和非紧急病因的有效方法。在这项研究中，用这种方法仅遗漏 6% 的急症病例，而 CT 检查量显著降低[7]。

需要关注的特殊人群是就诊到急诊科的急性腹痛老年患者（75 岁以上）。由于存在多种基础合并症和疾病的非典型表现，他们往往较难诊断。其中许多患者需要 CT 检查来明确腹痛的原因。虽然应用静脉内注射对比剂的 CT 增强扫描是腹痛的标准检查方法，但对于老年人通常无需使用静脉注射对比剂，常常也能进行准确诊断和常规处理[8]。

针对性的影像学检查方法

根据腹痛部位的针对性影像学检查方法常常是有效的诊断工具，并能减少过度 CT 检查的情况。右上腹部（right upper quadrant，RUQ）痛通常源自肝胆，而上腹部和左上腹部（left up-per quadrant，LUQ）痛最常源自胃、胰腺或与其他病因有关。下腹痛，不论是右侧还左侧，最常与小肠或泌尿生殖器问题相关。

右上腹部（RUQ）痛

右上腹部的鉴别诊断包括胆石症（cholelithiasis）、急性胆囊炎（acute cholecystitis）、胆总管疾病［例如，扩张或胆总管结石（choledocholithiasis）］、肝脏异常（例如，肿瘤、脓肿、胆汁淤积、肝肿大）和右肾疾病。超声已成为大多数右上腹痛病因的首选影像学检查方法，是判断肝脏疼痛原因的初步诊断选择[9,10]。

胆囊疾病是美国右上腹痛最常见的原因之一，每年约有 2 000 万例[1,4,11,12]。超声已经成为急诊科不可或缺的工具，使医生能够进行床旁快速评估[4-7,9]。选择表现为未分化急性腹痛的患者进行观察，发现 CT 表现出良好的诊断准确性。美国放射学院适宜性标准（American college of radiology appropriateness criteria）认为疑似急性胆囊炎的患者最适宜的检查方法是超声[10]。另外，床旁超声还可检出胆结石，其灵敏度为 94%，阳性预测值（positive predictive value，PPV）为 99%，特异度为 99%，阴性预测值（negative predictive value，NPV）为 73%[4,6,12]。

上腹部痛

上腹部痛常见的鉴别诊断包括胃炎、急性胰腺炎、消化性溃疡（peptic ulcer disease，PUD）、非典型的急性冠脉综合征（acute coronary syndrome）、消化性溃疡穿孔和腹主动脉瘤（abdominal aortic aneurysm，AAA）破裂[1,3,4]。胃炎或消化性溃疡的诊断通常不需要影像学检查。这些胃肠黏膜疾病通常是经临床诊断，并通过门诊专科检查加以证实。如果怀疑消化性溃疡发展为胃或近端肠穿孔，可以通过直立胸部 X 线检查来显示膈下腹腔游离气体。遗憾的是，单纯直立腹部平片灵敏度差异较大，40% 的患者的游离气体可能被忽略[1-4,13,14]。内脏穿孔的识别和定位最好通过 CT 检查来实现[4,14]。重症急性胰腺炎患者一般推荐 CT 检查用于评估其并发症，如假性囊肿（pseudocyst）、脓肿或坏死[1,3-5]。对于疑似腹主动脉瘤的患者，床旁超声可协助临床医生对放射到背部或血流动力学不稳定的上腹部痛患者进行风险分层。发表于 2013 年的一篇系统综述发现，经培训的急诊科医师所做的床旁主动脉超声识别腹主动脉瘤的灵敏度为 99%，特异度为 98%，从而加快了对这种时效性非常强的疾病的诊断速度[3-5,15]。

右下腹部（RLQ）痛

右下腹痛的鉴别诊断范围很广，包括阑尾炎、炎性肠病（inflammatory bowel disease）、结肠炎、肠梗阻、右肾绞痛（renal colic）和妇科疾病。急性阑尾炎是右下腹痛最常见的病因。许多研究发现，静脉注射对比剂增强 CT 扫描是准确诊断急性阑尾炎的首选影像学检查方法，其灵敏度为 91%，特异度为 90%[1,4,16]。对于有右下腹痛主诉的儿童和妊娠患者，超声是首选的影像学检查方法。如果超声结果模棱两可，为了避免过量的辐射暴露，则首选磁共振成像（MRI）[4,17]。对于引起右下腹痛的其他肠道疾病，如炎性肠病、结肠炎或肠梗阻，CT 检查最有用[1-5,10,13]。对于右下腹痛的女性患者，尤其在 CT 检查正常的情况下，医生应关注妇科问题。研究显示，腹盆腔超声诊断卵巢扭转（ovarian torsion）的特异度为 93%，阳性预测值为 87%[1,4,18]。

左下腹部（LLQ）痛

导致成年人左下腹痛的病因类似于导致右下腹痛的病因。左下腹痛最常见的病因是急性乙状结肠憩室炎（acute sigmoid diverticulitis）[1,4,19]。研究发现静脉注射对比剂增强 CT 扫描是诊断急性憩室炎及其并发症（脓肿形成、瘘形成）的首选方法，其灵敏度为 99%~100%，特异度为 91%~97%[4,10,19]。此外，据报道，口服和直肠灌注对比剂可以将憩室炎的诊断准确率提高到几乎 100%，但与单纯静脉注射对比剂相比，可能会导致诊断延误和急诊科停留时间过长等问题[20]。对于放射到侧腹股沟的左（或右）肋胁痛（flank pain）患者，应强烈考虑肾绞痛可能。2001 年的一项研究发现，CT 平扫诊断准确性与传统的静脉尿路造影（intravenous urography）一样，但急诊科留置时间较短[21]。CT 平扫是评估肾绞痛或输尿管绞痛的首选方法，而对疑似有急性肾盂肾炎（acute pyelonephritis）或有典型肾绞痛症状而且既往有肾结石病史的患者，肾脏超声检查是首选方法[1,4,21]。对较少合并症的年轻患者而言，如果有输尿管结石（ureterolithiasis）典型症状及相关病史，进行超声检查或密切门诊随访即可。

左上腹部（LUQ）痛

左上腹痛在所有腹痛主诉中最无特异性，不太可能与其他腹部部位所考虑的典型腹腔急症的诊断有关。左上腹痛的鉴别诊断包括梗死或恶性肿瘤在内的脾损伤（splenic injury）、胃溃疡、胃炎、肾盂肾炎（pyelonephritis）、便秘、胰腺炎及糖尿病酮症酸中毒（diabetic ketoacidosis）[1,3-5]。对于非创伤性脾源性病因，例如导致脾大的梗死或恶性肿瘤，静脉注射对比剂增强 CT 扫描是首选。左上腹痛的其他更常见原因与右上腹痛和上腹部疼痛的病因重叠。

结语

总之，非创伤性腹痛是患者来急诊科就诊的常见原因。了解系统评估患者的方法和诊断性影像学检查的相关知识可能有助于腹腔急症的及时诊断，并使急诊医师做出有益的干预。

（叶道斌 译，张杰 校）

推荐资源

- Cline DM. Chap. 35: Acute abdominal pain. In: Tintinalli's emergency medicine manual. 7th ed. China: McGraw-Hill; 2012. p. 189–92.
- Donaldson R, Swartz J, Bookatz A, Khan AS, et al. Abdominal pain [internet]. 2017 [cited 2017 Sept 21]. Available from: https://wikem.org/wiki/Abdominal_pain.
- Nickson C. Abdominal Pain [internet]. 2017 [cited 2017 Sep 21]. Available from: https://lifeinthefastlane.com/resources/abdominal-pain-ddx/.

参考文献

1. Mattson B, Dulaimy K. The 4 quadrants: acute pathology in the abdomen and current imaging guidelines. Semin Ultrasound CT MR. 2017;38(4):414–23.
2. Hastings RS, Powers RD. Abdominal pain in the ED: a 35-year retrospective. Am J Emerg Med. 2011;29(7):711–6.
3. McNamara R, Dean AJ. Approach to acute abdominal pain. Emerg Med Clin North Am. 2011;29(2):159–73.
4. Natesan S, Lee J, Volkamer H, Thoureen T. Evidence-based medicine approach to abdominal pain. Emerg Med Clin North Am. 2016;34(2):165–90.
5. Nagurney JT, Brown DF, Chang Y, Sane S, Wang AC, Weiner JB. Use of diagnostic testing in the emergency department for patients presenting with non-traumatic abdominal pain. J Emerg Med. 2003;25(4):363–71.
6. Gans SL, Pols MA, Stoker J, Boermeester MA. Experts steering group. Guideline for the diagnostic pathway in patients with acute abdominal pain. Dig Surg. 2015;32(1):23–31.
7. Lameris W, van Randen A, van Es HW, van Heesewijk JP, van Ramshorst B, Bouma WH, et al. Imaging strategies for detection of urgent conditions in patients with acute abdominal pain: diagnostic accuracy study. BMJ. 2009;338:b2431.
8. Millet I, Sebbane M, Molinari N, Pages-Bouic E, Curros-Doyon F, Riou B, et al. Systematic unenhanced CT for acute abdominal symptoms in the elderly patients improves both emergency department diagnosis and prompt clinical management. Eur Radiol. 2017;27(2):868–77.
9. Bektas F, Eken C, Soyuncu S, Kusoglu L, Cete Y. Contribution of goal-directed ultrasonography to clinical decision-making for emergency physicians. Emerg Med J. 2009;26(3):169–72.
10. Stoker J, van Randen A, Lameris W, Boermeester MA. Imaging patients with acute abdominal pain. Radiology. 2009;253(1):31–46.
11. Summers SM, Scruggs W, Menchine MD, Lahham S, Anderson C, Amr O, et al. A prospective evaluation of emergency department bedside ultrasonography for the detection of acute cholecystitis. Ann Emerg Med. 2010;56(2):114–22.
12. Kendall JL, Shimp RJ. Performance and interpretation of focused right upper quadrant ultrasound by emergency physicians. J Emerg Med. 2001;21(7):7–13.
13. Taylor MR, Lalani N. Adult small bowel obstruction. Acad Emerg Med. 2013;20(6):528–44.
14. Smith JE, Hall EJ. The use of plain abdominal x-rays in the emergency department. Emerg Med J. 2009;26(3):160–3.
15. Rubano E, Mehta N, Caputo W, Paladino L, Sinert R. Systematic review: emergency department bedside ultrasonography for diagnosing a suspected abdominal aortic aneurysm. Acad Emerg Med. 2013;20(2):128–38.

16. Rao PM, Rhea JT, Novelline RA, Mostafavi AA, McCabe CJ. Effect of computed tomography of the appendix on treatment of patients and use of hospital resources. N Engl J Med. 1998;338(3):141–6.

17. Tremblay E, Therasse E, Thomassin-Naggara I, Trop I. Quality initiatives: guidelines for use of medical imaging during pregnancy and lactation. Radiographics. 2012;32(3):897–911.

18. Graif M, Itzchak Y. Sonographic evaluation of ovarian torsion in childhood and adolescence. AJR Am J Roentgenol. 1988;150(3):647–9.

19. Destigter KK, Keating DP. Imaging update: acute colonic diverticulitis. Clin Colon Rectal Surg. 2009;22(3):147–55.

20. Anderson SW, Soto JA. Multi-detector row CT of acute non-traumatic abdominal pain: contrast and protocol considerations. Radiol Clin N Am. 2012;50(1):137–47.

21. Rekant EM, Gibert CL, Counselman FL. Emergency department time for evaluation of patient discharged with a diagnosis of renal colic: unenhanced helical computed tomography versus intravenous urography. J Emerg Med. 2001;21(4):371–4.

急性腹痛的 CT 评估

Zachary Repanshek and Evan Kingsley

在 2014 年,所有就诊于美国急诊科的患者中,近 6% 进行了腹部和盆腔的计算机体层摄影(computed tomograph,CT)检查。腹痛是最常见的主诉,占所有就诊量的 8%[1]。病史、体格检查和化验检查往往不足以排除或诊断腹痛的危险病因。因此,表现为局限性腹痛或担心疼痛的外科病因的患者必须考虑影像学检查。

总体考虑

CT 是大多数急性腹痛患者的首选影像学检查方法(除外腹主动脉瘤、急性胆囊炎或性腺病变,这些病变以超声作为首选)。它对许多腹痛严重病因的诊断灵敏度和特异度高,包括阑尾炎、肠梗阻、肠穿孔、憩室炎和肠缺血。然而,必须权衡使用 CT 检查的辐射风险,尤其是对年轻患者的风险[2,3]。临床医生还必须权衡对比剂增强 CT 的利弊。

静脉注射对比剂检查有利于血管结构和腹部及盆腔实体器官的显影。几乎所有的适应证都推荐使用静脉注射腹部 CT 增强扫描,值得注意的是肾绞痛的评估例外[4-7]。对急诊科患者进行静脉注射对比剂检查有两个主要障碍:对比剂过敏反应和对比剂诱发性肾病(contrast-induced nephropathy)。使用静脉注射对比剂的决策需要医生进行风险-收益分析,这需要医生对这些风险有适当的了解。

对比剂过敏反应

对比剂反应(contrast reaction)不是 IgE 介导的,因此不是真正的过敏反应(allergic reaction)。重要的是,患者在首次接触碘化对比剂时就可能会有反应,因为这一过程不需要致敏。同样,以前曾经有过对比剂反应的患者以后也可能不再发生对比剂反应。虽然目前认为既往对比剂反应是未来发生反应的危险因素,但这种复发率可能比预期低。一项研究发现,在有对比剂反应病史的患者中,只有 7.4% 的患者以后静脉注射对比剂时会再发不良反应。这些反应中很少(0.02%)是过敏样反应,并且没有一例是致命的[8]。

医生可能高估了对比剂反应的发生率。与当前临床使用的低渗和等渗对比剂相比,过去使用高渗对比剂进行的研究可能会过度夸大反应的可能风险。使用这些现代对比剂的研究显示对比剂反应总体不良反应率为 0.6%~1.5%,其中很少(0.03%~0.05%)是过敏样或危及生命的反应[8-11]。另一项关于急诊科对比剂过敏样反应发生率的研究,发现对比剂反应总体不良反应率为 0.2%,并且其中无严重反应[11]。

贝类和"碘"过敏症

值得一提的是,有报道称对贝类过敏(shellfish allergy)的人不能进行静脉注射对比剂检查。但是对贝类的过敏反应(allergy)增加的对比剂反应风险不会超过其他任何过敏症。也有患者报告对"碘过敏(iodine allergy)"的担心。不过碘不是过敏原(allergen),因为人体本身就存在碘,就像食盐不是过敏原一样[7,12]。

对比剂诱导性肾病

对比剂诱导性肾病通常指对比剂给药后 48 小时内出现急性肾损伤(acute kidney injury,AKI)的征象,是医院急性肾损伤的第三大常见原因[13,14]。最近的证据显示对比剂的使用和急性肾损伤之间缺乏联系[15-19]。虽然不确定,但以前和现在的证据之间的差异可能是因为,以前在认为对比剂是急性肾损伤的归因情况下,其他共存因素,如基础疾病、肾毒性药物(nephrotoxic drug)和低血容量也可能在肾损伤过程中起作用。最近的研究可能更加严格控制了这些混杂因素。

美国放射学院指南指出,在使用对比剂之前,可能有必要对年龄 60 岁以上,有肾病史、需要治疗的高血压史、糖尿病史或目前正服用二甲双胍(metformin)的患者进行肾功能评估。对于其他所有患者,对比剂给药前不需要测量基线血肌酐。对于确实进行肾功能评估的患者,美国放射学院推荐将估算所得肾小球滤过率(eGFR)阈值小于 30 视为存在肾病风险[7]。

口服对比剂的价值

尚未发现口服对比剂(oral contrast)在急诊科 CT 诊断绝大多数急性腹部异常或盆腔异常时能显著提高其准确性[20]。急诊科研究显示取消常规口服对比剂后,急诊科等待时间减少(平均减少了 97 分钟),并且没有增加漏诊比例[21,22]。除炎性肠病和胃旁路术后患者外,对于任何有急诊腹部影像学检查指征的患者,美国放射学会都不强烈建议口服对比剂[5,6,20]。许多研究表明,在阑尾炎的评估中使用口服对比剂没有明显获益[23-26],美国放射学会反对在评估肠梗阻时使用口服对比剂[6,7]。口服对比剂不应常规用于急诊科腹痛的 CT 检查中。

(叶道斌　译,张杰　校)

> **推荐资源**
> * ACR Manual on Contrast Media. https://www.acr.org/~/media/ACR/Documents/PDF/QualitySafety/Resources/Contrast-Manual/Contrast_Media.pdf.

参考文献

1. National Hospital Ambulatory Medical Care Survey: 2014 Emergency Department. Atlanta, GA: U.S. Department of Health and Human Services, Centers for Disease Control and Prevention, National Center for Health Statistics; 2017. Available at: https://www.cdc.gov/nchs/data/nhamcs/web_tables/2014_ed_web_tables.pdf.
2. Gans S, Pols M, Stoker J, Boermeester M. Guideline for the diagnostic pathway in patients with acute abdominal pain. Dig Surg. 2015;32:23–31.
3. Stoker J, Randen A, Lameris W, Boermeester M. Imaging patients with acute abdominal pain. Radiology. 2009;253(1):31–46.
4. Rawson JV, Pelletier AL. When to order a contrast-enhanced CT. Am Fam Physician. 2013;88(5):312–6.
5. Broder JS, Hamedani AG, Liu SW, Emerman CL. Emergency department contrast practices for abdominal/pelvic computed tomography-a national survey and comparison with the American college of radiology appropriateness criteria(®). J Emerg Med. 2013;44(2):423–33.
6. ACR Appropriateness Criteria. Reston, VA: American College of Radiology; 2017. Available at: https://www.acr.org/Quality-Safety/Appropriateness-Criteria.
7. American College of Radiology. ACR manual on contrast media. Version 10.3. Reston, VA: American College of Radiology; 2017.
8. Kopp AF, Mortele KJ, Cho YD, Palkowitsch P, Bettmann MA, Claussen CD. Prevalence of acute reactions to iopromide: postmarketing surveillance study of 74,717 patients. Acta Radiol. 2008;49(8):902–11.
9. Häussler MD. Safety and patient comfort with iodixanol: a postmarketing surveillance study in 9515 patients undergoing diagnostic CT examinations. Acta Radiol. 2010;51(8):924–33.
10. Wang CL, Cohan RH, Ellis JH, Caoili EM, Wang G, Francis IR. Frequency, outcome, and appropriateness of treatment of nonionic iodinated contrast media reactions. AJR Am J Roentgenol. 2008 Aug;191(2):409–15.
11. Gottumukkala RV, Glover M 4th, Yun BJ, Sonis JD, Kalra MK, Otrakji A, Raja AS, Prabhakar AM. Allergic-like contrast reactions in the ED: incidence, management,and impact on patient disposition. Am J Emerg Med. 2017;36(5):825–8.
12. Schabelman E, Witting M. The relationship of radiocontrast, iodine, and seafood allergies: a medical myth exposed. J Emerg Med. 2010;39(5):701–7.
13. Tublin ME, Murphy ME, Tessler FN. Current concepts in contrast media-induced nephropathy. AJR. 1998;171:933–9.
14. Wichmann JL, Katzberg RW, Litwin SE, Zwerner PL, De Cecco CN, Vogl TJ, Costello P, Schoepf UJ. Contrast-induced nephropathy. Circulation. 2015;132(20):1931–6.
15. McDonald JS, McDonald RJ, Comin J, et al. Frequency of acute kidney injury following intravenous contrast medium administration: a systematic review and meta-analysis. Radiology. 2013;267(1):119–28.
16. Davenport MS, Khalatbari S, Cohan RH, Dillman JR, Myles JD, Ellis JH. Contrast material-induced nephrotoxicity and intravenous low-osmolality iodinated contrast material: risk stratification by using estimated glomerular filtration rate. Radiology. 2013;268(3):719–28.
17. McDonald JS, McDonald RJ, Carter RE, Katzberg RW, Kallmes DF, Williamson EE. Risk of intravenous contrast material-mediated acute kidney injury: a propensity score-matched study stratified by baseline-estimated glomerular filtration rate. Radiology. 2014;271(1):65–73.
18. Hinson JS, Ehmann MR, Fine DM, Fishman EK, Toerper MF, Rothman RE, Klein EY. Risk of acute kidney injury after intravenous contrast media administration. Ann Emerg Med. 2017;69(5):577–586.e4.
19. Aycock RD, Westafer LM, Boxen JL, Majlesi N, Schoenfeld EM, Bannuru RR. Acute kidney injury after computed tomography: a meta-analysis. Ann Emerg Med. 2017;71(1):44–53.e4.
20. Kielar AZ, Patlas MN, Katz DS. Oral contrast for CT in patients with acute non-traumatic abdominal and pelvic pain: what should be its current role? Emerg Radiol. 2016;23(5):477–81.
21. Razavi SA, Johnson JO, Kassin MT, Applegate KE. The impact of introducing a no oral contrast abdominopelvic CT examination (NOCAPE) pathway on radiology turn around times, emergency department length of stay, and patient safety. Emerg Radiol. 2014;21(6):605–13.
22. Levenson RB, Camacho MA, Horn E, Saghir A, McGillicuddy D, Sanchez LD. Eliminating routine oral contrast use for CT in the emergency department: impact on patient throughput and diagnosis. Emerg Radiol. 2012;19(6):513–7.
23. Anderson BA, Salem L, Flum DR. A systematic review of whether oral contrast is necessary for the computed tomography diagnosis of appendicitis in adults. Am J Surg. 2005;190(3):474–8.
24. Drake FT, Alfonso R, Bhargava P, Cuevas C, Dighe MK, Florence MG, Johnson MG, Jurkovich GJ, Steele SR, Symons RG, Thirlby RC, Flum DR, Writing Group for SCOAP-CERTAIN. Enteral contrast in the computed tomography diagnosis of appendicitis: comparative effectiveness in a prospective surgical cohort. Ann Surg. 2014;260(2):311–6.
25. Kepner AM, Bacasnot JV, Stahlman BA. Intravenous contrast alone vs intravenous and oral contrast computed tomography for the diagnosis of appendicitis in adult ED patients. Am J Emerg Med. 2012;30(9):1765–73.
26. Laituri CA, Fraser JD, Aguayo P, Fike FB, Garey CL, Sharp SW, Ostlie DJ, St Peter SD. The lack of efficacy for oral contrast in the diagnosis of appendicitis by computed tomography. J Surg Res. 2011;170(1):100–3.

腹部盆腔 CT 检查后辐射暴露患者患癌风险如何？告诉患者什么？

Angelina Vishnyakova and Charles Maddow

经验教训

- 计算机体层摄影（CT）将患者暴露于电离辐射环境中，可能导致患癌风险增加。
- 辐射诱发癌症的个体风险很低，但在 CT 检查数量呈指数级增长的背景下，这些小风险可能使患癌数量大幅增加，从而对公共健康造成可观的影响。
- 由于儿科患者对辐射更为敏感，预期剩余寿命更长，因而癌发展时间更长，因此儿童患辐射性癌的风险高于成年人。
- 重要的是，要考虑各种有助于降低辐射诱发的癌数量的策略，例如：①减少不必要的 CT 检查数量，并在可行的情况下用其他诊断性影像学方法代替；②根据患者体型选择 CT 检查方案，防止患者过度暴露于不必要的大剂量辐射中。

计算机体层摄影（computed tomography, CT）问世以来，随着相关技术的进步，CT 能够使医生无创地观察人体内部结构，并有助于指导疾病的诊断和治疗。由于它快捷方便，图像质量良好，CT 的应用呈指数级增加。从 1980 年到 2005 年，美国人口增长近 50%，而同期 CT 检查次数火箭升空般从 300 万次猛增至约 6 000 万次，导致美国人群的医疗辐射暴露增加了 600%[1]。这可能使与电离辐射暴露相关的癌风险增加。

希沃特与戈瑞

认识传递到人体的 CT 辐射剂量（radiation dose）的各种术语很重要。吸收剂量是单位质量吸收的辐射量，以戈瑞（grays, Gy）或毫戈瑞（milligrays, mGy）为计量单位。1 戈瑞等于"每千克吸收 1 焦耳的辐射能量（radiation energy）"[2]。由于并非所有的辐射都对人体产生同等的效应，所以可以通过将吸收剂量乘以辐射加权因子（radiation weighting factor），得出剂量当量（dose equivalent）。该测量值以希沃特（sieverts, Sv）或毫希沃特（millisieverts, mSv）表示，用于比较不同类型辐射吸收的能量。例如，X 射线或 γ 射线的加权因子为 1.0。因此 1 戈瑞等于 1 希沃特[3]。由于辐射不能被均匀吸收，不同的放射摄影会将身体的不同区域暴露在不同的辐射量，因此产生了有效剂量

（effective dose）的概念，以便"对不同的 CT 场景进行粗略的比较"[2]。有效剂量表示为希沃特，对标准化患者而言，"设计成与辐射引起的对患者总体伤害结果成一定比例的值"[2]。

CT 检查的辐射

根据检查类型、医疗机构扫描方案和对比剂的使用情况不同（例如，传统检查约 10~15mSv，动脉夹层检查约 24mSv，多期相检查约 30mSv），腹部盆腔 CT 检查一般将患者暴露于 10~20mSv 的环境中[4]。与传统的 X 线片相比，CT 检查会将患者暴露于更大的辐射剂量。例如，腹部 X 线片产生的辐射剂量约为 0.25mSv，相应的腹部 CT 检查辐射剂量是其 50 倍以上[5]，1 次腹部盆腔 CT 扫描约等于 100~250 次胸部 X 线检查，具体数值取决于患者的体型大小、性别和 CT 机准直器型号[2,5]。

终生归因危险

电离辐射生物效应（Biological Effects of Ionizing Radiation, BEIR）报告是一项里程碑式的研究，提供了被广泛接受的评估辐射暴露及其由此产生的癌风险的模型。利用 1945 年日本原子弹爆炸幸存者的流行病学数据与未暴露队列作比较，可以计算出不同剂量电离辐射的终生归因危险（lifetime attributable risk, LAR）。终生归因危险是癌危险性基线之上的附加风险。在美国，有近 38% 的人一生中会被诊断有癌症。根据 BEIR Ⅶ 的报告，每 1 000 名暴露于 10 毫希沃特（mSv）有效剂量（例如 1 次腹部盆腔 CT 检查）的患者中，就有 1 例因辐射诱发癌，其病死率为 50%[6,7]。

为了计算不同类型的腹部盆腔 CT 检查的终生归因危险，Smith-Bindman 等[4]对 BEIR 报告所建立的这些风险模型进行了扩展。在旧金山湾区的四个地点，该研究计算了四种不同类型腹部盆腔 CT 的有效剂量（mSv）：平扫、增强扫描、多期扫描和动脉瘤或动脉夹层扫描。结果表明，患者接受的有效辐射剂量存在巨大差异，中值范围从平扫 15mSv 到多期相扫描 31mSv。将中位辐射暴露与应用的有效剂量结合在一起，估算患者接受腹部盆腔 CT 增强检查的数量，按患者年龄和性别分组得：20 岁女性 470 人次 CT，20 岁男性 620 人次 CT，40 岁女性 930 人次 CT，40 岁男性 1 002 人次 CT，60 岁患者约 1 360 人次

CT。在临床背景下，接受多期扫描的 20 岁女性暴露于约 31mSv 的有效剂量。这相当于每 1 000 名患者中有 4 例癌终生归因危险。换言之，对于这 4 个具体患者而言，辐射诱发癌的风险比基线风险高 0.004%。

从人口健康的角度来看，Berrington de González 等[8] 也采用了 BEIR 报告中的这些风险模型，并将它们与美国 CT 检查的频率估计值相结合，预测辐射诱发癌的风险。他们估计，2007 年在美国进行了约 5 700 万例次 CT 检查（不包括与先前癌相关的检查和在生命最后 5 年进行的检查）。采用 BEIR 报告确定的辐射诱发癌和病死率的终生归因危险度，他们估计 2007 年因暴露于 CT 检查而可能在将来发生的癌症有约 29 000 例，癌症相关的死亡有约 14 500 例。根据这些预测，美国每年诊断的 140 万癌症中，预计有 2% 可能与 CT 检查辐射暴露有关。

儿童人群中辐射诱发癌的风险

儿童人群辐射诱发癌的风险甚至高于成年人。这是由于儿童患者对辐射更为敏感，预期寿命更长所致。Miglioretti 等[9] 估计，由于美国每年有 400 万人次儿童 CT 检查，预测未来会出现 4 870 例因辐射诱发的癌症患者。这项回顾性研究评估了六个医疗保健系统的儿科 CT 检查情况，并计算出各种 CT 机的有效剂量范围。将这些结果应用于全国范围内约 400 万人次儿童 CT 检查中，以获得儿童人群终生癌风险。他们发现在腹部盆腔的癌风险最高，并预测在腹部盆腔检查中女性每 300~390 人次，男性每 670~760 人次就会有 1 例辐射诱发癌症发生。当将这些结果与之前提到的 Smith Bindman 所做的关于腹部盆腔 CT 检查终生归因危险的研究[4] 进行对比时，就可以发现儿童，特别是女性，辐射诱发癌的风险通常高于成年人。

将数据应用于具体患者

重要的是要记住，尽管 BEIR 和其他研究所报告的资料可以用于估计癌病死率风险，但对标准成年患者而言，仍存在 2 到 3 种不确定性因素。更确切地说，考虑到每个患者的年龄、体型和性别都与其他人有显著的差异，这些近似值可能比估计值高或低 2 到 3 倍[3]。因此，有效剂量可以方便地评估各种放射影像学检查对标准患者的健康风险，但它并不特别适用于具体患者的超额相对危险（excess relative risk）。

帮助患者正确看待这些风险的方法是将 CT 检查的有效剂量与自然或社会的有效剂量进行比较（表 6.1）[3,5]。例如，普通民众每年将暴露于 3~4mSv 的本底自然辐射（natural radiation）有效剂量，相比之下，腹部盆腔 CT 检查的有效剂量为 10mSv[3,5]。另一种建议的方法是比较 CT 检查辐射暴露相关的癌死亡额外风险与日常活动相关的死亡风险[3]。例如，飞行在约 7 200km（4 500 英里）高空时，死亡风险最低（4×10^{-6}），腹部盆腔 CT 检查的死亡风险极低（1×10^{-4}）[3]。最后，对医生来说很重要的一点是，尽管 CT 检查会使辐射诱发癌的风险略有增加，但医学上使用 CT 检查的益处远远超过其风险，因为它具有重要的诊断价值。

表 6.1 平均小剂量辐射暴露[3,5]

暴露	辐射剂量/mSv
成年人腹部计算机体层摄影	10
飞行-从纽约到伦敦，双程旅行	0.1
本底天然辐射暴露	3~4/年
放射工作者暴露极限	20/年
国际太空站暴露	170/年

Adapted from Brenner et al. [5]. Ref. [3]. With permission from the National Academy of Sciences. Copyright（2003）National Academy of Sciences，U. S. A.

mSv，毫希沃特（millisieverts）。

要告诉患者什么？

急诊内科医生对辐射剂量及风险了解多少？他们会告诉患者什么？Lee 等[10] 最近对美国一个学术型医疗中心的 45 名急诊内科医生进行了一项调查，以确定这些医生对腹部盆腔 CT 检查辐射剂量和辐射终生癌风险的认识，以及是否向患者简述了这些信息。研究发现，在这个特定的群体中，73% 的急诊医生低估了辐射剂量，91% 的医生认为不会增加终生癌风险，只有 22% 的医生向患者简要介绍了 CT 检查的风险和益处。Puri[1] 等做了类似的研究，发现所调查的急诊医务人员中只有约 18% 对与腹部盆腔 CT 检查相关的终生癌风险有准确的认识。这表明为了能与患者就相关风险和益处进行有效讨论，对急诊医务人员进行有关诊断性影像学检查辐射剂量和终生癌风险的教育非常重要。

总结

辐射诱发癌的个体风险非常低，但在大量人群中以指数级方式增长的计算机体层摄影检查广泛应用情况下，这些小风险未来将转化为庞大的患癌数量和相当大的公共健康问题。因此，重要的是，要考虑各种方法来减少辐射诱发的癌数量，例如：①减少不必要的 CT 检查量，并在可行的情况下使用其他影像学检查方法；②根据患者体型大小选择 CT 检查方案，以防止过度暴露于不必要的高剂量辐射中。

（叶道斌 译，张杰 校）

参考文献

1. Puri S, Hu R, Quazi RR, Voci S, Veazie P, Block R. Physicians' and midlevel providers' awareness of lifetime radiation–attributable Cancer risk associated with commonly performed CT studies: relationship to practice behavior. Am J Roentgenol. 2012;199:1328–36.
2. Brenner DJ, Hall EJ. Computed tomography — an increasing source of radiation exposure. N Engl J Med. 2007;357:2277–84.
3. Verdun FR, Bochud F, Gundinchet F, Aroua A, Schnyder P, Meuli R. Quality initiatives radiation risk: what you should know to tell your patient. Radiographics. 2008;28:1807–16.
4. Smith-Bindman R, Lipson J, Marcus R, Kim K, Mahesh M, Gould R, et al. Radiation dose associated with common computed tomography examinations and the associated lifetime attributable risk of

cancer. Arch Intern Med. 2009;169:2078–86.

5. Brenner DJ, Doll R, Goodhead DT, Hall EJ, Land CE, Little JB, et al. Cancer risks attributable to low doses of ionizing radiation: assessing what we really know. Proc Natl Acad Sci. 2003;100:13761–6.

6. Committee to Assess Health Risks from Exposure to Low Levels of Ionizing Radiation; Board on Radiation Effects Research; Division on Earth and Life Studies; National Research Council. Health risks from exposure to low levels of ionizing radiation: BEIR VII Phase 2. Washington, D.C.: National Academies Press; 2006.

7. Griffey RT, Sodickson A. Cumulative radiation exposure and cancer risk estimates in emergency department patients undergoing repeat or multiple CT. Am J Roentgenol. 2009;192:887–92.

8. Gonzalez ABD, Mahesh M, Kim K-P. Projected cancer risks from computed tomographic scans performed in the United States in 2007. Arch Intern Med. 2010;169:2071–7.

9. Miglioretti DL, Johnson E, Williams A, Greenlee RT, Weinmann S, Solberg LI, et al. The use of computed tomography in pediatrics and the associated radiation exposure and estimated Cancer risk. JAMA Pediatr. 2013;167:700–7.

10. Lee CI, Haims AH, Monico EP, Brink JA, Forman HP. Diagnostic CT scans: assessment of patient, physician, and radiologist awareness of radiation dose and possible risks. Radiology. 2004;231:393–8.

7　哪些患者应住院？哪些可以出院？哪些应列入出院计划？

Basil Z. Khalaf and Kimberly A. Chambers

经验教训

- 需要住院干预的患者，例如外科手术或复苏，或处于失代偿风险的患者，应住院或留院观察。
- 对一些病变而言，例如胰腺炎，其病因和病情严重性将决定患者是否可安全在门诊处理。

每年近 700 万人次因腹痛（abdominal pain）就诊于急诊科[1]。尽管在腹部影像学检查和诊断性检查方面已经取得了进展，但许多患者仍带着未分化腹痛（undifferentiated abdominal pain）的诊断出院。在一项回顾性研究中，连续就诊的 1 000 例非创伤性腹痛患者中，21% 被诊断为未分化腹痛[2]。

腹痛患者的处置可能是高风险的。对某些诊断而言，评分系统和临床指南通过评估病情的严重程度和预测预后为患者的处置提供了指引[3-7]。这些工具可以指导临床医生判断患者入院还是出院。对于病情稳定的门诊处理患者，如有可能，应在出院指导书中包含具体的疾病复诊提醒措施（表 7.1）。

表 7.1　可以安全出院的患者

诊断	安全出院必需的评分系统/标准	出院经验
不明病因的腹痛	要考虑出院，患者必须： 没有符合脓毒症或休克的体征或症状（表 7.2） 能够经口进食 如果体征和症状提示外科疾病，要包括影像学检查或会诊在内的诊断性检查阴性。单一症状或体征常常缺乏预测外科疾病的足够灵敏度和特异度[11]，并且临床决策工具可能并不优于临床判断[12]	如果有以下情况，劝告患者复诊： 腹痛 24h 内无缓解 腹痛转移到右下腹部 发热>38℃ 出现乏力、恶心和呕吐、黄疸、头晕或晕厥 粪便或尿中带血，或不能排尿
胆石症	要考虑出院，患者必须： 无急性胆囊炎的征象 生命体征正常 化验检查结果正常，包括脂肪酶 胆总管不扩张 能够经口进食	劝告患者： 低脂饮食 如出现右上腹痛持续超过 2h，腹痛超过 5h，发热或寒战、持续恶心和呕吐、黄疸、尿色深或浅色粪便，应到急诊科复诊 普外科随访，择期胆囊切除术
消化性溃疡	出院时，患者不应有： 出血 穿孔 梗阻	劝告患者： 控制非甾体抗炎药使用 检测幽门螺杆菌，如有感染予以治疗 考虑抑酸治疗 如疼痛复发或加重、发热或胃肠道出血，应到急诊科复诊 初级保健医生或胃肠专科医师随访，进一步评估质子泵抑制剂或组胺 2 受体拮抗剂维持治疗情况，以预防溃疡复发

续表

诊断	安全出院必需的评分系统/标准	出院经验
单纯型憩室炎(无脓毒症、腹膜炎、瘘或梗阻)	CT 证实,无复杂性憩室炎 轻中度体征和症状 无相关腹部膨胀 无呕吐,能够耐受补液和服药 能够用口服药物控制疼痛 能够 2~3 天内让医生随访 能够居家自我照顾	如有下列情况,劝告患者复诊: 　经过治疗腹痛不缓解或加重 　发热>38℃ 　粪便带血、呕吐或梗阻征象、头晕或乏力
胃肠道出血	Glasgow-Blatchford 出血评分(4)是经过良好验证的评分系统,可鉴别可能需要输血或治疗的患者。将化验指标(血红蛋白、BUN)、性别、出血的生理反应(心率、收缩压、新近晕厥)和存在的肝病和黑便整合在一起。评分<1 的患者有可能安全出院 AIMS65 评分(5)是一种源于大规模患者总结的较简单评分系统。根据 5 条明确表述为有或无问题的标准,评分范围从 0 到 5 分,每条回答是的记 1 分 　5 条评分标准为白蛋白<30g/L、INR>1.5、精神状态改变、SBP≤90mmHg、年龄≥65 岁 　评分 0 住院病死率风险为 0.3% 　评分 5 住院病死率约为 25%	劝告患者: 　停用促发溃疡或出血的药物(如非甾体抗炎药) 　如出现晕厥、呼吸急促、头晕、全身乏力、心悸、胸痛、出血增加或持续出血、呕血或腹痛等症状应到急诊科复诊
胰腺炎	无害急性胰腺炎评分(harmless acute pancreatitis score, HAPS)用于识别不太可能有严重病程的低危患者。3 个临床参数可预测非严重病程:体格检查无反跳痛或肌紧张,肌酐和血细胞比容正常(6) 美国胃肠病学会提出另外的一套严重病程危险因素评价指标,包括肥胖(体重指数>30kg/m²)、肌酐升高和其他化验检查和影像学征象 建议在胆石性胰腺炎首次住院期间行胆囊切除术,因为约 18% 的患者在 90 天内会第二次发病(7)	劝告患者: 　腹痛应在 72h 内改善 　需要保持充分水化 　如有新发症状或原有症状加重;尽管已经服药,但仍持续疼痛、乏力以及恶心和呕吐;皮肤黄染;感觉虚弱或头晕并且血糖水平高于 16.67mmol/L 或发热大于 38℃ 　这些情况应到急诊科复诊
儿科胃肠炎	若在急诊科保守治疗并出院,患者必须: 　无严重脱水 　不是新生儿 　能够经口进食	如果儿童出现以下症状,劝告父母复诊: 　发热、腹痛以及顽固性或胆汁性呕吐

　　安全出院计划包括几方面的内容。

- 重复腹部检查显示体征逐渐改善并较为稳定,对任何异常所见,都应记录在案。
- 口服摄入激发试验可能有助于临床医生判断出院患者居家保持充分饮水的可能性。
- 随访至关重要。并且相关具体指导,包括谁负责随访和何时随访,都应包括在患者出院指导中,对于未经确定性医疗处理方法治疗的未分化腹痛患者,要求患者 24~48 小时内回到急诊科复查可能是合理的选择。
- 出院时,应对患者的生命体征、化验检查结果和影像学检查结果进行总结,以确定是否存在不一致,另外已解决的问题都应该记录在案。

　　高危患者包括极端年龄的患者,免疫功能低下的患者以及有明显合并症(comorbidity)的患者,如肝硬化。新生儿通常排除在保守治疗方案之外[8]。与年轻患者相比,老年患者病死率较高。例如,老年人阑尾炎的总发病率较低,但其病死率比年轻患者高 4~8 倍,占所有阑尾炎死亡人数的半数以上[9]。一项对出院后 72 小时内复诊并被收住 ICU 的急诊科成年患者的研究发现,患有恶性肿瘤或肝硬化的腹痛患者病死率最高[10]。

表 7.2　全身炎症反应综合征(the systemic inflammatory response syndrome,SIRS)

体温>38℃或<36℃
心率>90 次/min
呼吸频率>20 次/min 或 PaCO₂<32mmHg
WBC 计数>12.0×10⁹/L,<4.0×10⁹/L,或幼稚粒细胞>10%

（王伟岸 译,潘国宗 校）

推荐资源
- American College of Gastroenterology – Clinical Guidelines. http://gi.org/clinical-guidelines/.
- https://sinaiem.org/safe-discharge-for-undifferentiated-abdominal-pain/.

参考文献

1. Bhuiya F, Pitts SR, LF MC. Emergency department visits for chest pain and abdominal pain: United States, 1999–2008. NCHS data brief, no 43. Hyattsville: National Center for Health Statistics; 2010.
2. Hastings R, Powers R. Abdominal pain in the ED: a 35 year retrospective. Am J Emerg Med. 2011;29:711–6.
3. Satoh K, Yoshino J, Akamatsu T, et al. Evidence-based clinical practice guidelines for peptic ulcer disease 2015. J Gastroenterol. 2016;51(3):177–94.
4. Blatchford O, Murray WR, Blatchford M. A risk score to predict need for treatment for upper-gastrointestinal hemorrhage. Lancet. 2000;356(9238):1318–21.
5. Satlzman RJ, Tabak YP, Hyett BH, Sun X, Travis AC, Johannes RS. A simple risk score accurately predicts in-hospital mortality, length of stay, and cost in acute upper GI bleeding. Gastrointest Endosc. 2011;74(6):1215–24.
6. Oskarsson V, Mehrabi M, Orsini N, Hammarqvist F, Segersvard R, Andren-Sandberg A, et al. Validation of the harmless acute pancreatitis score in predicting nonsevere course of acute pancreatitis. Pancreatology. 2011;11(5):464–8.
7. Tenner S, Baillie J, DeWitt J, Vege SS. Management of acute pancreatitis. Am J Gastroenterol. 2013;108:1400–15.
8. Bahm A, Freedman SB, Guan J, Guttman A. Evaluating the impact of clinical decision tools in pediatric acute gastroenteritis: a population-based cohort study. Acad Emerg Med. 2016;23(5):599–609.
9. Spangler R, Pham TV, Khoujah D, Martinez JP. Abdominal emergencies in the geriatric pateint. Int J of Emerg Med. 2014;7:43.
10. Tsai IT, Sun CK, Chang CS, Lee KH, Liang CY, Hsu CW. Characteristics and outcomes of patients with emergency department revisits within 72 hours and subsequent admission to the intensive care unit. Tzu Chi Medical Journal. 2016;28(4):151–6.
11. Macaluso CR, McNamara RM. Evaluation and management of acute abdominal pain in the emergency department. Int J Gen Med. 2012;5:789–97.
12. Lui JL, Wyatt JC, Deeks JJ, Clamp S, Keen J, Verde P, et al. Systematic reviews of clinical decision tools for acute abdominal pain. Health Technol Assess. 2006;10(47):1–167.

咨询专栏：腹痛的综合性处理

Hani Zamil

急性腹痛评估中的经验教训
- 应立即评估腹痛患者,诊断腹痛的潜在病因。病因不明以及患者有相关的体征或症状时,应密切观察患者,并寻求胃肠专科医师会诊。
- 正确诊断腹痛需要熟悉腹痛综合征及其不同的临床表现。
- 免疫功能受损患者、老年人和孕妇等"特殊人群"可能有少见的腹痛表现。
- 腹痛的血管性病因诊断需要临床医师高度警惕。

咨询专家介绍

Hani Zamil,MD,CMQ,是得克萨斯大学休斯顿健康科学中心麦戈文医学院内科和肠胃病学助理教授。Dr. Zamil 是得克萨斯医学中心赫尔曼纪念医院胃肠生理学和运动实验室的主任和胃肠专科的医疗质量官。Dr. Zamil 受过高级内镜检查、胃肠运动和乳糜泻的培训,在一家主要的三级转诊医学中心诊治多种疾病,并工作于繁忙的县级综合医院。

关键临床问题的解答

1. 何时建议胃肠专科医师会诊急性腹痛,哪个时间段最好?

肠穿孔或肠缺血引起的腹痛如果不能迅速及早诊断,可能有毁灭性的后果。因而,应在疼痛发病后 6 小时内请胃肠专科医师和/或普通外科医师会诊。此外,症状和相关检查未发现明确病因(即使检查结果一直都是阴性)的患者也应请胃肠专科医师或外科医生会诊。腹痛伴有出血、内脏穿孔或肠梗阻、肝胆病因(例如,黄疸、腹水或急性胰腺炎)等证据时以及急性期出现内镜检查的指征(例如,消化性溃疡出血或乙状结肠扭转)时,患者应由胃肠专科医师和/或外科医生进行评估。

腹痛在急诊科得到缓解或确定为非紧急病因时,对患者随访 2 周是合理的。如果在急诊科确定了病因并予以治疗(例如,消化性溃疡、便秘或胃肠炎),应在 7~10 天内对患者进行随访。

2. 对弥漫性腹痛患者进行评估时,有哪些经验可传授给急诊医务人员?

- 腹痛的恰当诊断需要医生熟悉腹痛的模式。例如,源自胆管疾病的疼痛可表现为上腹痛和肩痛,并且可能伴有急性全身症状,如发热和黄疸。如果有腹膜炎的体征,应该怀疑内脏穿孔。肠缺血引起的疼痛需要高度警惕,确保早期诊断。
- 医生应熟悉典型的和常见的病状。例如,胰腺炎的疼痛通常是局限性剧烈腹痛,而消化不良的疼痛范围可能更模糊和广泛。
- 免疫功能受损患者的腹痛可能表现为模糊和难以定位的痛,而免疫功能未受损的患者同样的病变有望表现为更特异的症状。
- 妊娠会短暂改变解剖结构,使腹部器官移位。因此,医生必须熟悉妊娠腹痛的评估方法。例如,急性阑尾炎可表现为右上腹部痛,而不是下腹部痛。

3. 处理弥漫性腹痛患者时,应遵循哪些"交通规则"?

- 按时间顺序仔细地采集病史很重要。对绝大多数病例而言,如果熟悉腹痛综合征的症状,并且在患者诉说时留意倾听,就可以从病史中进行准确诊断。
- 发病的背景很重要。应问问哪些症状最先开始,加重因素是什么,疼痛在什么环境下开始,以及疼痛如何发展。
- 在触诊之前,仔细观察患者,注意其姿势和总体表现。腹膜炎患者会静静地躺在床上,而肾结石患者则会坐立不安,不断变换体位。
- 腹部检查应始终包括检查肿大的淋巴结(包括锁骨上淋巴结肿大,这提示腹部恶性肿瘤)。
- 要对肛门直肠和腹股沟/生殖器进行检查。
- 切记,一般观念可能不适用于免疫功能受损或孕的患者。

4. 何谓"危险信号",如何避免常见的诊断错误?

- 体征提示腹膜炎,说明有严重的腹腔内病变,如内脏穿孔。
- 与体征不一致的剧烈腹痛,提示急性肠缺血早期。肠缺血可以表现为三种独特的综合征:慢性肠缺血(通常发生在老年患者,一般为餐后痛,伴有因畏食所致的体重减轻)、急性肠缺血(急性和突然发作的剧烈腹痛,在晚期出现肠梗死和腹膜炎之前体征轻微)和缺血性结肠炎(急性发作的腹痛,随后出现水样腹泻,继之便血)。
- 根据评估结果设定鉴别诊断,然后通过针对性化验检查而不是广泛化验检查支持相关诊断。

- 根据评估结果选择影像学检查方法或内镜检查。消化性溃疡最好用内镜检查来诊断,而肠梗阻或胆管结石最好用影像学诊断。
- 谨防影像学检查的局限性。如果检查的体位(前后位和侧位)不合适或影像视野未覆盖膈下区域,腹平片或胸片可能会漏掉游离气体的征象。另外放射线平片可能遗漏严重的病变,如肠缺血和肠道炎症。

5. **急性腹痛患者都需要化验检查吗? 哪些化验检查最有助于确定急性腹痛是紧急还是非紧急病因?**

　　并非所有的腹痛患者都需要在急诊医疗机构进行实验室检查,假如患者血流动力学稳定,病史和体格检查表现良好,则可以用全血细胞计数评估贫血,用脂肪酶评估胰腺炎以及用肝功能试验评估胆管疾病(但胆囊炎时这些指标可能是正常的)。血乳酸升高应考虑缺血性结肠炎的可能。然而,乳酸在休克状态,甚至仅仅脱水时都可升高。没有单一的化验检查可以确定急性腹痛是紧急还是非紧急病因。

(王伟岸　译,潘国宗　校)

推荐资源

- Feldman M, Friedman LS, Brandt LJ. Sleisenger and Fordtran's gastrointestinal and liver disease: pathophysiology/diagnosis/management. 10th ed. Philadelphia: Saunders/Elsevier; 2016. Vol 2 (xxxi, 2369, 89 pages)
- Cartwright SL, Knudson MP. Evaluation of acute abdominal pain in adults. Am Fam Physician. 2008;77(7):971–8.
- Cartwright SL, Knudson MP. Diagnostic imaging of acute abdominal pain in adults. Am Fam Physician. 2015;91(7):452–9.
- McKean J, Ronan-Bentle S. Abdominal Pain in the Immunocompromised Patient-Human Immunodeficiency Virus, Transplant, Cancer. Emerg Med Clin North Am. 2016;4(2):377–86.

第二部分
消化道出血

9 如何告诉患者有消化道出血？是上消化道出血还是下消化道出血？

Ainsley Adams and Andrew C. Meltzer

下,可能是急性消化道出血的临床表现。单纯生命体征异常可能是失血的唯一指征。仰卧位心动过速(supine tachycardia)是与急性出血相关的最敏感的早期生命体征异常之一[1]。

表 9.1 类似于消化道出血的情况[5]

类似于呕血的情况	鼻出血,扁桃体出血,红色的饮料和其他食物
类似于黑便	含铋药物,例如碱式水杨酸铋
类似于鲜红色血便	红色食物,阴道流血,血尿
粪便隐血试验假阳性	红肉,萝卜,辣根酱,维生素 C

表 9.2 消化道出血的危险因素[1]

上消化道出血	下消化道出血
抽烟	高龄
饮酒	男性
高龄	抗血小板药物
上消化道出血病史	非甾体抗炎药
幽门螺杆菌	抗凝药
非甾体抗炎药	合并症:HIV,憩室病,胃肠道肿瘤,炎性肠病,血管发育异常,息肉
抗血小板药物	
抗凝药	
类固醇激素	
选择性 5-羟色胺抑制剂(可使上消化道出血风险增加两倍)[18]	
合并症:癌症,肝硬化,食管静脉曲张,消化性溃疡,胃炎	

患者有消化道出血吗？

消化道出血(gastrointestinal bleeding)是美国的常见病,每年住院人数约 100 万[1]。可以通过与消化道出血一致的临床表现和支持性实验室检查或辅助检查结果来明确诊断。在紧急情况下,临床医生专注于识别显性或急性消化道出血而非隐性或慢性消化道出血。美国胃肠病学会(american gastroenterological association,AGA)将隐性消化道出血定义为粪便隐血试验(stool occult blood test)阳性,但没有明显的失血或贫血症状[2]。虽然可以使用粪便隐血试验来确认粪便中是否存在血液,但食用红肉、萝卜(turnips)、辣根酱(horseradish)和维生素 C 也可能造成粪便隐血试验假阳性[3]。值得注意的是,虽然口服铁剂可能使粪便看起来像黑便,但补铁不会导致粪便隐血假阳性[4]。

上消化道出血(upper gastrointestinal bleed,UGIB)的典型表现是呕血、呕咖啡色物和黑便(通过观察或化验发现)。对于下消化道出血(lower gastrointestinal bleed,LGIB)而言,典型表现包括鲜红色血便或暗红色血便。但一些疾病或药物也可能有类似表现(表 9.1)。例如,鼻出血、口腔出血、扁桃体出血或食用一些食物如甜菜(beets)都可误认为是呕血。使用含铋的药物如碱式水杨酸铋可使排泄物看起来类似于黑便。阴道出血或血尿可能会被患者混淆为鲜红色血便[5]。也不是所有消化道出血患者都会有典型表现。出现提示携氧能力下降的症状(例如:乏力、头晕、胸痛、晕厥、心悸、疲乏和劳力性呼吸困难等),尤其是在有消化道出血危险因素(表 9.2)和贫血的情况

是上消化道出血还是下消化道出血？

消化道出血是指源自胃肠道任何部位的出血。临床医生进一步将消化道出血分为上消化道出血和下消化道出血,因为它们分别有各自的诊断和治疗特点。

上消化道出血

上消化道出血是指 Treitz 韧带(即十二指肠的悬韧带)以

上消化道的出血，实际上代表了上消化道内镜检查（例如：食管胃十二指肠镜检查）可以评估的消化道部分。据估计，美国急性上消化道出血的年发病率为（50～160）/100 000[6]。上消化道出血最常见的原因仍然是消化性溃疡（peptic ulcer disease），占上消化道出血的 67%[7]（表 9.3）。静脉曲张破裂出血（variceal hemorrhage）通常发生在门静脉高压患者，并且一直认为是再出血和高病死率的高危因素。对任何有明确肝病、肝硬化或门静脉高压（portal hypertension）征象的患者，都应怀疑静脉曲张出血的可能性。作为上消化道出血自然病程的一部分，80% 的非静脉曲张出血可自发缓解，而 10% 会导致死亡[8]。

表 9.3　胃肠道出血的原因

上消化道出血	下消化道出血
消化性溃疡	憩室病
胃炎	动静脉畸形
食管-胃底静脉曲张/门静脉高压	血管发育异常
	肿瘤
Mallory-Weiss 综合征	痔
胃癌	肛裂
主动脉肠瘘	炎性肠病
	主动脉肠瘘
	结肠炎（缺血性、感染性、炎症性）

与上消化道出血相关的临床表现包括黑便，鼻胃管抽吸出明显的血性或"咖啡渣"样物，以及血清尿素氮与肌酐比值（urea nitrogen-to-creatinine ratio）大于 30。根据对近 1 800 例患者的研究，有黑便病史、检查时看到黑便、鼻胃灌洗液带血或咖啡渣样物质和血清尿素氮与肌酐的比值大于 30 的患者上消化道出血的风险会增加，其似然比（likelihood ratio，LR）分别为 5.1～5.9、25、9.6 和 7.5[9]。同一研究显示，粪便中有血凝块会降低上消化道出血的可能性（LR，0.05）[9]。

黑便（melena）是指粪便中含有的血液暴露于胃中低 pH 环境后使粪便变成的黑色、黏稠和焦油状排泄物。一项研究表明，单纯黑便预测上消化道出血的灵敏度为 80%[10]。然而，黑便并不能确定出血的严重程度，因为胃内仅需 50ml 的血液就会把粪便变成黑便[11]。虽然下消化道出血中最常见的是鲜红色血便（bright red blood per rectum，BRBPR），但当 BRBPR 患者病情不稳定或高度怀疑有不稳定的病因时应考虑上消化道的快速出血，如静脉曲张或主动脉肠瘘（aortoenteric fistula）。与严重上消化道出血相关的其他因素包括鼻胃管抽吸出鲜红色血液、心动过速和血红蛋白低于 80g/L[9]。

下消化道出血

下消化道出血指 Treitz 韧带以下消化道（如小肠远端、结肠、直肠和肛门）出血，占消化道出血病例的 20%[12]。下消化道出血的患病率与高龄直接相关。一项研究发现，年龄<50 岁对于诊断上消化道来源的出血特异度为 92%，而对下消化道出血无特异性，阳性似然比为 3.5[13]。下消化道出血最常见的病因是憩室病（diverticular disease）（26%）、良性肛门直肠疾病（17%）、结肠炎（colitis）（14%）和痔（hemorrhoids）（12%）[14]（表 9.3）。憩室病患者常常表现为无痛性有血凝块的严重出

血。缺血性和感染性结肠炎患者常常发生血性腹泻。

一般而言，粪便隐血试验阳性对诊断没有太大价值。粪便隐血试验阳性预测结肠镜检查中发现的下消化道病变的灵敏度为 24%，特异度为 89%，与内镜检查的上消化道病变无明显相关性[15]。然而，为了诊断不明显的消化道出血或证实观察所得的情况，粪便隐血试验可能会有所帮助。最常用的粪便隐血试验是通过愈创木脂粪便检测（guaiac stool detector）进行的，一般需要至少每天失血 2～10ml 才能变为阳性（蓝色）[16]。

在下消化道出血诊断后，风险评估有助于指导患者进行自我管理。Strate 等确定了与严重下消化道出血相关的 7 个因素：心率>100 次/min、收缩压<115mmHg、发生晕厥（syncope）、腹部检查时无压痛、评估前 4 小时内的直肠出血、使用阿司匹林（aspirin）、以及有 2 种以上的合并症。在 7 个因素中有超过 3 个因素的患者，严重下消化道出血的概率为 80%[17]。对生命体征异常或血红蛋白（hemoglobin）降低 20g/L 的患者而言，应考虑给予包括介入放射或外科手术等更为紧急的干预措施[18]。

（雷丽 译，李昌平　刘清源 校）

推荐资源
- PODCAST. https://www.stitcher.com/podcast/emergency-medicine-cases/e/51768269.
- Srygley FD, Gerardo CJ, Tran T, Fisher DA. Does this patient have a severe upper gastrointestinal bleed? JAMA. 2012;307(10):1072. https://doi.org/10.1001/jama.2012.253.

参考文献

1. Nable J, Graham A. Gastrointestinal bleeding. Emerg Med Clin. 2016;34(2):309–25.
2. American Gastroenterological Association. (n.d.). Retrieved from http://www.gastro.org/.
3. Jaffe RM, Kasten B, Young DS, MacLowry JD. False-negative stool occult blood tests caused by ingestion of ascorbic acid (Vitamin C). Ann Intern Med. 1975;83(6):824. https://doi.org/10.7326/0003-4819-83-6-824.
4. Kulbaski MJ, Goold SD, Tecce MA, Friedenheim RE, Palarski JD, Brancati FL. Oral iron and the Hemoccult test: a controversy on the teaching wards. N Engl J Med. 1989;320(22):1500.
5. Goralnick E, Meguerdichian D. Gastrointestinal bleeding. In: Walls RM, Hockberger RS, Gausche-Hill M, editors. Rosen's emergency medicine: concepts and clinical practice. 9th ed. Philadelphia: Elsevier; 2014.
6. Rotondano G. Epidemiology and diagnosis of acute nonvariceal upper gastrointestinal bleeding. Gastroenterol Clin N Am. 2014;43(4):643–63.
7. Khamaysi I, Gralnek IM. Acute upper gastrointestinal bleeding (UGIB) – initial evaluation and management. Best Pract Res Clin Gastroenterol. 2013;27(5):633–8.
8. Sugawa C, Steffes CP, Nakamura R, et al. Upper GI bleeding in an urban hospital. Etiology, recurrence, and prognosis. Ann Surg. 1990;212(4):521–6-7.
9. Srygley FD, Gerardo CJ, Tran T, Fisher DA. Does this patient have a severe upper gastrointestinal bleed? JAMA. 2012;307(10):1072.
10. Witting MD, Magder L, Heins AE, et al. ED predictors of upper

gastrointestinal tract bleeding in patients without hematemesis. Am J Emerg Med. 2006;24(3):280–5.

11. Schiff L, Stevens RJ, Goodman S, Garber E, Lublin A. Observations on the oral administration of citrated blood in man - I. the effects on the blood urea nitrogen. Am J Dig Dis. 1939;6(9):597–602.

12. Strate L, Gralnek I. ACG Clinical Guideline: management of patients with acute lower gastrointestinal bleeding. Am J Gastroenterol. 2016;111(5):755. Advance Online Publication

13. El-Kersh K, Chaddha U, Siddhartha R, Saad M, Guardiola J, Cavallazzi R. Predictive role of admission lactate level in critically ill patients with acute upper gastrointestinal bleeding. J Emerg Med. 2015;49(3):318–25.

14. Oakland K, Guy R, Uberoi R, et al. Acute lower GI bleeding in the UK: patient characteristics, interventions and outcomes in the first nationwide audit. Gut. 2017; https://doi.org/10.1136/gutjnl-2016-313428.

15. Chiang T-H, Lee Y-C, Tu C-H, Chiu H-M, Wu M-S. Performance of the immunochemical fecal occult blood test in predicting lesions in the lower gastrointestinal tract. CMAJ. 2011;183(13):1474–81.

16. Rockey DC. Occult gastrointestinal bleeding. Gastroenterol Clin North Am. 2005;34(4):699–718. https://www.sciencedirect.com/science/article/pii/S0889855305000816?via%3Dihub.

17. Strate L, Ayanian J, Kotler G, Syngal S. Risk factors for mortality in lower intestinal bleeding. Clin Gastroenterol Hepatol. 2008;6(9):1004–10.

18. Jiang HY, Chen HZ, Hu X, Yu Z, Yang W, Deng M, Zhang Y, Ruan B. Use of selective serotonin reuptake inhibitors and risk of upper gastrointestinal bleeding: a systematic review and meta-analysis. Clin Gastroenterol Hep. 2015;13:42–50.

疑似上消化道出血患者的最佳风险分层工具有哪些？

Ainsley Adams and Andrew C. Meltzer

在消化道出血的早期管理和资源利用过程中，评估出血的严重性并预测其临床病程非常重要。由于缺乏直接观察出血源的能力，临床决策工具(clinical decision tool)可以帮助急诊医疗工作者预测哪些患者需要积极复苏治疗和较高护理等级。三种临床决策规则(clinical decision rule)，即临床 Rockall 评分系统(clinical Rockall score，CRS)、Glasgow-Blatchford 评分系统(Glasgow-Blatchford Score，GBS)和 AIMS65 评分系统，可以将生命体征、初步检查、实验室检查结果和合并症情况整合在一起，对内镜检查前的患者进行风险分层[1-8](表 10.1 和表 10.2)。

Rockall 评分系统是最早建立的一种上消化道出血的临床决策规则，也是最为熟知的决策工具[2,3]。虽然最初始的 Rockall 评分系统整合了内镜检查的结果，但该评分已修订为临床 Rockall 评分系统，只包括内镜检查之前获得的资料。临床 Rockall 评分系统(也称为内镜检查前的 Rockall 评分)只整合了患者就诊时获得的临床资料，如收缩压、脉搏、年龄和合并症等情况。研究表明，该评分系统可用于预测上消化道出血住院患者再出血和死亡的风险[4]。

Glasgow-Blatchford 评分系统主要用于预测临床干预的必要性(输血、内镜治疗或手术治疗)。Blatchford 通过对苏格兰 1 748 例患者的初步研究获得与再出血或死亡相关的风险因素的评分[5]。在一项关于 676 例上消化道出血急诊科患者的前瞻性研究中，Blatchford 评分为 0 的患者不需住院。16%的患者 Glasgow-Blatchford 评分为 0，这些患者都不需要内镜干预，门诊随访前无死亡病例[9]。这项研究的结果表明，Blatchford 评分

为 0 的极低风险患者可以在不需住院内镜检查的情况下从急诊科出院。这项随访研究在 4 家英国的医院进行。Glasgow-Blatchford 评分系统存在一些局限性，如美国医生采用率低以及该方法的特异度较差等[10,11]。

表 10.1 Glasgow-Blatchford 评分系统[5]

风险指标	分数值
BUN/(mmol · L^{-1})	
6.5～8.0	2
8.0～10.0	3
10.0～25.0	4
≥25.0	6
血红蛋白(男性)/(g · L^{-1})	
120～130	1
100～120	3
<100	5
血红蛋白(女性)/(g · L^{-1})	
100～120	1
≤100	6
收缩压/mmHg	
100～109	1
90～99	2
<90	3
其他指标	
脉搏≥100 次/min	1
黑便	1
晕厥	2
肝病	2
心力衰竭(cardiac failure)	2

Adapted from Blatchford et al.[5] with automatic permission from Elsevier through the STM signatory guidelines.

表 10.2　临床 Rockall 评分[2]

变量	评分			
	0	1	2	3
年龄	<60	60~79	≥80	
休克	无休克	收缩压≥100 脉搏≥100	低血压	
合并症	无明显合并症		心力衰竭,缺血性心脏病,主要合并症	肾衰竭,肝衰竭,播散性恶性肿瘤
内镜诊断	Mallory-Weiss 综合征,无确定的病变和特征	所有其他诊断	上消化道恶性肿瘤	

Reproduced from Rockall et al.[2] with permission from the BMJ group.

第三种评分系统,即 AIMS65 评分系统,源自对大量患者进行的研究并已经过大规模的研究验证,用于预测患者的住院病死率以及是否需要入住 ICU[12]。如果患者出现白蛋白<30g/L、凝血时间国际标准化比值(international normalized ratio, INR)>1.5、精神状态改变、收缩压≤90mmHg 或年龄>65 岁这些情况,每种情况 AIMS65 分别给予 1 分;总分为 0 或 2 所对应的病死率分别为 0.3% 和 1.2%,而总分为 4 或 5 所对应的病死率分别为 16.5% 和 24.5%[12]。该研究采用收入了美国 187 家医院 29 000 例患者的 Care Fusion Inc. 数据库,旨在评价人口统计数据、临床资料和病死率之间的关系。比较研究表明,预测住院病死率方面 AIMS65 评分可能比 Glasgow-Blatchford 评分或临床 Rockall 评分更准确[1,9,13]。

所有临床决策规则的局限性在于,无论风险评分如何,医生和患者通常仍希望进行内镜检查[14]。此外,对于不太可能出现失血性心动过速的患者,例如老年人和服用 β 受体阻滞剂的患者,这两项评分可能不太准确[14]。

无论采用哪种评分系统,对于所有疑似静脉曲张、使用抗凝药、具有严重合并症、生命体征异常或严重贫血的患者,都应考虑收住 ICU 并进行急诊内镜检查[15]。虽然血乳酸水平不是Glasgow-Blatchford 评分、AIMS65 或临床 Rockall 评分的一部分,但早期数据表明血乳酸升高是上消化道出血患者住院病死率的敏感但非特异性预测指标[16,17]。一项为期 6 年的对来自接收转诊的城市三级医院急诊科的 1 644 例患者进行的回顾性研究发现,乳酸升高大于 4mmol/L 的急诊科患者,即使在控制其他因素的前提下,住院病死率也会增加 6.4 倍[17]。这表明早期乳酸升高是一项重要的预后指标。此外,乳酸清除率降低可能与活动性出血有关,而乳酸清除率提高可能表明出血已经停止[18]。还需要进一步的研究来验证这些结果。

(雷丽 译,李昌平　王伟岸 校)

参考文献

1. Robertson M, Majumdar A, Boyapati R, et al. Risk stratification in acute upper GI bleeding: comparison of the AIMS65 score with the Glasgow-Blatchford and Rockall scoring systems. Gastrointest Endosc. 2016;83(6):1151–60.
2. Rockall TA, Logan RF, Devlin HB, Northfield TC. Risk assessment after acute upper gastrointestinal haemorrhage. Gut. 1996;38(3):316–21.
3. Vreeburg EM, Terwee CB, Snel P, et al. Validation of the Rockall risk scoring system in upper gastrointestinal bleeding. Gut. 1999;44(3):331–5.
4. Tham TCK, James C, Kelly M. Predicting outcome of acute non-variceal upper gastrointestinal haemorrhage without endoscopy using the clinical Rockall score. Postgrad Med J. 2006;82(973):757–9.
5. Blatchford O, Murray WR, Blatchford M. A risk score to predict need for treatment for upper-gastrointestinal haemorrhage. Lancet (London, England). 2000;356(9238):1318–21.
6. Gralnek IM, Dulai GS. Incremental value of upper endoscopy for triage of patients with acute non-variceal upper-GI hemorrhage. Gastrointest Endosc. 2004;60(1):9–14.
7. Schiefer M, Aquarius M, Leffers P, et al. Predictive validity of the Glasgow Blatchford Bleeding Score in an unselected emergency department population in continental Europe. Eur J Gastroenterol Hepatol. 2012;1(4):382–7.
8. Gralnek IM. Outpatient management of "low-risk" nonvariceal upper GI hemorrhage. Are we ready to put evidence into practice? Gastrointest Endosc. 2002;55(1):131–4. https://doi.org/10.1067/mge.2002.120661.
9. Stanley AJ, Laine L, Dalton HR, et al. Comparison of risk scoring systems for patients presenting with upper gastrointestinal bleeding: international multicentre prospective study. BMJ. 2017;356:i6432.
10. Bryant RV, Kuo P, Williamson K, et al. Performance of the Glasgow-Blatchford score in predicting clinical outcomes and intervention in hospitalized patients with upper GI bleeding. Gastrointest Endosc. 2013;78(4):576–83.
11. Meltzer AC, Pinchbeck C, Burnett S, et al. Emergency physicians accurately interpret video capsule endoscopy findings in suspected upper gastrointestinal hemorrhage: a video survey. Lewis L, ed. Acad Emerg Med. 2013;20(7):711–715.
12. Saltzman JR, Tabak YP, Hyett BH, Sun X, Travis AC, Johannes RS. A simple risk score accurately predicts in-hospital mortality, length of stay, and cost in acute upper GI bleeding. Gastrointest Endosc. 2011;74(6):1215–24.
13. Yaka E, Yılmaz S, Özgür Doğan N, Pekdemir M. Comparison of the Glasgow-Blatchford and AIMS65 scoring systems for risk strat-

ification in upper gastrointestinal bleeding in the emergency department. Mark Courtney D, ed. Acad Emerg Med. 2015;22(1):22–30. doi:https://doi.org/10.1111/acem.12554.

14. Meltzer AC, Burnett S, Pinchbeck C, et al. Pre-endoscopic Rockall and Blatchford scores to identify which emergency department patients with suspected gastrointestinal bleed do not need endoscopic hemostasis. J Emerg Med. 2013;44(6):1083–7.

15. Westhoff JL, Holt KR. Gastrointestinal bleeding: an evidence-based ED approach to risk stratification. Emerg Med Pract. 2004;6(3):1–20.

16. El-Kersh K, Chaddha U, Sinha RS, Saad M, Guardiola J, Cavallazzi R. Predictive role of admission lactate level in critically ill patients with acute upper gastrointestinal bleeding. J Emerg Med. 2015;49(3):318–25.

17. Shah A, Chisolm-Straker M, Alexander A, Rattu M, Dikdan S, Manini AF. Prognostic use of lactate to predict inpatient mortality in acute gastrointestinal hemorrhage. Am J Emerg Med. 2014;32(7):752–5.

18. Wada T, Hagiwara A, Uemura T, Yahagi N, Kimura A. Early lactate clearance for predicting active bleeding in critically ill patients with acute upper gastrointestinal bleeding: a retrospective study. Intern Emerg Med. 2016;11(5):737–43.

11 消化道出血患者的诊断性检查

Ainsley Adams and Andrew C. Meltzer

经验教训
- 疑似上消化道出血的住院患者应在 24 小时内进行内镜检查。
- 下消化道出血的住院患者,如果病情稳定,可延迟进行乙状结肠镜或结肠镜检查。如果有明显的持续出血,可能需要外科介入或进行放射学会诊。
- 研究发现可通过胶囊内镜检查对急诊科患者进行风险分层。

所有在急诊科评估的担心严重消化道出血的患者,需要收集其详细的病史,并对其进行体格检查、全血细胞计数、血尿素氮检测(blood urea nitrogen)、肝功能检查、凝血检验、血型分型和抗体筛查以及乳酸检测。复苏是急诊科医生的首要任务,但病史、体格检查和实验室检查能够作为经验性格式塔或正式临床决策评分系统的一部分进行早期风险分层。在风险分层之后,需要考虑进一步的诊断性检查。在本章中,我们将讨论其他检查方法。

上消化道内镜检查

担心上消化道出血的患者,应在住院后 24 小时内接受内镜检查[1]。对血流动力学不稳定或活动性呕血的患者,建议立即或在 12 小时内进行内镜检查[2]。在内镜检查之前,可以在急诊科先静脉注射质子泵抑制剂(proton pump inhibitor)和促动力药物进行治疗[3]。内镜下止血可选择包括血管收缩药物、热灼止血和血管夹在内的方法来完成。

结肠镜检查

疑似活动性下消化道出血的患者,即表现为血红蛋白下降、生命体征异常或其他持续出血的证据的患者,应住院进行评估。更为严重疾病的风险因素包括抗凝治疗、合并症和高龄。不幸的是,在快速或急性出血的情况下,结肠镜检查可能无法观察到出血源。此外,由于缺乏肠道准备,急诊环境下结肠镜检查在技术上更加困难。因此,需要紧急评估的急性下消化道出血患者可能会受益于介入放射学评估或外科会诊[4]。

血管造影

下消化道快速出血通常在放射介入室用选择性血管栓塞术来处理,而不太严重的出血可以在 8 ~ 12 小时肠道准备后通过结肠镜检查进行评估和治疗[5]。栓塞治疗已取代局部血管收缩疗法成为首选的经导管治疗(catheter-basedtreatment)方法[5]。CT 血管造影用于确定出血的来源,如果发现肠内活动性渗血,则介入放射学检查通常会紧随 CT 血管造影之后。有时,介入放射科医生也会对难治性上消化道出血进行类似的栓塞治疗,或对难治性静脉曲张破裂出血行经颈静脉门体分流术(transjugular intrahepatic portosystemic shunt,TIPS)[6]。

CT 血管造影

因出血而行 CT 血管造影时,通常不使用口服对比剂,因为它可能掩盖向胃肠道活动性渗出的血液。此外,动脉期和门静脉-静脉期成像都可用于确定急性消化道出血的来源。由于出血可能是间歇性的,CT 血管造影片上无活动性出血并不意味着出血已经永久停止,其可能只是暂时停止[7]。

剖腹探查

对于严重的消化道出血病例,外科手术可能是控制消化道出血的唯一方法。随着内镜和栓塞治疗的成功应用,急诊外科治疗已极为罕见。急诊外科治疗中常用的方法有非切除性手术、Billroth Ⅰ、Billroth Ⅱ和胃楔形切除术(wedge resection)[8]。

出血扫描

闪烁显像(scintigraphy)或放射性核素标记的红细胞扫描技术(red blood cell scan)可以识别结肠镜检查不能直接观察到的或血管造影中无法看到的缓慢出血。静脉注射放射性示踪剂(radioactive tracer),其后连续拍摄一系列图像,医务人员就能从中辨别出胃肠道中存在的血液。其中放射性示踪剂最常用的是锝-99m(technetium-99m,^{99m}Tc)。在内镜检查或结肠镜检查未能观察到出血灶的情况下,闪烁显像检查最有用。目前,在消化道出血的急诊评估中,尚不清楚出血扫描的明确作用。出血扫描无创,并且可以长时间成像,从而可检测出间歇性出血[9]。一项以狗为模型的研究表明,^{99m}Tc 扫描能够检测到低至 0.04ml/min 的消化道出血症状[9]。红细胞核显像的主要局限性可能是不能精准定位出血的解剖位置源。

胶囊内镜

急诊科对上消化道出血进行风险分层的一个新方法是使用胶囊内镜检查(video capsule endoscopy)直接观察出血情况。在三项基于急诊科的研究中,胶囊内镜检查表现出良好的患者耐受性和检出急性上消化道出血的良好灵敏度[10-12]。胶囊内镜检查的潜在优势包括:与鼻胃管抽吸相比患者耐受性更高,可以在无专科医生床旁指导的情况下及时获得检查结果,以及能降低住院率。潜在的应用障碍包括:设备费用较高,需要专门培训急诊科医生来判读视频结果,需要创建将图像安全传输给候诊胃肠专科医师的方法,以及增加急诊科的住院时间。需要进一步研究以确定该检查在多种情况下的灵敏度,以及与现有诊疗标准相比作为指导临床决策的方法的可行性。

三腔双囊管

森斯塔肯-布莱克莫尔管(Sengstaken-Blakemore tube)和明尼苏达管(Minnesota tube)是暂时治疗活动性静脉曲张破裂出血(variceal hemorrhage)的非手术方法。布莱克莫尔管像是一个橄榄球头盔,近端连接面罩,以确保定位。该管是通过食管和近端胃气囊充气来压塞曲张静脉发挥作用的。三腔双囊管被认为是暂时控制危重患者出血的最后措施。少数的研究表明,在采用如经颈静脉肝内门体分流术或硬化疗法(sclerotherapy)等确定性治疗之前,三腔双囊管在控制出血方面有一定疗效[13]。

（雷丽 译，李昌平 王伟岸 校）

推荐资源

- Barkun AN, Bardou M, Kuipers EJ, et al. International consensus recommendations on the management of patients with nonvariceal upper gastrointestinal bleeding. Ann Intern Med. 2010;152(2):101. https://doi.org/10.7326/0003-4819-152-2-201001190-00009.
- Bethea ED, Travis AC, Saltzman JR. Initial assessment and management of patients with nonvariceal upper gastrointestinal bleeding. J Clin Gastroenterol. 14:1. https://doi.org/10.1097/MCG.0000000000000194.
- EMRAP HD. Placement of a blakemore tube for bleeding varices.
- Laine L, Jensen DM. Management of patients with ulcer bleeding. Am J Gastroenterol. 2012;107(3):345–60. https://doi.org/10.1038/ajg.2011.480.
- LITFL. EBM Upper GI Haemorrhage.

参考文献

1. Barkun AN, Bardou M, Kuipers EJ, et al. International consensus recommendations on the management of patients with nonvariceal upper gastrointestinal bleeding. Ann Intern Med. 2010;152(2):101.
2. Laine L, Jensen DM. Management of patients with ulcer bleeding. Am J Gastroenterol. 2012;107(3):345–60.
3. Bethea ED, Travis AC, Saltzman JR. Initial assessment and management of patients with nonvariceal upper gastrointestinal bleeding. J Clin Gastroenterol. 2014;1(10):823–9.
4. Strate LL, Gralnek IM. ACG clinical guideline: management of patients with acute lower gastrointestinal bleeding. Am J Gastroenterol. 2016;111(4):459–74.
5. Speir EJ, Ermentrout RM, Martin JG. Management of acute lower gastrointestinal bleeding. Tech Vasc Interv Radiol. 2017;20(4):258–62.
6. Copeland A, Kapoor B, Sands M. Transjugular intrahepatic portosystemic shunt: indications, contraindications, and patient work-up. Semin Intervent Radiol. 2014;31(3):235–42.
7. Sos TA, Lee JG, Wixson D, Sniderman KW. Intermittent bleeding from minute to minute in acute massive gastrointestinal hemorrhage: arteriographic demonstration. AJR Am J Roentgenol. 1978;131(6):1015–7.
8. Czymek R, Großmann A, Roblick U, et al. Surgical management of acute upper gastrointestinal bleeding:still a major challenge. Hepatogastroenterology [Internet]. 2012;59(115):768–73. Available from: http://www.ncbi.nlm.nih.gov/pubmed/22469719
9. Zuckier LS. Acute gastrointestinal bleeding. Semin Nucl Med. 2003;33(4):297–311.
10. Chandran S, Testro A, Urquhart P, et al. Risk stratification of upper GI bleeding with an esophageal capsule. Gastrointest Endosc. 2013;77(6):891–8.
11. Sung JJY, Tang RSY, Ching JYL, Rainer TH, Lau JYW. Use of capsule endoscopy in the emergency department as a triage of patients with GI bleeding. Gastrointest Endosc. 2016;84(6):907–13.
12. Meltzer AC, Ali MA, Kresiberg RB, et al. Video capsule endoscopy in the emergency department: a prospective study of acute upper gastrointestinal hemorrhage. Ann Emerg Med. 2013;61(4):438–443.e1.
13. Jaramillo JL, de la Mata M, Mino G, Costan G, Gomez-Camacho F. Somatostatin versus Sengstaken balloon tamponade for primary haemostasia of bleeding esophageal varices: a randomized pilot study. J Hepatol. 1991;12(1):100–5.

12 鼻胃管抽吸检测上消化道出血敏感和特异吗?

Ainsley Adams and Andrew C. Meltzer

经验教训

- 在急诊科,鼻胃管灌洗定位上消化道出血的灵敏度低,但特异度高。
- 鼻胃管置入是急诊科中最令人不舒服的操作之一。
- 鼻胃管抽吸可改善内镜检查的视野,但使用促动力药物也可获得类似的效果。

在定位出血来源方面,鼻胃管抽吸(NGA)有什么用处?

鼻胃管抽吸(nasogastric aspiration, NGA)常规用于疑似上消化道出血患者的诊断和风险分层。在区分上消化道出血和下消化道出血时,鼻胃管抽吸灵敏度低(44%),但特异度高(95%)[1]。Srygley等在对 1 776 例患者进行的系统评价中,研究了与下消化道出血相比上消化道出血的预测因素,发现鼻胃管抽吸物中有明显血液或咖啡渣的阳性似然比为 9.6(95% CI 4.0~23)。无出血证据的鼻胃管抽吸物与上消化道出血的可能性降低相关(LR 0.58,95% CI 0.49~0.70)[2]。值得注意的是,在该分析中,与鼻胃管抽吸阳性相比,黑便(melena)(直接观察或通过直肠指检确认)的似然比为 25,能更准确地预测上消化道出血[2]。在一项对 220 例无呕血症状的消化道出血住院患者的回顾性队列研究中发现,鼻胃管抽吸阳性的阳性预测值为 92%(79%~97%),LR 为 11(4~30),能准确预测66%患者的出血来源。作者得出结论:"对于无呕血症状的患者,23%的患者鼻胃管抽吸阳性,表明他们可能有上消化道出血(LR +11);但鼻胃管抽吸阴性见于72%的患者,提供的信息较少(LR -0.6)"[3]。

鼻胃管抽吸的准确性也存在争议。文献报道的鼻胃管抽吸诊断上消化道出血的假阴性率高达20%[4-6]。鼻胃管抽吸的一个可能的局限性是鼻胃管的放置位置,鼻胃管常常不会通过幽门,因此可能遗漏十二指肠近端的出血[2]。插管引起的鼻出血(epistaxis)可能导致结果假阳性[6]。

鼻胃管抽吸或灌洗可以识别需要内镜检查的高风险患者吗?是否会影响患者的预后?

鼻胃管抽吸阳性与内镜检查发现病变两者相关的灵敏度为 45%,特异度为 72%~76%[3,5]。在一项对 520 例内镜检查前先行鼻胃管抽吸的患者的研究中,发现与咖啡渣样吸出物(OR 2.8)相比,血性鼻胃管抽吸物与高危病变密切相关(OR 4.82)[5]。这些高危病变常常需要内镜止血(endoscopic hemostasis)。鼻胃管抽吸/鼻胃管灌洗已用于预测上消化道出血患者需要内镜止血的可能性。最近一项对 613 例上消化道出血患者进行的研究显示,有 329 例需要内镜止血,发现血性鼻胃管抽吸液(调整 OR 6.8)和血红蛋白低于 86g/L(调整 OR 1.8)是患者需要内镜止血的独立预测指标。

目前还不清楚鼻胃管灌洗是否能预测消化道出血的严重程度或影响患者的治疗效果。早期研究报道,鼻胃管灌洗可以预测活动性出血和预后不良[8]。在评估临床 Rockall 评分和 Glasgow-Blatchford 评分(GBS)等临床评分系统时,GBS 检测到明显的上消化道出血灵敏度为 98.3%。加用鼻胃管灌洗结果仅将灵敏度增加灵敏度至 99.6%,因此在预测病程复杂、可能需要输血和内镜检查的患者时,添加鼻胃管灌洗对临床评分系统不会有明显的帮助[9]。研究还发现鼻胃管抽吸与无抽吸组相比对临床结局没有影响,临床结局包括病死率(OR 0.84)、外科手术(OR 1.5)、住院时间(7.3 天 vs 8.1 天)或输血需要量(3.2U vs 3.0U)。然而,鼻胃管抽吸与尽早内镜检查有关[8]。

鼻胃管灌洗提高内镜检查的观察效果吗?

一些胃肠病专家主张在内镜检查之前进行鼻胃管灌洗,以改善胃黏膜的观察效果。研究发现,鼻胃管灌洗,特别是鼻胃管灌洗与促动力药物红霉素(erythromycin)合用,可改善内镜的观察效果[9]。在单用鼻胃管灌洗、单用红霉素、鼻胃管灌洗和红霉素合用的头对头的研究中,临床医生对胃黏膜观察的满意度在两两之间无显著差异。各组之间在检查时间、再出血、是否需要再次内镜检查、输血需求量、病死率方面也无显著差异[10]。因此，静脉注射红霉素或其他促动力药物如甲氧氯普胺(metoclopramide)获得的效果与鼻胃管灌洗类似，并且没有操作风险或引起患者的不适[11]。

专家建议

欧洲胃肠内镜学会(European Society of Gastrointestinal Endoscopy, ESGE)指南：

"ESGE 不建议对急性上消化道出血的患者常规使用鼻胃管或胃管抽吸/灌洗(强烈推荐，中等质量证据)[1]"。

我们的观点：鼻胃管抽吸可以识别内镜检查中高危病变可能性较高的患者，还可以帮助临床医生区分是上消化道出血还是下消化道出血。但鼻胃管置入的操作风险、患者的明显不适感以及缺乏对患者预后的明确益处，都不支持鼻胃管抽吸/鼻胃管灌洗常规用于疑似上消化道出血患者的评估。

(雷丽 译，李昌平　王伟岸 校)

推荐资源

- Academic Life in Emergency Medicine: NG lavage – indicated or outdated?. https://www.aliem.com/2013/04/ng-lavage-indicated-or-outdated/.
- Emergency Medicine Cases: gastrointestinal bleed emergencies. https://emergencymedicinecases.com/gi-bleed-emergencies-part-1/.
- EMJ Club Emergency Medicine Podcast, Washington University School of Medicine in St Louis: NG lavage for GI bleed. https://www.aliem.com/2013/04/ng-lavage-indicated-or-outdated/.
- Pallin DJ, Saltzman JR. Is nasogastric lavage in patients with acute upper GI bleeding indicated or antiquated? Gastrointest Endosc. 2011;74:981.

参考文献

1. Gralnek I, Dumonceau J, Kuipers E, et al. Diagnosis and management of nonvariceal upper gastrointestinal hemorrhage: European Society of Gastrointestinal Endoscopy (ESGE) guideline. Endoscopy. 2015;47:a1–a46.
2. Srygley F, Gerardo C, Tran T, Fisher D. Does this patient have a severe upper gastrointestinal bleed? JAMA. 2012;307(10):1072–9.
3. Witting MD, Magder L, Heins AE, Mattu A, Granja CA, Baumgarten M. Usefulness and validity of diagnostic nasogastric aspiration in patients without hematemesis. Ann Emerg Med. 2004;43(4):525–32.
4. Ahmad S, Le V, Kaitha S, Morton J, Ali T. Nasogastric tube feedings and gastric residual volume: a regional survey. South Med J. 2012;105(8):394–8.
5. Aljebreen AM, Fallone CA, Barkun AN. For the RUGBE investigators. Nasogastric aspirate predicts high-risk endoscopic lesions in patients with acute upper-GI bleeding. Gastrointest Endosc. 2004;59(2):172–8.
6. Cuellar RE, Gavaler JS, Alexander JA, et al. Gastrointestinal tract hemorrhage. Arch Intern Med. 1990;150(7):1381.
7. Kim S, Kim K, et al. Predictors for the need for endoscopic therapy in patients with presumed acute upper gastrointestinal bleeding. Korean J Intern Med. 2017.; Publication Date (Web): 2017 December 15 (Original Article)
8. Huang E, Karsan S, Kanwal F, Singh I, Makhani M, Spiegel B. Impact of nasogastric lavage on outcomes in acute GI bleeding. Gastrointest Endosc. 2011;74(5):971–80.
9. Hassan K, Srygley F, Chiu S, Chow S, Fisher D. Clinical performance of prediction rules and nasogastric lavage for the evaluation of upper gastrointestinal bleeding: a retrospective observational study. Gastroenterol Res Pract. 2017;2017:3171697.
10. Pateron D, Vicaut E, Debuc E, et al. Erythromycin infusion or gastric lavage for upper gastrointestinal bleeding: a multicenter randomized controlled trial. Ann Emerg Med. 2011;57(6):582–9. https://doi.org/10.1016/j.annemergmed.2011.01.001.
11. Singer AJ, Richman PB, Kowalska A, Thode HC. Comparison of patient and practitioner assessments of pain from commonly performed emergency department procedures. Ann Emerg Med. 1999;33(6):652–8.

13 何时是内镜检查的最佳时机？

Kathleen Ogle and Andrew C. Meltzer

经验教训

● 上消化道出血患者内镜检查的最佳时机需要在复苏和确定性止血需求之间达到平衡。

上消化道出血患者内镜检查的最佳时机是有争议的。一般而言，急诊医学临床医师和胃肠病学专科医师必须协作，来权衡住院患者紧急或尽早内镜检查与住院次日内镜检查相比的安全性、费用和可行性。由于没有高质量的随机对照研究来回答这个问题，目前的证据是基于回顾性综述和观察性研究获得的。术语"尽早（early）"在文献中指的是不同的时间段，包括少于 6 小时、12 小时或 24 小时，这就增加了这一问题的复杂性[1]。

目前美国胃肠内镜学会（American Society of Gastrointestinal Endoscopy，ASGE）和欧洲胃肠内镜学会（European Society of Gastrointestinal Endoscopy，ESGE）的专业指南建议，除那些风险最低的患者外，其他所有的消化道出血患者都应在 24 小时内进行进一步检查[1]。研究发现，对所有风险的患者而言，这个时间段内的内镜检查都非常安全，并且可以缩短住院期，减少输血需求[2-5]。

尽早内镜检查可以降低消化道出血危重患者的病死率。对于 Glasgow Blatchford 评分（GBS）大于 12 的患者，就诊后 12 小时内内镜检查可以降低患者的全因病死率[6]。在另一项对 10 000 例患者进行的研究中，也发现病情不稳定和有明显合并症的患者病死率下降与尽早内镜检查相关[7]。在该研究中，灵敏度和美国麻醉医师协会（American Society of Anesthesia，ASA）评分（如健康状况指标）高的患者似乎受益于就诊后 6~24 小时内进行的内镜检查。最佳时间窗在就诊 6 小时后的观察结果表明，在这部分患者内镜检查最好在短暂复苏后进行（表 13.1）。

表 13.1 内镜检查的最佳时机和最低病死率[7]

内镜检查的最佳时机和最低病死率（12 500 名患者）	
血流动力学稳定和 ASA 1~2 分：	0~36h
血流动力学稳定和 ASA 3~5 分：	12~36h
血流动力学不稳定和 ASA 1~5 分：	6~24h

总结

一般对非静脉曲张破裂出血的病情稳定的患者而言，推迟内镜检查不太可能增加病死率，但可能延长住院期，增加住院费用和输血量。对病情不稳定患者和有明显合并症的患者而言，内镜检查的时机需要由负责复苏的急诊科医生和负责止血的胃肠病医生共同讨论决定。对血流动力学不稳定、进行抗凝治疗或持续呕血的患者，可考虑急诊内镜检查。

（雷丽 译，李昌平　王伟岸 校）

参考文献

1. British Society of Gastroenterology Endoscopy Committee. Nonvariceal upper gastrointestinal haemorrhage: guidelines. Gut. 2002;51(Suppl 4):iv1–6.
2. Lin HJ, Wang K, Perng CL, et al. Early or delayed endoscopy for patients with peptic ulcer bleeding. A prospective randomized study. J Clin Gastroenterol. 1996;22(4):267–71.
3. Kumar NL, Cohen AJ, Nayor J, Claggett BL, Saltzman JR. Timing of upper endoscopy influences outcomes in patients with acute nonvariceal upper GI bleeding. Gastrointest Endosc. 2017;85(5):945–952.e1.
4. Kumar NL, Travis AC, Saltzman JR. Initial management and timing of endoscopy in nonvariceal upper GI bleeding. Gastrointest Endosc. 2016;84(1):10–7.
5. Sarin N, Monga N, Adams PC. Time to endoscopy and outcomes in upper gastrointestinal bleeding. Can J Gastroenterol. 2009;23(7): 489–93.
6. Lim LG, Ho KY, Chan YH, et al. Urgent endoscopy is associated with lower mortality in high-risk but not low-risk nonvariceal upper gastrointestinal bleeding. Endoscopy. 2011;43(4): 300–6.
7. Laursen SB, Leontiadis GI, Stanley AJ, Møller MH, Hansen JM, Schaffalitzky de Muckadell OB. Relationship between timing of endoscopy and mortality in patients with peptic ulcer bleeding: a nationwide cohort study. Gastrointest Endosc. 2017;85(5):936–944.e3.

推荐阅读

Barkun A. What is the ideal timing for endoscopy in acute upper gastrointestinal bleeding? Endosc Int Open. 2017;5(5):E387–8.

哪些药物有助于治疗消化道出血？

Anita Kumar, Maxine Le Saux and Andrew C. Meltzer

经验教训
- 质子泵抑制剂可以降低消化性溃疡出血的分期。
- 氨甲环酸可辅助用于出血不能控制的患者。
- 奥曲肽可降低门静脉压力，从而减少静脉曲张破裂出血。
- 甲氧氯普胺和红霉素可改善内镜检查期间的观察效果。
- 抗生素应用于有消化道出血的肝硬化腹水患者。

质子泵抑制剂

质子泵抑制剂（proton-pump inhibitor, PPI）是上消化道出血患者药物治疗的基石。质子泵抑制剂通过抑制壁细胞产生胃酸而发挥作用。静脉注射泮托拉唑（pantoprazole）的推荐剂量为80mg静推，继之8mg/h输注[1]。

内镜检查前开始PPI治疗可减轻近期出血，并降低进一步出血的风险[1]。尚未发现静脉注射PPI可降低病死率或再出血[2]。其他内镜检查前的药物应用，如组胺H_2受体拮抗剂，不推荐用于急性消化性溃疡出血患者。

奥曲肽

如果怀疑静脉曲张破裂出血，应启动生长抑素类似物（somatostatin analog）奥曲肽（octreotide）治疗，并在确诊后继续使用3~5天[3]。奥曲肽的常用剂量是静脉注射50μg，随后按50μg/h连续输注。奥曲肽可减少出血，但对病死率的影响不确定。作为一线治疗药物，生长抑素类似物与急诊硬化疗法（sclerotherapy）同样有效[4]。

在非静脉曲张破裂出血的情况下，没有明确的研究表明奥曲肽可以降低患者对内镜治疗的需要或病死率。类似于PPI，奥曲肽的应用不能替代急诊胃镜检查，但在静脉曲张破裂出血或非静脉曲张破裂出血患者胃镜检查之前可考虑使用奥曲肽[5]。

血管升压素

血管升压素（vasopressin）促进内脏血管收缩。在专业学术组织的指南中，目前的证据尚不足以推荐使用血管升压素。已发现特利加压素（terlipressin）通过刺激血管性血友病因子（von Willebrand factor）的释放对终末期肾病（end-stage renal disease）患者有效[6,7]。

红霉素和甲氧氯普胺

在内镜检查前给予红霉素（erythromycin）或甲氧氯普胺（metoclopramide）等促动力药物可改善内镜检查期间的观察效果[8]。术前红霉素治疗除减少输血需求量和缩短住院期外，还增加胃镜检查期间的胃排空率，减少胃镜复查的可能[9]。

氨甲环酸

氨甲环酸（tranexamic acid, TXA）是一种抗纤溶药物，可以降低纤维蛋白的溶解。纤维蛋白是血凝块形成的骨架，是止血所必需的。研究发现，氨甲环酸可改善产后出血和创伤的预后。氨甲环酸也可改善上消化道出血患者的预后。在一篇综合8项研究的循证医学综述中，共纳入超过1 700例上消化道出血患者，结果显示与对照组相比，治疗组的病死率降低，相对风险为0.6（95%CI:0.42~0.87）[10]。

抗生素

除血管活性药物和促动力药物外，对已有肝硬化和任何类型的消化道出血患者而言，都应在急诊科开始短期抗生素预防治疗。推荐大多数患者使用的抗生素包括，环丙沙星（ciprofloxacin）静脉注射每天400mg，或头孢曲松（ceftriaxone）静脉注射每天1g[3]。用诺氟沙星（norfloxacin）400mg每天两次口服，可以降低有消化道出血的肝硬化患者病死率和细菌感染的可能[3]。

总结

推荐用于非静脉曲张破裂消化道出血患者的药物：
- 甲氧氯普胺或红霉素来改善胃镜检查的观察效果
- 泮托拉唑制剂80mg静脉注射，随后8mg/h输注推荐用于静脉曲张破裂出血患者的药物：

- 如果患者有凝血功能障碍和/或肝硬化（因为这些患者纤溶亢进）的证据，应选用氨甲环酸。
- 广谱抗生素治疗。
- 奥曲肽——50μg 静推，继之按 50μg/h 连续输注。

（雷丽 译，李昌平 刘清源 校）

推荐资源

- https://emergencymedicinecases.com/gi-bleed-emergencies-part-1/.The NNT. Prophylactic Antibiotics for Cirrhotics with Upper GI Bleed.The NNT. Somatostatin Analogues (Octreotide) for Acute Variceal Bleeding.

参考文献

1. Laine L, Jensen DM. Management of patients with ulcer bleeding. Am J Gastroenterol. 2012;107(3):345–60.
2. Sreedharan A, Martin J, Leontiadis GI, et al. Proton pump inhibitor treatment initiated prior to endoscopic diagnosis in upper gastrointestinal bleeding. Cochrane Database Syst Rev. 2010;7:CD005415.
3. Garcia-Tsao G, Bosch J. Management of varices and variceal hemorrhage in cirrhosis. N Engl J Med [Internet]. 2010;362(9):823–32. Available from:. https://doi.org/10.1056/NEJMra0901512.
4. Jaramillo JL, de la Mata M, Miño G, Cóstan G, Gomez-Camacho F. Somatostatin versus Sengstaken balloon tamponade for primary haemostasia of bleeding esophageal varices: a randomized pilot study. J Hepatol. 1991;12(1):100–5.
5. Ahmad S, Le V, Kaitha S, Morton J, Ali T. Nasogastric tube feedings and gastric residual volume: a regional survey. South Med J. 2012;105(8):394–8.
6. Cremers I, Ribeiro S. Management of variceal and nonvariceal upper gastrointestinal bleeding in patients with cirrhosis. Therap Adv Gastroenterol. 2014;7(5):206–16.
7. Ioannou GN, Doust J, Rockey DC. Terlipressin for acute esophageal variceal hemorrhage [Internet]. In: Cochrane Database of Systematic Reviews. 2003. Available from: https://doi.org/10.1002/14651858.CD002147.
8. Barkun AN, Bardou M, Kuipers EJ, et al. International consensus recommendations on the management of patients with nonvariceal upper gastrointestinal bleeding. Ann Intern Med. 2010;152(2):101.
9. Bai Y, Guo JF, Li ZS. Meta-analysis: erythromycin before endoscopy for acute upper gastrointestinal bleeding. Aliment Pharmacol Ther. 2011;34(2):166–71.
10. Bennett C, Klingenberg S, Langholz E, Gluud L. Tranexamic acid for upper gastrointestinal bleeding. Cochrane Database of Syst Rev. 2014;11:CD006640.

消化道出血患者的最佳复苏方法是什么? 　15

Kathleen Ogle and Andrew C. Meltzer

经验教训

- 为限制终末器官损伤,气道支持、容量管理和增加携氧能力等复苏措施是治疗消化道出血时的首要任务。
- 除了尽早进行风险分层来评估再出血风险外,还要评估是否需要输血或外科手术。这样做有助于临床医生识别最有可能受益于积极复苏和密切观察的那部分患者。
- 生存率的提高与血红蛋白<7g/L 的输血"限制性策略"有关。

与所有危重病患者一样,早期评估要从 A、B、C 三部分开始,这三部分指气道(airway)、呼吸(breathing)和循环(circulation)。一旦确定患者的血流动力学稳定,就应针对患者有关出血发作的特殊问题,包括出血量和血液颜色,进行详尽病史询问和再次调查。然而,应该注意的是,患者对失血量的评估经常是不准确的[1]。诸如充血性心力衰竭(congestive heart failure)、肾病(renal disease)、肝病(liver disease)或血管疾病(vascular disease)等合并症(comorbidity)会增加总的病死风险,这些合并症也有助于确定出血来源。血管外科手术会增加主动脉肠瘘(aorto-enteric fistula)的风险,主动脉肠瘘是上消化道出血的一个特别严重的原因[2]。类固醇激素(steroids)、非甾体抗炎药(nonsteroidalanti-inflammatory drug)和抗凝血药(anticoagulant)等药物也会增加出血风险。应检查患者是否有肝功能衰竭(liver failure)的征象,如果有,则出血可能是由静脉曲张破裂造成。肝病的临床特征包括血管侧支循环(vascular collaterals)[海蛇头(caput medusa)]、腹水、扑翼样震颤(asterixis)、男性乳腺发育(gynecomastia)、肝大、黄疸、巩膜黄染、蛛状痣[蜘蛛痣(spider telangiectasias)、蜘蛛血管瘤(spider angiomata)]和脾大。

气道和呼吸

在消化道出血的背景下,气道管理尤其重要,因为呕吐出的血液的误吸伴随着高致病率和病死率[3]。在大量呕吐或精神状态改变的情况下,可能适合置入人工气道(advanced airway)。快速诱导插管(rapid sequence intubation),是一种很快

诱导意识丧失和精神麻痹的插管方法,是气管内插管的理想方法,因为插管前缩短镇静时间可减少误吸的风险。

给持续呕血的患者插管可能难以完成。根据专家的意见,有几种选择可以最大限度地提高成功的机会。Dr. Scott Weingart 提出了一种提高呕血患者首插成功率的方法。Dr. Weingart 建议临床医生首先插入 Salem sump 管或鼻胃管来抽吸胃内容物。接下来,在床头调至 45°时给患者插管,以防止胃内容物向食管方向移动。第三步,为了提高首插成功率,使用麻醉药[6]。

文献中报道的另外一种活动性呕血消化道出血患者的气道管理方法是抽吸辅助下经喉镜下气道净化法(suction-assisted laryngoscopy airway decontamination,SALAD)。这项技术需要将一根持续抽吸导管插入患者的食管,在以后的插管操作中,它将继续留在食管中。抽吸导管可以收集呕吐物,否则呕吐物会填满口腔并遮挡视线[9]。

血液循环

通过血压、心率和终末器官灌注不足的征象对循环或血流动力学状态进行评估。相关征象包括精神状态改变、毛细血管再充盈时间延长、尿量减少和血乳酸升高。急诊科医务人员应考虑到老年患者和服用高血压药物的患者可能不会对血容量丢失发生心动过速反应。患者处于卧位、坐位和站立位时,测量的生命体征异常变化提示存在血容量丢失,并增加从标准生命体征收集信息的价值。然而,体位性变化(orthostatics)只对大量失血敏感(630～1 100ml)[7]。应通过两个大口径(16g 或 18g)静脉内血管导管来治疗潜在的失血,以实现液体复苏和靶向输血(targeted blood transfusion)。

晶体溶液

开始的补液治疗通常采用的是晶体液(crystalloid),并且随着初步的静脉通道开通,应进行全血细胞计数、代谢谱检测、凝血功能检测、血型测定和抗体筛查。然而,对于有血容量不足和消化道出血征象的患者,应在复苏过程中尽早开始输血。对于近期失血过多并且有血容量不足征象的患者,血红蛋白水平不会反映实际的失血量。通常在复苏早期给予两个单位的浓缩红细胞(packed red blood cell)。对于有活动性出血并且看起来有低血容量性休克(hypovolemic shock)表现的患者,应启动从军事和创伤研究中发展起来的大量输血方案(massive transfusion protocol)[8]。该方案通常包括 1 : 1 : 1 输注红细胞、新鲜冰冻血浆和血小板[9]。

限制性输血还是开放性输血

有证据表明,一旦患者不再有活动性渗血并且血压稳定,不太积极的输血策略可以降低急性出血患者的病死率。生理学上的解释是,积极输血导致门静脉高压,使出血增加[4]。一项针对 921 名患者的随机对照试验比较了输血的限制性方法(restrictive approach)与开放性方法(liberal approach)的疗效和安全性[5]。限制性输血组指如果血红蛋白在 70.0~90.0g/L 范围内则输血。与自由输血组相比,限制性输血组总输血量(1.5ml±2.3ml vs 3.7ml±3.8ml,$P<0.05$)、再出血率(10% vs 16%,$P<0.05$)和病死率(5% vs 9%,$P<0.05$)均较低;在自由输血组,如果血红蛋白在 90.0~110.0g/L 范围内,即开始输血[5]。

消化道出血早期处理的公认质量指标包括快速诊断、风险分层和早期管理。有效的内镜检查前治疗可以提高危重病患者的生存性,并改善所有患者的资源分配。在确定性内镜检查前进行早期管理对改善消化道出血患者的预后至关重要。

(雷丽 译,李昌平　王伟岸 校)

推荐资源

- https://lifeinthefastlane.com/ccc/suction-assisted-laryngoscopy-airway-decontamination-salad/.

参考文献

1. Oliwa N, Mort TC. Is a rapid sequence intubation always indicated for emergency airway management of the upper GI bleeding patient? Crit Care Med. 2005;33:A97.
2. Strote J, Mayo M, Townes D. ED patient estimation of blood loss. Am J Emerg Med. 2009;27(6):709–11.
3. Rubin M, Hussain SA, Shalomov A, Cortes RA, Smith MS, Kim SH. Live view video capsule endoscopy enables risk stratification of patients with acute upper GI bleeding in the emergency room: a pilot study. Dig Dis Sci. 2011;56(3):786–91.
4. Hébert PC, Wells G, Blajchman MA, et al. A multicenter, randomized, controlled clinical trial of transfusion requirements in critical care. N Engl J Med. 1999;340(6):409–17.
5. Villanueva C, Colomo A, Bosch A, et al. Transfusion strategies for acute upper gastrointestinal bleeding. N Engl J Med. 2013;368(1):11–21.
6. Weingart S. EMCrit Podcast 5 – Intubating the Critical GI Bleeder. EMCrit Blog. Published on June 21, 2009. Accessed on 10 May 2018. Available at: https://emcrit.org/emcrit/intubating-gi-bleeds/.
7. McGee S, et al. The rational clinical examination. Is this patient hypovolemic. JAMA. 1999;281(11):1022–9.
8. DuCanto J, Serrano KD, Thompson RJ. Novel airway training tool that simulates vomiting: suction-assisted laryngoscopy assisted decontamination (SALAD) system. West J Emerg Med. 2017;18(1):117–20. https://doi.org/10.5811/westjem.2016.9.30891.
9. Borgman MA, Spinella PC, Perkins JG, Grathwohl KW, Repine T, Beekley AC, Sebesta J, et al. The ratio of blood products transfused affects mortality in patients receiving massive transfusions at a combat support hospital. J Trauma. 2007;63:805–13.

纠正疑似消化道出血患者的凝血功能障碍

16

Kathleen Ogle and Andrew C. Meltzer

经验教训

- 口服维生素 K 纠正约需要 24 小时,肠外维生素 K 纠正需要 4~6 小时。
- 服用抗血小板药物的患者、血小板减少症患者或血小板计数<50×10^9/L 的患者需要输血小板治疗。
- PCC 可能是 INR>2.0 的活动性出血患者的首选,并且适用于紧急外科手术或内镜检查的患者。
- 目前只有一种直接口抗凝药,达比加群酯胶囊,有特异的逆转剂用于止血。
- 口服抗凝药的严重出血患者也可通过血液透析来改善病情。

因上消化道出血就诊于急诊科的患者,如果已进行抗凝治疗,那么其急迫需要逆转凝血功能障碍来止血。对于 INR>2.5 的患者,内镜干预不太可能成功[1]。抗凝逆转(anticoagulation reversal)治疗的主要风险是血栓栓塞的并发症,其发生率为 1%~5%。遗憾的是,口服维生素 K 逆转约需要 24 小时,肠外维生素 K 逆转需要治疗后 4~6 小时[2]。新鲜冰冻血浆(fresh frozen plasma,FFP)确实几乎可立即逆转华法林(warfarin)的作用,然而,其应用受限于新鲜冰冻血浆在输注前必须解冻。新鲜冰冻血浆还具有疾病传播的风险,并且对充血性心力衰竭或肾病患者来说有容量过度负荷的风险。

凝血酶原复合物浓缩物(prothrombin complex concentrate,PCC)通常优于新鲜冰冻血浆。PCC 含有华法林治疗患者所缺乏的维生素 K 依赖性凝血因子Ⅱ、Ⅶ、Ⅸ和Ⅹ。PCC 可能是急诊外科手术、INR>2.0 的活动出血患者的首选[3,4]。PCC 相关的最严重的不良后果是血栓栓塞性事件,虽然血栓栓塞性事件是罕见事件[1,5,6]。在某些医院,PCC 的费用是限制因素。人凝血酶原复合物(Kcentra)是由 FDA 批准的四因子凝血酶原复合体浓缩物,其价格明显高于 FFP,以致一些机构采用较便宜的后者。PCC 的另一个局限性是它缺乏维持凝血所需的纤维蛋白原(fibrinogen)。对大出血患者而言,可以通过新鲜冰冻血浆或冷冻沉淀物(cryoprecipitate)补充纤维蛋白原。在使用 PCC 或新鲜冰冻血浆使 INR 恢复正常后,应给予维生素 K 以维持抗凝作用的逆转。对于成年患者,PCC 可按标准剂量 1 500 单位或按每公斤体重 25 单位给药。

与华法林相比,直接口服抗凝血药(direct oral anticoagulant,DOAC)由于其稳定的药代动力学而被普遍使用。DOAC 包括阿哌沙班片(apixaban)、达比加群酯胶囊(dabigatran)、利伐沙班片(rivaroxaban)和艾多沙班片(edoxaban)。达比加群酯胶囊(直接的凝血酶抑制剂)和利伐沙班片(直接 Xa 因子抑制剂)均可用于治疗血栓栓塞性疾病,并且无需定期血液监测。DOAC 往往对鱼精蛋白(protamine)或维生素 K 没有反应[7]。此外,无标准化的方法测定大多数 DOAC 的抗凝效应[1]。一些研究正在探索使用血栓弹力图(thromboelastography)作为测量抗凝效应的指标[8,9]。

在正在服用 DOAC 的消化道出血患者,PCC 可有效逆转 DOAC 的作用。有限的证据表明,PCC 可以改善活动性出血患者的预后。分别发表于 2011 年和 2015 年的两篇文章表明,PCC 也可用于服用艾多沙班片和利伐沙班片的患者的逆转[10,11]。

依达赛珠单抗注射液(Idarucizumab)是唯一获 FDA 批准用于逆转 DOAC 达比加群抗凝作用的药物。依达赛珠单抗注射液是一种结合达比加群的单克隆抗体,与凝血酶结合的亲和力约为达比加群的 350 倍,并可以在几分钟内完全逆转达比加群的抗凝效应[12]。几种新的 DOAC 逆转剂正在开发中[5]。

(雷丽 译,李昌平 王伟岸 校)

推荐资源

- EMCRIT: New reversal agents for new anticoagulants. https://emcrit.org/emcrit/new-reversals-agents-for-new-anticoagulants/.
- HIPPOED: Massive GI Bleed. https://www.hippoed.com/em/ercast/episode/massivegibleed/may2018massive.
- Samuelson BT, Cuker A. Measurement and reversal of the direct oral anticoagulants. Blood Rev. 2017;31(1):77–84.

参考文献

1. Gralnek I, Dumonceau J-M, Kuipers E, et al. Diagnosis and management of nonvariceal upper gastrointestinal hemorrhage: European Society of Gastrointestinal Endoscopy (ESGE) guide-

line. Endoscopy. 2015;47(10):a1–46.

2. Pollack CV. Managing bleeding in anticoagulated patients in the emergency care setting. J Emerg Med. 2013;45(3):467–77.

3. Lankiewicz MW, Hays J, Friedman KD, Tinkoff G, Blatt PM. Urgent reversal of warfarin with prothrombin complex concentrate. J Thromb Haemost. 2006;4(5):967–70.

4. Hickey M, Gatien M, Taljaard M, Aujnarain A, Giulivi A, Perry JJ. Outcomes of urgent warfarin reversal with frozen plasma versus prothrombin complex concentrate in the emergency department. Circulation. 2013;128(4):360–4.

5. Dentali F, Marchesi C, Pierfranceschi MG, et al. Safety of prothrombin complex concentrates for rapid anticoagulation reversal of vitamin K antagonists. Thromb Haemost. 2011;106(3):429–38.

6. Radaelli F, Dentali F, Repici A, et al. Management of anticoagulation in patients with acute gastrointestinal bleeding. Dig Liver Dis. 2015;47(8):621–7.

7. Johansen M, Wikkelsø A, Lunde J, Wetterslev J, Afshari A. Prothrombin complex concentrate for reversal of vitamin K antagonist treatment in bleeding and non-bleeding patients. Cochrane Database Syst Rev. 2015;7:CD010555.

8. Dias JD, Norem K, Doorneweerd DD, Thurer RL, Popovsky MA, Omert LA. Use of thromboelastography (TEG) for detection of new oral anticoagulants. Arch Pathol Lab Med. 2015;139(5):665–73.

9. Samuelson BT, Cuker A. Measurement and reversal of the direct oral anticoagulants. Blood Rev. 2017;31(1):77–84. https://doi.org/10.1016/j.blre.2016.08.006.

10. Zahir H, Brown KS, Vandell AG, et al. Edoxaban effects on bleeding following punch biopsy and reversal by a 4-factor prothrombin complex concentrate. Circulation. 2015;131(1):82–90.

11. Eerenberg ES, Kamphuisen PW, Sijpkens MK, Meijers JC, Buller HR, Levi M. Reversal of rivaroxaban and dabigatran by prothrombin complex concentrate: a randomized, placebo-controlled, crossover study in healthy subjects. Circulation. 2011;124(14):1573–9.

12. Pollack CV, Reilly PA, Eikelboom J, et al. Idarucizumab for Dabigatran Reversal. N Engl J Med. 2015;373(6):511–20.

何时怀疑有主动脉肠瘘？

17

Anita Kumar，Maxine Le Saux and Andrew C. Meltzer

经验教训

- 主动脉肠瘘罕见但致命。
- 这种情况出现前通常有"先兆出血"。
- 对于以前有腹主动脉手术史的患者，医务人员应将主动脉肠瘘考虑为消化道出血的病因。
- CT 血管造影可以诊断主动脉肠瘘。

主动脉肠瘘（aortoenteric fistula）虽然罕见，但病死率高。其病死率为 33% ~ 43%，高龄是病死率增加的预测指标之一[1,2]。主动脉肠瘘分为原发性和继发性两种类型。约 10% 的原发性主动脉肠瘘表现为典型的消化道出血、腹痛和搏动性肿块三联征（triad）[3]。原发性主动脉肠瘘由动脉硬化（arteriosclerosis）、主动脉瘤（aortic aneurysm）或主动脉感染引起。继发性主动脉肠瘘是人工移植物（synthetic graft）主动脉修补术后的并发症。偶尔，食管异物残留可能会引发主动脉肠瘘[4]。

什么是先兆性出血？

先兆性出血（herald bleed）指的是先于主动脉肠瘘大量出血之前发生的少量间歇性消化道出血。50% 的主动脉肠瘘病例最初表现为先兆性出血。原发性主动脉肠瘘比继发性主动脉肠瘘更容易表现为反复性消化道出血，如先兆性出血，而不是最初的大出血[3,5]。

如何诊断主动脉肠瘘？

多个病例报告报道了主动脉肠瘘诊断的困难及其致命性[3]。由于其发病率低，常常延误诊断。患者经常被误诊为消化道出血或胁腹痛的一些较常见病因[6]。有既往主动脉手术和消化道出血病史的患者，特别是内镜检查中未发现出血灶的严重消化道出血患者，应怀疑为主动脉肠瘘[3]。由于大多数主动脉肠瘘发生在十二指肠远端或空肠，因此它们超出了上消化道内镜的检查范围。

当临床怀疑该病时，通常通过静脉造影 CT 检查来诊断[7]。

据报道，CT 检查诊断主动脉肠瘘的特异度高，但灵敏度中等[8]。消化道存在血管内对比剂对该病诊断非常特异。此外，在消化道出血的背景下，主动脉周围异位气体的存在对主动脉肠瘘的诊断非常特异。确诊后，需要紧急外科会诊以进行修复。这可以提高生存率。

（雷丽 译，李昌平　王伟岸 校）

推荐资源

- Aortoenteric fistula: Recognition and management – UpToDate.
- https://coreem.net/core/abdominal-aortic-aneurysm/.
- Primary Aortoduodenal Fistula: First you Should Suspect it – NCBI – NIH.

参考文献

1. Batt M, Jean-Baptiste E, O'Connor S, et al. Early and late results of contemporary management of 37 secondary Aortoenteric fistulae. Eur J Vasc Endovasc Surg. 2011;41(6):748–57.
2. Busuttil SJ, Goldstone J. Diagnosis and management of aortoenteric fistulas. Semin Vasc Surg. 2001;14(4):302–11.
3. Saers SJF, Scheltinga MRM. Primary aortoenteric fistula. Br J Surg. 2005;92(2):143–52.
4. Zhang X, Liu J, Li J, et al. Diagnosis and treatment of 32 cases with aortoesophageal fistula due to esophageal foreign body. Laryngoscope. 2011;121(2):267–72.
5. Deijen CL, Smulders YM, Coveliers HME, Wisselink W, Rauwerda JA, Hoksbergen AWJ. The importance of early diagnosis and treatment of patients with aortoenteric fistulas presenting with herald bleeds. Ann Vasc Surg. 2016;36:28–34.
6. Simó Alari F, Molina González E, Gutierrez I, Ahamdanech-Idrissi A. Secondary aortoduodenal fistula and the unrecognised herald bleed. BMJ Case Rep. 2017;2017:bcr-2017–220186.
7. Sipe A, McWilliams SR, Saling L, Raptis C, Mellnick V, Bhalla S. The red connection: a review of aortic and arterial fistulae with an emphasis on CT findings. Emerg Radiol. 2017;24(1):73–80.
8. Hughes FM, Kavanagh D, Barry M, Owens A, MacErlaine DP, Malone DE. Aortoenteric fistula: a diagnostic dilemma. Abdom Imaging. 2007;32(3):398–402.

终末期肝病和静脉曲张破裂出血

Autumn Graham and Andrew C. Meltzer

当肝损害导致瘢痕组织(肝纤维化),进而影响肝功能时,就会发生肝硬化(cirrhosis)。肝硬化是45~64岁患者死亡的第三主要原因,诊断后生存中值为9~12年。在美国,终末期肝病(end-stage liver disease)最常由丙型肝炎(hepatitis C)病毒感染引起[1]。肝硬化患者消化道出血很常见,病死率高达15%~30%[2-4]。

对于有肝病史的患者,何时应怀疑其有食管-胃底静脉曲张?

门静脉高压(portal hypertension)定义为肝静脉压力梯度(hepatic venous pressure gradient,HPVG)大于5mmHg,是由肝脏的结构阻力增加和内源性一氧化氮产生减少所致[5]。当HPVG大于10mmHg时,食管-胃底静脉曲张将会加速进展。

根据慢性肝病的特征[例如蜘蛛痣(spider angiomas)、黄疸(jaundice)、瘙痒(pruritis)、掌红斑(palmar erythema)]和实验室检查异常,到可以诊断或怀疑肝硬化时,近30%~40%的患者会有静脉曲张(varices)[3]。美国胃肠病学会(American College of Gastroenterology,ACG)建议,在诊断肝硬化时进行食管胃十二指肠镜检查(esophagogastroduodenoscopy,EGD)。因此,许多诊断为肝硬化的患者会知道自己是否有静脉曲张[5]。在诊断时没有静脉曲张的患者,每年会有10%~15%的患者发生静脉曲张[3]。当患者有与肝功能障碍相关的腹水时,60%的患者食管胃十二指肠镜检查时有静脉曲张[3]。在疾病晚期(例如,Child-Pugh C级),85%的患者有静脉曲张[5,6]。

一旦出现静脉曲张,门静脉高压每年会导致静脉曲张直径增加近7%[4]。静脉曲张的大小与出血风险直接相关:无静脉曲张时出血风险为1%~2%,小静脉曲张时出血风险为5%,中等或大的(>5mm)静脉曲张时出血风险为15%[3,5]。患者有胃肠道出血和静脉曲张病史时,70%的病例是由于食管静脉曲张破裂(ruptured esophageal varices)所致,破裂位置通常在食管胃交界处[3,5]。

能给食管-胃底静脉曲张的患者置入鼻胃管吗?

传统观点认为,为了经抽吸(nasogastric aspiration,NGA)或经鼻胃管灌洗(nasogastric lavage,NGL),给有静脉曲张的晚期肝病患者盲置鼻胃管是不安全的。遗憾的是,关于这个主题的文献报道很少。在两个小规模(总共约100例患者)的回顾性研究中,拟行肝移植的静脉曲张患者置入了鼻胃管后,未发现因置管操作伴发的消化道出血。其中多数患者有中等到较大的静脉曲张,以前有过静脉曲张破裂出血,并且有严重的凝血功能障碍[7,8]。尽管置入鼻胃管可能是安全的,但决定置入鼻胃管时需要仔细评估该操作潜在的风险(例如出血、疼痛、误吸、预后及效果不明)和益处(如出血的定位及活动性出血的评估)。

对于食管静脉曲张患者,哪种临床预后评分系统最好?

虽然临床Rockall评分系统和Glasgow Blatchford评分系统(GBS)都把肝病患者增加的风险考虑进去,但两种评分系统都不是针对静脉曲张破裂出血患者的预后评估开发的。在对178例肝硬化静脉曲张破裂出血患者的研究中发现,这些患者6周时总病死率为16%,死亡原因分别为不可控制的出血(31%),肝功能衰竭(28%)或合并多器官功能衰竭(multiorgan failure)的脓毒症(sepsis)(41%)。在这项研究中,终末期肝病模型(model for end-stage liver disease,MELD)(见表18.1)在识别静脉曲张破裂出血发病后6周时病死高危患者的价值优于Child-Pugh评分系统(见表18.2)[9]。在另外一项对47例患者的小规模研究中,比较了MELD、Child-Pugh和GBS预测病死率的价值,发现 GBS 预测 1 周病死率方面优于 Child-Pugh 和 MELD 评分,但 MELD 评分预测 6 周病死率方面优于 Child-Pugh 和 GBS[10]。

表 18.1 MELD 评分

如果不知评分:(初始评分)

MELD(i)= 0.957×ln(Cr)+0.378×ln(胆红素)±1.120×ln(INR)+0.643

如果已知评分:

MELD = MELD(i)+1.32×(137−Na)−[0.033×MELD(i)×(137−Na)]

有帮助的提示:

所有检测值使用美国单位(Cr 和胆红素单位为 mg/dl;Na 单位为 mEq/L,INR 无单位)

如果胆红素、Cr 或 INR<1.0,则使用 1.0

如果满足以下任何条件,使用 Cr4.0:

Cr>4.0

在 7 天内透析治疗≥2 次

在 7 天内连续性静脉-静脉血液透析(CVVHD)24 小时

如果 Na<125mmol/L,则使用 125;如果 Na>137mmol/L,则使用 137

MELD 最高评分 = 40

解释:预测 6 周病死率

MELD>19	6 周时病死率为 20%
MELD<11	6 周时病死率为 5%

Reverter 等[9]。

表 18.2 Child-Pugh 评分系统

	1 分	2 分	3 分
血清白蛋白	>35g/L	28~35g/L	<28g/L
总胆红素	<34μmol/L	34~50μmol/L	>50μmol/L
PT INR	<1.7	1.71~2.3	>2.3
腹水	无	轻度	中到重度
肝性脑病	无	Ⅰ~Ⅱ期 用药可改善	Ⅲ~Ⅳ期 难治

Child-Pugh 评分和病死率的解释,与静脉曲张破裂出血无关

Child-Pugh A 级(5~6 分)	1 年生存率为 100%
Child-Pugh B 级(7~9 分)	1 年生存率为 80%
Child-Pugh C 级(10~15 分)	1 年生存率为 45%

鉴于严重出血和凝血功能障碍的高风险与晚期肝病有关,ACG 建议静脉曲张破裂出血的患者住入重症监护病房,进行密切观察和平衡复苏(balanced resuscitation)[5]。与早期再出血和不良预后相关的危险因素包括血红蛋白低于 80g/L 的初次严重出血、胃静脉曲张破裂出血(gastric variceal bleeding)、血小板减少症(thrombocytopenia)、脑病(encephalopathy)、酒精性肝硬化(alcohol related cirrhosis)、较大的静脉曲张以及内镜检查中见到的活动性出血[4]。

哪些药物有益于静脉曲张破裂出血的治疗?

已经证实,抗生素治疗(antibiotic)对静脉曲张破裂出血有效,可降低其发病率和病死率。目前已研究了血管活性药物如特利加压素(terlipressin)(美国未上市)、奥曲肽(octreotide)和生长抑素(somatostatin)的作用,发现这些药物对静脉曲张破裂出血有不同程度的疗效。在一篇对 30 项试验进行的荟萃分析中,发现血管活性药物可降低 1 周病死率,改善止血效果,减少输血需求,并缩短住院期。这些治疗方法不良事件的风险尚不清楚。值得注意的是,在该项分析中,各种血管活性药物之间的病死率或再出血率没有差异[11]。

抗生素

伴发感染见于 30%~40% 的静脉曲张破裂出血患者,并且与发病率和病死率增加有关[4]。在一项对晚期肝硬化(Child B/C 级)和胃肠道出血患者的研究中,静脉注射头孢曲松(ceftriaxone)(每天 1g)比口服诺氟沙星(norfloxacin)更能有效预防细菌感染[12]。对于无并发症的患者,选用氟喹诺酮类药物(fluoroquinolones)(如诺氟沙星、环丙沙星)是合适的[4]。

奥曲肽

在对 21 项研究的循证医学综述中,生长抑素和生长抑素类似物(例如奥曲肽)与输血减少(每位患者约 1/2U)相关,但对降低病死率无显著的统计学意义。在高质量的研究中,再出血的风险无显著差异,但在较高偏倚风险的研究中观察到再出血显著减少[13]。大多数奥曲肽给药方案采用静脉推注 50μg 剂量,随后 50μg/h 输注 5 天[13]。

静脉曲张破裂出血患者复苏的关键是什么?

- 肝性脑病(hepatic encephalopathy)通常与肝硬化患者的消化道出血有关,患者的气道保护能力也会相应降低,因此气道管理至关重要。
- 用血液制品的容量复苏(volume resuscitation)是一种通过维持携氧能力来减少终末器官损伤而无过度复苏的精准平衡手段。已发现过度复苏(over-resuscitation)会加重门静脉高压(portal hypertension),增加再出血率和病死率。在 Villanueva 研究中,对血流动力学稳定的胃肠道出血肝硬化患者进一步分析发现,限制性输血(restrictive transfusion)组患者的再出血率和病死率较低[14]。根据实验研究,ACG 推荐目标血红蛋白(goal hemoglobin)为 80g/L[5]。
- 应慎用生理盐水(normal saline)这样的等渗液进行积极复苏(aggressive resuscitation),因为它可能会加重腹水和血管外液体的积聚。
- 如果有活动性出血并且 INR>1.5,考虑输新鲜冰冻血浆(fresh frozen plasma,FFP);如果血小板<50×10⁹/L,进行血

小板输注(platelet transfusion);如果纤维蛋白原(fibrinogen)<1.5g/L,输冷沉淀物(cryoprecipitate);但以上操作必须权衡对门静脉高压和再出血风险的影响[4,6]。

- 森斯塔肯-布莱克莫尔管(Sengstaken-Blakemore tube)和明尼苏达管(Minnesota tube)置入可用作内镜检查的过渡治疗。

什么是 TIPS 术,应了解它什么?

经颈静脉肝内门体静脉分流术(transjugular intrahepatic portosystemic shunt,TIPS)或 TIPS 术是一种在内镜和药物治疗失败时预防静脉曲张破裂再出血的补救方法(rescue therapy)。采用介入放射学(interventional radiology)方法在流入的门静脉和流出的肝静脉之间建立一个替代的循环通路,来降低肝脏的有效血管阻力。Child-Pugh C 级患者肝静脉压力梯度可能>20mmHg,标准治疗更可能失败。这些患者可能会受益于尽早进行的 TIPS 术[4]。然而,尚未发现 TIPS 可以提高生存率,但其可能增加肝性脑病的风险[3]。

（雷丽 译,李昌平　王伟岸 校）

推荐资源

- EMCRIT – Blakemore Tube Placement for Massive Upper GI Hemorrhage. 2013. https://emcrit.org/emcrit/blakemore-tube-placement/.
- EMCRIT – PulmCrit Wee: Ultrasound guided blakemore tube placement. 2016. https://emcrit.org/pulmcrit/pulmcrit-wee-ultrasound-guided-blakemore-tube-placement/.
- Emergency Medical Minute: Variceal Upper GI Bleed. https://emergencymedicalminute.com/podcast-27-variceal-upper-gi-bleed/.
- Life in the Fast Lane – Sengstaken-Blakemore and Minnesota Tubes. 2016. https://lifeinthefastlane.com/ccc/sengstaken-blakemore-and-minnesota-tubes/.
- Pulmcrit: Coagulopathy management in the bleeding cirrhotic. https://emcrit.org/pulmcrit/coagulopathy-bleeding-cirrhotic-inr/.

参考文献

1. Kamath P, Shah V. Overview of cirrhosis. Chap 74: Sleisenger and Fordtran's gastrointestinal and liver disease. 1254–1260.e1.
2. Nable J, Graham A. Gastrointestinal bleeding. Emerg Med Clin. 2016;34(2):309–25.
3. Turan F, Casu S, Hernandez-Gea V, Garcia-Pagan J. Variceal and other portal hypertension related bleeding. Best Prac Res Clin Gastro. 2013;27:649–64.
4. Satapathy S, Sanyal A. Non-endoscopic management strategies for acute esophagogastric variceal bleeding. Gastroenterol Clin N Am. 2014;43(4):819–33.
5. Garcia-Tsao G, Sanyal A, Grace N, Carey W. Practice guidelines Committee of the American Association for the Study of liver diseases and the practice parameters Committee of the American College of Gastroenterology. Practice guidelines: Prevention and management of gastroesophageal varices and variceal hemorrhage in cirrhosis. Am J Gastroenterol. 2007;102:2086–102.
6. Haq I, Tripathi D. Recent advances in the management of variceal bleeding. Gastroenterology Rep. 2017;5(2):113–26.
7. Lopez-Torres A, Waye JD. The safety of intubation in patients with esophageal varices. Am J Dig Dis. 1973;18(12):1032–4.
8. Ritter D, Rettke S, Hughes R, Burritt M, Sterioff S, Ilstrup D. Placement of nasogastric tubes and esophageal stethoscopes in patients with documented esophageal varices. Anesth Analg. 1988;67:283–5.
9. Reverter E, Tandon P, Augustin S, Turon F, Casu S, et al. A MELD – based model to determine risk of mortality among patients with acute variceal bleeding. Gastroenterology. 2014;146:412–9.
10. Iino C, Shimoyama T, Igarashi T, Aihara T, Ishii K, Sakamoto J, Tono H, Fukuda S. Usefulness of the Glasgow Blatchford score to predict 1 week mortality in patients with esophageal variceal bleeding. Eur J Gastroenterol Hepatol. 2017;29(5):547–51.
11. Wells M, Chande N, Adams P, et al. Meta-analysis: vasoactive medications for the management of acute variceal bleeds. Aliment Pharmacol Ther. 2012;35:1267–78.
12. Fernandez J, Ruiz DA, Gomez C, Durandez R, Serradilla R, Guarner C, Planas R, Arroyo V, Navasa M. Norfloxacin vs ceftriaxone in the prophylaxis of infections in patients with advanced cirrhosis and hemorrhage. Gastroenterology. 2006;131:1049–56.
13. Gotzsche P, Hrobjartsson A. Somatostatin analogues for acute bleeding oesophageal varices. Cochrane Database Syst Rev. 2008;3:CD000193.
14. Villanueva C, Colomo A, Bosch A, et al. Transfusion strategies for acute upper gastrointestinal bleeding. N Engl J Med. 2013;368:11–21.

咨询专栏：消化道出血

M. Aamir Ali

经验教训

- 消化道出血患者紧急胃肠病学会诊的两个决定因素是高度怀疑静脉曲张破裂出血和活动性上消化道出血。
- 并非所有的便血都来自下消化道出血。
- 血红蛋白低于 70g/L 时,应开始输浓缩性红细胞;对于心血管疾病患者,应在血红蛋白低于 80g/L 时或出现症状时开始输血。
- 短期使用 PPI 的风险较低,可以在内镜检查前开始PPI 治疗。

咨询专家介绍

M. Aamir Ali, M. D, 擅长胃肠学和肝病。其研究兴趣包括结肠癌的筛查、胃食管反流、炎性肠病和肝病。除完成胃肠学住院医师的工作外, Dr. Ali 还在约翰霍普金斯大学完成了胃肠动力博士后项目研究。他发表了多篇摘要及论文,编写了多篇教科书章节。Dr. Ali 获得了胃肠学和肝病以及内科学方面专业认证。

临床关键问题的解答

1. 建议急诊科什么时间请消化专科医师对上消化道出血进行会诊?

消化道出血患者紧急消化专科会诊的两个决定因素是:①高度怀疑静脉曲张破裂出血;②活动性上消化道出血(active upper gastrointestinal bleeding)。

(1)根据下列因素,怀疑静脉曲张破裂出血:

(a)病史:肝硬化、过量饮酒、慢性病毒性肝炎或家族性肝病史

(b)体征:腹水、蜘蛛痣、男性乳腺发育、掌红斑、海蛇头及扑翼样震颤

(c)实验室检查:转氨酶升高、凝血酶原时间延长或白蛋白降低

(2)在呕血和血流动力学不稳定的情况下,应怀疑活动性

上消化道出血。心动过速、低血压、晕厥、直立性低血压(orthostatic hypotension),以及液体复苏或输血后上述指标仍无改善,提示活动性出血。

2. 在对疑似消化道出血患者进行评估时,有哪些经验可以提供给急诊医务人员?

并非所有的便血都来自下消化道出血。

近 15% 的便血患者为上消化道出血。上消化道来源的出血必须速度很快才能导致便血。因此,任何血流动力学不稳定的便血患者都应考虑上消化道出血。

3. 鼻胃管抽吸起什么作用?

鼻胃管抽吸可以在清除胃中血液和血凝块的同时提供诊断信息,既降低误吸可能,又改善内镜检查的观察效果。鼻胃管抽吸物含鲜血时,鼻胃管抽吸对活动性出血的阳性预测值高。然而,高达 16% 的活动性上消化道出血患者鼻胃管吸出物阴性。虽然吸出物中有胆汁使得假阴性的可能性降低,但在有其他临床指标的患者中,鼻胃管吸出物阴性并不排除上消化道来源的出血的可能。

4. 您认为诊断和处理疑似消化道出血患者的关键概念是什么?

输血:对血流动力学稳定的消化道出血患者,血红蛋白水平低于 70g/L 时,应开始输浓缩红细胞(packed red blood cells)。对于心血管疾病患者,应在血红蛋白低于 80g/L 或有症状时开始输血。这些标准不适用于血流动力学不稳定的患者,因为血液平衡延迟可能导致血红蛋白在严重失血的情况下仍假性升高。

质子泵抑制剂:一项对质子泵抑制剂治疗上消化道出血的随机对照试验的荟萃分析显示,治疗后再出血、手术或病死率无显著差异。然而,质子泵抑制剂治疗确实减少了内镜检查见到的必需内镜止血的高危病变的可能性。鉴于短期使用质子泵抑制剂的风险较低,应该在内镜检查前开始质子泵抑制剂治疗。

5. 在决定做急诊内镜检查时,您担心哪些并发症?

由于低血压(hypotension)和低氧血症(hypoxemia)可能使复苏不充分的患者的镇静处理复杂化,因此内镜检查最好推迟到患者充分静脉补液后;如有必要,输注血液制品,以达到血流动力学稳定。此外,在急诊内镜检查期间可能误吸血液或血凝块。鼻胃管灌洗和红霉素单次 250mg 静脉注射可减少胃内的

血凝块量。在急诊内镜检查之前,应考虑气管插管以保护气道。

6. 如何决定是立即还是等到次日做内镜检查?

　　怀疑上消化道出血源自静脉曲张时,应紧急上消化道内镜

检查。其他需要 12 小时内进行上消化道内镜检查的高危特征包括存在不能通过灌洗清除的血性鼻胃管抽吸物,以及液体复苏无效的低血压和心动过速。

（雷丽 译,李昌平　王伟岸 校）

第三部分
腹主动脉瘤和主动脉壁夹层形成

哪些临床因素应怀疑腹主动脉瘤?

Cullen Clark and Joseph P. Martinez

经验教训

- 多数腹主动脉瘤(abdominal aortic aneurysm, AAA)破裂前无症状。
- 有症状的 AAA 应先按先兆破裂予以治疗,直到证明相关症状与 AAA 无关。这类患者病情有可能迅速变得不稳定,需要紧急进行影像学检查,并请血管外科医师进行评估。
- AAA 后外侧破裂的患者在到达急诊前症状可能会缓解,但可能随之会出现严重出血。
- AAA 患者腹部触诊可及搏动性包块的灵敏度低,AAA 破裂时灵敏度更低。
- 对于已行 AAA 修复术的患者,若出现消化道出血或新发充血性心力衰竭,应考虑瘘道形成。

腹主动脉瘤(abdominal aortic aneurysm, AAA)是一种严重的退行性血管疾病(degenerative vascular disease),约 8% 美国人群罹患该病[1]。AAA 是一种位于膈肌(diaphragm)和主动脉分叉(aortic bifurcation)之间的主动脉(aorta)腹腔部分的局限性扩张[2-4]。早期基于病史和体格检查进行推测,后期通过影像学进行证实,有助于对 AAA 破裂发生的治疗和监测措施的实施[3]。

多数 AAA 直到破裂时才有症状,这常常是一种致命性突发事件[2,3,5-9]。AAA 破裂的病死率为 65%~85%,许多患者死于院前[2,5]。住院病死率约为 50%[10],甚至在紧急外科干预之后,病死率仍达 27%~41%[1]。

腹主动脉瘤破裂的典型表现包括快速发作的中腹部或胁腹部疼痛、低血压和搏动性腹部肿块(pulsatile abdominal mass)三联征。不幸的是,大多数破裂患者仅有上述三联征中的 1、2 种症状,甚至完全没有症状[2,5,7,9,11,12]。

破裂的位置常常决定患者的表现。破裂入腹腔者常常引起快速失血,导致患者院前死亡[2,9]。破裂入腹膜后间隙者在大量失血前出现该间隙填塞,允许患者有时间就医。应重视的是,对于腹膜后破裂的病例,如果不积极治疗,首次出血后肯定伴随着继发性致命性的灾难性出血[2]。

与破裂相关的疼痛常常是突然发作的中腹部、胁腹或背痛,可放射到臀部、腹股沟、大腿或阴囊。破裂的始发症状也可能包括晕厥(syncope)或晕厥前期(presyncope)[9]、急性腰痛[2]、血尿(hematuria)和便血(hematochezia)[6]。不幸的是,疼痛的部位、特性或本质对诊断 AAA 无足够的灵敏度和特异度[11]。

在适当的临床背景下,患者病史中的一些线索可能会引起对 AAA 破裂的怀疑。AAA 破裂的最大影响因素是男性主动脉直径大于 5.5cm,女性主动脉直径大于 5cm,6 个月内主动脉直径增长超过 0.5cm[2,6,7,10]。吸烟者 AAA 形成的风险增加,与不吸烟者相比,吸烟者破裂率增加一倍。出现破裂的患者更可能是老年人和非白种人。这些患者更可能有肾功能不全(renal insufficiency),高血压控制不良,以及一级亲属有 AAA 的家族史[2,4,6,7,10,12,13]。慢性肾病会引起主动脉壁变薄,因此这些患者更容易发生 AAA,并且主动脉壁在较小的直径时就可破裂[10,13]。尽管 AAA 在男性中更为常见,但女性的破裂率是男性的 4 倍[10]。结缔组织疾病的患者,如 Marfan 和 Ehlers-Danlos 综合征患者,AAA 形成和破裂的风险较高[12]。

全面的体格检查可能有助于发现提示 AAA 的体征。搏动性包块的双手腹部触诊检出 AAA 或破裂的灵敏度极低[2,6,7,10,12]。随着 AAA 的体积增大,触诊的灵敏度提高,但随着 BMI 增加,灵敏度降低。假阳性可见于消瘦者和主动脉纤曲患者[2,5]。其他潜在的体格检查所见包括[5,7,12]:

- 躯干或两侧胁腹部瘀斑(Gray Turner 征)
- 血流灌注过少的体征:下肢脉搏短绌(pulse deficits)、紫绀(cyanosis)[蓝趾综合征(blue toe syndrome)]和足局灶性坏死[垃圾足(trash foot)]
- 阴囊瘀斑(ecchymosis)(阴囊 Bryant 征)
- 如果 AAA 破裂危及从主动脉发出到脊髓的神经根动脉(radicular arteries),则出现肢体乏力、痉挛和反射亢进
- 腹部杂音(abdominal bruit),可能提示 AAA 破裂或主动脉-腔静脉瘘

主动脉-腔静脉瘘(aortocaval fistula)是主动脉和下腔静脉(inferior vena cava, IVC)之间的一种通道,由 AAA 长期直接施压于下腔静脉所致。虽然罕见,但主动脉-腔静脉瘘可以导致快速代偿失调。患者表现为下肢水肿、呼吸困难(dyspnea)和高输出性充血性心力衰竭(high-output congestive heart failure)的其他体征。听诊时,患者上腹部常常可闻及连续性机器样杂音(machine-like murmur)[类似于典型的动脉导管未闭(patent ductus arteriosus)的杂音]。

主动脉肠瘘(aortoenteric fistula),如图 20.1 所示,是 AAA 破裂的另一种罕见而危险的表现。它既能够以原发性主动脉

肠瘘的形式发生,即 AAA 本身侵蚀破入胃肠道形成,也能够以继发性主动脉肠瘘的形式发生。后者更为常见,在这种情况下瘘管常发生在既往修复过的 AAA 部位。这种瘘最常发生于十二指肠,并引起胃肠道内出血。其危险因素包括以前有过用网状物修复 AAA 的经历。网状植入物(mesh implant)引起的主动脉肠瘘可能发生在初次植入后数年。患者表现为胃肠道出血,这在一些患者中可能呈自限性。这种"前哨出血(sentinel bleed)"之后总是跟着胃肠道大出血[12,14]。

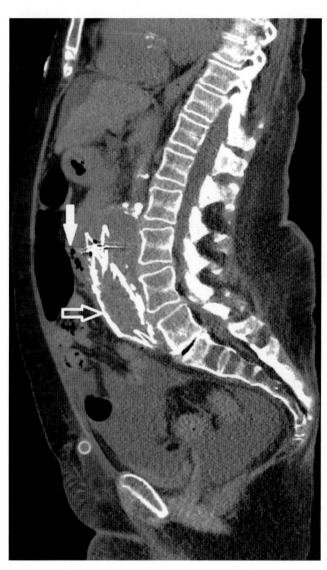

图 20.1　主动脉的非造影增强矢状位 CT 图像显示,以前进行过的 AAA 血管内膜修复术(空箭头)和在胃肠道的异常连接处被气体包裹的移植物(实箭头)

　临床上明显的或症状性 AAA 有破裂的风险,需要血管外科医生进行紧急评估。任何由病史和体格检查引起的对 AAA破裂的怀疑,都应通过紧急影像学检查和血管病专家会诊来解决。

(温小恒 译,王伟岸 校)

推荐资源
• Abdominal Aortic Aneurysm. Core EM. https://coreem.net/core/abdominal-aortic-aneurysm.
• Abdominal Aortic Aneurysm: Clinical Highlights/Updates. emDocs. March 2015. https://www.emdocs.net/abdominal-aortic-aneurysm-clinical-highlights-updates.

参考文献

1. Dua A, Kuy SR, Lee CJ, Upchurch GR, Desai SS. Epidemiology of aortic aneurysm repair in the United States from 2000 to 2010. J Vasc Surg. 2014;59:1512–7.
2. Sakalihasan N, Limet R, Defawe OD. Abdominal aortic aneurysm. Lancet. 2005;365:1577–89.
3. Savolainen H, Novak J, Dick F, et al. Prevention of rupture of abdominal aortic aneurysm. Scand J Surg. 2010;99:217–20.
4. Wanahainen A, Björck M, Boman K, Rutegård J, Bergqvist D. Influence of diagnostic criteria on the prevalence of abdominal aortic aneurysm. J Vasc Surg. 2001;34:229–35.
5. Karkos CD, Mukhopadhyay U, Papakostas I, Ghosh J, Thompson GJL, Hughes R. Abdominal aortic aneurysm: the role of clinical examination and opportunistic detection. Eur J Vasc Endovasc Surg. 2000;19:299–303.
6. Kent KC. Abdominal aortic aneurysms. N Engl J Med. 2014;371:2101–8.
7. Aggarwal S, Qamar A, Sharma V, Sharma A. Abdominal aortic aneurysm: a comprehensive review. Exp Clin Cardiol. 2011;16(1):11–5.
8. Sweeting MJ, Thompson SG, Brown LC, Powell JT. Meta-analysis of individual patient data to examine factors affecting growth and rupture of small abdominal aortic aneurysms. Br J Surg. 2012;99:655–65.
9. Long B, Koyfman A. Vascular causes of Syncope: an emergency medicine review. J Emerg Med. 2017;53(3):1–11.
10. Schmitz-Rixen T, Keese M, Hakimi M, Peters A, Böckler D. Ruptured abdominal aortic aneurysm - epidemiology, predisposing factors, and biology. Langenbeck's Arch Surg. 2016;401:275–88.
11. Azhar BA, Patel SR, et al. Misdiagnosis of ruptured abdominal aortic aneurysm: systematic review and meta-analysis. J Endovasc Ther. 2014;21:568–75.
12. Reed KC, Curtis LA. Aortic emergencies – part II: abdominal aneurysms and aortic trauma. Emerg Med Pract. 2006;8(3):1–20.
13. Chun KC, Teng KY, Chavez LA, Van Spyk EN, et al. Risk factors associated with the diagnosis of abdominal aortic aneurysm in patients screened at a regional Veterans Affairs health care system. Ann Vasc Surg. 2014;28:87–92.
14. Vitturi BK, Frias A, Sementilli R, Racy MCJ, Caffaro RA, Pozzan G. Mycotic aneurysm with aortoduodenal fistula. Autops Case Rep. 2017;7(2):27–34.

21 诊断 AAA、腹主动脉夹层形成和主动脉破裂的理想影像学检查策略有哪些?

Bennett A. Myers

经验教训
- 临床上强烈怀疑主动脉破裂时,尤其是如果患者有血流动力学不稳定和既往诊断过主动脉瘤和/或主动脉壁夹层形成时,不应因诊断检查而延误手术治疗。
- 由经验丰富的临床急诊医生所做的床旁超声检查可快速、准确诊断腹主动脉瘤,其灵敏度和特异度高。
- 计算机体层摄影成像是主动脉疾病手术规划中的首选检查方法。
- 床旁超声检查在诊断主动脉瘤破裂中价值有限,因为它可以显示腹腔内出血,但不能显示更为常见的腹膜后腔破裂出血。

William Osler 先生曾经说过,"在临床上没有比主动脉瘤更低调的疾病了"。主动脉病变,包括动脉瘤和主动脉夹层,表现为不同症状的组合,常常是偶然发现或常规筛查发现。尽管大的腹主动脉瘤(abdominal aortic aneurysm)偶尔可单独经体格检查诊断,但仍需诊断性影像学检查来证实。急诊医务人员有多种敏感且特异的影像学检查方法来协助诊断主动脉疾病,每种方法有各自的优缺点。表 21.1 列出了不同影像学方法诊断主动脉瘤和主动脉夹层的灵敏度和特异度。

表 21.1　诊断主动脉瘤和主动脉夹层的影像学方法的灵敏度和特异度

影像学方法	灵敏度		特异度	
	动脉瘤	夹层	动脉瘤	夹层
X-线	50%[3]	n/a	100%[3]	n/a
超声	81%[4]	67%~80%[5]	91.1%[4]	99%~100%[5]
计算机体层摄影	84.3%[4]	95%~100%[6,7]	98.4%[4]	95%~99%[6,7]
磁共振成像	95.8%[4]	95%~98%[6]	98.5%[4]	94%~98%[6]

腹主动脉瘤

动脉瘤(arterial aneurysm)通常定义为直径超过正常口径的 50% 的血管。对腹主动脉瘤(abdominal aortic aneurysm,AAA)而言,普遍公认的诊断标准是主动脉壁外径≥3cm[2,8]。准确诊断动脉瘤的口径对治疗非常重要。动脉瘤越大,破裂的风险就越高[1,2,9]。表 21.2 显示 AAA 大小与相应的处理方法。

表 21.2　腹主动脉瘤大小、扩张速度、破裂风险和推荐的影像学复查的时间

主动脉直径	年扩张速度[2]	年破裂风险[1]	破裂的绝对终生风险[2]	重复影像学检查的间隔时间[9]	
<4cm	1~4mm	<2%		3.5~4.4cm	1 年
4~5cm	3~5mm	1%~5%		4.5~5.4cm	6 个月
5~6cm	3~5mm	3%~15%	5cm 20%	>5.5cm 不需要重复影像学检查 有外科修复的指征	
6~7cm	7~8cm	10%~20%	6cm 40%		
>7cm	7~8cm	20%~50%	7cm 50%		

超声检查

由于 AAA 的病死风险高,建议在门诊用腹部超声对其进行筛查[1,9-11]。美国预防服务工作组(the United States Preventive Services Task Force)建议只对有吸烟史的 65 岁以上男性进行筛查。血管外科学会有更为详尽的指南,指南指出包括所有 65 岁以上的男性、有 AAA 家族史的 55 岁以上男性以及有吸烟史或 AAA 家族史的 65 岁以上女性,都应进行筛查[9,11]。

在急诊环境下,床旁(Point-of-care)超声有助于 AAA 的快速床旁诊断。超声是一种无辐射、费用低、准确的影像学诊断

方法[1,2,13,8-12]。2013 年 Rubano 等所做的系统综述表明，急诊科临床医生所做床旁超声检出 AAA 的总灵敏度为 99%，特异度为 98%[13]。其局限性包括床旁超声依赖操作者的经验以及患者的体型和肠道积气的影响[1,3,14]。一些文献资料认为，任何因腹痛、背痛或胁腹痛就诊于急诊科的 50 岁以上患者，都应行 AAA 的超声筛查[1]。

计算机体层摄影

自从微创性血管内动脉瘤修复术（endovascular aneurysm repair，EVAR）应用以来，许多外科医师更喜欢用计算机体层摄影（computed tomography，CT）来评估 AAA，以协助手术规划[10,12,14]。因此，纵使习惯于用超声快速诊断 AAA，但随后常常选择 CT 来评估 AAA 是否适合 EVAR 以及来提供手术规划所需要的测量结果。CT 可显示动脉瘤的大小和血管壁内血栓

（intramural thrombus），也可显示动脉夹层瓣（dissection flap）[8,12]。理想的 CT 检查方式是 CT 血管造影（CT angiography，CTA）。这种方法允许准确测量 AAA，显示主动脉以外其他动脉分支的累及，并进行三维重建以协助外科手术规划[8,12-15]。

CTA 可以发现既往 AAA 修复的并发症，包括感染和瘘[8,12]。

图 21.1b 展示了巨大 AAA 的 CTA 冠状图像。

CT 和 CTA 的主要缺点是辐射暴露，可能造成静脉对比剂过敏，对比剂引起的甲状腺毒症（thyrotoxicosis）和潜在的对比剂引起的肾毒性（nephrotoxicity）[8,12,15]。

磁共振成像

由于磁共振成像（magnetic resonance imaging，MRI）扫描所

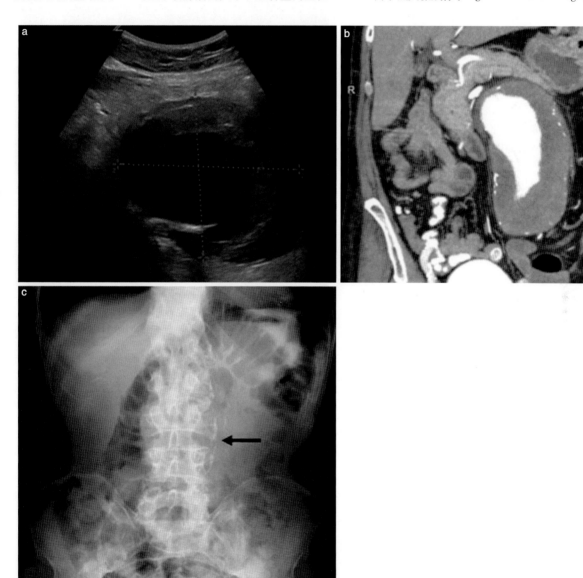

图 21.1 腹主动脉瘤。（a）伴壁内血肿的腹主动脉瘤的横断面超声图像。（b）腹主动脉瘤的冠状位 CT 血管造影图像。（c）腹平片中箭头所示腹主动脉瘤的钙化边缘

需时间长、检查费用高、可用性受限,所以在急诊环境下其应用有限,只用于有 CT 对比剂禁忌证、考虑可能行 EVAR 而非开放修复的病情稳定患者[8,12,15]。切开修复的术前规划过程不需要影像学检查,但 EVAR 需要。由于围手术期病死率低,EVAR 已成为首选修复方法[9]。MR 血管造影(MR angiography,MRA)优于普通的 MRI,原因与 CTA 优于 CT 相同。钆对比剂(gadolinium)增强扫描一般作为首选,但有禁忌时,可在不用钆增强的情况下行 MRI 或 MRA 检查[8,12,15]。并非所有的医疗机构都能在没有钆增强的情况下做 MRA 检查并判读它。

血管造影

传统的血管造影(angiography),也称为数字减影血管造影(digital subtraction angiography),大部分已被 CTA 及 MRA 所替代。血管造影检查需要训练有素的团队,在患者对 CTA 和 MRA 都存在禁忌证的极为少见的情况下可考虑选择血管造影检查。如果有附壁血栓(mural thrombus)的话,血管造影无法分辨血管的真实大小,可能会低估 AAA 的大小[8]。

X 线片

偶尔,在腹部或腰椎的 X 线片上可以见到一条细线状钙化影,即为有钙化的巨大 AAA,如图 21.1c 所示。虽然这是一种较差的评估 AAA 的影像学方法,但医生应该了解这种异常情况,尤其是在面对那些无特异性腹部、背部和胁腹部症状的老年患者时。如果在平片上发现 AAA,则应进行其他影像学检查[3]。

腹主动脉夹层形成

普遍公认的主动脉夹层形成(aortic dissection)的分类体系是 Stanford 系统。Stanford A 型夹层指包括升主动脉(ascending aorta)和/或主动脉弓(aortic arch)的病变,并可延伸至降主动脉(descending aorta);而 Stanford B 型夹层仅包括降主动脉,起始于左锁骨下动脉(left subclavian artery)以下的病变。腹主动脉夹层(abdominal aortic dissection)可能为 A 型或 B 型。如果只是腹部影像学检查发现了夹层形成,那么应进一步行胸部影像学检查,来确定病变扩展的范围[6,7,16]。

超声检查

虽然大多数超声诊断动脉夹层的研究集中于胸主动脉(thoracic aorta),但腹部超声上也可观察到内膜撕裂(intimal tear)。一篇报道显示,腹主动脉超声检查的灵敏度为 67%~80%,特异度为 99%~100%。超声检查阴性并不能排除腹主动脉壁夹层[5,17]。如果超声检查发现腹主动脉夹层,尤其是在血流动力学不稳定的患者中发现,应尽快进行床旁超声心动图检查(echocardiogram),以评估是否有心包积液(pericardial effusion)。心包积液的存在提示 A 型夹层的逆行扩张,可能引起心脏压塞(cardiac tamponade)[6,7]。

计算机体层摄影

与 AAA 类似,评估腹主动脉夹层的最佳检查方法是 CTA。

非增强 CT 应用有限:可以评估壁内血肿(intramural hematoma),壁内血肿是主动脉夹层的变体,指血管壁中层有出血和血肿,而未向主动脉腔内延展。

CTA 是诊断夹层的金标准,因为它可评估夹层的全长,并可测定真、假管腔的大小。它还可评估主动脉分支受累的情况以及灌注不良的区域,CTA 诊断夹层的灵敏度为 100%,特异度为 98%[6,7,16,18]。

图 21.2 显示的是主动脉夹层的 CTA 影像。

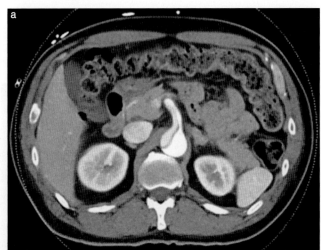

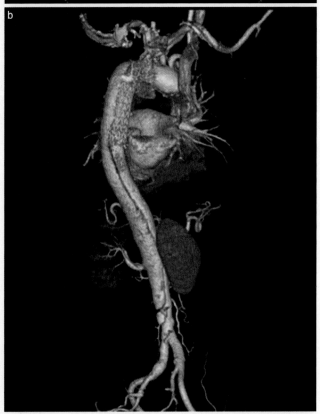

图 21.2 主动脉夹层的 CTA 图像。(a)腹主动脉夹层的轴位图像。(b)主动脉夹层的三维重建图。注意,患者曾接受过主动脉和髂动脉修复术

CTA 提供的信息有助于优化选择开放还是血管内修复的术前评估[6,7,16]。理想的 CTA 影像应获得从胸廓入口到盆腔的影像。再次强调，CT/CTA 的主要缺点是辐射暴露、静脉对比剂过敏、对比剂诱发的甲状腺毒性，以及潜在的对比剂诱发的肾毒性[6,7,16]。与主动脉夹层的危害相比，这些缺点的风险通常微不足道。强烈怀疑主动脉夹层时，患者应当立即接受 CTA 检查。

磁共振成像

对 CT/CTA 有禁忌证的患者可以考虑 MRI/MRA 检查。MRI 的主要缺点是扫描所需时间长和可及性低[6,7,16]。MRA 黑色的血流图像序列不需要对比剂，并且通过消除血管搏动的伪影，可以使血流变成黑色。这有助于夹层瓣的显影观察，并且能更好地观察血管壁。MRA 可以对夹层进行三维重建，如前所述，这有助于术前规划。检查时首选对比增强 MRA，因为这样做几乎可获得全部的诊断信息[7,16]。

血管造影

随着 CTA 和 MRA 的应用，血管造影已很少用于主动脉夹层的诊断。虽然血管造影可以诊断夹层的部位及其累及的主动脉分支，但血栓形成的假腔或壁内血肿可能导致评估不完整或结果假阴性。血管造影需要训练有素的医务人员和支持团队，而且与 CTA 及 MRA 相比创伤更大。

动脉破裂

漏诊的主动脉破裂（aortic rupture）病死率超过 90%[10,14]。因此，如果强烈怀疑主动脉破裂，尤其是在患者血流动力学不稳定，并且既往诊断过主动脉瘤和/或主动脉夹层情况下，就不应因诊断检查而耽搁于手术治疗。

及时的床旁超声检查是有益的，因为它可以迅速确认是否存在主动脉破裂。床旁超声可以探测到至少 100ml 腹腔出血[19]。超声检查发现有腹腔内液体和 AAA/腹主动脉夹层的病情不稳定患者时，要迅速进行外科会诊。超声在腹膜后腔的评估中作用有限，而该处是主动脉破裂的最常发部位[14,20-22]。

图 21.3a 显示了伴有腹腔出血的主动脉破裂患者的腹部超声图像。

甚至对于血流动力学稳定的怀疑主动脉破裂的患者，CTA 检查也存在风险，因为这种检查需要患者离开被密切监视的急诊医疗机构。对于这些患者，可考虑实施与外科会诊结合起来快速进行的 CTA 检查。CTA 可显示破裂的部位，包括腹腔内、腹膜后、主动脉肠瘘和主动脉腔静脉瘘[20-22]。

图 21.3b 显示了主动脉破裂的 CTA 表现。

MRI 或传统的血管造影对可疑的主动脉破裂没有诊断价值。

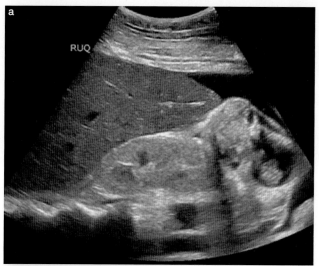
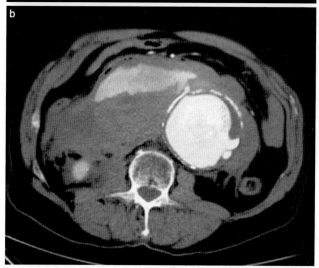

图 21.3 主动脉破裂。（a）右上腹超声显示腹腔内游离液体。（b）腹主动脉瘤破裂伴有腹腔内出血的 CTA 表现

（叶道斌 译，熊楚兰 王伟岸 校）

推荐资源
- Bedside ultrasound of the abdominal aorta. ACEP Now. May 2010; http://www.acepnow.com/article/bedside-ultrasound-abdominal-aorta/3/?singlepage=1
- Hiratzka LF, Bakris GL, Beckman JA, Bersin RM, Carr VF, Casey J, Donald E, et al. ACCF/ AHA/ AATS/ ACR/ ASA/ SCA/ SCAI/ SIR/ STS/ SVM guidelines for the diagnosis and management of patients with thoracic aortic disease. J Am Coll Cardiol. 2010;55:e27–e129.
- Reis SP, Majdalany BS, AF AR, Collins JD, Francois CJ, Ganguli S, et al. Appropriate use criteria: ACR appropriateness criteria® pulsatile abdominal mass, suspected abdominal aortic aneurysm. J Am Coll Radiol. 2017;14(5S): S258–65.

参考文献

1. Reardon RF, Clinton ME, Madore F, Cook TP. Abdominal aortic aneurysm. In: Ma OJ, Mateer JR, Reardon RF, Joing SA, editors. Ma & Mateer's emergency ultrasound. 3rd ed. New York (NY): McGraw Hill; 2014. p. 225–45.

2. Keisler B, Carter C. Abdominal aortic aneurysm. Am Fam Physician. 2015;91(8):538–43.

3. Silverstein MD, Pitts SR, Chaikof EL, Ballard DJ. Abdominal aortic aneurysm (AAA): cost-effectiveness of screening, surveillance of intermediate-sized AAA, and management of symptomatic AAA. BAYLOR UNIV MED CENT PROC 2005. 2005;18(4):345–67.

4. Alamoudi AO, Haque S, Srinivasan S, Mital DP, (2015) Diagnostic efficacy value in terms of sensitivity and specificity of imaging modalities in detecting the abdominal aortic aneurysm: a systematic review. International Journal of Medical Engineering and Informatics 7 (1):15.

5. Fojtik JP, Costantino TG, Dean AJ. The diagnosis of aortic dissection by emergency medicine ultrasound. J Emerg Med. 2007;32(2):191–6.

6. Baliga RR, Nienaber CA, Bossone E, Oh JK, Isselbacher EM, Sechtem U, et al. The role of imaging in aortic dissection and related syndromes. JACC Cardiovasc Imaging. 2014;7(4):406–24.

7. Hiratzka LF, Bakris GL, Beckman JA, Bersin RM, Carr VF, Casey J, Donald E, et al. Practice guideline: full text: 2010 ACCF/AHA/AATS/ACR/ASA/SCA/SCAI/SIR/STS/SVM guidelines for the diagnosis and management of patients with thoracic aortic disease. J Am Coll Cardiol. 2010;55:e27–e129.

8. Reis SP, Majdalany BS, AbuRahma AF, Collins JD, Francois CJ, Ganguli S, et al. Appropriate use criteria: ACR appropriateness criteria® pulsatile abdominal mass suspected abdominal aortic aneurysm. J Am Coll Radiol. 2017;14(5S):S258–65.

9. Chaikof EL, Brewster DC, Dalman RL, Makaroun MS, Illig KA, Sicard GA, et al. SVS practice guidelines for the care of patients with an abdominal aortic aneurysm: executive summary. J Vasc Surg. 2009;50:880–96.

10. Kent KC. Clinical practice. Abdominal aortic aneurysms. N Engl J Med. 2014;371(22):2101–8.

11. Guirguis-Blake J, Beil TL, Sun X, Senger CA, Whitlock EP. Primary care screening for abdominal aortic aneurysm: a systematic evidence review for the U.S. Preventive Services Task Force. Jan 2014.

12. Hong H, Yang Y, Liu B, Cai W. Imaging of abdominal aortic aneurysm: the present and the future. Curr Vasc Pharmacol. 2010;8(6):808–19.

13. Rubano E, Mehta N, Caputo W, Paladino L, Sinert R, Carpenter C. Systematic review: emergency department bedside ultrasonography for diagnosing suspected abdominal aortic aneurysm. Acad Emerg Med. 2013;20(2):128–38.

14. Singh M, Koyfman A, Martinez JP. Abdominal vascular catastrophes. Emerg Med Clin North Am. 2016;34:327–39.

15. Hirsch AT, Haskal ZJ, Hertzer NR, Bakal CW, Creager MA, Halperin JL, et al. ACC/AHA practice guideline: ACC/AHA 2005 guidelines for the management of patients with peripheral arterial disease (lower extremity, renal, mesenteric, and abdominal aortic): executive summary a collaborative report from the American Association for Vascular Surgery/Society for Vascular Surgery, AAVS/SVS when guideline initiated, now merged into SVSSociety for Cardiovascular Angiography and Interventions, Society for Vascular Medicine and Biology, Society of Interventional Radiology, and the ACC/AHA task force on practice guidelines (writing committee to develop guidelines for the management of patients with peripheral arterial disease). Endorsed by the American Association of Cardiovascular and Pulmonary Rehabilitation; National Heart, Lung, and Blood Institute; Society for Vascular Nursing; TransAtlantic Inter-Society Consensus; and Vascular Disease Foundation. J Am Coll Cardiol. 2006;47:1239–312.

16. Thrumurthy SG, Karthikesalingam A, Patterson BO, Holt PJE, Thompson MM. The diagnosis and management of aortic dissection. BMJ (Overseas & Retired Doctors Edition). 2012;344(7839):37–42.

17. Williams J, Heiner JD, Perreault MD, McArthur TJ. Aortic dissection diagnosed by ultrasound. West J Emerg Med. 2010;11(1):98–9. 2010(1):98.

18. Mussa FF, Horton JD, Moridzadeh R, Nicholson J, Trimarchi S, Eagle KA. Acute aortic dissection and intramural hematoma: a systematic review. JAMA. 2016;316(7):754–63.

19. Paajanen H, Lahti P, Nordback I. Sensitivity of transabdominal ultrasonography in detection of intraperitoneal fluid in humans. Eur Radiol. 1999;9(7):1423–5.

20. Vu K, Kaitoukov Y, Morin-Roy F, Kauffmann C, Giroux M, Thérasse E, et al. Rupture signs on computed tomography, treatment, and outcome of abdominal aortic aneurysms. Insights Imaging. 2014;5(3):281–93.

21. Rakita D, Newatia A, Hines JJ, Siegel DN, Friedman B. Spectrum of CT findings in rupture and impending rupture of abdominal aortic aneurysms. Radiographics. 2007;27(2):497–507.

22. Kumar Y, Hooda K, Li S, Goyal P, Gupta N, Adeb M. Abdominal aortic aneurysm: pictorial review of common appearances and complications. Ann Transl Med. 2017;5(12):256.

哪些患者可以药物治疗，哪些需要外科干预？

Brit Long and Alex Koyfman

经验教训

- 腹主动脉瘤（abdominal aortic aneurysm，AAA）破裂需要紧急外科手术，有明显 AAA 症状的患者也需要紧急修复。
- AAA 直径>5.5cm，有外周动脉疾病、外周动脉瘤和 AAA 快速增大的患者都应择期进行手术修复。
- 外科手术的选择包括有切开修复术和血管内修复术。
- 血管内动脉瘤修复术与切开修复术相比，短期内病死率低，但长期结果相似。
- 药物治疗的目的是改善危险因素，可以建议不符合外科修复术标准的患者采用药物治疗。

腹主动脉瘤（abdominal aortic aneurysm，AAA），定义为腹主动脉直径超过3cm，是潜在致命性疾病。AAA 破裂病死率高，如未经修复治疗，病死率接近100%。一旦发生破裂，50%的患者能够活着到达医院，其中30%~50%的患者在住院期间死亡[1-5]。

哪些腹主动脉瘤患者需要外科介入？

患者的血流动力学状态（hemodynamic status）指导临床处理方法的选择。AAA 破裂患者和有 AAA 破裂征象（腹痛、胁腹痛、背痛、搏动性包块、下肢缺血）的血流动力学不稳定患者，需要立即开放静脉通路并进行手术治疗。血流动力学稳定但有与 AAA 相关症状的患者需要进行紧急评估。如果症状归因于 AAA，则建议紧急修复治疗［切开修复术（open repair）或血管内动脉瘤修复术（endovascular aneurysm repair，EVAR）］。尽管可能需要进行切开修复，但如有可能应尽量选择 EVAR[3-6]。

无症状的患者可选择择期修复术（elective repair），这是预防破裂最有效的治疗措施。当动脉瘤直径>5.5cm 时，推荐选择择期修复[4,5]。几项荟萃分析结果显示，对直径4~5.5cm的 AAA 进行修复治疗并不降低病死率[7-10]。然而，患者的年龄、性别、合并症情况和 AAA 的增长速度是要考虑的重要因素。如果患者不符合择期修复术的标准，就选择内科治疗，包括治疗促发 AAA 增长的危险因素[4-6]。

增大速度在6个月内>0.5cm 或12个月内>1cm 的 AAA

破裂风险较大。在外周动脉疾病（peripheral artery disease）或髂动脉瘤、股动脉瘤及腘动脉瘤等其他动脉疾病的基础上，直径小于5.5cm 的 AAA 也可能需要修复治疗[4,5,8]。年龄因素也需要考虑，预期寿命（life expectancy）很短或衰弱的老年人，可能需要密切观察，而不是进行手术。与男性相比，相同大小的 AAA 女性患者动脉瘤破裂风险较高。女性中 AAA 择期修复治疗与病死率增加相关，所以择期修复治疗的选择必须与较高的破裂风险相权衡。对围手术期病死率和发病率较低的女性而言，择期修复治疗直径>5cm 的 AAA 可能是一种选项[4,5,7,9]。

外科手术选择方式有哪些？

切开修复术和 EVAR 是两种主要的修复术选项。在美国超过80%的患者接受 EVAR。切开修复术的病死率约5%，而 EVAR 的病死率为0.5%~2%。一项比较切开修复术与 EVAR 的试验发现，进行 EVAR 后患者的短期病死率有改善，但两者的长期结局无差异。汇总分析表明，EVAR 后患者围手术期病死率降低69%[4-6,11]。DREAM、EVAR 1、OVER 和 ACE 等试验评价了 EVAR 术后不同时间阶段的结果。这些研究结果表明 EVAR 术后患者短期病死率大幅降低，但由于与切开修复术相比，EVAR 再次干预的概率增加，所以长期病死率并没有降低[10-16]。对于预期寿命更长（>10年）的较年轻患者（<60岁），切开修复术的效果可能更好，尽管这一结论仍然存在争议。EVAR 可能更适宜其他所有患者[4-6]。

修复术的并发症因具体技术不同而异。切开修复术与腹壁疝（abdominal wall hernia）、吻合口旁动脉瘤（para-anastomotic aneurysm）、肾损伤、结肠缺血、性功能障碍（sexual dysfunction）、植入物感染和主动脉肠瘘有关。EVAR 与髂支闭塞（limb occlusion）、内漏（endoleak）、装置移位（device migration）、EVAR 术后动脉瘤破裂（aneurysm rupture）、臀肌跛行（buttock claudication）和性功能障碍等有关。这些并发症更多发生在 AAA 破裂紧急修复治疗的患者[4-6]。

哪些患者可用内科治疗？

大多数<5.5cm 的 AAA 患者都适合内科治疗[4-6,9]。AAA 会随着病程进展自然增大。内科治疗并不能预防破裂，但可以改善 AAA 的危险因素和心血管疾病。心血管风险的降低包括

戒烟。吸烟是最重要的可改变的危险因素之一。定期锻炼也至关重要。推荐采用阿司匹林和他汀类药物进行治疗,因为 AAA 被视为冠状动脉疾病的危险因素。尽管没有特效治疗方法可改变 AAA 的自然史,但仍应治疗患者的高血压[9,10,12]。他汀类药物、β 受体阻滞剂和血管紧张素转换酶抑制剂(angiotensin-converting enzyme inhibitor)不能减缓 AAA 的进展。抗生素和抗炎药物也不能限制其进展[7-9]。

(温小恒 译,栗竞　张杰 校)

推荐资源

- Abdominal Aortic Aneurysm (AAA). Life in the fast lane. Dec 2015; https://lifeinthefastlane.com/ccc/abdominal-aortic-aneurysm-aaa/
- Abdominal aortic aneurysm: clinical highlights/updates. emDocs. March 2015; http://www.emdocs.net/abdominal-aortic-aneurysm-clinical-highlights-updates/
- Abdominal Aortic Aneurysm. CORE EM. Aug 2016; https://coreem.net/core/abdominal-aortic-aneurysm/

参考文献

1. Bown MJ, Sutton AJ, Bell PR, Sayers RD. A meta-analysis of 50 years of ruptured abdominal aortic aneurysm repair. Br J Surg. 2002;89:714.
2. Hoornweg LL, Storm-Versloot MN, Ubbink DT, et al. Meta analysis on mortality of ruptured abdominal aortic aneurysms. Eur J Vasc Endovasc Surg. 2008;35:558.
3. Johnston KW, Rutherford RB, Tilson MD, et al. Suggested standards for reporting on arterial aneurysms. Subcommittee on Reporting Standards for Arterial Aneurysms, Ad Hoc Committee on Reporting Standards, Society for Vascular Surgery and North American Chapter, International Society for Cardiovascular Surgery. J Vasc Surg. 1991;13:452.
4. Hirsch AT, Haskal ZJ, Hertzer NR, et al. ACC/AHA 2005 practice guidelines for the management of patients with peripheral arterial disease (lower extremity, renal, mesenteric, and abdominal aortic): a collaborative report from the American Association for Vascular Surgery/Society for Vascular Surgery, Society for Cardiovascular Angiography and Interventions, Society for Vascular Medicine and Biology, Society of Interventional Radiology, and the ACC/AHA Task Force on Practice Guidelines (writing committee to develop guidelines for the management of patients with peripheral arterial disease): endorsed by the American Association of Cardiovascular and Pulmonary Rehabilitation; National Heart, Lung, and Blood Institute; Society for Vascular Nursing; TransAtlantic Inter-Society Consensus; and Vascular Disease Foundation. Circulation. 2006;113:e463.
5. Chaikof EL, Brewster DC, Dalman RL, et al. SVS practice guidelines for the care of patients with an abdominal aortic aneurysm: executive summary. J Vasc Surg. 2009;50:880.
6. Golledge J, Norman PE. Current status of medical management of abdominal aortic aneurysm. Atherosclerosis. 2011;217:57–63.
7. Mortality results for randomised controlled trial of early elective surgery or ultrasonographic surveillance for small abdominal aortic aneurysms. The UK small aneurysm trial participants. Lancet. 1998;352(9141):1649–55.
8. Lo RC, Lu B, Fokkema MT, et al. Relative importance of aneurysm diameter and body size for predicting abdominal aortic aneurysm rupture in men and women. J Vasc Surg. 2014;59:1209.
9. Baxter BT, Terrin MC, Dalman RL. Medical management of small abdominal aortic aneurysms. Circulation. 2008;117:1883.
10. Chagpar RB, Harris JR, Lawlor DK, et al. Early mortality following endovascular versus open repair of ruptured abdominal aortic aneurysms. Vasc Endovasc Surg. 2010;44:645.
11. Paravastu SC, Jayarajasingam R, Cottam R, et al. Endovascular repair of abdominal aortic aneurysm. Cochrane Database Syst Rev. 2014;1:CD004178.
12. Lederle FA, Johnson GR, Wilson SE, et al. The aneurysm detection and management study screening program: validation cohort and final results. Aneurysm detection and management veterans affairs cooperative study investigators. Arch Intern Med. 2000;160:1425.
13. Prinssen M, Verhoeven EL, Buth J, et al. A randomized trial comparing conventional and endovascular repair of abdominal aortic aneurysms. N Engl J Med. 2004;351:1607.
14. EVAR trial participants. Endovascular aneurysm repair versus open repair in patients with abdominal aortic aneurysm (EVAR trial 1): randomised controlled trial. Lancet. 2005;365:2179.
15. Becquemin JP, Pillet JC, Lescalie F, et al. A randomized controlled trial of endovascular aneurysm repair versus open surgery for abdominal aortic aneurysms in low- to moderate-risk patients. J Vasc Surg. 2011;53:1167.
16. Lederle FA, Freischlag JA, Kyriakides TC, et al. Long-term comparison of endovascular and open repair of abdominal aortic aneurysm. N Engl J Med. 2012;367:1988.

低血压性复苏/损伤控制性复苏在 AAA 破裂中起什么作用?

23

Lindsay A. Weiner and Daniel B. Gingold

经验教训

- 在腹主动脉瘤破裂患者,过度液体复苏可导致低体温、凝血功能障碍和酸中毒的"致死三联征"。
- 在腹主动脉瘤破裂患者,收缩压升高可促使附着血栓脱落,并加重出血。
- 在回顾性研究中,大量输液治疗是病死率增加的独立因素。
- 允许性低血压复苏是指以收缩压(SBP)50~100mmHg 为目标的液体输入限制。尚不清楚最佳的目标 SBP。
- 限制早期大量液体复苏,并保持允许性低血压直至术后,可降低病死率。

腹主动脉瘤(abdominal aortic aneurysm, AAA)破裂常常是致命的,病死率为 53%~93%[1]。确定性治疗(definitive treatment)需要血管内修复术或切开修复术。AAA 破裂后死亡的预测因素包括高龄、酸中毒(acidosis)、意识丧失、肾功能不全(renal insufficiency)和术前休克(preoperative shock)[2]。尽管术前休克与病死率增加相关,但提高收缩压(systolic blood pressure, SBP)改善器官灌注的益处应与加重出血的风险相权衡。正常血压复苏策略(normotensive resuscitation strategy),是指快速、大量的补液治疗,以收缩压>100mmHg 为目标。另外一种方式是控制性(或允许性)低血压复苏,以 SBP 50~100mmHg 为复苏目标。

有证据显示,为了正常血压复苏而强力补液的策略可加重出血[3]。在 AAA 破裂患者,大剂量液体复苏可导致稀释性和消耗性凝血功能障碍(consumptive coagulopathy)、低体温(hypothermia)和酸中毒在内的"致死三联征(lethal triad)"[1,4]。154 例 AAA 破裂患者的回顾性分析显示,修复术前补充 3.5L 液体与死亡相关的比值比(odd ratio, OR)为 3.54。在这项研究中,收缩压降低与病死率无独立相关性[5]。另一项回顾性研究显示,患者接受每小时静脉补液中值约 0.9L 的允许性低血压复苏,30 天内每小时每增加 1L 的复苏与死亡相关的 OR 值为 1.57[6]。在调整回归分析中,较大剂量的胶体和晶体补液治疗都与病死率有独立相关性。有证据显示,输液量比收缩压对病死率的影响更大,表明修补术前限制大容量液体复苏可改善临床结局。

目前,在 AAA 破裂患者还没有对允许性低血压和积极液体复苏进行比较的前瞻性随机对照试验。不过,以前的文献提

到,患者收缩压可以短时间维持在 50~70mmHg,并且这个血压区间有助于限制内出血及凝血因子和血小板的丢失[4,7]。允许性低血压的概念长期用于创伤患者的复苏中,之后在腹主动脉瘤破裂患者中应用也获得了成功,以致这种策略纳入了 AAA 的处理方案中[8]。

Val derVliet 等最先对一系列 AAA 破裂患者救治中允许性低血压策略的效果进行了研究,发现限制院前补液在 500ml 以内并在术前保持收缩压在 50~100mmHg 是可行的策略[7]。尽管尚不清楚老年患者理想的目标收缩压,但 2014 年系统综述得出延迟容量复苏的允许性低血压策略对患者有益的结论[9]。对一家医院病例的回顾性研究发现,与接受标准治疗的患者相比,实施损伤控制性复苏(damage control resuscitation)和损伤控制手术技术(damage control operative techniques)的患者术中失血量较大并且需要输入的血浆量增多,而病死率并未明显下降[10]。这些资料支持允许性低血压治疗策略的广泛应用。欧洲血管外科协会(European Society for Vascular Surgery)将 AAA 破裂患者收缩压应维持在 50~100mmHg 的建议定为等级 4,C 级,因为证据质量不高[3]。

IMPROVE 试验随机将 AAA 破裂患者分为切开修复和血管内修复术组,发现最低收缩压低于 70mmHg 的 AAA 破裂患者 30 天内病死率较高[11];最低收缩压较低者 30 天内病死率为 51%,而最低收缩压较高者 34.1%[11]。不过,血压最低的患者修复术前接受的补液也最多,很难弄清楚病变的严重程度是否决定血压、液体需求量和病死率,以及补液增多是否提高病死率而与病变严重性或合并症无关。

腹主动脉瘤破裂患者更多见于有动脉粥样硬化的老年人,因此,较低的收缩压可能诱发肾脏损伤和/或心肌梗死[1]。

为提供支持采用允许性低血压策略的较高质量证据,必须对 AAA 破裂患者进行随机临床试验。为优化血压目标,归纳其不良效应(如脑、肠道、四肢或心肌缺血)的风险特征,并了解是否存在允许性低血压不太可能获益的年龄界值,需要进行进一步研究。

虽然数据质量差,但允许性低血压是治疗 AAA 破裂患者的一种合理方法。最近的回顾性数据显示,在调整关键的混杂因素后,较大容量补液与病死率独立相关。因为最低收缩压与病死率相关,所以维持收缩压在 70~100mmHg 是合理的。然而,有些人认为,不管血压测量结果如何,在不引起终末器官缺血的情况下,尽可能保持最低的血压[4]。应避免复苏所致的收

缩压高于 100mmHg 情况出现,因为补液而使收缩压高于 100mmHg 可能有害。不赞成使用血管加压药,因为它可能加重出血并导致末端器官缺血。临床医生应常规监测患者末端器官,观察是否出现灌注受损的征象,如精神状态改变、ECG 缺血改变和肌酐升高。有这些征象的任何一项,就应考虑提高目标血压。胶体和晶体液都适用于治疗 AAA 破裂导致的严重低血压,不过创伤患者治疗的证据和经验表明胶体液可能更有益。接近全血的血制品混合液可能效果最佳。早期确定性的外科处理可能会使积极的复苏措施延迟到手术修复后,并优化这种致死性疾病患者的预后。

（温小恒 译,王伟岸 校）

推荐资源

- Hamilton H, Constantinou J, Ivancev K. The role of permissive hypotension in the management of ruptured abdominal aortic aneurysms. J Cardiovasc Surg. 2014;55:151–9.
- Moreno DH, Cacione DG, Baptista-Silva JC. Controlled hypotension versus normotensive resuscitation strategy for people with ruptured abdominal aortic aneurysm. Cochrane Database Syst Rev. 2016;13(5):CD011664.

参考文献

1. Moreno DH, Cacione DG, Baptista-Silva JCC. Controlled hypotension versus normotensive resuscitation strategy for people with ruptured abdominal aortic aneurysm. Cochrane Database Syst Rev. 2016;2016(5):1–16.
2. Kurc E, Sanioglu S, Ozgen A, Aka SA, Yekeler I. Preoperative risk factors for in-hospital mortality and validity of the Glasgow aneurysm score and Hardman index in patients with ruptured abdominal aortic aneurysm. Vascular. 2012 Jun;20(3):150–5.
3. Moll FL, Powell JT, Fraedrich G, Verzini F, Haulon S, Waltham M, et al. Management of abdominal aortic aneurysms clinical practice guidelines of the European society for vascular surgery. Eur J Vasc Endovasc Surg. 2011;41(Suppl 1):S1–S58.
4. Roberts K, Revell M, Youssef H, Bradbury AW, Adam DJ. Hypotensive resuscitation in patients with ruptured abdominal aortic aneurysm. Eur J Vasc Endovasc Surg. 2006;31(4):339–44.
5. Hardman DTA, Fisher CM, Patel MI, Neale M, Chambers J, Lane R, et al. Ruptured abdominal aortic aneurysms: who should be offered surgery? J Vasc Surg. 1996;23(1):123–9.
6. Dick F, Erdoes G, Opfermann P, Eberle B, Schmidli J, von Allmen RS. Delayed volume resuscitation during initial management of ruptured abdominal aortic aneurysm. J Vasc Surg. 2013;57(4):943–50.
7. van der Vliet JA, van Aalst DL, Schultze Kool LJ, Wever JJ, Blankensteijn JD. Hypotensive hemostatis (permissive hypotension) for ruptured abdominal aortic aneurysm: are we really in control? Vascular. 2007 Jul;15(4):197–200.
8. Park BD, Azefor N, Huang C-C, Ricotta JJ. Trends in treatment of ruptured abdominal aortic aneurysm: impact of endovascular repair and implications for future care. J Am Coll Surg. 2013;216(4):745–54.
9. Hamilton H, Constantinou J, Ivancev K. The role of permissive hypotension in the management of ruptured abdominal aortic aneurysms. J Cardiovasc Surg. 2014 Apr;55(2):151–9.
10. Tadlock MD, Sise MJ, Riccoboni ST, Sise CB, Sack DI, Sise RG, et al. Damage control in the management of ruptured abdominal aortic aneurysm: preliminary results. Vasc Endovasc Surg. 2010;44(8):638–44.
11. Powell JT. Observations from the IMPROVE trial concerning the clinical care of patients with ruptured abdominal aortic aneurysm. Br J Surg. 2014;101(3):216–24.

患者主动脉已修复，AAA 修复有哪些并发症？ 何时应担心复发？

24

Anne Walker and Sara Manning

经验教训
- 计算机体层摄影（CT）血管成像是大多数腹主动脉瘤（AAA）修复术相关并发症的首选检查方法。
- 对内漏进行评估时，应该选择三期 CT。
- 有发热症状和 AAA 修复术病史的患者，应高度怀疑植入物感染。
- 主动脉肠瘘可表现为非特异症状。便血病史并非总是存在。
- 怀疑术后并发症时，早期血管外科会诊非常重要。

随着影像学检查技术的改进，包括超声的更广泛应用，腹主动脉瘤（abdominal aortic aneurysms，AAA）得以被较早识别，并被密切监测，最终增加手术干预的机会。尽管切开修补术和血管内动脉瘤修复术之间的病死率并无明显差异，但后者住院时间短，肾脏和心脏受损及感染性并发症的风险较低，早期重复手术干预的可能性较低，以上情况都支持选择血管内动脉瘤修复术进行治疗[1,2]。

AAA 修补术后发病率和病死率最强的预测指标是先前存在的心血管和肺部疾病史[3,4]。除手术因素外，与再次入院相关的最常见因素是首次住院时间延长和出院后到康复机构康复，而与手术方法无关[5]。

AAA 切开修复术的并发症有哪些？

切开修复术（open repair）后，再次入院的最常见原因是伤口感染（wound infection），其次是肠梗阻。其他并发症包括主动脉肠瘘（aortoenteric fistula，AEF）、缺血性结肠炎（ischemic colitis）、植入物感染（graft infection）和肾衰竭（renal failure）。

主动脉肠瘘是 AAA 修补术后的灾难性并发症，病死率接近 50%[6]。在胃肠道与植入物发生接触的任何地方都可能发生粘连，这些粘连可能导致植入物侵蚀进入肠道。AEF 最常见的部位是十二指肠。患者常常在术后至少 1~2 个月后出现恶心、呕吐、腹痛、呕血和血便[3]。明显的胃肠道出血或便血不一定存在。不过，表现为胃肠道出血的确诊 AAA 和既往 AAA 修复的患者应紧急评估 AEF。紧急评估 AEF 的最佳方法是 CTA，如图 24.1 所示[6]。

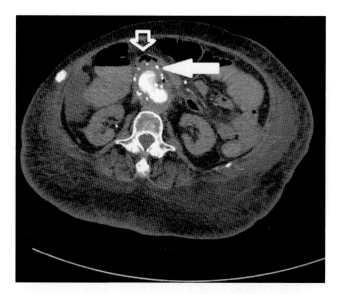

图 24.1 轴位 CT 血管造影显示既往 AAA 血管内修复术（实心箭头），在主动脉肠瘘的位置紧邻植入物处存在气体（空心箭头）

缺血性结肠炎在切开修复术前曾行结肠切除术的患者中更为常见，因为结肠切除术可引起结肠的侧枝血供减少[3]。缺血性结肠炎的典型表现为腹痛和腹泻，腹泻可能是血性的或非血性的。

外科切开修复术后假体植入物感染的发生率为 1%~4%[7]。

肾衰竭在择期手术的患者中发生率约为 2%，在 AAA 破裂后急诊手术患者中高达 20%。夹闭肾上血管、低血压和术中给予对比剂可促进肾衰竭的发生[8]。

AAA 血管内动脉瘤修复术的并发症有哪些？

血管内动脉瘤修复术（endovascular aneurysm repair，EVAR）后，再次入院的最常见的原因是与植入物相关的并发症[5]。血管内动脉瘤修复术后并发症包括器官缺血（organ ischemia）、植入物感染和 AEF。

早期缺血与植入物扭结有关，晚期则与植入物移位有关[9]。病例报告报道了睾丸、脊髓和下肢缺血情况[9-11]。

来自植入物的大的动脉栓塞形成可表现为突发下肢无力、

麻木或无脉[6]。诊断需要 CTA,如果患者对对比剂有禁忌证,可选择双功能超声来证实。患者应给予抗凝治疗,并且进行血管外科会诊,以考虑是否行血栓切除术(thrombectomy)或进行血管搭桥(vascular bypass)[6]。

植入物感染可能因植入时污染而发生,但大多数是源于血源性播散。大多数植入物感染是由金黄色葡萄球菌(Staphylococcus aureus)所引起[6]。对任何以发热为表现的有 EVAR 病史的患者,都应该怀疑植入物感染。植入物感染患者也表现为非特异症状,如背痛、胁腹痛(flank pain)和体重减轻。急诊评价应包括 CTA 和血管外科会诊。据估计,CTA 诊断植入物感染的灵敏度和特异度分别为 60% 和 100%[12]。CTA 可显示植入物周围部位是否有气体或炎性改变。如果高度怀疑植入物感染,CTA 检查阴性不应作为明确诊断的证据,而应进行组织培养并给予广谱抗生素治疗。只有通过直接的组织采样培养才能明确诊断[12]。

尽管 AEF 在 EVAR 较切开修复术少见,但它仍是灾难性的,对任何有胃肠道出血证据和 AAA 修复病史的患者都应考虑 AEF 的可能。

何时担心复发?

复发(recurrence)的风险是切开修复术和血管内方法之间的重要差别。因为切开修复术切除了病变血管,也就消除了复发的风险。血管内方法的复发风险高。研究估计风险约每年 1%,而内漏明显增加了这一风险[13]。因此,建议血管内修复术后长期进行影像学监测。当植入物腔外(但仍在植入物所治疗的动脉瘤内)有持续的血流时,就发生了内漏(endoleak)。内漏分为五种亚型,见表 24.1。Ⅰ 型内漏可导致动脉瘤迅速增大并破裂。这种情况需要紧急手术干预。Ⅱ 型内漏起因于供应动脉瘤囊的侧支血管。尽管这种情况可自行缓解,但对动脉瘤囊的持续施压可导致动脉瘤进展并最终破裂。Ⅱ 型内漏应立即进行紧急血管外科会诊。Ⅲ 型和 Ⅳ 型内漏包括植入物覆盖的血管段周围或植入体本身出现的渗漏[6,13]。Ⅴ 型漏是目前了解较少的现象,在这种情况中,压力可通过植入物传递。疑似或确诊的内漏最好用三期 CT 来评估,三期 CT 可以在静脉注射对比剂后 3 个不同的时间点观察血管系统。

表 24.1　内漏分类

漏的类型	定义
Ⅰ 型	在病变近端和远端植入物封堵均无效,导致持续灌注
Ⅱ 型	来自分支血管如 IMA 或腰动脉的反流
Ⅲ 型	由植入物的裂孔或植入物覆盖血管部位的无效封堵引起的渗漏
Ⅳ 型	通过多孔的植入物产生的渗漏
Ⅴ 型	动脉瘤囊持续增大而无明确的渗漏,由"内压(endopressure)"所致

(温小恒 译,刘清源 校)

推荐资源

- emDOCS: abdominal vascular graft complications. June 2016; http://www.emdocs.net/abdominal-vascular-graft-complications/
- Slama R, Long B, Koyfman A. The emergency medicine approach to abdominal vascular graft complications. Am J Emerg Med. 2016;34(10): 2014–7.

参考文献

1. Chandra V, Trang K, Virgin-Downey W, et al. Management and outcomes of symptomatic abdominal aortic aneurysms during the past 20 years. J Vasc Surg. 2017;66:1679–85. epub ahead of print. PMID: 28619644.
2. Gupta PK, Brahmbhatt R, Kempe K, et al. Thirty-day outcomes after fenestrated endovascular repair are superior to open repair of abdominal aortic aneurysms involving visceral vessels. J Vasc Surg. 2017;66:1653–8. epub ahead of print. PMID: 28711400.
3. Aggarwal S, Qamar A, Sharma V, Sharma A. Abdominal aortic aneurysm: a comprehensive review. Exp Clin Cardiol. 2011;16(1):11–5. Spring.
4. Healy GM, Redmond CE, Gray S, et al. Midterm analysis of survival and cause of death following endovascular abdominal aortic aneurysm repair. Vasc Endovasc Surg. 2017;51(5):274–81.
5. Greenblatt DY, Greenberg CC, Kind AJ, et al. Causes and implications of readmission after abdominal aortic aneurysm repair. Ann Surg. 2012;256(4):595–605.
6. Slama R, Long B, Koyfman A. The emergency medicine approach to abdominal vascular graft complications. Am J Emerg Med. 2016;34(10):2014–7.
7. Hausegger KA, Schedlbauer P, Deutschmann HA, et al. Complications in endoluminal repair of abdominal aortic aneurysms. Eur J Radiol. 2001;32:22–33.
8. Humphreys WV, Byrne J, James W. Elective abdominal aortic aneurysm operations – the results of a single surgeon series of 243 consecutive operations from a district general hospital. Ann R Coll Surg Engl. 2000;82:64–8.
9. Behrendt CA, Dayama A, Debus ES, et al. Lower extremity ischemia after abdominal aortic aneurysm repair. Ann Vasc Surg. 2017;45:206–12. epub ahead of print.
10. Thomas E, Parra BL, Patel S. Post-endovascular aneurysm repair (EVAR) testicular ischemia: a rare complication. Urol Case Rep. 2017;8(14):35–7.
11. Ke C, Feng Y, Chang C, et al. Extensive spinal cord ischemia following endovascular repair of an infrarenal abdominal aortic aneurysm: a rare complication. J Anesth. 2013;27(6):956–9.
12. Candell L, Tucker L, Goodney P, et al. Early and delayed rupture after endovascular abdominal aortic aneurysm repair in a 10-year multicenter registry. J Vasc Surg. 2014;6(5):1146–53.
13. Antoniou G, Georgiadis G, Antoniou S, et al. Late rupture of abdominal aortic aneurysm after previous endovascular repair: a systematic review and meta-analysis. J Endovasc Ther. 2015;22(5):734–44.

25

无症状性 AAA：何时该关注，告诉患者什么？

Mark E. Sutherland and Joseph P. Martinez

经验教训

- 腹主动脉瘤（AAA）最大直径（男性>5.5cm，女性>5.0cm）和扩张速度（每6个月>0.5cm）是其破裂风险的最佳预测指标。
- AAA 破裂的病死率约为 80%。如果有适应证，为降低这种风险，适当监测和择期修复术是必要的。
- 女性、吸烟、COPD 和未控制的高血压都能增加动脉瘤扩张和破裂的风险。
- AAA 与其他腹腔盆腔和下肢动脉瘤相关，应仔细检查 AAA 患者的股动脉、腘动脉和足背动脉脉搏。
- 虽然超声是非常敏感和特异的筛查方法，但处于 AAA 破裂风险的患者应在急诊或门诊接受腹部和盆腔计算机体层摄影血管造影检查，以及向血管外科和初级保健单位的转诊。

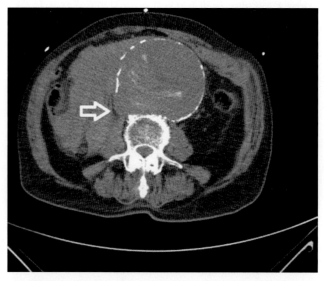

图 25.1 轴向 CT 显示非常大的 AAA，有急性破裂的迹象（箭头）

在急诊医疗单位，超声检查应用和先进影像技术的使用日益增加，多种偶然发现的病变也逐渐增多，包括无症状的腹主动脉瘤（abdominal aortic aneurysm，AAA）[1-3]。一篇总结腹部超声、计算机体层摄影（computed tomography，CT）扫描和磁共振成像（magnetic resonance imaging，MRI）的综述文献发现，AAA发现率高达 1%~2%[1-3]。虽然腹部体格检查对 AAA 发现不敏感，但无症状的 AAA 也可以通过体格检查发现[4]。AAA 破裂时，院前病死率在 50% 以上，其中到达手术室进行紧急修复的患者中病死率近 50%，这强调了 AAA 破裂的灾难性后果[5-7]。在无症状 AAA 患者的长期预后中，急诊医务人员起关键作用，通过教育可使患者认识到这一发现的重要性并将患者转诊进行恰当监测和动脉瘤处理[8,9]。

医务人员必须先证实患者真正无症状，并且无活动性动脉瘤破裂的证据。虽然低血压、背痛或胁腹痛和搏动性肿块三联征与 AAA 破裂相关，但其中 1 项或 2 项表现缺失并不能排除 AAA 破裂可能，因为只有 25%~50% 的患者表现出所有三种症状[4,10]。如果担心患者有活动性破裂，应进行紧急外科会诊；如果临床上可行，应立即进行腹部或盆腔 CT 血管造影检查[11]。图 25.1 展示了有破裂证据的 AAA 的 CT 表现。

AAA 可能与其他盆腹腔部位及下肢血管畸形有关，应密切

监测股部、腘窝和足背部位的搏动，如果考虑远端血管受累，应进行影像学评价[12]。

对于真正无症状、未破裂的 AAA 病例，急诊医务人员应对患者进行风险分层，以确保在适当的时间点随访。所有 AAA 患者，主动脉直径大于肾动脉正常直径 1.5 倍，或大于 3cm[13,14]，均应转诊到血管外科进行进一步监测，但破裂高危患者应更快转诊。偶尔，如果有明显的门诊随访障碍，这些患者可能需要待在急诊医疗单位进行评估。动脉瘤破裂最重要的危险因素是动脉瘤的最大直径非常大及动脉瘤的快速扩张[15]。其他的危险因素包括女性、吸烟（smoking）、COPD 和未控制的高血压[4]。AAA 择期修复术的时机是基于患者价值观、年龄、合并症条件和其他因素的高度个体化决策[16]，但大多数美国和国际指南推荐，男性直径大于 5.5cm、女性大于 5.0cm 和 6 个月内直径增加 0.5cm 以上的动脉瘤需要进行修复治疗（repair）[2,4,17,18]。有上述这些表现的患者应立即由血管外科进行紧急评估，以讨论进行择期修复（elective repair）。在无活动性破裂或其他并发症的情况下，适合在门诊进行会诊。

AAA 患者更多见于高龄和有包括冠状动脉疾病（coronary artery disease）在内的多种合并症的患者[19]。这些患者也可受

益于转诊至初级保健机构,因为这些合并症需要在择期修复前进行优化治疗;并且当高血压、糖尿病、吸烟、心绞痛(angina)和 COPD 等问题被恰当处理后,这些手术条件欠佳的患者也可以考虑进行修复治疗[5,7,20]。血管紧张素转化酶抑制剂(angiotensin-converting enzyme inhibitor)[21]、血管紧张素受体阻滞剂(angiotensin receptor blocker)[4]、β 受体阻滞剂[22]和/或他汀类药物[4]治疗可减缓动脉瘤扩张,因而降低破裂风险,但支持上述药物治疗(pharmacotherapy)方法的证据较弱。这些益处的获得需要日积月累,可能适合愿意在初级保健机构或血管外科治疗的患者。因为血压控制是门诊为降低 AAA 破裂风险而进行治疗的目标之一,对于确诊为高血压并且正在服用抗高血压药物的患者,用药依从性障碍的评估并重新开始自行中断的治疗可能是恰当的。应劝告患者戒烟,并对患者进行有关 AAA 破裂的体征和症状的教育。应提醒患者严格进行复诊。考虑到 AAA 破裂的灾难性后果,急诊医务人员对患者进行适当随访并提供咨询非常必要。应特别关注动脉瘤较大、AAA 快速扩张或有其他破裂风险因素的患者。

(温小恒 译,王伟岸 校)

推荐资源
- Abdominal Aortic Aneurysm. American academy of family physicians. 1 Apr 2006. Available at: http://www.aafp.org/afp/2006/0401/p1198.html
- Abdominal Aortic Aneurysm. Core EM. 17 Aug 2016. Available at: https://coreem.net/core/abdominal-aortic-aneurysm/
- Abdominal Aortic Aneurysm. Wiki EM. 5 May 2017. Available at: http://wikem.org/wiki/Abdominal_aortic_aneurysm

参考文献

1. van Walraven C, Wong J, Morant K, et al. The influence of incidental abdominal aortic aneurysm monitoring on patient outcomes. J Vasc Surg. 2011;54(5):1290–1297.e2. https://doi.org/10.1016/j.jvs.2011.05.045.
2. van Walraven C, Wong J, Morant K, Jennings A, Jetty P, Forster AJ. Incidence, follow-up, and outcomes of incidental abdominal aortic aneurysms. J Vasc Surg. 2010;52(2):282–289.e2. https://doi.org/10.1016/j.jvs.2010.03.006.
3. Gordon JRS, Wahls T, Carlos RC, Pipinos II, Rosenthal GE, Cram P. Failure to recognize newly identified aortic dilations in a health care system with an advanced electronic medical record. Ann Intern Med. 2009;151(1):21–7. W5, http://www.ncbi.nlm.nih.gov/pubmed/19581643. Accessed 2 Aug 2017.
4. Chaikof EL, Brewster DC, Dalman RL, et al. The care of patients with an abdominal aortic aneurysm: the Society for Vascular Surgery practice guidelines. J Vasc Surg. 2009;50(4 SUPPL):S2–S49. https://doi.org/10.1016/j.jvs.2009.07.002.
5. Katz DJ, Stanley JC, Zelenock GB. Operative mortality rates for intact and ruptured abdominal aortic aneurysms in Michigan: an eleven-year statewide experience. J Vasc Surg. 1994;19(5):804–15. http://www.ncbi.nlm.nih.gov/pubmed/8170034. Accessed 31 July 2017.
6. Steyerberg EW, Kievit J, de Mol Van Otterloo JC, van Bockel JH, Eijkemans MJ, Habbema JD. Perioperative mortality of elective abdominal aortic aneurysm surgery. A clinical prediction rule based on literature and individual patient data. Arch Intern Med. 1995;155(18):1998–2004. http://www.ncbi.nlm.nih.gov/pubmed/7575054. Accessed 31 July 2017.
7. Cosford PA, Leng GC, Thomas J. Screening for abdominal aortic aneurysm. In: Cosford PA, editor. Cochrane database of systematic reviews. Chichester, UK: John Wiley & Sons, Ltd; 2007. p. CD002945. https://doi.org/10.1002/14651858.CD002945.pub2.
8. Screening for abdominal aortic aneurysm: U.S. Preventive Services Task Force recommendation statement. | National Guideline Clearinghouse. https://www.guideline.gov/summaries/summary/48460/screening-for-abdominal-aortic-aneurysm-us-preventive-services-task-force-recommendation-statement?q=abdominal+aortic+aneurysm. Accessed 31 July 2017.
9. Thompson SG, Ashton HA, Gao L, Scott RAP. Multicentre Aneurysm Screening Study Group. Screening men for abdominal aortic aneurysm: 10 year mortality and cost effectiveness results from the randomised multicentre aneurysm screening study. BMJ. 2009;338:b2307. http://www.ncbi.nlm.nih.gov/pubmed/19553269. Accessed 2 Aug 2017.
10. Assar AN, Zarins CK. Ruptured abdominal aortic aneurysm: a surgical emergency with many clinical presentations. Postgrad Med J. 2009;85(1003):268–73. https://doi.org/10.1136/pgmj.2008.074666.
11. ACR Appropriateness Criteria® abdominal aortic aneurysm: interventional planning and follow-up. | National Guideline Clearinghouse. https://www.guideline.gov/summaries/summary/43867/acr-appropriateness-criteria%2D%2Dabdominal-aortic-aneurysm-interventional-planning-and-followup?q=abdominal+aortic+aneurysm. Accessed 31 July 2017.
12. Diwan A, Sarkar R, Stanley JC, Zelenock GB, Wakefield TW. Incidence of femoral and popliteal artery aneurysms in patients with abdominal aortic aneurysms. J Vasc Surg. 2000;31(5):863–9. https://doi.org/10.1067/mva.2000.105955.
13. Lederle FA, Simel DL. The rational clinical examination. Does this patient have abdominal aortic aneurysm? JAMA. 1999;281(1):77–82. http://www.ncbi.nlm.nih.gov/pubmed/9892455. Accessed 31 July 2017.
14. Aggarwal S, Qamar A, Sharma V, Sharma A. Abdominal aortic aneurysm: a comprehensive review. Exp Clin Cardiol. 2011;16(1):11–5. http://www.ncbi.nlm.nih.gov/pubmed/21523201. Accessed 13 Nov 2017.
15. Brown LC, Powell JT. Risk factors for aneurysm rupture in patients kept under ultrasound surveillance. UK small aneurysm trial participants. Ann Surg. 1999;230(3):289–96. http://www.ncbi.nlm.nih.gov/pubmed/10493476. Accessed 31 July 2017.
16. Knops AM, Goossens A, Ubbink DT, et al. A decision aid regarding treatment options for patients with an asymptomatic abdominal aortic aneurysm: a randomised clinical trial. Eur J Vasc Endovasc Surg. 2014;48(3):276–83. https://doi.org/10.1016/j.ejvs.2014.04.016.
17. Brewster DC, Cronenwett JL, Hallett JW, Johnston KW, Krupski WC, Matsumura JS. Guidelines for the treatment of abdominal aortic aneurysms: report of a subcommittee of the Joint Council of the American Association for Vascular Surgery and Society for Vascular Surgery. J Vasc Surg. 2003;37(5):1106–17. https://doi.org/10.1067/mva.2003.363.
18. Guidelines for Management of Patients with Abdominal Aortic Aneurysm: OneSearch - One search box for articles, books and more.... http://eds.a.ebscohost.com/eds/detail/detail?vid=1&sid=1116af19-181a-40ce-8522-7734fee73635%40sessionmgr4008&bdata=JnNpdGU9ZWRzLWxpdmU%3D#AN=edsdoj.6cdaa33ee4ef4e9cbabfede6f7132a0b&db=edsdoj. Accessed 31 July 2017.
19. Rodin MB, Daviglus ML, Wong GC, et al. Middle age cardiovascular risk factors and abdominal aortic aneurysm in older age. Hypertension. 2003;42(1):61–8. https://doi.org/10.1161/01.HYP.0000078829.02288.98.
20. McFalls EO, Ward HB, Moritz TE, et al. Coronary-artery revas-

cularization before elective major vascular surgery. N Engl J Med. 2004;351(27):2795–804. https://doi.org/10.1056/NEJMoa041905.

21. Debus ES, Grundmann RT. Abdominal Aortic Aneurysm (AAA). In: Evidence-based therapy in vascular surgery. Cham: Springer International Publishing; 2017. p. 69–95. https://doi.org/10.1007/978-3-319-47148-8_4.

22. Poldermans D, Boersma E, Bax JJ, et al. The effect of bisoprolol on perioperative mortality and myocardial infarction in high-risk patients undergoing vascular surgery. Dutch echocardiographic cardiac risk evaluation applying stress echocardiography study group. N Engl J Med. 1999;341(24):1789–94. https://doi.org/10.1056/NEJM199912093412402.

26 咨询专栏：腹主动脉瘤和主动脉壁夹层形成

Shahab Toursavadakohi and Joseph P. Martinez

咨询专家介绍

Dr. Toursavadkohi 是马里兰大学医学院血管外科的助理教授。他也是马里兰大学医学中心主动脉项目的主任。

临床关键问题的解答

何时建议患者进行外科会诊，什么时间段进行？

在疑似发生主动脉灾难性病变的情况下，应紧急启动专家会诊。所有急诊医务人员都应备好血管外科团队的联系信息，并且备好像用于可疑脑卒中或心肌梗死的抢救预案。这样做有利于在患者到达急诊科时毫无耽搁地展开流水线样救护。

在对可疑腹主动脉瘤或夹层形成患者进行评估时，有什么宝贵经验可供急救医务人员参考？

患者的病死率与做出诊断并转诊到可以提供恰当诊疗的医学中心的速度直接相关。应尽可能缩短疑似主动脉灾难性病变的诊断检查延误时间。

你认为诊断和治疗这类患者的关键是什么？

对于有风险因素的患者，包括有主动脉疾病家族史的患者，考虑腹主动脉瘤或主动脉夹层等诊断是重要的。

确诊或疑似主动脉破裂的处理应包括允许性低血压（permissive hypotension）。

见到哪些临床因素应考虑 AAA？

典型的三联征包括腹部或胁腹痛、可触及包块和低血压。这些症状在临床医学中很少见。在这种疾病诊断过程中，家族史起重要作用。在一级亲属（父母或兄弟姐妹）中有 AAA 史的患者，医务人员应高度怀疑腹主动脉瘤（abdominal aortic aneurysm，AAA）。

此外，外周动脉瘤，如腘动脉瘤或股动脉瘤，与 AAA 密切相关。如果患者有单侧腘动脉瘤，其患 AAA 的概率接近 30%。双侧腘动脉瘤患者，患 AAA 的概率约为 70%。股动脉瘤与 AAA 的关系更为密切。如果患者有股动脉瘤，其患 AAA 的概率约为 90%[1,2]。因为任何对股动脉瘤或腘动脉瘤的怀疑都会增加对患者患 AAA 的怀疑程度，所以应该仔细检查腹痛或背痛患者的外周动脉脉搏。

诊断 AAA、腹主动脉瘤夹层和主动脉破裂，理想的影像学检查策略是什么？

这是过去 20 年真正发展起来的领域。以前，经常开展的是传统的血管造影术。然而，随着多排计算机体层摄影（multidetector computed tomography）的发展，CT 血管造影术（CTA）已经成为疑似 AAA 或主动脉壁夹层患者的一线检查方法。这一技术在大多数急诊机构中都能进行，而且对上述疾病诊断的灵敏度和特异度高。

哪些患者可以进行内科治疗，哪些患者需要外科干预？

女性动脉瘤直径在 5.0cm 以下或男性动脉瘤直径在 5.5cm 以下的无症状动脉瘤患者，应当给予内科治疗。经典的治疗包括血压控制和给予他汀类药物。他汀类药物并不能减慢动脉瘤的增长速度，但可影响心血管的整体健康情况。心血管问题是 AAA 患者死亡的主要原因之一。多种可能用于减缓 AAA 扩张的其他药物已被研究。虽然小规模的研究结果令人鼓舞[3]，但在广泛使用之前，仍需要开展更大规模的随机对照试验。

如果 AAA 呈现快速增长，或男性 AAA 直径达 5.5cm，女性 AAA 直径达 5.0cm，就应考虑手术修补。

低血压复苏在 AAA 破裂中起什么作用？

在确诊或疑似的动脉瘤破裂处理中，允许性低血压绝对重要。急诊医务人员应备血，但如果患者没有末端器官损伤的征象可以暂时不输血。最关键的征象是精神状态改变。如果患者精神状态正常，我建议暂不输血，即便患者当时处于低血压状态。如果患者血压下降并且神志改变，则应该开始输血并持续至血压改善，神志清楚，再停止输血。

主动脉瘤修复患者，哪些并发症源自 AAA 修复？何时考虑病变复发？

EVAR 的主要并发症是内漏。这见于约 20% 的病例。任何已行血管内修复术的患者，表现为任何与主动脉病变相关的症状(包括腹痛、胁腹痛、低血压、和/或下肢缺血)时都应紧急对内漏的可能性进行评估。EVAR 术后比切开修复术后 AAA 复发更常见。通常在术后第 1、3、6 和 12 个月通过筛查监测复发情况。如果上述筛查结果都是阴性,那么推荐每年复查 1 次。

对于切开修复术而言,复发较少,通常发生在病变远隔部位,而不是最初的修复部位。切开修复术的其他并发症有主动脉肠瘘、腹内疝、下肢缺血和肠缺血。

(温小恒 译,张杰 校)

推荐资源

- Kent KC. Abdominal aortic aneurysms. N Engl J Med. 2014;371:2101–8.
- LeFevre ML. Screening for abdominal aortic aneurysm: U.S. preventive services task force recommendation statement. Ann Intern Med. 2014;161(4): 281–90.

参考文献

1. Whitehouse WM Jr, Wakefield TW, Graham LM, et al. Limb-threatening potential of arteriosclerotic popliteal artery aneurysms. Surgery. 1983;93:694.
2. Graham LM, Zelenock GB, Whitehouse WM Jr, et al. Clinical significance of arteriosclerotic femoral artery aneurysms. Arch Surg. 1980;115:502.
3. Mosorin M, Juvonen J, Biancari F, et al. Use of doxycycline to decrease the growth rate of abdominal aortic aneurysms: a randomized, double-blind, placebo-controlled pilot study. J Vasc Surg. 2001;34(4):606–10.

27 哪些临床特点可以诊断急性肠系膜缺血？

Susan Owens and Sarah Ronan-Bentle

经验教训

- 肠系膜缺血早期无特异体征，因此，临床医生必须对该病保持高度警觉。
- 急性肠系膜缺血早期的症状和体征都不明确，缺乏特异性。因此，对有慢性症状和血栓或栓塞风险的患者，临床医生必须保持高度警惕性。
- 肠系膜缺血临床上分四种类型，各型早期的临床症状和体征都非常相似。
- 延迟诊断会导致更重的组织损伤，更多的并发症和更高的病死率。早期极易误诊，确诊时常常已是晚期。
- 没有明确的症状或体征能确定急性肠系膜缺血的诊断。
- 尽管肠系膜缺血主要发生于老年人，但肠系膜静脉血栓也见于年轻人，并可能有严重并发症。

1926 年，A. J. Cokkinis 将肠系膜缺血（mesenteric ischemia）描述为"确诊不易，预后无望，治疗无效"的一组疾病。直到今天，急性肠系膜缺血（acute mesenteric ischemia，AMI）仍是既难诊断又难治疗的复杂性疾病。AMI 在世界范围内仍很罕见，成年人群发病率约为 10/10 万，住院率低于 1/1000[1,2]。AMI 是外科急症，尽管诊断技术不断进步，尤其是多层螺旋 CT 技术不断发展并投入使用，且手术技术不断发展，但 AMI 病死率仍然高达 30%~90%。不幸的是，AMI 与很多其他急腹症（acute abdomen）临床特征相似，除非在回顾病史与体征时对 AMI 带有高度怀疑，否则常常延误诊治。因此，病史和临床特征的回顾分析可能有助于 AMI 的诊断。

哪些临床特征可诊断急性肠系膜缺血？

典型表现

典型的 AMI 多发生于老年白种人，女性多见，年龄为 60~70 岁，存在与体征不成比例的腹痛，且常有心血管疾病的病史[1]。患者可能会有一系列的其他表现，包括恶心、呕吐和强烈的排便反应，一旦发生透壁性肠梗死（transmural infarction），则会有发热、血性腹泻（bloody diarrhea），甚至血流动力学不稳

定等症状[4]。典型的临床表现是与体征不成比例的腹痛，即触诊时腹部没有固定的压痛点也无上腹部血管杂音。尽管上述这些是 AMI 的特征，但症状轻重取决于肠梗死的程度，一旦发生透壁性肠梗死则会发展为腹膜性腹痛（peritoneal abdominal pain）[5]。

2013 年 Cudnick 等在总结 1970 例 AMI 病例的系统综述中，总结了提示 AMI 的危险因素及体征的患病情况，其中心房颤动（atrial fibrillation）、腹痛病史和弥漫性腹部压痛报道较多[6]。

通过潜在病因改进诊断程序

依据缺血机制 AMI 分为 4 种类型，根据患者的病史和主要症状可早期做出鉴别（表 27.1）。主要的 4 种机制分别是肠系膜动脉栓塞（arterial embolism）、肠系膜动脉血栓形成（arterial thrombosis）、非闭塞性肠系膜缺血（nonocclusive mesenteric ischemia，NOMI）和肠系膜静脉血栓形成（mesenteric venous thrombosis）。不管机制如何，所有类型都是由于影响肠系膜上动脉（superior mesenteric artery），进而导致肠缺血（表 27.2）。

表 27.1 不同病因的急性肠系膜缺血的特征

急性肠系膜缺血的分类	常见的病史因素	症状和体征
肠系膜动脉栓塞	老年女性，心律失常或心瓣膜病病史	突发腹痛，伴随呕吐，腹泻，腹痛与体征不成比例，生命体征不稳定
肠系膜动脉血栓形成	慢性肠系膜缺血病史，与进餐有关的慢性间歇性腹痛、体重下降、腹泻	剧烈腹痛、消化道出血、生命体征不稳定
非闭塞性肠系膜缺血	ICU 的重症患者、低心输血量状态、血液透析患者	生命体征不稳定，剧烈腹痛
肠系膜静脉血栓形成	20~40 岁，近期腹部创伤、腹部慢性炎症性疾病、高凝状态	亚急性腹痛，双侧下腹部最重

表 27.2　不同病史特征、症状及体征
下急性肠系膜缺血的检出灵敏度

		灵敏度
危险因素	心房纤颤	7.7%~79%
	冠心病	13%~75%
	心力衰竭	5.6%~58%
	高凝状态	2.4%~29%
	瓣膜病变	3.3%~11%
病史特征	急性腹痛	60%~100%
	恶心/呕吐	39%~93%
	腹泻	18%~48%
	直肠出血	12%~48%
体格检查结果	与体征不成比例的疼痛	45%~54%
	弥漫性压痛	54%~90%
	腹膜炎体征	13%~65%
	心动过速	31%
	腹胀	18%~54%
	低血压	5.2%~54%
	愈创木脂阳性粪便	5.9%~23%

肠系膜动脉栓塞是导致 AMI 的最常见病理生理类型，占所有 AMI 病例的 40%~50%。栓子常源自心脏，患者可能有心房颤动、心瓣膜疾病、近期心肌缺血（myocardial ischemia）的既往史或其他促发附壁血栓（mural thrombosis）的疾病。1/3 的患者曾有过动脉闭塞事件，并且这些患者通常没有慢性肠系膜缺血（chronic mesenteric ischemia）的病史[7]。值得注意的是，慢性心房颤动接受正规抗凝治疗并不降低动脉栓塞性病变发生的风险[8]。患者常描述出现突然发作并迅速加重的腹痛，伴有呕吐和剧烈腹泻症状。症状加剧与内脏血管系统的侧支循环尚未建立有关。体格检查可能发现弥漫性腹部压痛以及其他符合腹膜炎的表现。发病 24 小时内确诊者生存率大约 50%，之后确诊者生存率急剧降低[2]。

肠系膜动脉血栓形成占 AMI 病例的 25%~30%，而且常常发生在原有严重的全身动脉粥样硬化疾病基础上。这些患者（高达 73%）在急性发病前已被诊断为慢性肠系膜缺血或有症状符合慢性肠系膜缺血[9]。由于内脏血管有充分的时间形成侧支循环，症状常常隐匿发作。因血管闭塞常发生于血管近段，所以肠道损伤往往更广泛且具有破坏性。几项研究报道，动脉血栓性 AMI 病死率最高，可达 90%。慢性期症状通常描述为间歇性腹痛、体重下降及腹泻，而急性发作期症状通常描述为剧烈腹痛，伴随有腹泻、血流动力学不稳定或消化道出血[2,8]。动脉血栓性疾病（arterial thrombotic disease）的体格检查结果与动脉栓塞相似。

非闭塞性肠系膜缺血（NOMI）主要是危重病患者 AMI 的病因，由长时间内脏动脉收缩所致，约占 AMI 的 20%。这些患者通常病情较重，有气管插管或意识改变，以致不能诉说腹痛，并且能做的检查较为有限。某些药物，如洋地黄（digitalis）、多巴胺（dopamine）、麦角衍生物（ergot derivatives）及可卡因（cocaine），已经证明会引起 NOMI[10]。既往病史是 NOMI 诊断的最主要线索，通常包括充血性心力衰竭（congestive heart failure）、主动脉瓣关闭不全（aortic insufficiency）、近期心血管手术史及弥漫性重度动脉粥样硬化性疾病等易使患者心排血量降低的情况。NOMI 也常见于血液透析（hemodialysis）患者，因此，如果患者透析中或透析后即刻出现腹痛，临床医生必须高度警惕 NIMO[3]。NOMI 类似于严重全身疾病或复苏过程中心血管疾病中的需求性缺血（demand ischemia）概念，会引起导致肠损伤的生理性改变。

肠系膜静脉血栓形成（MVT）是 AMI 最少见的病因，仅占 5%~15%，但病死率仍高达 20%~50%[3,5]。静脉弓（venous arcade）内血凝块形成并堵塞壁内血管（intramural vessel）引发出血性肠梗死时，疾病就会发生。90% 的 MVT 患者至少有以下 3 个危险因素之一：①高凝状态（hypercoagulability）［如易栓症（thrombophilia）、口服避孕药（oral contraceptiveuse）、肿瘤］；②近期腹部外伤；③局部炎症（如胰腺炎、憩室炎等）[8]。大约 50% 的患者本身或家族中有肺栓塞或深静脉血栓栓塞的病史。尽管 AMI 通常是一种老年性疾病，但 MVT 主要见于无动脉粥样硬化病史的 20~40 岁年龄段患者[11]。这些患者常常有亚急性或迟发性弥漫性腹部隐痛、食欲减退及腹泻等表现，而无前驱症状（prodromal symptom）。体格检查时，腹部压痛往往位于两侧下腹部。如果致病性血凝块正好发生在症状出现前，体格检查也会有门静脉高压的征象（如海蛇头征、腹水及痔）[12]。

总结

不管病因如何，虽然血管内血凝块分布情况决定了肠管损伤的程度，但最后的共同通路都包括肠梗死。由于梗阻引起的病变范围不同，尽管所有 4 种病变类型都可表现为 Klass 经典描述中的剧烈腹痛、血便和相对正常的体格检查，但 MVT 患者最不可能处于极端危险的状态[8]。病史是判断 AMI 为患者疼痛的原因及确定 AMI 病因的关键。

（刘文徽　王小路　译，王伟岸　校）

推荐资源
- EMRap C3 elderly abdominal pain Jan 2017.
- Herbert M, Swadron S, Spangler M, Mason J. C3-elderly abdominal pain. Jan 2017; [cited 31 Jan 2018]. In: EM:RAP [Internet]. Available from: https://www.emrap.org/episode/c3elderly/introduction.

参考文献

1. Crawford RS, Harris DG, Klyushnenkova EN, Tesoriero RB, Rabin J, Chen H, Diaz JJ. A statewide analysis of the incidence and outcomes of acute mesenteric ischemia in Maryland from 2009 to 2013. Front Surg. 2016;3:22.

2. Wyers MC. Acute mesenteric ischemia: diagnostic approach and surgical treatment. Semin Vasc Surg. 2010;23(1):9–20.

3. Herbert GS, Steele SR. Acute and chronic mesenteric ischemia. Surg Clin North Am. 2007;87(5):1115–34. ix.

4. Tilsed JV, Casamassima A, Kurihara H, Mariani D, Martinez I, Pereira J, et al. ESTES guidelines: acute mesenteric ischaemia. Eur J Trauma Emerg Surg. 2016;42(2):253–70.

5. Clair DG, Beach JM. Mesenteric Ischemia. N Engl J Med. 2016;374(10):959–68.

6. Cudnick M, Darbha S, Jones J, Macedo J, Stockton S, Hiestand B. The diagnosis of acute mesenteric ischemia: a systematic review and meta-analysis. Acad Emerg Med. 2013;20(11):1088–99.

7. Oldenburg WA, Lau LL, Rodenberg TJ, Edmonds HJ, Burger CD. Acute mesenteric ischemia: a clinical review. Arch Intern Med. 2004;164(10):1054–62.

8. Paterno F, Longo WE. The etiology and pathogenesis of vascular disorders of the intestine. Radiol Clin N Am. 2008;46(5):877–85.

9. Acosta S. Epidemiology of mesenteric vascular disease: clinical implications. Semin Vasc Surg. 2010;23(1):4–8.

10. Walker TG. Mesenteric ischemia. Semin Intervent Radiol. 2009;26(3):175–83.

11. Spangler R, Van Pham T, Khoujah D, Martinez JP. Abdominal emergencies in the geriatric patient. Int J Emerg Med. 2014;7:43. https://doi.org/10.1186/s12245-014-0043-2.

12. Karkkainen JM, Acosta S. Acute mesenteric ischemia (part I) - incidence, etiologies, and how to improve early diagnosis. Best Pract Res Clin Gastroenterol. 2017;31(1):15–25.

诊断 AMI 最敏感和特异的实验室指标是什么？乳酸有什么作用？其他实验室指标有助于确诊吗？ 28

Courtney H. McKee and Sarah Ronan-Bentle

经验教训

- 尚无单一的实验室指标能排除或确定 AMI 的诊断。
- 血清乳酸水平升高与病死率和不可逆的肠缺血相关，血清乳酸水平升高可能是缺血晚期的标志，但没有诊断价值。
- D 乳酸、D-二聚体、I-FABP 和其他新兴生物标记物对 AMI 早期诊断可能有帮助，但尚需进一步的研究评估。

遗憾的是，尚无单一的生物标记物足以诊断急性肠系膜缺血（acute mesenteric ischemia, AMI）[1-3]。特别是在病程早期，快速识别和治疗有机会降低病死率时，还没有化验检查方法有足够的灵敏度和特异度来做出明确的诊断。然而，尽管相关文献中研究队列规模小，异质性大，但仍发现了有助于诊断的实验室检查方法和有望协助 AMI 早期检测的生物学标记物。

在确诊的 AMI 病例中血清乳酸（lactate）水平升高普遍存在，如同白细胞记数升高一样。90% 以上的 AMI 患者两者都升高[4,5]。可惜，血清乳酸被认为是疾病的晚期标记物，与不可逆的透壁肠缺血以及病死率均相关[6,7]。一项研究显示，乳酸最初水平大于 2mmol/L 和乳酸最高水平都与死亡风险增加相关，OR 分别为 3.4 和 2.2[6]。然而，评估乳酸的诊断能力时，发现其总体特异度为 86%，而灵敏度仅 40%[8]。单独的乳酸升高不足以诊断 AMI，并且该项指标在疾病早期可能检测不到。

D-乳酸（stereoisomer D-lactate）是较早的肠缺血指标，提示存在指示黏膜缺血发生的细菌易位（bacterial translocation）。然而，这并未得到合并数据的支持，合并数据显示其灵敏度和特异度差，仅分别为 71% 和 74%[9]。此外，想要在所有医疗机构检测 D-乳酸可能并不可行。将来，D-乳酸可能会在 AMI 诊断中和作为指导治疗的指标而发挥作用，但目前作为一个独立的诊断工具，它还不是合适的选择。

考虑到血栓形成在 AMI 病理生理过程中所起的作用，对 D-二聚体在 AMI 诊断中的价值进行了研究。Powell 等发现在其所研究的队列中，D-二聚体升高的灵敏度和特异度分别是 80% 和 60%[1]。然而，合并数据显示 D-二聚体的灵敏度和特异度分别为 96% 和 40%[8]。D-二聚体也没有预测肠缺血的作用[10]。如果患者 AMI 的可能性低，那么 D-二聚体检测阴性可以排除 AMI 的可能。然而，在 AMI 早期 D-二聚体可能并不升高，因此不能把它作为最终排除诊断的指标[11]。

已经观察到 AMI 患者肌钙蛋白 I（troponin I, TnI）升高。Acosta 等对 55 例 AMI 患者的回顾性分析发现，28 例患者接受了 TnI 检测，其中 64% 的患者有 TnI 升高，但没有伴发心电图改变和心肌缺血的客观证据。急性肠系膜上动脉（superior mesenteric artery, SMA）栓塞性闭塞患者更有可能进行 TnI 检测，在这些患者中 47% TnI 阳性[12]。作者认为，这可能反映出危重病患者的需氧量普遍增加，以及与急性 SMA 闭塞相关的儿茶酚胺（catecholamine）激增和伴随的心动过速现象。值得重视的是，研究发现 TnI 升高可以预测老年患者病死率增加[13]。TnI 可能会成为 AMI 的一个辅助性实验室指标，如果检测为阳性，则提示医务人员患者可能存在栓塞性动脉闭塞，但 TnI 检测能否作为诊断工具应用还需进行进一步研究。

目前已提出许多新的生物学标记用于 AMI 的诊断，包括肠脂肪酸结合蛋白（intestinal fatty acid-binding protein, I-FABP）、白蛋白-钴结合试验（cobalt albumin-binding assay, CABA）和谷胱甘肽硫转移酶（α-glutathione S-transferase, α-GST）[9,14-16]。最后，I-FABP 脱颖而出。I-FABP 是肠黏膜损伤的标志物之一，经尿液排泄。这在大多数肠道特异性生物标志物中是独特的。大多数肠道特异性生物标志物通过肝脏清除，在体内难以检测到[14]。一项研究显示，I-FABP 的灵敏度达 90%，特异度达 89%，尽管这些尚未得到合并数据的支持[15]。Treskes 等发现 I-FABP 的汇总灵敏度和特异度分别是 75%～79% 和 79%～91%[9]。这些实验室生物标志物，尤其是 I-FABP，需要进一步的研究来阐明其对 AMI 诊断的作用，并加以验证。

总结

虽然没有单一的实验室检查指标可以诊断 AMI，但医生必须认识到血清乳酸水平升高在 AMI 中常见，但可能是 AMI 的晚期表现，与患者的不良结局和病死率相关。此外，D-二聚体、TnI 和新的生物标志物可能对早期诊断有用，但目前尚不清楚其诊断适用性。

（刘文徽　王小路　译，王伟岸　校）

推荐资源

- Bala M, Kashuk J, Moore E, Kluger Y, Biffl W, Gomes C, et al. Acute mesenteric ischemia: guidelines of the World Society of Emergency Surgery. World J Emerg Surg. 2017;12(38).
- Lee A, Aldeen A. Focus on: acute mesenteric ischemia ACEP News. March 2011.

参考文献

1. Powell A, Armstrong P. Plasma biomarkers for early diagnosis of acute intestinal ischemia. Semin Vasc Surg. 2014;27(3):170–5.
2. Evennett N, Petrov M, Mittal A, Windsor J. Systematic review and pooled estimates for the diagnostic accuracy of serological markers for intestinal ischemia. World J Surg. 2007;33(7):1374.
3. Bala M, Kashuk J, Moore E, Kluger Y, Biffl W, Gomes C, et al. Acute mesenteric ischemia: guidelines of the World Society of Emergency Surgery. World J Emerg Surg. 2017;12(38). https://doi:10.1186/s13017-017-0150-5
4. Kougias P, Lau D, El Sayed HF, Zhou W, Huynh TT, Lin PH. Determinants of mortality and treatment outcome following surgical interventions for acute mesenteric ischemia. J Vasc Surg. 2007;46(3):467–74.
5. Ritz J, Germer C, Buhr HJ. Prognostic factors for mesenteric infarction: multivariate analysis of 187 patients with regard to patient age. Ann Vasc Surg. 2005;19(3):328–34.
6. Arthurs ZM, Titus J, Bannazadeh M, Eagleton MJ, Srivastava S, Sarac TP, et al. A comparison of endovascular revascularization with traditional therapy for the treatment of acute mesenteric ischemia. J Vasc Surg. 2011;53(3):698–705.
7. Nuzzo A, Maggiori L, Ronot M, Becq M, Plessier A, Gault N, et al. Predictive factors of intestinal necrosis in acute mesenteric ischemia: prospective study from an intestinal stroke center. Am J Gastroenterol. 2017;112:597–605.
8. Cudnik MT, Darbha S, Jones J, Macedo J, Stockton SW, Hiestand BC. The diagnosis of acute mesenteric ischemia: a systematic review and meta-analysis; El Diagnóstico de Isquemia Mesentérica Aguda: Revisión Sistemática y Metanálisis. Acad Emerg Med. 2013;20(11):1087–100.
9. Treskes N, Persoon A, van Zanten A. Diagnostic accuracy of novel serological biomarkers to detect acute mesenteric ischemia: a systematic review and meta-analysis. Intern Emerg Med. 2017;12(6):821–36.
10. Chiu YH, Huang MK, How CK, Hsu TF, Chen JD, Chern CH, Yen DH, Huang CI. D-dimer in patients with suspected acute mesenteric ischemia. Am J Emerg Med. 2009;27:975–9.
11. Acosta S, Nilsson J. Current status on plasma biomarkers for acute mesenteric ischemia. J Thromb Thrombolysis. 2012;33(4):355–61.
12. Acosta S, Block T, Björnsson S, Resch T, Björck M, Nilsson T. Diagnostic pitfalls at admission in patients with acute superior mesenteric artery occlusion. J Emerg Med. 2012 Jun 1;42(6):635–41.
13. Zethelius B, Berglund L, Sundström J, Ingelsson E, Basu S, Larsson A, et al. Use of multiple biomarkers to improve the prediction of death from cardiovascular causes. N Engl J Med. 2008;358(20):2107–16.
14. Matsumoto S, Sekine K, Funaoka H, Yamazaki M, Shimizu M, Hayashida K, et al. Diagnostic performance of plasma biomarkers in patients with acute intestinal ischaemia. Br J Surg. 2014;101(3):232–8.
15. van den Heijkant T, Aerts B, Teijink J, Buurman W, Luyer M. Challenges in diagnosing mesenteric ischemia. World J Gastroenterol. 2013;19(9):1338–41.
16. Block T, Nilsson TK, Björck M, Acosta S. Diagnostic accuracy of plasma biomarkers for intestinal ischaemia. Scand J Clin Lab Invest. 2008;68(3):242–8.

AMI 诊断的最敏感和特异的影像检查是什么？ MDCT 是金标准吗？

Courtney H. McKee and Sarah Ronan-Bentle

经验教训

- 血管造影是以前诊断 AMI 的金标准，也使医务人员可以立即进行治疗干预。
- CT 血管造影（CTA）是诊断 AMI 的快速、准确、敏感、特异的方法，应视为 AMI 的一线检查方法。
- 由于 AMI 相关的发病率和病死率高，CTA 检查很重要，即使患者肾功能不全，也要做 CTA。

急性肠系膜缺血（acute mesenteric ischemia，AMI）的快速、准确诊断是最大程度降低其发病率和病死率的关键[1,2]。以前，AMI 诊断的金标准是传统的血管造影（angiography）[3,4]。血管造影备受关注，因为它为 AMI 的诊断和随后的立即治疗提供了可能性[4-6]。

多排计算机体层摄影（multidetector computed tomography，MDCT）技术的进展已经使 CT 血管造影（CT angiography，CTA）取代传统的血管造影作为 AMI 的一线诊断方法。有大量的而且不断增多的文献资料强烈支持 CTA 作为 AMI 的首选诊断方法。CTA 是一种快速、无创、准确诊断 AMI 的方法，是急诊科医生易于进行的检查。研究发现 CTA 的准确率为 96%，汇总特异度为 93%，汇总灵敏度为 96%，以及具有良好的阴性和阳性预测值[7-10]。鉴于 AMI 延迟诊断相关的发病率和病死率高，并考虑到 CTA 在 AMI 诊断中的优异性能，应尽早进行该项检查，不管患者是否有肾功能不全（renal insufficiency）[8,10]。CTA 还可发现不可逆的肠壁缺血，这在与外科医生讨论治疗决策时很有用[11]。

值得注意的是，发表于 2017 年的世界急诊外科学会（World Society of Emergency Surgery）指南中，对任何疑似 AMI 的患者都应尽早进行 CTA 检查的建议作出了 1A 级推荐[12]。放射科医师会使用许多不同的诊断标准，包括动脉闭塞、肠壁增厚、肠管扩张、肠壁积气（pneumatosis）或门静脉积气（portal air）、脂肪间隙模糊（fat stranding）、穿孔和器官梗死[8]。

当疑诊急性肠系膜缺血时，静脉注射对比剂的磁共振血管造影（magnetic resonance angiography，MRA）检查是临床医生另外可选择的诊断工具。当用于诊断近端动脉闭塞以及量化狭窄时，MRA 的作用很大，尽管它可能会高估狭窄的程度[13-16]。MRA 检查对患者既无辐射也无碘化对比剂的暴露。然而，尽管 MRI 技术越来越常用，但该方法仍未在医院普及。即使有条件检查，检查耗时长也可能会导致 AMI 诊断和治疗的延误。此外，MRA 不能可靠地显示肠坏死[17]。2018 年美国放射学会适宜性标准中依然推荐 CTA 优于 MRA。有些情况下 MRA 是首选，例如要得到改良的血管影像或患者存在 CTA 检查的绝对禁忌证或无条件进行 CTA 检查，并且病情可以承受延迟诊断时[7]。

总结

在特定人群的 AMI 处理中，血管造影仍将是恰当的诊断和治疗手段。如果高度怀疑 AMI，MRA 仅用作合适临床环境下的辅助诊断方式。CTA 可靠、快速、准确，可提供协助临床医生诊断和处理 AMI 的关键信息。CTA 应视为 AMI 评估的首选检查方法。

（刘文徽　王小路 译，王伟岸 校）

推荐资源

- Lotterman S. Mesenteric ishcemia: a power review. Nov 2014; http://www.emdocs.net/mesenteric-ischemia-power-review/

参考文献

1. Bradbury AW, Brittenden J, McBride K, Ruckley CV. Mesenteric ischaemia: a multidisciplinary approach. Br J Surg. 1995;82(11):1446–59.
2. Kassahun W, Schulz T, Richter O, Hauss J. Unchanged high mortality rates from acute occlusive intestinal ischemia: six year review. Langenbeck's Arch Surg. 2008;393(2):163–71.
3. Lock G. Acute intestinal ischaemia. Best Pract Res Clin Gastroenterol. 2001;15(1):83–98.
4. Cangemi JR. Intestinal ischemia in the elderly. Gastroenterol Clin N Am. 2009;38(3):527–40.
5. Acosta S, Wadman M, Syk I, Elmståhl S, Ekberg O. Epidemiology and prognostic factors in acute superior mesenteric artery occlusion. J Gastrointest Surg. 2010;14(4):628–35.
6. Wyers MC. Acute mesenteric ischemia: diagnostic approach and surgical treatment. Semin Vasc Surg. 2010;23(1):9–20.
7. Oliva I, Davarpanah A, Rybicki F, Desjardins B, Flamm S, Francois C, et al. ACR appropriateness criteria® imaging of mesenteric isch-

emia. Abdom Imaging. 2013;38(4):714–9.

8. Aschoff A, Stuber G, Becker B, Hoffmann M, Schmitz B, Schelzig H, et al. Evaluation of acute mesenteric ischemia: accuracy of biphasic mesenteric multi-detector CT angiography. Abdom Imaging. 2009;34(3):345–57.

9. Hagspiel K, Flors L, Hanley M, Norton P. Computed tomography angiography and magnetic resonance angiography imaging of the mesenteric vasculature. Tech Vasc Interv Radiol. 2015;18(1):2–13.

10. Menke J. Diagnostic accuracy of multidetector CT in acute mesenteric ischemia: systematic review and meta-analysis. Radiology. 2010;256(1):93–101.

11. Kirkpatrick I, Kroeker M, Greenberg H. Biphasic CT with mesenteric CT angiography in the evaluation of acute mesenteric ischemia: initial experience. Radiology. 2003;229(1):91–8.

12. Bala M, Kashuk J, Moore E, Kluger Y, Biffl W, Gomes C, et al. Acute mesenteric ischemia: guidelines of the World Society of Emergency Surgery. World J Emerg Surg. 2017;12(38). https://doi.org/10.1186/s13017-017-0150-5

13. Gaa J, Laub G, Edelman RR, Georgi M. First clinical results of ultrafast, contrast-enhanced 2-phase 3D-angiography of the abdomen. Röfo. 1998;169(2):135–9.

14. Gilfeather M, Holland GA, Siegelman ES, et al. Gadolinium-enhanced ultrafast three-dimensional spoiled gradient-echo MR imaging of the abdominal aorta and visceral and iliac vessels. Radiographics. 1997;17(2):423–32.

15. Holland GA, Dougherty L, Carpenter JP, et al. Breath-hold ultrafast three-dimensional gadolinium-enhanced MR angiography of the aorta and the renal and other visceral abdominal arteries. AJR Am J Roentgenol. 1996;166(4):971–81.

16. Meaney JF, Prince MR, Nostrant TT, Stanley JC. Gadolinium-enhanced MR angiography of visceral arteries in patients with suspected chronic mesenteric ischemia. J Magn Reson Imaging. 1997;7(1):171–6.

17. Shetty AS, Mellnick VM, Raptis C, Loch R, Owen J, Bhalla S. Limited utility of MRA for acute bowel ischemia after portal venous phase CT. Abdom Imaging. 2015;40(8):3020–8.

临床评分系统对 AMI 诊断和预后有何作用？ 30

Courtney H. McKee and Sarah Ronan-Bentle

经验教训
- 无公认的评分系统可用于 AMI 诊断。
- AMI 患者的病死率与多种因素相关。
- 一项研究显示，症状发作后诊断延迟超过 24 小时死亡风险增加 30%。
- 血清乳酸升高、休克指数增高以及失代偿性疾病的其他指标都与 AMI 的病死率相关，严重者病死率可达 100%。

目前尚无经过验证的广泛公认的诊断评分系统用于急性肠系膜缺血(acute mesenteric ischemia, AMI)的诊断。然而，当把病史、体征、各种化验检查结果整合在一起分析时，相应结果就能提示 AMI 的诊断和预后。

诊断预测指标

Wang 等人是最早提出 AMI 诊断评分系统(diagnostic scoring system)者。其模型建立于 106 例患者的回顾性分析，其中 42.5% 确诊为肠系膜缺血。该评分系统对白细胞增多(leukocytosis)、红细胞分布宽度(red cell distribution width)增加、平均血小板体积(mean platelet volume)增加和 D-二聚体(D-dimer)升高进行评分，当这一模型用于该组患者时诊断灵敏度为 97.8%，特异度为 91.8%，阳性预测值为 91.8%，阴性预测值为 98.2%[1]。然而，在给编辑部的信中，Safiri 和 Ayubi 对 Wang 的方法学提出了质疑，质疑包括其置信区间(confidence interval)太宽，例如白细胞计数的 95% 置信区间为 1.10~235.34，其他变量也有类似宽泛的置信区间，使得这些结果可能没有临床意义[2]。这可能反映了小样本量的局限性并意味着存在潜在的偏离数据(biased data)[2]。此外，该模型还需要前瞻性试验的验证。目前，很难赞成对该模型进行应用。然而，该模型可能是构建其他诊断工具的重要基础和发端。

Cudnik 等 2013 年对当地的 AMI 文献进行了荟萃分析，详细描述目前文献的局限性。目前的研究往往是小规模的，回顾性的，缺乏足够的对照人群，且无法解释内在的偏倚[3]。需要进一步的研究去确定最恰当的诊断模型，并在临床实践中加以验证。

预后预测指标

某些临床指标与 AMI 的病死率增加有很好的相关性。这些指标包括血清乳酸升高、从症状发作到诊断延迟 >24 小时、出现脓毒症以及肠坏死[4-7]。尤其应注意的是，一项研究显示，诊断之前症状出现 >24 小时可使生存率降低 30%[6]。关于风险因素，许多血管合并症已被研究，但 Bhardari 等的大样本研究显示仅心房纤颤与 AMI 病死率呈正相关。他们发现先前的心房纤颤诊断与 AMI 病死率增加独立相关(P<0.001)，诊断时进行抗凝治疗与生存患者的较少并发症相关[8]。

少数研究者试图把生理指标与预后关联起来。一个研究小组比较了 ICU 的 AMI 患者全身器官衰竭评估(systemic organ failure assessment, SOFA)与多器官功能障碍(multiorgan dysfunction, MOD)的评分，发现这两种评估方法中，更高的评分或大于 13 分，与 100% 病死率相关。并且，这两种评分方法在预测疾病的结局方面无显著差异[9]。Haga 等对 110 例患者参加的队列进行研究，发现这组患者中休克指数(shock index)>0.7 和心电图异常如心房纤颤或间歇异常时，患者几乎 100% 死亡。休克指数升高的 OR 值惊人地高，达到 11(P=0.019)，而心电图异常的 OR 值为 1.7(P=0.0022)[10]。

研究数据表明，系统功能低下等指标如乳酸升高、脓毒症(sepsis)、休克指数增高、SOFA 评分增高、延迟诊断以及有心房纤颤等合并症，都会提示 AMI 患者的病死率增加，尽管这一结论尚未得到推广及验证。对于这些病死风险非常高的患者，需要进一步的研究来建立有助于诊断和判断预后的模型。

（刘文徽　王小路 译，刘清源 校）

推荐资源
- Long B, Koyfman A. The dangerous miss: recognizing acute mesenteric ischemia. May 2016; http://epmonthly.com/article/the-dangerous-miss/.
- Onal M, Atahan K, Kamer E, Yaşa H, Tarcan E, Onal M. Prognostic factors for hospital mortality in patients with acute mesenteric ischemia who undergo intestinal resection due to necrosis. Ulus Travma Acil Cerrahi Derg. 2010;16:63–70.

参考文献

1. Cudnik MT, Subrahmanyam D, Janice J, Julian M, Stockton SW, Hiestand BC. The diagnosis of acute mesenteric ischemia: a systematic review and meta-analysis. Acad Emerg Med. 2013;20(11):1087–100.

2. Safiri S, Ayubi E. A novel scoring system for diagnosing acute mesenteric ischemia in the emergency Ward: methodological issues. World J Surg. 2018;42(2):608.

3. Wang Z, Chen J, Liu J, Tian L. A novel scoring system for diagnosing acute mesenteric ischemia in the emergency ward. World J Surg. 2017;41(8):1966–74.

4. Arthurs ZM, Titus J, Bannazadeh M, Eagleton MJ, Srivastava S, Sarac TP, et al. A comparison of endovascular revascularization with traditional therapy for the treatment of acute mesenteric ischemia. Journal of Vascular Surgery. 2011;53(3):698–705.

5. Nuzzo A, Maggiori L, Ronot M, Becq M, Plessier A, Gault N, et al. Predictive factors of intestinal necrosis in acute mesenteric ischemia: prospective study from an intestinal stroke center. Am J Gastroenterol. 2017;112:597–605.

6. Kassahun W, Schulz T, Richter O, Hauss J. Unchanged high mortality rates from acute occlusive intestinal ischemia: six year review. Langenbeck's Arch Surg. 2008;393(2):163–71.

7. Unalp HR, Atahan K, Kamer E, Yasa H, Tarcan E, Onal MA. Prognostic factors for hospital mortality in patients with acute mesenteric ischemia who undergo intestinal resection due to necrosis. Ulus Travma Acil Cerrahi Derg. 2010 Jan;16(1):63–70.

8. Bhandari S, Dang G, Shahreyar M, Hanif A, Muppidi V, Bhatia A, et al. Predicting outcomes in patients with atrial fibrillation and acute mesenteric ischemia. J Patient Cent Res Rev. 2016;3(4):177–86.

9. Viswanathan R, Vivekanandan S, Ravi A. Analysis of incidence and the value of SOFA and MOD scoring in predicting the outcome in acute mesenteric ischemia. Int Surg J. 2015;2(4):480–6.

10. Haga Y, Odo M, Homma M, Komiya K, Takeda K, Koike S, et al. New prediction rule for mortality in acute mesenteric ischemia. Digestion. 2009;80(2):104–11.

慢性肠系膜缺血：哪些临床特征支持 CMI 的诊断？急诊科能诊断 CMI 吗？恰当的处置是什么？

Susan Owens and Sarah Ronan-Bentle

经验教训

- 慢性肠系膜缺血的典型表现为有广泛动脉粥样硬化病史的老年人的餐后腹痛。
- 慢性间歇性腹痛和既往广泛诊断检查结果阴性的年轻女性患者，可能有源自血管炎或风湿性疾病的慢性肠系膜缺血。
- 该病的体格检查和化验检查往往无特异性，常常是在寻找更为紧急的腹痛病因时通过影像学检查来诊断的。
- 慢性肠系膜缺血较为罕见，并且由于缺乏足够的医患沟通时间在急诊环境下难以诊断。
- 门诊转诊到血管外科按计划干预治疗是恰当的处置方式。

　　慢性肠系膜缺血（chronic mesenteric ischemia，CMI），亦称肠绞痛（intestinal angina），代表了肠系膜血管变窄相关的一系列病症，最常由动脉粥样硬化（atherosclerosis）所致。因此，肠系膜闭塞性疾病往往见于老年人，75 岁以上的患者中 18%～67% 存在肠系膜动脉狭窄（mesenteric artery stenosis）的影像学证据。CMI 的诊断需要血管狭窄的 X 线影像证据及上腹部症状[1]。与急性肠系膜缺血相似，据估计 CMI 的发病率在住院患者中低于 1/100 000，在所有因胃肠疾病住院的患者中低于 2/100[2]。CMI 类似于心血管或外周血管疾病，其症状会逐渐发展，最终表现为急性血管闭塞。由于肠系膜血管系统复杂且有丰富的侧支，患者往往直到多条肠系膜血管严重狭窄时才会出现症状。超过 90% 的患者存在肠系膜上动脉受累[3,4]。

哪些临床特点支持 CMI 的诊断？

　　典型的 CMI 患者是有大量吸烟史的 70～80 岁女性。既往病史可能包括动脉粥样硬化（atherosclerotic disease）的其他危险因素。在年轻患者，CMI 见于疑有血管炎（vasculitis）、纤维肌发育不良（fibromuscular dysplasia）或正中弓状韧带压迫（median arcuate ligament compression）的患者。进餐后慢性间歇性腹痛而广泛的诊断检查结果阴性的 20～40 岁女性患者常被诊断为伴有 CMI 的正中弓状韧带综合征（median arcuate ligament

syndrome）和纤维肌发育不良[5,6]。纤维肌发育不良的患者如有肾血管受累，也可存在年轻时就被诊断的高血压。导致肠系膜缺血的血管炎最常见于 Takayasu 动脉炎（Takayasu arteritis）、系统性红斑狼疮（systemic lupus erythematosus）和结节性多动脉炎（polyarteritis nodosa）[7]。

　　CMI 的定义症状（defining symptom）是餐后腹痛，见于 90% 以上的患者[1,2]。腹部表现为钝痛、痉挛性痛或绞痛，一般进餐后 15～30 分钟开始出现症状，持续至餐后 5～6 小时缓解。餐后疼痛是由于内脏血流需求明显增加所致。餐前内脏血流量占心排血量的 10%～20%，但餐后为满足肠组织增加的代谢需求，内脏血流量会提高到约占心排血量的 35%[2]。血流需求的变化取决于食物的种类，进食高脂肪食物后血流峰值最高、持续时间最长。由于疼痛，患者通常出现食物厌恶（food aversion）或少食多餐，导致显著的体重下降。有研究表明，CMI 患者体重减轻可达 15kg，这主要取决于症状的持续时间以及疾病的严重程度。患者也可有胃肠不适症状，包括腹胀、恶心、呕吐、腹泻和/或便秘，这些都归咎于进行性肠黏膜缺血。随着疾病进展，患者的疼痛持续时间延长，之后可能发展为持续性疼痛，并常出现腹泻，患者也会出现如疲劳等更为模糊的主诉[1]。

　　CMI 的体格检查结果无特异性，以致很难在急诊医疗单位诊断出 CMI。由于食物厌恶和显著的体重下降，患者可有腹部扁平或舟状腹（scaphoid abdomen）等恶病质表现。Debus 评论说，患者"因长期营养状况差而更容易检查"[3]。腹部检查常常显示与体征不成比例的弥漫性压痛。虽然腹部血管杂音后来被认为是非特异性体征，但该体征曾被视为 CMI 的诊断标准。尽管没有血管杂音不能排除疾病，但存在杂音就应该怀疑血管病变的可能性[2]。

急诊科能做 CMI 的诊断吗？

　　CMI 的鉴别诊断范围很广，最终是一种排除性诊断，尤其是在急诊科。与进食相关的上腹或右上腹痛需进行胆囊疾病、胃食管反流病、消化性溃疡和胰腺炎相关的诊断检查。慢性腹痛和恶心需进行胃轻瘫（gastroparesis）相关的诊断检查。腹泻需进行鉴别肠易激综合征（irritable bowel syndrome）或炎性肠病（inflammatory bowel disease）相关的诊断检查。原因不明的体重减轻常常要排查恶性肿瘤。症状往往持续多年，患者可能已做过包括侵入性操作在内的广泛检查以进一步明确诊断。

对急诊医生而言，最有帮助的诊断工具之一就是病历回顾（chart review），病历记录可显示患者做过的广泛的门诊化验检查或因不明原因腹痛而到急诊科就诊的次数。由于 CMI 诊断困难，病历记录往往显示患者在诊断 CMI 前症状已持续 20~25 个月[1]。研究报告显示，在出现急性肠系膜缺血表现前，25%~84% 的患者已记录有数月至数年的 CMI 症状[1]。

虽然诊断 CMI 仍然困难，但在大多数急诊科都可以采用现有的影像学检查方法做出诊断。肠系膜动脉造影（aortogram），是一种类似于心导管插入术（heart catheterization）的方法。它仍然是闭塞性肠系膜血管疾病诊断的金标准。然而，这种侵入性的方法必须由血管外科医师在手术室完成，并且要预留修补或介入处理的时间。因此在急诊科它不是实用的诊断方法。计算机体层摄影血管造影（computerized tomographic angiography，CTA）诊断肠系膜动脉狭窄的灵敏度和特异度都达到 95%~100%。多数急诊科都可以进行 CTA。因 CTA 能够提供病因学和血管解剖方面的信息，已被推荐为诊断 CMI 的影像学检查方法。虽然 CTA 能对肠系膜血管系统解剖和狭窄程度提供详细信息，但其需用较大量对比剂推注，因此，在肾功能不全患者应用受限[2,9]。彩色双功能超声检查（Duplex ultrasonography）的灵敏度和特异度均达 85%~90%，尤其适用于血管近端病变。一些患者的因素限制了其应用，包括肠积气、肥胖和血管严重钙化[9]。磁共振血管造影（magnetic resonance angiography，MRA）是可用于 CMI 诊断的第三种影像学方法。值得注意的是，虽然 MRA 不能用于肾功能不全患者，但其辐射暴露较少[1]。

恰当的处置是什么？

归根结底，CMI 是一种需要外科干预的疾病，需要转诊到血管外科或介入放射科检查[10]。有症状的患者主要通过腔内血管治疗（endovascular therapy）或开放性重建进行外科处理，以防肠梗死。内科处理仅用于外科治疗条件差的患者。在等待外科手术期间，为预防急性血栓形成（acute thrombosis），可通过戒烟、肠道休息、使用血管扩张剂（vasodilator）和抗凝治疗暂时改善症状。但这些措施不能阻止疾病进展[11]。因畏食而严重营养不良的患者可能需要住院启动全肠外营养（total parenteral nutrition），以改善术前的营养状况。鉴于有静息性腹痛及影像学 CMI 证据的患者肠梗死的风险高，通常需要在 24 小时内进行干预[12]。静息时无症状的患者可从急诊科出院，在血管外科或介入放射科随访，具体在哪一科室随访取决于诊疗机构对拟行干预措施的偏好和围手术期的管理优化。应向患者解释随访和戒烟、低脂饮食等生活方式的紧迫性和重要性。

（刘文徽　王小路 译，王伟岸 校）

推荐资源

* Mastoraki A, Mastoraki S, Tziava E, Touloumi S, Krinos N, Danias N, Lazaris A, Arkadopoulos N. Mesenteric ischemia: pathogenesis and challenging diagnostic and therapeutic modalities. World J Gastrointest Pathophysiol. 2016;7(1):125–30.

参考文献

1. Kolkman JJ, Geelkerken RH. Diagnosis and treatment of chronic mesenteric ischemia: an update. Best Pract Res Clin Gastroenterol. 2017;31(1):49–57.
2. Chandra A, Quinones-Baldrich WJ. Chronic mesenteric ischemia: how to select patients for invasive treatment. Semin Vasc Surg. 2010;23(1):21–8.
3. Debus ES, Muller-Hulsbeck S, Kolbel T, Larena-Avellaneda A. Intestinal ischemia. Int J Color Dis. 2011;26(9):1087–97.
4. Paterno F, Longo WE. The etiology and pathogenesis of vascular disorders of the intestine. Radiol Clin N Am. 2008;46(5):877–85.
5. Lainez R, Richardson W. Median arcuate ligament syndrome: a case report. Ochsner J. 2013;13(4):561–4.
6. Senadhi V. A rare cause of chronic mesenteric ischemia from fibromuscular dysplasia: a case report. J Med Case Rep. 2010;19(4):373.
7. Angle J, Nida B, Matsumoto A. Managing mesenteric vasculitis. Radiology. 2015;18(1):38–42.
8. Rheudasil JM, Stewart MT, Schellack JV, Smith RB III, Salam AA, Perdue GD. Surgical treatment of chronic mesenteric arterial insufficiency. J Vasc Surg. 1988;8(4):495–500.
9. Clair DG, Beach JM. Mesenteric ischemia. N Engl J Med. 2016;374(10):959–68.
10. Pecoraro F, Rancic Z, Lachat M, Mayer D, Amann-Vesti B, Pfammatter T, Bajardi G, Veith FJ. Chronic mesenteric ischemia: critical review and guidelines for management. Ann Vasc Surg. 2013;27(1):113–22.
11. Mastoraki A, Mastoraki S, Tziava E, Touloumi S, Krinos N, Danias N, et al. Mesenteric ischemia: pathogenesis and challenging diagnostic and therapeutic modalities. World J Gastrointest Pathophysiol. 2016;7(1):125–30.
12. Kolkman JJ, Mensink PB, van Petersen AS, Huisman AB, Geelkerken RH. Clinical approach to chronic gastrointestinal ischaemia: from 'intestinal angina' to the spectrum of chronic splanchnic disease. Scand J Gastroenterol Suppl. 2004;39(Suppl 241):9–16.

急诊科复苏的目标是什么? 应该静脉输注哪种液体? 加压素有益还是有害? 是否需要应用抗生素?

Sarah Ronan-Bentle

经验教训

- 复苏的目的包括保持组织灌注,使缺血性损伤最小化,预防脓毒症和多器官功能衰竭。
- 抗生素作用范围应覆盖革兰氏阴性菌和厌氧菌。
- 用胶体液体代替晶体液体进行复苏并未获益。
- 慎用血管升压类药物,如果有用药指征,推荐单用去甲肾上腺素或联合多巴酚丁胺。

对确诊或疑似急性肠系膜缺血(acute mesenteric ischemia, AMI)患者进行复苏的目的是维持肠道组织灌注、最大限度降低组织缺血并预防脓毒症(sepsis)或多器官功能衰竭(multiorgan failure)的发生发展[1]。复苏终点包括监测用来评估组织灌注的血乳酸水平。血流动力学监测提供了有关容量状态的额外信息。复苏的另外一个重要方面是改善合并症的状态,在 AMI 背景下,这些合并症可增加患者的患病率和病死率。这些合并症常常包括心脏疾病,例如充血性心力衰竭或心律失常。

内脏循环(splanchnic circulation)是一个大的血管系统,接受 20%~25% 的心输出量,占总静息血容量(total resting blood volume)的 25%[1,2]。进食过程中,内脏血流量增加以满足消化的需氧量增加。内脏血管收缩(vasoconstriction)受儿茶酚胺(catecholamine)[如去甲肾上腺素(norepinephrine)、肾上腺素(epinephrine)]、血管紧张素(angiotensin)Ⅱ及内皮素(endothelin)的调节,而血管舒张是由一氧化氮(nitric oxide)和前列腺素类(prostaglandins)调节[2]。因为急诊医疗单位通常给予的用药和干预措施可加重肠系膜缺血,所以了解内脏循环的病理生理过程非常重要。例如,非甾体抗炎药(nonsteroidal antiinflammatory drug,NSAID)抑制前列腺素类合成,因而减弱血管舒张功能,并增加循环性休克(circulatory shock)状态下消化道黏膜对缺血的敏感性[2]。

由于肠道侧支循环丰富,当血流量下降 75% 时,肠组织仍可耐受约 12 小时而不发生不可逆性肠损伤(irreversible injury)[1]。因此,在疑诊 AMI 的评估期间和重建血运的决定性干预之前,支持侧支循环的建立并尽可能多地维持肠系膜血流量至关重要。

应选择什么样液体静脉补液?

缺血会使低灌注组织的供氧降低,以致这些组织中乳酸积聚,并出现酸血症(acidemia),所以一旦怀疑发生 AMI,应立即启动晶体液复苏。用胶体液代替晶体液进行复苏并无获益[3]。AMI 患者低血容量常见。在一项评价液体复苏和抗生素治疗对 AMI 生存影响的动物实验中,与对照组相比,积极液体复苏(>300ml/h)和抗生素治疗都可提高生存率(分别为 40% 和 80%)[4]。然而,积极的血管内容量补充必须兼顾血管通透性增加和包括肠壁在内的血管外间隙渗出增多之间的平衡,否则,接踵而至的将是肠道缺血加重[1]。

血管升压类药物有益还是有害?

在 AMI 患者必须审慎使用血管升压类药物(vasopressor)。随着血管升压类药的使用,内脏灌注会下降。例如,研究发现去甲肾上腺素(norepinephrine)和肾上腺素(epinephrine)都可引起肠系膜盗血综合征(mesenteric steal syndrome),使血液从肠系膜循环中分流出。输注大剂量升压素(vasopressin)能减少肠系膜和侧支的血流量;但根据脓毒症休克模型,升压素的小剂量辅助用药可能是安全的。洋地黄(digitalis)可引起伴有近端 SMA 缩窄的肠系膜血管收缩[1]。

一旦患者血容量正常但心输出量和组织氧供仍然不足,就有了血管升压类药物应用的指征。由于肾上腺素和去氧肾上腺素都能导致内脏血管剧烈收缩,AMI 患者复苏中升压药应选择去甲肾上腺素[1,2]。研究发现多巴酚丁胺增加肝脏-肠道血流量,加用多巴酚丁胺可以在维持内脏灌注的同时进一步维持血压[5]。

辅助小剂量的血管升压素(vasopressin)也可能是有益的。在一项对心肺转流术(cardiopulmonary bypass)后血管扩张性休克(vasodilatory shock)引起的非闭塞性肠系膜缺血的研究中,患者滴定到最大剂量的去甲肾上腺素,对 11 例平均动脉压不能维持的患者辅助给予升压素治疗。治疗 2 天后,11 例接受血管升压素和去甲肾上腺素两种药物治疗的患者肠道灌注改善,并且与对照组(单独用去甲肾上腺素)相比需要的去甲肾上腺素剂量更小。所有接受血管升压素的患者均生存下来,而单用去甲肾上腺素治疗的 67 例患者中,17 例死于医院。该作者的结论是在心肺转流术(cardiopulmonary bypass)后非闭塞性肠系膜缺血治疗中血管升压素可以改善小肠灌注,提高医院生存率[6]。

应该使用抗生素吗?

因为 AMI 患者腹腔内感染(intraabdominal infection)的风

险高,推荐早期给予广谱抗生素治疗(broad-spectrum antibiotics)[7]。在 AMI 患者,肠道细菌移位和腹腔内脓毒症(intraabdominal sepsis)常见,并能导致患者死亡。抗生素作用范围应覆盖革兰氏阴性菌(Gram-negative bacteria)和厌氧菌(anaerobic bacteria)。然而,动物实验表明临床上抗厌氧菌的抗生素治疗比抗革兰氏阴性菌的抗生素治疗更为重要。一项对大鼠肠系膜上动脉横断术后不同抗生素应用方案的比较研究显示,与只接受庆大霉素(gentamicin)治疗组相比,单用甲硝唑(metronidazole)或甲硝唑联合庆大霉素治疗的动物生存期更长[8]。鉴于 AMI 对细菌感染的高敏感性和临床处理的复杂性,我们推荐使用覆盖厌氧菌和革兰氏阴性菌的广谱抗生素进行治疗。

哪些辅助治疗可以考虑或应该避免?

- 对心房颤动/扑动和 AMI 的患者,应避免使用强心苷类(cardiac glycosides)药物(如地高辛)[9]。
- 如果肠系膜静脉血栓形成则进行抗凝治疗;如果存在肠系膜上动脉(SMA)栓塞性疾病则使用动脉内溶栓剂治疗(intra-arterial thrombolytics)。这些措施都可能是有益的。支持溶栓剂治疗的文献有限,主要包括小规模的系列研究和病例报道[10]。然而,动脉内溶栓作为血栓切除术(thrombectomy)或栓子清除术(embolectomy)的辅助手段或作为与外科处理相结合的策略已证实是成功的[11]。

(刘文徽　王小路 译,王伟岸 校)

推荐资源
- NOW @NEJM: Mesenteric ischemia; https://blogs.nejm.org/now/index.php/mesenteric-ischemia/2016/03/11/
- Vitin AA, Metzner JI. Anesthetic management of acute mesenteric ischemia in elderly patients. Anesthesiol Clin. 2009;27(3):551–67.

参考文献

1. Vitin AA, Metzner JI. Anesthetic management of acute mesenteric ischemia in elderly patients. Anesthesiol Clin. 2009;27(3):551–67.
2. Kolkman J, Geelkerken R. Chapter 162: splanchnic ischemia. In: Textbook of critical care, vol. e2. New York: Elsevier; 2017. p. 1135–42.
3. Perel P, Roberts I, Ker K. Colloids versus crystalloids for fluid resuscitation in critically ill patients. Cochrane Database Syst Rev. 2013;2:CD000567. https://doi.org/10.1002/14651858.CD000567.pub6.
4. Jamieson W, Pliagus G, Marchuk S, et al. Effect of antibiotic and fluid resuscitation upon survival times in experimental intestinal ischemia. Surg Gynecol Obstet. 1988;167(2):103–8.
5. Lisbon A. Dopexamine, dobutamine, and dopamine increase splanchnic blood flow: what is the evidence? Chest. 2003;123(Suppl 5):460S–3S.
6. Bomberg H, Groesdonk HV, Raffel M, et al. Vasopressin as therapy during nonocclusive mesenteric ischemia. Ann Thorac Surg. 2016;102(3):813–9.
7. Bala M, Kashuk J, Moore EE, et al. Acute mesenteric ischemia: Guidelines of the world society of emergency surgery. World J Emerg Surg. 2017;12:38. –017–0150-5. eCollection 2017.
8. Plonka AJ, Schentag JJ, Messinger S, Adelman MH, Francis KL, Williams JS. Effects of enteral and intravenous antimicrobial treatment on survival following intestinal ischemia in rats. J Surg Res. 1989;46(3):216–20.
9. Tilsed JV, Casamassima A, Kurihara H, et al. ESTES guidelines: acute mesenteric ischaemia. Eur J Trauma Emerg Surg. 2016;42(2):253–70.
10. Schoots I, Levi M, Reekers J, Lameris J, van Gulik T. Thrombolytic therapy for acute superior mesenteric artery occlusion. J Vasc Interv Radiol. 2005;16(3):317–29.
11. Ieradi A, Tsetis D, Angileri S, et al. The role of endovascular therapy in acute mesenteric ischemia. Ann Gastroenterol. 2017;20(5):526–33.

急性肠系膜缺血的发病率和病死率：急诊医学临床医师是如何影响其结局的?

33

Kelli L. Jarrell and Sarah Ronan-Bentle

经验教训

- 改善急性肠系膜缺血(AMI)患者结局的关键是早期识别和诊断。对于有腹痛和血管或栓塞性危险因素的老年患者,急诊医务人员应对这种相对不常见而又具致死性的疾病保持高度警惕。
- 对高度怀疑 AMI 的患者,早期外科会诊至关重要,因为早期血运重建的患者预后较好。
- 急诊科液体复苏和抗生素治疗脓毒症可以优化患者的外科治疗。
- 患者因素,例如高龄、症状持续时间较长和急性器官衰竭或终末器官灌注不足的化验检查证据,预示着预后不良。

急诊医学临床医师可以通过早期识别急性肠系膜缺血(acute mesenteric ischemia,AMI)的发病过程,进行术前复苏以及早期外科会诊来降低患者的发病率和病死率。虽然在过去 50 年 AMI 的病死率有所下降,但仍高达 50%~69%,这一结果令人难以接受[1,2]。总的来说,26%的 AMI 住院患者在 1 年后仍能存活下来。在 4 种 AMI 类型(例如,静脉血栓性,非闭塞性静脉事件,动脉栓塞和动脉血栓性)中,非闭塞性静脉事件的总病死率最低。心脏外科手术后发生的急性肠系膜缺血,虽然相对少见,但更多发生在老年人、有全身动脉粥样硬化的脱水患者。这种情况尤其致命,病死率为 70%~100%[1]。

哪些因素影响急性肠系膜缺血(AMI)的发病率和病死率?

早期诊断对降低 AMI 的发病率和病死率至关重要,因此急诊医务工作者必须对 AMI 保持高度的临床警惕,特别是面对高危患者人群(例如,老年人和/或有心房颤动病史的患者)时。AMI 相对少见,发病率占所有外科住院患者的 0.09%~0.2%,但其病死率高,因此它是诊断腹痛时"不能遗漏"的病因,需要及时做出诊断。肠道可以在血流量减少 75%的情况下存活 12 小时而无明显的肠损伤;血管完全闭塞 6 小时内,肠道即发生不可逆的损伤[2]。

预测预后不良和病死率增加的患者因素包括老年,延迟就诊,就诊时有腹膜炎以及表现为器官衰竭的患者。在一项研究中,除老年人外,住入疗养院的患者、部分依赖照顾者的患者以及签署过病危不复苏要求(DNR order)的患者都与病死率相关[3]。一项来自瑞典的研究指出,1987 年至 1996 年 74 例患者中小于 71 岁患者的 30 天生存率为 81%;而 71~84 岁的患者生存率则降至 30%。84 岁以上的患者生存率为 7%。他们发现,随着年龄增长,不可切除的坏疽发病率也相应增加(小于 71 岁患者为 9%,71~84 岁患者为 45%,84 岁以上患者为 79%)[4]。在一项为期 12 年的研究中,72 例患者围手术期发病率为 39%,30 天病死率为 31%。该研究发现年龄 70 岁以上和病程延长是病死率的独立预测指标[5]。

有些合并症会增加患者的病死率。这些包括术前伤口污染、6 个月内有心肌缺血病史以及慢性阻塞性肺病(chronic obstructive pulmonary disease,COPD)病史[1]。另外一项来自土耳其的研究证实糖尿病病史、使用地高辛(digoxin)治疗心房颤动和抗血小板药物(antiplatelet drug)是围手术期病死率高的预测指标[6]。欧洲创伤与急症外科学会(European Society for Trauma and Emergency Surgery,ESTES)和世界急诊外科学会(World Society of Emergency Surgeon,WSES)建议在急性肠系膜缺血患者不要使用地高辛治疗心房颤动[1,2,6]。

就诊时处于昏迷状态(coma)、需要机械通气(mechanical ventilation)、急性肾衰竭和肝衰竭或手术前脓毒症的患者往往预后较差。就诊时有腹膜炎的患者肠坏死率一般较高,总体预后差。作为病死率危险因素的特有化验检查异常包括肾衰竭和酸中毒。这些由休克和脓毒症引起的异常已被确定为病死率的独立危险因素[1,2]。在中国的一项研究中,急诊科诊断为 AMI 的患者,除老年人和代谢性酸中毒患者外,杆状核粒细胞增多症(bandemia)、AST 升高和 BUN 增加被确定为独立的危险因素[7]。有趣的是,虽然传统上认为血乳酸升高与急性肠系膜缺血相关,但乳酸升高不是一种特异性标志物。一项研究证实,乳酸酸中毒发生于广泛透壁性梗死和脓毒症引起的组织灌注不足的病程晚期,此时病死率接近 75%[1]。

急诊医学临床医师是如何影响临床结局的?

早期识别对降低病死率极其重要。上述瑞典研究表明,症状发作后 24 小时内手术的患者病死率为 10.6%,如果在症发作 24 小时后手术患者病死率为 72.9%。他们还发现，与延迟 6 小时以上的手术相比，入院后 6 小时内手术生存率更高[4]。据信，在缺血发生的前 12 小时内，肠道活力为 100%。在第 12~24 小时这一比例降至 54%，超过 24 小时则降至 18%[1]。这一结果强调了在急诊科及时诊断 AMI，避免延迟诊断和及时进行外科会诊的重要性，尤其是对那些高度疑似 AMI 和/或病程较长的患者。

虽然没有资料支持或反驳纠正乳酸水平升高等化验检查异常与临床结局的改善有关这一观点，但 ESTES 和 WSES 都推荐使用静脉补液和广谱抗生素对 AMI 患者进行复苏[1,2]。这些治疗应该在急诊科开始进行，并且急诊科也有能力进行相关治疗。另外的建议是，如果情况允许，AMI 患者应入住 ICU 进行进一步复苏。

急性肠系膜静脉缺血（venous acute mesenteric ischemia，VAMI）的处理不同于其他类型的 AMI，因为一旦做出诊断就应对这些患者进行抗凝治疗（anticoagulation），并且需要终生抗凝治疗。在所有急性肠系膜缺血患者中，与静脉栓塞形成相关的缺血患者病死率最低，文献引用的病死率低至 11%~30%[1]。就急性肠系膜缺血而言，患者就诊越早结局越好。相反，那些病程早期就诊的静脉栓塞形成（venous thrombosis）患者，即症状出现 3 天后就诊，预后较差。这组患者也更有可能在入院 12 小时内接受剖腹术（83% vs 20%）。据推测，这类早期就诊的患者病程发生更快，这就是为什么他们总体预后较差，病死率较高[1]。

虽然治疗决策应结合外科会诊做出，但一部分患者确实不太可能得益于手术干预，急诊医学临床医师可以与患者及在场的家属讨论治疗的目标。有严重合并症的垂死患者和那些基础体力状态差的患者都不太可能受益于手术干预。关于避免对这些垂死的患者进行手术干预的建议同时包含在 ESTES 和 WSES 两部指南中[1,2]。这些患者有可能仍需住院，以便进行生活调理和姑息性处理。

总结

尽管 AMI 病死率非常高，但那些确实活着出院的患者预后相对较好，1 年生存率为 84%，5 年生存率为 50%~77%。在这组患者中，大多数死亡与心血管疾病有关，而非由于肠系膜缺血的复发或与此疾病相关的合并症[1]。一项 1963—2000 年间的研究显示，48 例患者 5 年和 10 年的总生存率分别为 54% 和

20%。然而，在排除围手术期死亡的可能后，5 年长期存活的概率为 77%，10 年长期存活的概率为 29%[8]。再次强调，这些生存率应该在有严重的心血管并症和高龄患者构成的人群背景下来评价。急诊科医务人员通过早期识别该病并尽早进行外科医师会诊，来改善患者的预后，最大限度地提供外科干预的机会和患者活着出院的可能性。

（刘文徽　王小路 译，王伟岸 校）

推荐资源
- Episode 42: Mesenteric ischemia and pancreatitis. Emergency medicine cases. https://emergencymedicinecases.com/episode-42-mesenteric-ischemia-pancreatitis-3/
- Mesenteric Ischemia. Life in the fast lane. https://lifeinthefastlane.com/ccc/mesenteric-ischaemia/

参考文献

1. Tilsed JV, Casamassima A, Kurihara H, Mariani D, Martinez I, Pereira J, et al. ESTES guidelines: acute mesenteric ischaemia. Eur J Trauma Emerg Surg. 2016 Apr;42(2):253–70.
2. Bala M, Kashuk J, Moore EE, Kluger Y, Biffl W, Gomes CA, et al. Acute mesenteric ischemia: guidelines of the World Society of Emergency Surgery. World J Emerg Surg. 2017;12:38. https://doi.org/10.1186/s13017-017-0150-5. eCollection 2017.
3. Gupta PK, Natarajan B, Gupta H, Fang X, Fitzgibbons RJ. Morbidity and mortality after bowel resection for acute mesenteric ischemia. Surgery. 2011;150(4):779–87.
4. Wadman M, Syk I, Elmstahl S. Survival after operations for ischaemic bowel disease. Eur J Surg. 2000;166(11):872–7.
5. Kougias P, Lau D, El Sayed HF, Zhou W, Huynh TT, Lin PH. Determinants of mortality and treatment outcome following surgical interventions for acute mesenteric ischemia. J Vasc Surg. 2007;46(3):467–74.
6. Alhan E, Usta A, Çekiç A, Saglam K, Türkyılmaz S, Cinel A. A study on 107 patients with acute mesenteric ischemia over 30 years. Int J Surg. 2012;10(9):510–3.
7. Huang H, Chang Y, Yen DH, Kao W, Chen J, Wang L, et al. Clinical Factors and Outcomes in Patients with Acute Mesenteric Ischemia in the Emergency Department. J Chin Med Assoc. 2005;68(7):299–306.
8. Cho J, Carr JA, Jacobsen G, Shepard AD, Nypaver TJ, Reddy DJ. Long-term outcome after mesenteric artery reconstruction: A 37-year experience. J Vasc Surg. 2002;35(3):453–60.

34

咨询专栏：急性肠系膜缺血

Stephanie Streit and Sarah Ronan-Bentle

咨询专家介绍

Dr. StephanieStreit 2015 年获得普通外科和外科危重症监护执业的委员会认证。她目前正在内华达州拉斯维加斯的大学医学中心从事急诊外科和重症监护工作，她是美国空军的一名少校，目前驻扎在内利斯空军基地。

关键临床问题的解答

1. 何时推荐外科医师会诊，在什么时间范围内进行？

所有类型的肠系膜缺血都可能是令人恐惧的致命性疾病。它在临床相对罕见，这使它更加令人生畏。正如医学中对很多疾病的处理一样，全面的病史采集和及时的疾病诊断常常是临床处理手段中最好的工具。正如在急性冠脉综合征的处理中"时间是心肌"一样，在急性肠系膜缺血(acute mesenteric ischemia, AMI)的情况下，"时间就是肠道活力和患者的生命"。一旦患者可能诊断为 AMI，外科医生就应该参与患者的诊疗。了解单位的医疗资源将有助于医生决定遇到患者时联系谁及判断患者是否需要转到其他医疗机构。从普通外科医生开始会诊的做法可能是对的，但血管外科和介入放射科医师会诊常常也很关键。文献支持血管病变即使需行肠切除术时，也应进行血管内介入的观点。这种"杂交技术(hybrid technique)"应该成为治疗标准。

2. 评估肠系膜缺血患者时，您有哪些经验可提供给急救医护人员？

肠系膜缺血的共同特征是血流减少，即动脉血流减少，静脉回流受阻，或呈现与休克相关的总体低流量状态。血流减少的最终结果是渐进性细胞死亡。血流中断的程度以及不能满足组织代谢需求的低血流状态持续时间共同决定了组织损伤的程度。症状持续时间、血凝块负荷及侧支血流建立与否共同决定了患者肠道对血流减少的耐受性。

有几个关键的临床表现形式，可以引起对 AMI 的临床怀疑并加快在急诊科的检查。肠系膜缺血的每一种类型都有其典型的病史，但大多数 AMI 病例的表现无特异性，并且在鉴别诊断中有相当多重叠。新发心房颤动或其他心律失常可引起 SMA 的栓塞。患有其他血管疾病或近期体重下降的吸烟者可能有已达临界水平的慢性 SMA 狭窄或血栓。有血栓家族史且在服用激素性避孕药的年轻女性可能发生肠系膜静脉血栓。肠系膜静脉血栓很大一部分发生于术后患者。在急诊科除非患者有重病，否则低容量性肠系膜缺血并不常见，但它可伴随收缩性心力衰竭或心源性休克的加重而发生。

在 AMI 早期阶段，它可表现为相对非特异性的症状，并且腹部检查阴性。在肠坏死之前常常发生"与腹部体征不成比例的腹痛"，但这种疼痛往往是模糊的，并伴其他症状同时发生的，如恶心、呕吐和/或腹泻。除少数有腹膜刺激征的患者外，根据肠系膜血管系统阻塞的部位和程度以及是否合并慢性病不同，患者的体征也有很大差异。

3. 有确定 AMI 诊断的实验室试验吗？

肝脏代谢门静脉内容物的能力经常会掩盖酸血症和细胞死亡的相应征象。因此，没有单一的可鉴别 AMI 的实验室检查。更准确地说，许多炎症标志物可能提示正在发生的缺血性病变。可这仍然无法将 AMI 与其他炎症性或感染性胃肠病区分开来。

4. 急诊医务人员怎么影响 AMI 患者的结局？

与任何其他医生相比，急诊医务人员的工作能够改写 AMI 统计数据。尽早识别和更快进行血管重建是提高 AMI 患者生存的唯一方法。

- 在有 AMI 危险因素的患者出现低血压和符合酸中毒的实验室检查异常时，应该提高怀疑指数，即便正在进行复苏，也应尽早联系外科会诊。
- 可与外科医生讨论影像学检查的时机和方案。由于多层 CT 的广泛应用，它已成为 AMI 的标准诊断方法。CT 的另外一个优势是其可以诊断静脉闭塞，可以按照在静脉期采集增强图像的程序进行。血管系统的 CTA 表现也影响血管外科和普外科医生的干预程序。外科医生在选择最佳干预措施（包括开腹手术或腹腔镜手术以及介入放射学操作）时，会受 CT 得到的肠壁表现及缺血坏死征象所影响。

5. 你认为在这类患者的复苏中哪些概念最重要？

- 一旦考虑到或认定是肠系膜缺血，外科同行的会诊要优先安排。

- 恢复血压并维持全身血液灌注也同等重要。轻型病例可单纯通过静脉补液达到这一目的。静脉补液种类的选择应视肾脏情况而定，但一般来说，优先选择平衡液如勃脉力 A（Plasma-Lyte A）或 Normosol 复方电解质注射液。虽然没有专门针对这一适应证的研究，但考虑到肠系膜缺血患者复苏过程中容易出现酸血症，这两种药物可能都优于生理盐水。

- 如果单纯补液不能恢复足够的血压，则需应用血管升压类药物。依赖升压药物的患者可能有肠坏死，并且这种肠坏死不是血管升压类药物对内脏系统的影响所致。鉴于这种低血压近似于脓毒血症状态，去甲肾上腺素是首选的血管升压药。

- 如无抗凝禁忌证，则可能需要肝素进行全身治疗。如果计划行血管内治疗，尤应如此。

- 如果 CT 显示有肠坏死证据或全身感染的征象，应采用针对胃肠道菌群的广谱抗生素进行治疗。

6. 在这类患者中，您担心哪些并发症？

- 多系统器官衰竭（multisystem organ failure）——诊断延迟可能导致发病率和病死率增加。低灌注 6～12 小时后发生的组织坏死如持续存在，则可能会导致多系统器官衰竭，手术切除是选择之一。

- 短肠综合征（short gut syndrome，SGS）——通常发生在剩余小肠总长度不足 100cm 的无回盲瓣患者或虽有完整回盲瓣但剩余小肠不足 50cm 的患者。在急性肠系膜缺血的成年人中，大的 SMA 血凝块可导致大面积肠坏死甚至肠衰竭。SGS 常常伴有衰弱、腹泻、乏力、电解质失衡以及频繁发作的导致肾损伤的脱水，并且因为大多数 SGS 患者至少在一段时间内依赖 TPN，他们可能有大量的导管相关并发症。

- 腹壁管理和疝——因肠系膜缺血需要肠切除的患者，常常需要进行损伤控制剖腹术（damage control laparotomy）或开放性腹部手术治疗。这样做主要是因为两个常常伴随的原因：①患者病情严重，手术要以最快的方式结束；②文献强烈支持"二次探查剖腹术（second-look laparotomy）"做法，尤其是缺血的原因不完全清楚时。虽然损伤控制剖腹术是非常有用和有效的技术，但在任何时间段腹腔保持开放状态的患者，深部和浅表伤口感染率及腹壁疝发生率都很高。

- 出血和血管并发症——因肠系膜缺血而行的开放性手术和血管内介入治疗都有相关的并发症。切开血管修补术一期和二期血管通畅率都很高。然而，切开修复术的并发症发

生率更高，并且不良影响更大。尽管罕见，但血管吻合口漏（假性动脉瘤）和喷射性出血通常是灾难性事件，常导致复杂的二次手术、危重状态延长甚至死亡。血管内修复术确实近期并发症较少，但这可能反映了研究选择的偏倚，因为不做剖腹术的患者有较低的血管负担和较少的肠缺血发生。随着时间的推移，血管内治疗的患者再次干预的比例会更高，所以患者要了解这种风险并密切随访观察。

7. 慢性肠系膜缺血：在急诊科能作出这种诊断吗？如果可以，哪些临床特征支持这一诊断？急诊科治疗有哪些？恰当的处置是什么？

慢性肠系膜缺血（chronic mesenteric ischemia，CMI）是一种临床诊断，包括慢性腹痛、体重减轻和肠系膜血管的动脉粥样硬化性疾病。它几乎只见于吸烟者和 60 岁以上的人，这些患者还可能罹患诸如跛行或绞痛等其他血管疾病。CMI 的疼痛常发生于上腹部或脐周，多为进餐后出现的隐痛。随着时间推移，发生 CMI 的患者常常出现"畏食（food fear）"，因为他们知道进食会引起疼痛。因此患者往往非常消瘦或在极短的时间内出现明显的体重下降。

急诊可能很难做出 CMI 的诊断。然而当急诊临床医生看到有腹痛（尤其畏食）和体重下降而又无阳性体征的患者时，就应该考虑 CMI 发生的可能。螺旋 CT 血管造影可以显示三支肠系膜血管中至少两支有钙化。患者也可表现为慢加急性肠系膜缺血，即慢性病变已达到"临界狭窄（critical stenosis）"，肠缺血开始发生。

如果 CTA 上有肠壁改变或患者有相关的腹部体征或化验检查结果异常，应立即进行外科会诊。

如果没有上述情况，那么应该请血管外科医生或介入放射科医生复查 CTA。因为患者可能存在营养不良和 CMI 相关的愈合能力降低，只要有可能，血管内治疗应是首选的干预措施。患者可能因脱水、营养不良、全身血管疾病或 CMI 的其他并发症而需要住院。如果患者不符合住院标准，应确保外科医生短期内能够进行随访。

（刘文徽　王小路 译，张杰 校）

推荐资源

- Beaulieu RJ, et al. Comparison of open and endo-vascular treatment of acute mesenteric ischemia. J Vasc Surg. 2014;59(1):159–64.
- Pecoraro F, et al. Chronic mesenteric ischemia: critical review and guidelines for management. Ann Vasc Surg. 2013;27(1):113–22.
- Yang Z, et al. Management of acute mesenteric ischemia: a critical review and treatment algorithm. Vasc Endovascular Surg. 2016;50(3):183–92.

35 何时应该考虑恶心和呕吐的非胃肠道病因？

Kraftin E. Schreyer，Deena D. Wasserman，and Evan Kingsley

经验教训
- 恶心和呕吐是非特异性表现，因此应利用相关症状来帮助集中并缩小鉴别诊断的范围。
- 病史和体格检查能够提示大多数病例的诊断结果。
- 在病史和体格检查的指导下，针对性的实验室检查和影像学检查最有用。

　　恶心（nausea）和呕吐（vomiting）是急诊医疗机构常见的症状，2014年急诊科就诊人数超过100万[1]。大多数患者为良性、自限性疾病，可以通过支持疗法（supportive care）加以处理[2,3]。然而，恶心和呕吐可能是严重疾病的症状，其中许多如图35.1所示。在附加阅读部分"胃肠炎类似疾病（gastroenteritis mimics）"也总结了令人烦恼的恶心和呕吐的胃肠道和非胃肠道病因。

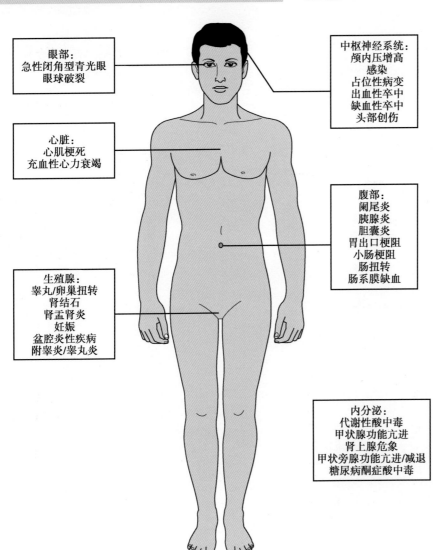

图35.1　引起恶心和呕吐的主要原因

病史和体格检查是评估恶心和呕吐潜在病因的最重要工具,借此指导进一步的诊断性检查。没有随机对照试验比较恶心和呕吐的评估策略。下面讨论的诊断方法是基于多篇综述文章和专家共识。

病史

在评估恶心和呕吐的潜在病因时,确定症状的时程非常重要。急性和慢性(>1 个月)的恶心呕吐,往往有非常不同的病因(表 35.1)。突然发作的恶心和呕吐更可能与感染或中毒有关。不同症状提示不同基础病变的潜在病理反应。症状数天或数周内隐匿起病,意味着可能源于代谢或内分泌性疾病。慢性症状更可能具有潜在的功能性胃肠病或精神病成分[4]。

表 35.1 恶心和呕吐的急性和慢性病因

	急性	慢性
胃肠炎	戒毒(阿片类物质/乙醇)	妊娠
食物中毒	妊娠	胃食管反流病
胰腺炎	扭转(睾丸/卵巢)	消化性溃疡
肝炎	心肌梗死	炎性肠病
胆囊炎	眩晕	肠易激综合征
阑尾炎	甲状腺毒症/甲状腺危象	胃轻瘫
小肠梗阻	高钙血症	恶性肿瘤
代谢性酸中毒	肾上腺疾病	神经性厌食症
颅内压升高	肾盂肾炎	神经性贪食症
偏头痛	闭角型青光眼	迷路疾病(梅尼埃病)
刺激物摄入	其他药物	周期性呕吐综合征
用药过量(阿司匹林,乙醇)		药物
		大麻烟

重要的病史因素包括呕吐的频次、严重程度、呕吐物的成分(血性、含胆汁等)、触发因素(入口食物等)、患者接触史、旅行史、既往病史、既往腹部手术史、药物治疗或药物使用情况[2-7]。表 35.2 强调了通常会引起呕吐的药物,表 35.3 总结了可能提示特定诊断的常见病史特点。

恶心和呕吐相关的症状与既往病史和社会史一起,进一步缩小了鉴别诊断的范围,有助于临床医师指导选择其他检查方法。

就像言语不清(slurred speech)、共济失调(ataxia)和眩晕(vertigo),提示可能是后循环卒中(posterior circulation stroke)一样,头痛(headache)和/或视力模糊(blurred vision)提示神经系统方面病因。这些患者和有颅内病变风险的患者,应考虑神

表 35.2 引起恶心和呕吐的常见药物

NSAID
地高辛
抗心律失常药
口服降糖药(二甲双胍)
抗生素(红霉素,复方磺胺甲噁唑)
抗病毒药
抗帕金森病药
抗癫痫药
高剂量维生素
化疗
麻醉药
激素补充剂

表 35.3 典型表现[2-6]

急性发作	胆囊炎,胃肠炎,胰腺炎
伴有腹泻、头痛、肌肉痛	胃肠炎
胆汁性呕吐	小肠梗阻
迟发性呕吐(餐后>1 小时)	胃出口梗阻,胃轻瘫
粪性呕吐	肠梗阻
起病隐匿	胃食管反流病,药物,妊娠
喷射性呕吐	颅内病变
未消化食物的反流	贲门失弛缓症,食管狭窄,Zenker 憩室
晨起呕吐	妊娠,颅内压增高,尿毒症

经系统影像学检查。高危患者包括可能转移到大脑的癌症患者和有颅内出血(intracranial hemorrhage)危险因素的患者,包括高血压、抗凝治疗史以及动脉瘤或多囊肾病(polycystic kidney disease)病史。近期的颅脑损伤(head injury)也可能需要影像学检查,特别是在患者接受抗凝治疗的情况下。

发热(fever)意味着有潜在的胃肠道或非胃肠道感染。伴发热的排尿困难和胁腹痛提示患者可能患肾盂肾炎(pyelonephritis)。伴发热的头痛和颈部僵硬,表明可能存在中枢神经系统感染。

如果患者有泌尿或生殖器表现应对相应器官系统进行评估。可能存在的疾病包括性腺扭转(gonadal torsion)和肾结石(nephrolithiasis)。

在确认或推测患者可能摄入有毒物质时,必须进行毒理学检查,包括阿司匹林(aspirin)和对乙酰氨基酚(acetaminophen)的血药浓度,以及心电图检查,如果有相应指征,应进行尿液毒物学筛查。

如果患者有酗酒史,则提示患者可能患胰腺炎或酒精性酮症酸中毒(alcoholic ketoacidosis),而如果患者有吸食或使用大麻(marijuana)的经历,则提示导致恶心呕吐的原因可能是大麻

素剧吐综合征（cannabinoid hyperemesis syndrome）。更多有关大麻素剧吐综合征的信息，请参阅本部分第 37 章[2,8-10]。

恶心和呕吐也可能是急性心肌梗死（acute myocardial infarction）患者的主诉，对于有心脏病危险因素的患者及有出汗、上腹部不适和/或胸部不适的患者，应考虑这种病因。

有明确糖尿病的或疑似糖尿病的患者如果出现恶心呕吐症状，提示其可能处于发生糖尿病酮症酸中毒（diabetic ketoacidosis）或高渗性高血糖综合征（hyperosmolar hyperglycemic syndrome）的风险之中。

体格检查

临床医师必须察觉患者重要器官的异常，并针对相应异常进行进一步检查。脱水（黏膜发干发黏，皮肤皱缩）的评估能够判断患者是否需要积极的液体复苏。腹部压痛，尤其局部压痛，可能需要实验室检查和/或超声或计算机体层摄影（computed tomography）检查。有头部损伤、视觉症状或失衡的呕吐患者需要进行全面的神经系统、眼科和耳科检查。即使还有其他可能导致恶心和呕吐的原因，这些患者依然需要进行神经系统影像学检查。

诊断性检查

病史和体格检查结果可以指导诊断性检查，但有两个例

外，即育龄妇女应测妊娠试验（pregnancy testing），有糖尿病病史（或疑似糖尿病但尚未诊断的）的患者应检测其血糖（blood glucose）水平。对于其他不能解释的恶心和呕吐年轻患者，应考虑进行血糖检测，以评估其是否有尚未诊断的糖尿病（可能并发酮症酸中毒）。

对于检查时有脱水证据或有迁延呕吐病史的患者，应考虑电解质和/或血生化检查。尿酮（urine ketone）检测可能有助于确定脱水的严重程度，并可能提示酒精性或糖尿病酮症酸中毒（diabetic ketoacidosis）[2-7]。其他实验室检查，如肝脏或胰腺相关的检查项目，可以根据病史和体格检查来选择。

同样，应根据病史和体格检查选择影像学检查项目。如果担心颅内病变，应考虑进行头部 CT 检查。对于有相关病史和/或局部压痛的患者，应考虑进行腹部影像学检查。

对于有心脏病危险因素的患者，包括有非特异性表现的高危女性患者和糖尿病患者，应考虑进行心电图检查（electrocardiogram），因为这些患者经常有急性冠脉综合征（acute coronary syndrome）的非典型表现。

方法

未分化呕吐患者的处理方法如图 35.2 所示。对患者的病情评估时，医生应具备充分的敏锐性。病情不稳定的患者应给予复苏治疗。病情稳定的患者应该进行全面的病史和体格检查，如果需要，应进行进一步诊断检查。

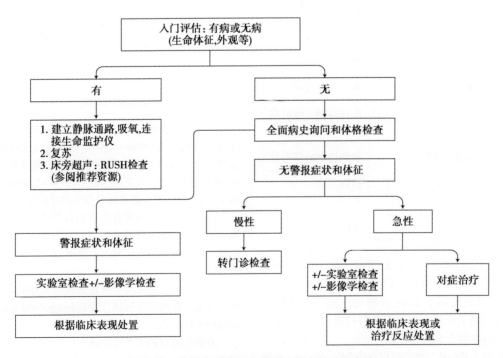

图 35.2　病因不明的恶心和呕吐患者的处理方法

（沈成 译，李昌平　张杰 校）

推荐资源

- Gastroenteritis Mimics What should the emergency physician consider? emDocs. August 2017; http://www.emdocs.net/gastroenteritis-mimics-emergency-physician-consider/
- RUSH Protocol: Rapid ultrasound for shock and hypotension. Academic life in emergency medicine. June 2013; https://www.aliem.com/2013/06/rush-protocol-rapid-ultrasound-shock-hypotension/

参考文献

1. Agency for Healthcare Research and Quality: Healthcare Cost and Utilization Project. HCUPnet – Emergency Department National Statistics, 2014 National Diagnoses--ICD-9-CM Codes (ICD9), Principal Diagnosis: 787.01 Nausea With Vomiting (after Oct 1, 2009) [Internet]. 2017 [cited 16 Aug 2017]; Available from: https://hcupnet.ahrq.gov/#query/eyJEQVRBU0VUX1NPVVJDRSI6WyJEU19ORURTIl0sIkFOQUxZU0lTX1RZUEUUiOlsiQVRfTSJdLCJZRUFSUyI6WyJZZU18yMDE0Il0sIkNBVEVVHT1JJWkFUSU9OX1RZUEUUiOlsiQ1RfSUNEOUQiXSwiQ1RfSUNEOUQiOlsiMTcyMDAiXX0=

2. Anderson WD, Strayer SM. Evaluation of nausea and vomiting: a case based approach. Am Fam Physician. 2013;88:371–9.

3. Harbord M. Nausea and vomiting. Medicine. 2009;37:115–8.

4. Scorza K, Williams A. Evaluation of nausea and vomiting. Am Fam Physician. 2007;76:76–84.

5. Hasler W, Chey W. Nausea and vomiting. Gastroenterology. 2003;125:1860–7.

6. Quigley E, Hasler W, Parkman H. AGA technical review on nausea and vomiting. Gastroenterology. 2001;120:263–86.

7. Metz A, Hebbard G. Evaluation of nausea and vomiting in adults: a diagnostic approach. Aust Fam Physician. 2007;36:688–92.

8. Batchelor J, McGuiness A. A meta-analysis of GCS 15 head injured patients with loss of consciousness or post-traumatic amnesia. Emerg Med J. 2002;19:515–9.

9. Hall J, Driscoll P. Nausea, vomiting and fever. Emerg Med J. 2005;22:200–4.

10. American Gastroenterological Association medical position statement. Nausea and vomiting. Gastroenterology. 2001;120:261–2.

选择止吐药：应该考虑什么？

James Murrett，Jennifer Repanshek，and
Matthew Hinton

经验教训
- 仅半数报告恶心的患者在急诊科得到对症治疗。
- 治疗恶心及预防呕吐可提高患者满意度，减轻患者痛苦，改善医疗环境。
- 大多数头对头的 RCT 对照试验和荟萃分析显示单一药物治疗时，没有哪种药物明显比其他药物有效。
- 一项小规模研究发现氟哌利多疗效好，但因其导致 QT 间期延长而被 FDA 列入黑框警告。
- 昂丹司琼在妊娠早期可能存在风险。妊娠期间止吐药物的选择比较困难，关于这一点还需要进一步研究。

急诊医疗机构的医务工作者经常会遇到恶心和呕吐的（nausea and vomiting）患者。恶心和呕吐可能是患者的主诉也可能是其他疾病的伴随症状。治疗这些症状可减少患者的心身痛苦，并提高患者的满意度[1]。这种治疗还可以帮患者耐受其他病症治疗过程中的一些口服药物。剧烈呕吐（active emesis）或强烈干呕（loud retching）患者可能会对其他邻近的患者和医护人员的诊疗环境带来不利影响。止吐药常常能完全满足患者改善症状的期望，使患者能够舒适地出院[1]。

止吐药物选择的影响因素

止吐药（antiemetic）的选择可能很复杂，有大量的备选药物可供选择。选取止吐药时，医务工作者必须首先考虑所需药物治疗的可能潜在原因。恶心和呕吐可能起因于多种疾病。恶心呕吐时，胃肠道病因很常见，而其他病因包括神经系统、心因性、代谢系统、毒物性和医源性病因也较常见。恶心和呕吐的病理生理过程是多方面的，通常是由于激活四种主要引起恶心呕吐的途径之一而产生的相应反应。治疗这些症状的药物可作用于不同的途径，止吐药的选择范围非常广泛。

给药途径基于几个因素。口服药物是最简单的给药方法。有些药物已被制成口服溶解配方，患者不必吞服药片，还有些药物制成直肠给药制剂。许多需要止吐药治疗的患者不能耐受口服药物，可能需要静脉给药途径给予止吐药，并进行液体

复苏。肌肉注射的药物通常更痛苦。

患者年龄、体重、妊娠状况和用药偏好在药物选择中起着重要的作用。许多医务人员也有自己的用药习惯，倾向于用自己"特别喜爱"的药物。而且医务人员和患者都可能接触过药物的市场营销，这会影响他们的选择和偏好。最后，止吐药治疗有多种副作用，药物的选择可能取决于合并症的情况和/或对不良反应的规避。

呕吐的病理生理过程

脑的呕吐中枢（vomiting center）位于延髓（medulla oblongata）。通过四条主要通路向呕吐中枢发送信号，每条通路由不同的神经递质介导。在颅底有一个化学感受器触发区（chemoreceptor trigger zone），可接收多种信号，包括多巴胺（dopamine）、5-羟色胺（serotonin）、组胺（histamine）、毒蕈碱（muscarine）和血管升压素（vasopressin）。毒素、糖尿病酮症酸中毒（diabetic ketoacidosis）等代谢异常和药物可能作用于这个中枢。胃的炎症和胃肠道的牵拉通过 5-羟色胺和多巴胺激活迷走神经通路。前庭中枢通过组胺和毒蕈碱激活相应通路。处理焦虑、恐惧和恶臭气味的大脑皮层会激活呕吐中枢。

药物作用机制和不良反应

止吐药物分为多种不同的类别，具有不同的疗效和不良反应，如表 36.1 所示。

5-羟色胺受体拮抗剂（serotonin antagonist）包括昂丹司琼（ondansetron）和格拉司琼。苯甲酰胺类药物（benzamides）包括甲氧氯普胺（metoclopramide）和曲美苄胺（trimethobenzamide）。吩噻嗪类药物（phenothiazines）包括丙氯拉嗪（prochlorperazine）和异丙嗪（promethazine）。抗组胺药（antihistamine）如苯海拉明（diphenhydramine）和美克洛嗪（meclizine）也是一种选择。也可以选择有止吐性质的其他类型的药物包括抗精神病药（antipsychotics）[氟哌啶醇（haloperidol）和氟哌利多（droperidol）]、苯二氮䓬类药物（benzodiazepines）和皮质类固醇（corticosteroid）。

表 36.1 止吐药:作用机制和药物不良反应

药物/分类	急诊常用止吐药剂量	给药途径	妊娠用药分类	注意事项和适应证
抗组胺药				
苯海拉明	25~50mg PO 每4~6h 一次 10~50mg IV 每2~4h 一次	PO,IV,IM	B 类	抗胆碱能作用(老年人慎用),适用于晕车/眩晕
美克洛嗪	旅行前 1h 12.5~25mg; 必要时每 12~24h 重复一次	PO	B 类	
苯甲酰胺类				
甲氧氯普胺	10~20mg 每6h 一次	PO,IV,IM	B 类	潜在的锥体外系症状
曲美苄胺	300mg PO 每6~8h 一次 200mg IM 每6~8h 一次	PO,IM	未分类	促动力作用,用于胃轻瘫
苯丁酮类				
氟哌啶醇	1~5mg 每12h 一次	PO,IV,IM	C 类	可引起过度镇静
氟哌利多	2.5mg,每24h 一次,可加用 1.25mg	IV,IM	C 类	由于可能引起 QT 间期延长,可考虑用 12 导联心电图进行心电监测
皮质类固醇				
地塞米松	视情况而决定剂量	PO,IV,IM	C 类	辅助治疗或化疗诱发的恶心和呕吐
酚噻嗪类				
丙氯拉嗪	5~10mg 每4~6h 一次(最大剂量 40mg/d)	PO、IV、IM、PR	未分类	用于晕车、眩晕、偏头痛
异丙嗪	12.5~25mg 每4~6h 一次	PO、IV、IM、PR	C 类	可能引起锥体外系症状可引起过度镇静
5-羟色胺拮抗药				
昂丹司琼	4~16mg IV 或 PO	PO,IV,IM	B 类	小剂量耐受性好,可有效用于多种疾病的治疗 大剂量和静脉给药可引起 QT 间期延长

PO,口服;IM,肌内注射;IV,静脉注射;PR,直肠给药。

仔细考虑恶心和呕吐的病因可以帮助医务人员选择合适的药物。昂丹司琼的 5-羟色胺受体拮抗作用除了能治疗胃刺激和炎症引起的呕吐外,还可治疗毒物、特发性疾病和代谢性疾病引起的恶心。甲氧氯普胺主要作用于多巴胺受体,对因头痛、胃肠动力障碍或其他胃病引起的呕吐效果良好。氟哌啶醇可以很好地治疗与大脑皮层相关的疾病引起的恶心和呕吐。同样,苯二氮䓬类药物也可以作为其他药物治疗的辅助药物,治疗焦虑引起的恶心呕吐症状。抗组胺药和抗胆碱能药可用于前庭相关的恶心,如眩晕。

虽然这些药物可以控制症状,但它们也有副作用。有些药物可能会产生轻度镇静作用,而另一些药物可能会使人激越(agitation)或烦乱不安(restlessness)(即静坐不能)。许多药物可能导致 QT 间期延长或非特异性复极异常。有关处理止吐药物引起的 QT 间期延长的讨论,请参阅本书第 38 章。服用止吐药也可能发生锥体外系症状(extrapyramidal symptom,EPS),即:肌张力障碍(dystonia,即肌肉痉挛)、帕金森综合征(Parkinsonism,即强直)、运动迟缓(bradykinesia,即行动缓慢)、迟发性运动障碍(tardive dyskinesia,即不规则痉挛)和静坐不能(akathisia)。

一些研究表明,妊娠期间使用昂丹司琼与胎儿心脏异常[2]和腭裂(cleft palate)发生增多有关[3],但其他大规模的研究未发现这种相关性[4,5]。与昂丹司琼一样,甲氧氯普胺也被列为妊娠 B 类用药。研究尚未发现甲氧氯普胺与不良胎儿结局之间存在关联,但甲氧氯普胺可能有使孕妇发生锥体外系症状的风险,而昂丹司琼则没有这种风险[6]。妊娠期间止吐药物的选择比较困难,并且这种情况可能会在接下来的一段时间内持续存在,直到有进一步的相关研究为该问题提供更好的解决方案。包括药物选择在内的妊娠剧吐处理方法的讨论,请参阅本书第 109 章。

止吐药物选择

医务人员往往没有对恶心(nausea)给予足够治疗。最近的一项研究表明,只有半数急诊科的恶心患者被给予止吐药治疗[7]。而大多数呕吐患者都被给予了止吐药治疗[8,9]。

止吐药可有效控制恶心和呕吐的症状。然而,研究表明单独使用安慰剂或静脉补液也有类似效果[10]。一些比较药物作用的随机试验和荟萃分析显示,药物之间或药物与安慰剂之间没有显著性差异[11-13]。一篇对多项临床试验进行的大规模综述中比较了甲氧氯普胺、昂丹司琼、丙氯拉嗪、异丙嗪和氟哌利多的止吐疗效,结果显示没有药物明显优于安慰剂。一项小规模的试验表明氟哌利多优于安慰剂[14]。尽管过去使用氟哌利多止吐较为普遍,但由于有 QT 间期延长的风险,氟哌利多的使用受到限制。大多数研究都没有控制静脉输液,也没有控制引起恶心和呕吐的原因,因此应慎重解读这些研究结果。

由于研究表明许多药物在止吐方面具有相同的作用,因此对副作用的考量在药物的选择或排除中可能最为重要。对长 QT 综合征(long QT syndrome)或处于复极异常风险的患者而言,医务人员应避免使用 5-羟色胺拮抗药和氟哌啶醇。对于正在服用典型抗精神病药或有其他危险因素的患者,医务人员应避免使用酚噻嗪类和苯甲酰胺类药物,这些药物可能会增加发生锥体外系症状的风险。许多药物有镇静作用,与其他镇静剂合用时应慎重。对孕妇进行治疗时,如果担忧昂丹司琼的风险,医务人员可考虑使用维生素 B_6、抗组胺药或甲氧氯普胺。

总之,治疗恶心和呕吐的药物选择是一项复杂但是可以完成的任务。呕吐的症状往往得不到充分治疗,但大多数治疗都能改善相应症状。重要的是要了解各种药物的副作用,并知道每种药物应该如何应用于具体患者。在选择止吐药时,没有"永远正确"的答案,应该根据症状的疑似病因,给予患者更合适的药物治疗。

（沈成 译，李昌平　刘清源 校）

推荐资源

- Furyk JS, Meek RA, Egerton-Warburton D. Drugs for the treatment of nausea and vomiting in adults in the emergency department setting. Cochrane Database Syst Rev. 2015;9:CD010106.
- Pasternak B, Svanström H, Hviid A. Ondansetron in pregnancy and risk of adverse fetal outcomes. N Engl J Med. 2013;368:814–23.
- Singer AJ, Garra G, Thode HC. Oligoantiemesis or inadequate prescription of antiemetics in the emergency department: a local and national perspective. J Emerg Med. 2016;50:818–24.

参考文献

1. Meek R, Graudins A, Anthony S. Antiemetic treatment in the emergency department: patient opinions and expectations. Emerg Med Australas. 2018;30:36–41.
2. Danielsson B, Wikner BN, Källén B. Use of ondansetron during pregnancy and congenital malformations in the infant. Reprod Toxicol. 2014;50:134–7.
3. Anderka M, Mitchell AA, Louik C, Werler MM, Hernández-Diaz S, Rasmussen SA. Medications used to treat nausea and vomiting of pregnancy and the risk of selected birth defects. Birth Defects Res A Clin Mol Teratol. 2012;94:22–30.
4. Pasternak B, Svanström H, Hviid A. Ondansetron in pregnancy and risk of adverse fetal outcomes. N Engl J Med. 2013;368:814–23.
5. Fejzo MS, MacGibbon KW, Mullin PM. Ondansetron in pregnancy and risk of adverse fetal outcomes in the United States. Reprod Toxicol. 2016;62:87–91.
6. Matok I, Gorodischer R, Koren G, Sheiner E, Wiznitzer A, Levy A. The safety of metoclopramide use in the first trimester of pregnancy. N Engl J Med. 2009;360:2528–35.
7. Furyk JS, Meek RA, Egerton-Warburton D, Vinson DR. Oligo-evidence for antiemetic efficacy in the emergency department. Am J Emerg Med. 2017;35:921–2.
8. Mee MJ, Egerton-Warburton D, Meek R. Treatment and assessment of emergency department nausea and vomiting in Australasia: a survey of anti-emetic management. Emerg Med Australas. 2011;23:162–8.
9. Singer AJ, Garra G, Thode HC. Oligoantiemesis or inadequate prescription of antiemetics in the emergency department: a local and national perspective. J Emerg Med. 2016;50:818–24.
10. Furyk JS, Meek RA, Egerton-Warburton D. Drugs for the treatment of nausea and vomiting in adults in the emergency department setting. Cochrane Database Syst Rev. 2015;9:CD010106.
11. Braude D, Crandall C. Ondansetron versus promethazine to treat acute undifferentiated nausea in the emergency department: a randomized double-blind, noninferiority trial. Acad Emerg Med. 2008;15:209–15.
12. Patka J, Wu DT, Abraham P, Sobel RM. Randomized controlled trial of ondansetron vs. prochlorperazine in adults in the emergency department. West J Emerg Med. 2011;12:1–5.
13. Patanwala AE, Amini R, Hays D, Rosen P. Antiemetic therapy for nausea and vomiting in the emergency department. J Emerg Med. 2010;39:330–6.
14. Braude D, Soliz T, Crandall C, Hendey G, Andrews J, Weichenthal L. Antiemetics in the ED: a randomized controlled trial comparing 3 common agents. Am J Emerg Med. 2006;24:177–82.

周期性呕吐综合征和大麻素剧吐综合征的最佳处理方法有哪些？ 37

F. James Squadrito and Clare Roepke

经验教训

- 急诊机构治疗周期性呕吐综合征(cyclic vomiting syndrome,CVS)和大麻素剧吐综合征(cannabis hyperemesis syndrome,CHS)的证据非常有限。
- CVS 和 CHS 是排除性诊断。如果存在"警报征象"，则可能提示有更严重的病因。
- 两种疾病的治疗都集中在症状缓解上，其处置应根据急诊医疗机构过去缓解相应症状获得的经验教训进行。
- 尽管证据有限，但辣椒素是治疗 CHS 的一种无创、低风险的选项。
- 唯一被证实的 CHS 的长期治疗方法是停止使用大麻。
- 目前对 CVS 和 CHS 知之甚少，两者的症状及表现类似，因此在诊断和治疗中，了解患者的社会史是非常必要的。

周期性呕吐综合征(cyclic vomiting syndrome,CVS)和大麻素剧吐综合征(cannabis hyperemesis syndrome,CHS)是两种知之甚少的功能性胃肠病(functional gastrointestinal disorder)，特征是严重恶心和呕吐的急性发作，可以间隔数周至数月无症状。虽然两者被认为是独立的疾病，但它们之间的重叠程度可能比想象的要大得多。在一项对 CVS 患者的调查中，81%的患者报告经常使用大麻烟(marijuana)[1]。

CVS 和 CHS 的诊断都是排除性诊断。确诊之前必须进行大量鉴别诊断，并且应通过病史和体格检查确定患者是否存在更严重疾病的"危险信号"(表 37.1)[2]。

表 37.1 临床"警报"征象[2]

提示可能存在严重疾病的症状
剧烈头痛
局灶性神经功能缺损
精神状态改变
局部腹痛
体重减轻
症状进行性加重
出现新发/不同的症状
胃肠道出血
存在模式改变的迁延性发病

周期性呕吐综合征

评估

医务人员处理成人 CVS 的方法大部分都是基于儿科文献。在儿童和成年人中，周期性呕吐患者的急诊检查取决于患者是否具有明确的 CVS 诊断。对于有明确的 CVS 诊断而没有"警报"症状的儿童，建议进行基础代谢指标的检测及腹部 X 线检查来评估是否存在旋转不良(malrotation)[3]。对于成年人，目前没有公认的诊断评价指南。然而，没有警报体征或症状的成年患者，如果有明确的 CVS 诊断，且正处于典型的症状加重期，可以推迟影像学检查和进一步的化验检查。

对于有周期性呕吐症状但以前未被诊断过 CVS 的儿童和成年人，应进行进一步检查。CVS 没有明确的诊断标志物。基本代谢指标检测、脂肪酶检测、肝功能检查和尿常规检查可协助判断患者患其他疾病的可能[4]。尿常规检查中的酮类异常和电解质异常(如低钾血症)，常见于 CVS 患者[5]。即使在 CVS 发作期，实验室检查也经常是正常的。如有相应指征，应进行影像学检查，如神经影像学检查、腹部计算机体层摄影、腹部超声、泌尿生殖器超声和/或胆道闪烁显像(cholescintigraphy)。如有可能，应尽可能避免儿童接触电离辐射[6]。

处理

建议所有儿童患者使用含葡萄糖(dextrose)的液体(D10)进行治疗，因为葡萄糖可以使急性发作时的症状迅速改善。在一项研究中，葡萄糖和含电解质的液体对 43%的儿童有效[6]。昂丹司琼是儿童的首选止吐药，推荐剂量为 0.3~0.4mg/kg，上限剂量为每次 16mg[5]。对于儿童患者，葡萄糖输注、大剂量 5-HT$_3$ 受体拮抗剂(昂丹司琼)和镇静剂的联合治疗方案似乎是最有效的支持疗法。异丙嗪、丙氯拉嗪和甲氧氯普胺在儿童患者的效果不如昂丹司琼，因此不予推荐[7]。

成年人急性 CVS 发作的处理建议需结合病例报告、个人经验和专家意见进行。没有标准的循证医学治疗方案处理成年人 CVS[6,8]。干预措施侧重于支持疗法，包括提供刺激性较小的环境、补充液体和电解质以及使用有或无镇静作用的止吐药(苯二氮䓬类药物)。

处理 CVS 的成年患者时，可以遵循儿科的处理程序。一线干预措施,如含葡萄糖的液体和静脉注射昂丹司琼,都可能对这些患者有帮助。丙氯拉嗪、异丙嗪和甲氧氯普胺都是治疗这些患者合理的二线药物选择。必须考虑止吐药可能造成的 QT 间期延长后果,尤其是面对高危人群时。更多有关止吐药引起的 QT 间期延长的讨论参见本书第 38 章。

制订处置计划时,必须提供支持疗法,直到患者 CVS 的呕吐阶段消退。消退(resolution)即患者能够成功恢复口服摄入。过早从急诊医疗机构出院可能导致患者反复就诊,并增加患者的不满。安排门诊胃肠病专科随访可能是有益的。

大麻素剧吐综合征

目前对 CHS 知之甚少,但它与 CVS 有类似的表现。处理建议只是根据病例报告和个人经验做出,因为没有关于 CHS 处理方面的较高质量的研究[9]。大多数现有资料都是回顾性的,未对研究对象同时接受的干预手段予以控制。

良好的病史调查对 CHS 的诊断至关重要。CHS 患者往往每天呕吐,没有正常状态间隔。这有助于医师将 CHS 与 CVS 区分开来。患者通常报告每日使用大麻(cannabis),并且相应症状确实出现在使用大麻之后。患者经常报告通过反复沐浴或热水浴来缓解症状。这是患者病史的一个重要部分,它可能是 CHS 的敏感预测指标。一份关于病例报告的综述表明,热水浴和沐浴在缓解或减轻 CHS 症状方面往往非常有效[10]。目前大家对这种效应的机制仍然知之甚少。

急性 CHS 症状最常用的药物是苯二氮䓬类药物,其次是氟哌啶醇和辣椒素(capsaicin)。一组病例报告显示,静脉注射初始剂量为 5mg 或更少剂量的氟哌啶醇可能能够有效缓解急性 CHS 的症状[10]。一些病例报告表明,服用止吐药物后症状缓解很少或没有缓解的患者可以通过局部应用辣椒素来缓解症状。辣椒素的剂量及应用方法目前还没有标准化,然而辣椒素的应用既无创又低风险[11]。

唯一确定的 CHS 长期治疗方法是停止使用大麻[10]。现有病例报告和病例系列综述表明,在 64 例有明确大麻戒断的患者中,62 例(96.8%)症状完全消退。而且在 21 例没有戒断大麻的患者中,没有一例患者症状消退[10]。请大麻戒断方面的专家会诊可能是急诊医务人员防止 CHS 患者反复就诊的最佳方法。

（沈成 译，李昌平　王伟岸 校）

推荐资源

- Cannabis Hyperemesis Syndrome. EM:RAP. Aug 2011; https://www.emrap.org/episode/august2011/cannabis
- Cyclic vomiting: pearls and pitfalls. emDocs. Apr 2016;http://www.emdocs.net/cyclic-vomiting-syndrome-pearls-and-pitfalls/
- Therapeutic Showering. Life in the fastlane. Oct 2016; https://lifeinthefastlane.com/therapeutic-showering/

参考文献

1. Venkatesan T, Sengupta J, Lodhi A, et al. An internet survey of marijuana and hot shower use in adults with cyclic vomiting syndrome (CVS). Exp Brain Res. 2014;232:2563–70.
2. Li BU, Misiewicz L. Cyclic vomiting syndrome: a brain-gut disorder. Gastroenterol Clin N Am. 2003;32:997–1019.
3. Olson AD, Li BU. The diagnostic evaluation of children with cyclic vomiting: a cost-effectiveness assessment. J Pediatr. 2002;141(5):724–8.
4. Venkatasubramani N, Venkatesan T, Li BU. Extreme emesis: cyclic vomiting syndrome. Pract Gastroenterol. 2007;31:21.
5. Fleisher DR. Management of cyclic vomiting syndrome. J Pediatr Gastroenterol Nutr. 1995;21:S52–6.
6. Li BU, Lefevre F, Chelimsky GG, et al. North American Society for Pediatric Gastroenterology, Hepatology, and Nutrition consensus statement on the diagnosis and management of cyclic vomiting syndrome. J Pediatr Gastroenterol Nutr. 2008;47:379–93.
7. Li BU, Balint J. Cyclic vomiting syndrome: evolution in our understanding of a brain-gut disorder. Adv Pediatr Infect Dis. 2000;47:117–60.
8. Pareek N, Fleisher DR, Abell T. Cyclic vomiting syndrome: what a gastroenterologist needs to know. Am J Gastroenterol. 2007;102:2832–40.
9. Richards RJ, Gordon BK, Danielson AR, Moulin AK. Pharmacologic treatment of cannabinoid hyperemesis syndrome: a systematic review. Pharmacotherapy. 2017;37:725–34.
10. Sorensen CJ, DeSanto K, Borgelt L, Phillips KT, Monte AA. Cannabinoid hyperemesis syndrome: diagnosis, pathophysiology, and treatment-a systematic review. J Med Toxicol. 2017;13:71–87.
11. Dezieck L, Hafez Z, Conicella A, Blohm E, O'Connor MJ, Schwarz ES, Mullins ME. Resolution of cannabis hyperemesis syndrome with topical capsaicin in the emergency department: a case series. Clin Toxicol (Phila). 2017;55:908–13.

在止吐药使用中，何时应该考虑QT间期延长？

Efrat Rosenzweig Kean，Matthew Hinton，and Clare Roepke

经验教训

- 昂丹司琼常规剂量4~8mg引起的QTc间期延长极其轻微，不太可能有临床意义或引起危险性心律失常。
- 接受单次剂量止吐药治疗的患者不需要常规检测电解质水平或进行心电图（ECG）检查。
- 4小时内昂丹司琼的服用剂量超过8mg的患者和服用其他会延长QTc间期药物的患者应进行心电图检查。
- 对于潜在QTc间期延长的患者，甲氧氯普胺可能是5-HT₃受体拮抗药的安全替代品，但尚无研究能充分确定其安全性。
- 苯二氮䓬类药物可有效治疗恶心和呕吐，并且没有明显QTc间期延长的风险。

用止吐药治疗恶心和呕吐在急诊医疗机构是家常便饭。经常给予患者5-HT₃（5-羟色胺，serotonin）受体拮抗药、多巴胺（dopamine）受体拮抗药或组胺受体拮抗药（histamine receptor antagonist）来进行治疗。这些药物非常有效[1]，然而几乎都有QTc间期延长的潜在副作用，可能会导致致命的心律失常，包括尖端扭转型室性心动过速（torsades de pointes，TdP）。昂丹司琼（ondansetron）在心肌去极化过程中通过与快速激活型通道的相互作用而产生QTc间期延长效应。其他几种常用药物可以增强这些作用[2]。虽然一些医务人员在使用止吐药物治疗

表38.1 常用止吐药及其延长QTc间期时间的风险

止吐药	报道的QTc间期延长	报道的临床上严重性心律失常
昂丹司琼	药物特异性[1]	有[1]
甲氧氯普胺	药物特异性[1]	有[1]
异丙嗪	药物特异性[1]	无
丙氯拉嗪	同类中的其他药物有报道[1]	无
氟哌啶醇	有[1]	有
咪达唑仑	无[1]	无
劳拉西泮	无[1]	无

之前会对呕吐患者潜在的QTc间期延长或电解质异常问题进行常规筛查，但有些医务人员在给予多次止吐药物时，往往不进行常规筛查。新的证据表明，大多数患者不需要进行QTc间期延长或电解质紊乱相关筛查，但常规筛查可能有益于已知有QTc间期延长风险因素的患者。表38.1介绍了各种止吐药及其与QTc间期延长和心律失常的关系。

昂丹司琼

昂丹司琼是美国急诊科最常用的止吐药[3]。虽然美国联邦药品管理局（Federal Drug Administration，FDA）发出了有关它延长QTc间期的风险警告，但最近的研究出现了与之矛盾的结果。2013年一项对100例接受昂丹司琼治疗的儿童患者的研究显示，昂丹司琼峰值效应和峰值效应后1小时时，患者的QTc间期没有变化[4]。最近一项针对22名成年患者的研究显示，使用昂丹司琼会使QTc间期平均增加20ms，没有不良心脏事件的报道[5]。FDA建议静脉注射（IV）单次剂量不超过16mg，因为有证据显示32mg的剂量可导致QTc间期延长20ms。昂丹司琼更常用的剂量为4mg或8mg，研究表明在这种剂量下，QTc间期只轻微延长（延长6ms）[6]。总体而言，标准剂量4~8mg的QTc间期延长证据似乎是混杂的，关于标准剂量下昂丹司琼是否会延长QTc间期目前尚无确定结果，这表明在急诊医疗机构用昂丹司琼治疗呕吐患者没有必要常规筛查ECG。

虽然一些研究确实发现QTc间期延长与小剂量昂丹司琼和其他5-HT₃受体拮抗药有关[7]，但较新的文献表明这种延长可能不具有临床意义，并且在没有其他危险因素的情况下，不太可能引发心律失常。一项单次剂量口服昂丹司琼的上市后分析显示，尽管在过去的二十多年里经常给门诊和住院患者使用昂丹司琼，但没有心律失常的报道[8]。有些人认为这个数据可以外推到昂丹司琼单次静脉注射剂量的情况，因为其药代动力学非常相似。文献中有少数关于使用昂丹司琼后心律失常的报道，但其中大多数与反复静脉注射给药、长期使用、同时使用包括化疗药物在内的其他延长QTc间期的药物或潜在的电解质异常有关。同样，2016年一项评估昂丹司琼对儿科重症监护室患者疗效的研究显示，11%的患者QTc间期存在有统计学意义的明显延长，其QTc间期大于500ms。然而，这种延长与潜在的电解质异常和/或器官功能衰竭相关。在没有其他危险

因素的情况下,单用昂丹司琼不太可能导致明显的 QTc 间期延长[9]。2016 年在另外一项儿科研究中回顾性分析了急诊科使用昂丹司琼近 200 000 例次的情况,结果显示给药后 24 小时内有 7 例患者发生室性心律失常,所有这 7 例患者都与明显的基础心脏病或先天性传导异常有关[10]。

总之,这些研究表明,在缺乏其他明确导致心律失常的原因(包括潜在的心脏传导异常、电解质异常或器官功能衰竭)的情况下,与昂丹司琼相关的心律失常极不可能发生,并且昂丹司琼的标准剂量为 4~8mg,对大多数患者是安全的。除了有可能延长 QTc 的低钾血症(hypokalemia)、低钙血症(hypocalcemia)或低镁血症(hypomagnesemia)等明显的电解质异常的住院患者外,有潜在先天性或后天性心脏病的患者也应考虑进行心电图筛查[11]。对正在服用抗心律失常药、抗精神病药或抗生素等会延长 QTc 间期的药物的患者,也应考虑进行心电图筛查[12]。

甲氧氯普胺

甲氧氯普胺(metoclopramide)的作用机制不同于更为常用的 5-HT₃ 受体拮抗药,因为它是多巴胺(dopamine)D1 和 D2 受体的竞争性拮抗剂(competitive antagonist),在较大剂量应用时还有 5-HT₃ 受体拮抗作用。评价它对 QTc 间期的影响的研究较少。2015 年一项比较静脉注射甲氧氯普胺与静脉注射氟哌啶醇疗效的小规模研究发现,这两种药物对 QTc 间期都没有影响[13]。然而,散发病例报告显示,静脉注射甲氧氯普胺后会立即出现心脏严重不良事件,这种情况通常与潜在的电解质异常或器官功能障碍有关[14]。虽然一些医务人员认为,对于高危患者来说甲氧氯普胺是昂丹司琼的安全替代品,但做出相应推荐前需要进行更全面的研究。

无 QTc 间期延长作用的药物

研究表明,几种 5-HT₃ 受体拮抗药没有 QTc 间期延长的风险。FDA 的标识表明,帕洛诺司琼(palonosetron)和格拉司琼(granisetron)对于有潜在长 QTc 间期的患者或其他心律失常危险因素的患者而言是安全的。

曲美苄胺(trimethobenzamide)是一种没有明显 5-HT₃ 受体拮抗作用的 D2 受体拮抗剂,尚未发现其对 QTc 间期有任何影响,对先天性长 QT 综合征(congenital long QT syndrome)或其他危险因素的患者而言也是安全的[15]。大多数急诊医务人员不太可能备有这些药物,而且这些药物也不经济有效。

劳拉西泮(lorazepam)和其他苯二氮䓬类药物(benzodiazepines)更容易获得,是会使 QTc 间期延长药物的经济有效的替代品。已发现,它们可有效预防和治疗恶心和呕吐[16],并且没有明显的 QTc 间期延长风险[17]。如果患者有苯二氮䓬类药物的禁忌证,或需要不止一种药物来控制症状,那么对发生心律失常的高危患者,可以给予其更为常见的止吐药进行小剂量治疗,但是要在给药前对其进行适当的心电图筛查,并在给药后借助心电监护仪密切观察。

结论

昂丹司琼(和其他 5-HT₃ 受体拮抗剂)和甲氧氯普胺是急

诊医疗机构最常用的止吐药。尽管 FDA 对昂丹司琼有延长 QTc 间期和大剂量时致心律失常风险的警示,但 FDA 尚未提出要对患者进行筛查的建议。常规心电图检查和血液检测会导致患者诊疗延迟、患者的不适程度增加以及不必要的检查费用增加。一篇文献综述显示,尚不清楚昂丹司琼 4~8mg 标准剂量下是否会引起 QTc 间期延长。即使会,这种延长也极不可能有临床意义或导致心律失常。有潜在先天性心脏传导延迟、电解质异常或器官功能衰竭的患者在反复使用止吐药时,发生 QTc 间期延长的风险可能较高,需要医护人员更密切的监测和筛查。长期使用其他导致 QTc 间期延长的药物、多次静脉注射止吐药或存在能够增加致命性心律失常风险的潜在疾病(如心力衰竭或肾衰竭)的患者,也应进行心电图筛查及一定时间的心脏监测。在急诊机构单次剂量口服或静脉注射止吐药治疗的绝大多数患者,可以不用任何筛查或监测。如果高风险的患者在出院后仍需要服用多次剂量的止吐药,最好选用诸如异丙嗪或丙氯拉嗪之类的药物,这些药物虽然有导致 QTc 间期延长的风险,但尚未发现与临床上严重的心脏毒性有关。

（沈成 译，李昌平　王伟岸 校）

推荐资源

- Episode 101: Puke- Antiemetics in adult emergency department patients. The Skeptic's guide to emergency medicine. Jan 2015; http://thesgem.com/2015/01/sgem101-puke-antiemetics-in-adult-emergency-department-patients/
- Freedman SB, et al. Ondansetron and the risk of cardiac arrhythmias: a systematic review and postmarketing analysis. Ann Emerg Med. 2014;64(1):19–25.
- Pharmacology pearls – antiemetics and the QTc. EM:RAP. Feb 2017; https://www.emrap.org/episode/badbleedsinthe/pharmacology

参考文献

1. Cunningham RS. 5-HT3-receptor antagonists: a review of pharmacology and clinical efficacy. Oncol Nurs Forum. 1997;24(7 Suppl):33–40.
2. Pourmand A, Mazer-Amirshahi M, Chistov S, et al. Emergency department approach to QTc prolongation. Am J Emerg Med. 2017;35(12):1928–33.
3. Cohen IT. An overview of the clinical use of ondansetron in pre-school age children. Ther Clin Risk Manag. 2007;3(2):333–9.
4. Krammes SK, Jacobs T, Clark JM, Lutes RE. Effect of intravenous ondansetron on the QT interval of patients' electrocardiograms. Pediatr Emerg Care. 2018;34:38–41.
5. Moffett PM, Cartwright L, Grossart EA, O'Keefe D, Kang CS. Intravenous ondansetron and the QT interval in adult emergency department patients: an observational study. Acad Emerg Med. 2016;23(1):102–5.
6. Center for Drug Evaluation and Research. Drug Safety and Availability – FDA Drug Safety Communication: New information regarding QT prolongation with ondansetron (Zofran) [Internet]. U S Food and Drug Administration Home Page. Center for Drug Evaluation and Research; 2012 [cited 26 Oct 2017]; Available from: https://www.fda.gov/Drugs/DrugSafety/ucm310190.htm
7. Hafermann MJ, Namdar R, Seibold GE, Page RL 2nd. Effect of

intravenous ondansetron on QT interval prolongation in patients with cardiovascular disease and additional risk factors for torsades: a prospective, observational study. Drug Healthc Patient Saf. 2011;3:53–8. https://doi.org/10.2147/DHPS.S25623.

8. Freedman SB, Uleryk E, Rumantir M, Finkelstein Y. Ondansetron and the risk of cardiac arrhythmias: a systematic review and post-marketing analysis. Ann Emerg Med. 2014;64(1):19–25.e6.

9. Trivedi S, Schiltz B, Kanipakam R, Bos JM, Ackerman MJ, Ouellette Y. Effect of ondansetron on QT interval in patients cared for in the PICU. Pediatr Crit Care Med. 2016;17(7):e317–23.

10. Moeller JR, Gummin DD, Nelson TJ, Drendel AL, Shah BK, Berger S. Risk of ventricular arrhythmias and association with ondansetron. J Pediatr. 2016;179:118–123.e1.

11. Goy J-J, Stauffer J-C, Schlaepfer J, Christeler P, editors. Electrolyte disturbances and QT interval abnormalities. In: Electrocardiography (ECG) [Internet]: Bentham Science Publishers; 2013. p. 133–41. [cited 15 Nov 2017]. Available from: http://www.eurekaselect.com/node/112318.

12. Armahizer MJ, Seybert AL, Smithburger PL, Kane-Gill SL. Drug-drug interactions contributing to QT prolongation in cardiac inten-sive care units. J Crit Care. 2013;28(3):243–9.

13. Gaffigan ME, Bruner DI, Wason C, Pritchard A, Frumkin K. A randomized controlled trial of intravenous haloperidol vs intrave-nous metoclopramide for acute migraine therapy in the emergency department. J Emerg Med. 2015;49(3):326–34.

14. Barni S, Petrelli F, Cabiddu M. Cardiotoxicity of antiemetic drugs in oncology: An overview of the current state of the art. Crit Rev Oncol Hematol. 2016;102:125–34.

15. Smith HS, Cox LR, Smith BR. Dopamine receptor antagonists. Ann Palliat Med. 2012;1(2). [Internet]. [cited 1 Jan 2012]; Available from: http://apm.amegroups.com/article/view/1039

16. Malik IA, Khan WA, Qazilbash M, Ata E, Butt A, Khan MA. Clinical efficacy of lorazepam in prophylaxis of anticipatory, acute, and delayed nausea and vomiting induced by high doses of cisplatin. A prospective randomized trial. Am J Clin Oncol. 1995;18(2):170–5.

17. Goodnick PJ, Jerry J, Parra F. Psychotropic drugs and the ECG: focus on the QTc interval. Expert Opin Pharmacother. 2002;3(5):479–98.

39 阿片类药物治疗胃轻瘫：有更好的方法吗？

Richard Wroblewski and Jennifer Repanshek

经验教训

- 胃轻瘫是一种引起呕吐和疼痛的慢性病，在急诊医疗机构处理起来比较困难。
- 美国国家阿片类药物处方指南建议在胃轻瘫患者避免使用麻醉性镇痛药。
- 抗精神病药是一类有效的止吐药，越来越多的证据表明抗精神病药可用于治疗胃轻瘫的急性加重。
- 小剂量氯胺酮，已被安全用于急性疼痛的治疗，可以减少阿片类药物的使用，对胃轻瘫有潜在的益处。

胃轻瘫（gastroparesis）是一种对患者生活质量有严重不良影响的慢性疾病。患者往往是老年人和女性，大多数病例继发于糖尿病。然而，感染和特发性病因也有报道。患者往往以慢性恶心和呕吐为主诉，但很大一部分患者存在与胃排空延迟相关的慢性腹痛。门诊治疗包括促胃肠动力药（pro-motility agent）、止吐药（antiemetic）、镇痛药（pain medication）、专门的饮食，以及在某些情况下，还包括植入式胃起搏器（gastric pacemaker）[1,2]。

患者通常因恶心、呕吐和腹痛等慢性症状恶化就诊于急诊。一项对 200 000 例胃轻瘫急诊科患者的研究表明，约 54% 的患者需要住院治疗。如果把原发性和继发性胃轻瘫都考虑在内，入院率接近 75%[3]。

胃轻瘫急性加重患者的处理较为困难，尤其是从疼痛控制的角度来看。许多患者在门诊接受阿片类镇痛药治疗，并常常因症状急性加重在急诊科要求获得这些药物。然而，新指南反对将阿片类药物（opioid）作为一线治疗药物，并且慢性腹痛和胃轻瘫患者应避免使用这些药物[4]。如果医生在门诊使用阿片类镇痛药进行治疗，那么患者每次想得到阿片类药物时就可能来急诊就诊。

评估急性胃轻瘫发作患者的处理方法选择的研究较少。奥氮平（olanzapine）、氟哌啶醇（haloperidol）和米氮平片（mirtazapine）等抗精神病药在慢性恶心和呕吐的姑息治疗（palliative care）方面，已进行了较为深入的研究[5,6]，并且最近有研究开始评估它们对胃轻瘫急性症状的疗效。在一项回顾性病例匹配对照研究中，52 例患者肌肉注射氟哌啶醇 5mg 治疗胃轻瘫相关性呕吐，氟哌啶醇的使用与阿片类药物需求减少以及入院率降低相关[7]。另外一项小规模前瞻性研究对肌肉注射 5mg 氟哌啶醇与安慰剂的疗效进行了比较，结果显示给药 1 小时后，氟哌啶醇治疗患者的恶心和疼痛均显著减少[8]。两项研究中的患者仍接受阿片类药物镇痛，但氟哌啶醇治疗患者使用的总吗啡当量较低[7,8]。

病例报告报道了急性胃轻瘫发作的其他处理方法。其中一篇报道酚妥拉明（phentolamine）（0.5mg/kg，输注 60 分钟以上）治疗装有胃起搏器的胃轻瘫患者，可以使腹痛症状得到完全消退[9]。一篇门诊病例报告表明患者服用米氮平片 15mg 后症状迅速改善。

最近一篇对 11 项研究的综述发现，小剂量氯胺酮（<1mg/kg）治疗急性疼痛与阿片类镇痛药一样有效。氯胺酮引起的不良事件较少，并且对阿片类镇痛药耐受的患者也有效[10]。尽管尚未有氯胺酮用于胃轻瘫的治疗方面的研究，但在氯胺酮治疗慢性疼痛患者的效果，包括那些慢性腹痛患者，已有相关研究进行了评价[11]。氯胺酮用于止痛时，可以静脉推注（intravenous push，IVP）、输注或联合使用。大多数研究表明，按 0.1~0.5mg/kg 剂量静脉推注可以充分缓解疼痛[10]。一项研究显示，氯胺酮 15mg 静脉推注后 20mg 输注 60 分钟以上可以显著减轻疼痛，并且不良事件最少[12]。因为氯胺酮可用于各种情况下的疼痛控制，所以可以将氯胺酮作为胃轻瘫相关疼痛的潜在治疗方法，但仍需进一步研究阐明其是否存在其他特殊作用。

急性胃轻瘫发作时的最佳处理方案的研究仍需持续进行，以帮助医生减少阿片类镇痛药的使用并找到更安全的镇痛疗法。

（沈成 译，李昌平　王伟岸 校）

推荐资源

- Bonus lecture: ketamine analgesia in the ED. EM:RAP Aug 2017; https://www.emrap.org/episode/ema-2017-8/lecture
- Low dose ketamine for acute pain in the ED: IV push vs short infusion. Rebel EM. Apr 2017; http://rebelem.com/low-dose-ketamine-for-acute-pain-in-the-ed-iv-push-vs-short-infusion
- Ramirez R, Stalcup P, Croft B, Darracq MA. Haloperidol undermining gastroparesis symptoms (HUGS) in the emergency department. Am J Emerg Med. 2017;35(8):1118–20.

参考文献

1. Bharucha AE. Epidemiology and natural history of gastroparesis. Gastroenterol Clin N Am. 2015;44:9–19. https://doi.org/10.1016/j.gtc.2014.11.002.
2. Camilleri M, Parkman HP, Shafi MA, Abell TL, Gerson L. Clinical guideline: management of gastroparesis. Am J Gastroenterol. 2012;108:18–37. https://doi.org/10.1038/ajg.2012.373.
3. Bielefeldt K. Factors influencing admission and outcomes in gastroparesis. Neurogastroenterol Motil. 2013;25:389–98, e294. https://doi.org/10.1111/nmo.12079.
4. American Academy of Emergency Medicine. Model emergency department pain treatment guidelines [internet]. 2013 [updated 10 Mar 2013; cited 23 Mar 2018]; Available from http://www.aaem.org/publications/news-releases/model-emergency-department-pain-treatment-guidelines
5. Glare P, Miller J, Nikolova T, Tickoo R. Treating nausea and vomiting in palliative care: a review. Clin Interv Aging. 2011;6:243–59. https://doi.org/10.2147/CIA.S13109.
6. Kim S, Shin I, Kim J, Kang H, Mun J, Yang S, Yoon J. Mirtazapine for severe gastroparesis unresponsive to conventional prokinetic treatment. Psychosomatics. 2006;47:440–2. https://doi.org/10.1176/appi.psy.47.5.440.
7. Ramirez R, Stalcup P, Croft B, Darracq MA. Haloperidol undermining gastroparesis symptoms (HUGS) in the emergency department. Am J Emerg Med. 2017;35:1118–20. https://doi.org/10.1016/j.ajem.2017.03.015.
8. Roldan C, Chambers K, Paniagua L, Patel S, Cardenas-Turanzas M, Chathampally Y. Randomized controlled double-blind trial comparing haloperidol combined with conventional therapy to conventional therapy alone in patients with symptomatic gastroparesis. Acad Emerg Med. 2017;24:1307–14. https://doi.org/10.1111/acem.13245.
9. Phillips WJ, Tollefson B, Johnson A, Abell T, Lerant A. Relief of acute pain in chronic idiopathic gastroparesis with intravenous phentolamine. Ann Pharmacother. 2006;40:2032–6. https://doi.org/10.1345/aph.1h255.
10. Pourmand A, Mazer-Amirshahi M, Royall C, Alhawas R, Shesser R. Low dose ketamine use in the emergency department, a new direction in pain management. Am J Emerg Med. 2017;35:918–21. https://doi.org/10.1016/j.ajem.2017.03.005.
11. Ahern TL, Herring AA, Anderson ES, Madia VA, Fahimi J, Frazee BW. The first 500: initial experience with widespread use of low-dose ketamine for acute pain management in the ED. Am J Emerg Med. 2015;33:197–201. https://doi.org/10.1016/j.ajem.2014.11.010.
12. Ahern TL, Herring AA, Miller S, Frazee BW. Low-dose ketamine infusion for emergency department patients with severe pain. Pain Med. 2015;16:1402–9.

40 咨询专栏：腹痛和呕吐

Adam C. Ehrlich

咨询专家介绍

Adam C. Ehrlich，MD，MPH，是天普大学 Lewis Katz 医学院消化内科（GI）的助理教授。他是 Temple 炎性肠病项目的联合医疗主任和 GI 奖学金项目的副主任。

Dr. Ehrlich 发表了许多同行评审的文章，在多个地区和全国性学术机构任职，是胃肠病学国家会议和期刊的审评人。Dr. Ehrlich 执业的天普大学医院，是一所城市三级医疗转诊中心，也是当地社区的安全网医院。

关键临床问题的答案

1. 何时建议胃肠病学专家会诊，什么时间段合适？

胃肠病学专科会诊的决策应包括呕吐潜在病因、是否需要住院以及疾病病程的评估。任何疑似胃肠道病因的呕吐和腹痛患者，如果需要住院，都应在住院期间进行胃肠病专科医师会诊，帮助诊断和治疗。可以出院回家的患者最宜转回到患者的初级保健医生处。那些有基础胃肠道疾病的患者，如果认为这是计划外急诊的原因，应以非急诊方式由其胃肠病专科医师随访诊疗。

2. 在对腹痛和呕吐患者进行评估时，哪些经验可传授给急诊医护人员？

我对急诊医务人员的忠告是，简明而系统地采集病史，因为这可能会消除鉴别诊断中的许多项目。注意症状和其他相关症状的长期性在病史采集中至关重要。

与呕吐有关的慢性病患者很少需要入院进行潜在病因的检查，尽管他们可能有进一步住院治疗和/或评估并发症（例如，Mallory-Weiss 撕裂）的需要。

在有急性症状的患者中，医务人员应确定其出现严重或致病性疾病的情况，并予以适当处理。在很多情况下，实验室检查（CBC、CMP、脂肪酶），必要时加上超声检查，就足够了。

急诊医务人员应该毫不犹豫地联系患者的指定胃肠病学专科医师来讨论处置方案[1]。

3. 处理腹痛和呕吐患者的关键概念有哪些？

美国胃肠病学会对恶心和呕吐的处理提出了三步方法。第一，医务人员应纠正所有持续性呕吐（persistent vomiting）的后遗症（sequelae），包括脱水和电解质失衡。第二，医务人员应识别潜在病因并适当处理。第三，在缺乏明显病因的情况下，应采用经验性药物治疗的方法[2]。

4. 在这类患者中，应关注哪些并发症？

持续恶心和呕吐的并发症非常有限。患者可能有脱水和电解质异常。他们也可能发生 Mallory-Weiss 撕裂，在极为罕见的情况下，还可能发生食管破裂（Boerhaave 综合征），这是外科急症[3]。

显然，对潜在病变的不适当鉴别可能导致治疗延迟和各种潜在并发症的发生。

5. 呕吐患者的影像学检查的指征有哪些？

影像学检查的决策应根据所考虑的诊断和/或所担忧的并发症来做出。考虑梗阻性病因（例如，小肠梗阻、胃出口梗阻、肠扭转）时，医务人员应安排腹部/盆腔横断面影像学检查，以评估其病因。怀疑呕吐的神经原因（例如，卒中、脑积水、闭合性头部外伤）时，需要进行脑部影像学检查。根据体征怀疑穿孔的患者，至少应做直立位腹部 X 线检查，或许需要胸部 X 线检查，以排除腹部游离气体和/或 Boerhaave 综合征的可能。

6. 选择止吐药：应该考虑什么？

在没有绝对禁忌证的情况下，5-羟色胺（5-HT$_3$）拮抗药如昂丹司琼和多巴胺 D$_2$ 拮抗药如甲氧氯普胺应是首选止吐药。

昂丹司琼耐受性好，有舌下制剂、口服片剂和静脉输注剂型，而且在非专利药中非常经济有效。其 QT 间期延长的副作用是一个令人担心的问题，这似乎更常发生在静脉注射剂型和较大剂量给药时。

甲氧氯普胺也可以用于口服和静脉注射，并且价格便宜。

主要的担忧是迟发性运动障碍(tardive dyskinesia),通常只发生在长期用药的患者。

7. 周期性呕吐和大麻素剧吐综合征的最佳处理方法有哪些?

周期性呕吐综合征和大麻素呕吐综合征的急性处理应着重于对症治疗,以期安全出院。特别是对症状迁延的患者,医务人员应对电解质异常进行评估,并根据需要给予静脉补液和止吐药治疗。

长期门诊管理可能包括周期性呕吐综合征的日常预防性治疗。

应告知大麻素呕吐综合征患者有关大麻素在其疾病过程中的病因学中所起的作用,并应劝告患者停止使用它。

8. QT 间期延长患者最好的止吐药有哪些?

多巴胺受体和 5-羟色胺受体拮抗药理论上都可以引起 QT 间期延长。因此,在 QT 间期延长患者中唯一真正安全的药物种类是抗胆碱能药(anticholinergics)[例如,东莨菪碱(scopolamine)]和抗组胺药(antihistamines)[例如苯海拉明(diphenhydramine)和美克洛嗪(meclizine)]。然而,在临床实践中,这些药物对急性恶心和呕吐的治疗不是特别有效。

昂丹司琼延长 QT 间期的风险已被广泛研究[4]。由于存在这种风险,FDA 取消了 32mg 静脉注射的剂量。一篇荟萃分析发现,与昂丹司琼单次剂量相关的心律失常没有报道。在昂丹司琼相关性心律失常的 60 篇个例报告中,给药途径主要是静脉注射,并且患者经常同时使用 QT 间期延长的药物或有明显的病史(尤其是心脏病史和/或诱发电解质异常的情况)。此外,大多数患者在化疗或预防术后呕吐的情况下给予昂丹司琼治疗[5]。

虽然异丙嗪似乎也会延长 QT 间期,但鉴于它对复极化没有影响,发生严重心律失常的风险很低[6]。

在缺乏像先天性长 QT 间期综合征那样的混杂合并症的情况下,小剂量多巴胺拮抗剂(如异丙嗪)或 5-羟色胺拮抗药(如昂丹司琼)治疗可能是安全的。如有任何不确定,都应在给药前和给药后进行心电图(ECG)检查。

9. 阿片类药物与胃轻瘫:有更好的方法吗?

胃轻瘫是一种具有挑战性的疾病,治疗选择有限。尽管患者经常表现为腹痛,但随着时间的推移,阿片类镇痛药物可能会加剧这一问题,因为它们会减缓胃肠运动。专科学会指南并不提倡将麻醉性止痛剂用于这些患者的治疗[7]。建议使用非阿片类药物,除三环类抗抑郁药外,还包括常用的非阿片类镇痛药。在急诊医疗机构,建议避免使用阿片类药物。建议对这些患者进行静脉补液和止吐药治疗。如患者同时伴发糖尿病,还应控制其高血糖症。不幸的是,许多患者已经服用麻醉性镇痛药治疗胃轻瘫。在这些情况下,虽然限制麻醉性镇痛药很重要,但必须注意避免阿片类药戒断症状的发生。

(沈成 译,李昌平　张杰 校)

推荐资源

- Camilleri M, Parkman HP, Shafi MA, Abell TL, Gerson L. Management of gastroparesis. Am J Gastroenterol. 2013;108:18–37.
- Quigley EM, Hasler WL, Parkman HP. AGA technical review on nausea and vomiting. Gastroenterology. 2001;120:263–86.
- Scorza K, Williams A, Phillips JD, Shaw J. Evaluation of nausea and vomiting. Am Fam Physician. 2007;76:76–84.

参考文献

1. Scorza K, Williams A, Phillips JD, Shaw J. Evaluation of nausea and vomiting. Am Fam Physician. 2007;76:76–84.
2. Quigley EM, Hasler WL, Parkman HP. AGA technical review on nausea and vomiting. Gastroenterology. 2001;120:263–86.
3. Janjua KJ. Boerhaave's syndrome. Postgrad Med J. 1997;73(859):265–70.
4. Pourmand A, Mazer-Amirshahi M, Chistov S, Sabha Y, Vukomanovic D, Almulhim M. Emergency department approach to QTc prolongation. Am J Emerg Med. 2017; https://doi.org/10.1016/j.ajem,2017.08.044.
5. Freedman S, Uleryk E, Rumantir M, Finkelstein Y. Ondansetron and the risk of cardiac Arrythmias: a systematic review and Postmarketing analysis. Ann Emerg Med. 2014;64(1):19–25.
6. Owczuk R, Twardowski P, Dylczyk-Sommer A, Wujtewicz MA, Sawicka W, Drogoszewska B, Wujtewicz M. Influence of promethazine on cardiac repolarization: a double-blind midazolam-controlled study. Anaesthesia. 2009;64(6):609–14.
7. Camilleri M, Parkman HP, Shafi MA, Abell TL, Gerson L. Management of gastroparesis. Am J Gastroenterol. 2013;108:18–37.

第六部分

胰腺炎

41 诊断：哪些病史和实验室检查最有助于急性胰腺炎的诊断？急性胰腺炎真的会脂肪酶正常吗？哪些"危险信号"提示复杂的病程？

Travis A. Thompson

经验教训

- 胰腺炎可通过病史、体格检查、胰酶水平综合考虑进行诊断，如果需要，也可以加上影像学检查。
- 脂肪酶水平在急性胰腺炎中可能正常。
- 在急性胰腺炎发生中吸烟是饮酒的辅助因子。鼓励患者戒烟可减少胰腺炎反复发作的可能性。
- 预测胰腺炎的严重程度需要通过评估患者的总体状态，而不是依赖于任何一项化验检查指标或临床发现。

哪些病史特征和化验检查指标最有助于诊断？

为了诊断急性胰腺炎（acute pancreatitis, AP），患者必须满足以下三项标准中的两项：

1. 胰腺炎特征性腹痛
2. 脂肪酶或淀粉酶水平升高（大于正常值上限的 3 倍）
3. 影像学检查时有胰腺水肿的放射影像证据

急性胰腺炎的病史特征和危险因素

典型的急性胰腺炎性疼痛通常为上腹部、脐周或左上腹持续性急性痛，并放射到背部、胸部或胁腹部（flanks）。疼痛通常描述为不同强度的剧痛。疼痛的部位和强度与胰腺炎的严重程度无关[1]。描述为钝痛、绞痛或位于下腹部的疼痛不符合急性胰腺炎的特征[2]。

胆结石（gallstone）和饮酒（alcohol）是急性胰腺炎最常见的病因[3]。大量饮酒持续 5 年（通常每天酒精量大于 50g）以上的患者，其急性胰腺炎可能与酒精有关[2,4]，而纵酒（binge drinking）不会导致急性胰腺炎。吸烟作为危险因素常常被忽视，其作为饮酒的辅助因子，增加急性胰腺炎的发病风险。鼓励患者戒烟可能会减少胰腺炎反复发作的可能[5]。急性胰腺炎的其他危险因素包括腹型肥胖（abdominal adiposity）和 2 型糖尿病（diabetes mellitus）[6]。

通常很难确定急性胰腺炎的病因，特别是在老年患者[7]。如果临床上不能明确诊断急性胰腺炎，应考虑与急性胰腺炎有类似表现的其他诊断，包括心肌梗死（myocardial infarction）、消化性溃疡（peptic ulcer disease）、肠缺血（intestinal ischemia）或主动脉瘤（aortic aneurysm）[1]。

脂肪酶、淀粉酶和胰腺炎的关系

胰脂肪酶（lipase）和淀粉酶（amylase）是源自胰腺中腺泡细胞的酶类。在急性胰腺炎发作期间，这些酶的正常分泌受损，导致其外渗并被重吸收而进入体循环[8]。血清脂肪酶和淀粉酶水平在急性胰腺炎中通常均升高，但脂肪酶水平通常高于淀粉酶水平。酶升高的程度与急性胰腺炎发作的严重程度无关[9]。

脂肪酶对急性胰腺炎的诊断更具特异性。因为淀粉酶在其他疾病中也会升高，如巨淀粉酶血症（macroamylasemia）、腮腺炎（parotitis）和某些癌[10]。推荐单用脂肪酶作为评估急性胰腺炎的主要化验检查指标[10]。一些学者主张使用脂肪酶/淀粉酶比例作为评价酒精性胰腺炎（alcoholic pancreatitis）的方法，但这种方法缺乏敏感性[8]。

实验室检查有时用于腹痛患者的常规筛查，而脂肪酶在其他疾病也可升高，包括巨脂肪酶血症（macrolipasemia）、肾病、阑尾炎、胆囊炎（cholecystitis）和其他腹部疾病[6]。与非糖尿病患者相比，糖尿病患者可能需要更高的胰酶切点值，即正常上限的 3~5 倍[11]。

急性胰腺炎的影像学检查

影像学检查对诊断不明的患者可能有帮助。根据胰腺炎的定义，如果患者有典型的急性胰腺炎性疼痛且影像学检查上有胰腺炎的征象，即使脂肪酶水平正常，也可能有胰腺炎[10]。在疑似胰腺炎但脂肪酶水平低于阈值的情况下，推荐使用静脉造影增强计算机体层摄影（computed tomography, CT）检查[12,13]。在诊断明确的情况下，既不需要也不建议进行 CT 检查[14]。CT 是唯一能够同时预测疾病范围、疾病的严重程度和临床结局的影像学检查方法[15]。然而，入院时所做的 CT 检查极少改变临床结局和预后。在一项对入院时做 CT 检查的急性胰腺炎患者的队列研究中，CT 与临床评分系统在评估严重程度及预后上没有差异[15]。对于就诊 48 小时病情无改善或临床表现恶化的患者，建议进行 CT 检查，以评估局部或全身并发症情况。建议对所有首次发病的急性胰腺炎患者进行胆管系统超声评估，因为胆石性胰腺炎（gallstone pancreatitis）是造成胰腺炎的主要原因，并且确认结石情况有助于及时调整后续处理方式[10]。

胰腺炎的预后

诊断急性胰腺炎后，评估胰腺炎的严重程度非常重要。大多数急性胰腺炎发作都为轻型,不存在器官衰竭(organ failure)或胰腺坏死(pancreatic necrosis)。这种情况下的急性胰腺炎通常属于自限性疾病,只需短期住院治疗。

重症胰腺炎(severe pancreatitis)有两个阶段,早期阶段和晚期阶段。目前认为早期阶段为发病起第一周内的阶段,而晚期阶段则为发病持续数周至数月阶段[2,14]。重症胰腺炎定义为存在器官功能衰竭,并且这种器官功能障碍持续48小时以上[14]。由于大多数患者在就诊时没有胰腺坏死或器官功能衰竭,因此诊断往往比较复杂。忽视发病初期的报警征象可能导致无法充分补液,不能及时诊断和治疗伴发的胆管炎,以及不能治疗早期的器官功能衰竭[2,5]。

高龄(>55岁)和肥胖(BMI>30)等患者风险因素增加了重症急性胰腺炎的风险[10]。血细胞比容(hematocrit)[16]或BUN[17]升高表明血容量不足(hypovolemia)。在充分液体复苏的情况下,化验检查指标继续异常应考虑临床状况恶化[9]。全身炎症反应综合征(systemic inflammatory response syndrome, SIRS)的存在、肺部浸润或渗出以及精神状态改变是终末器官损伤和炎症加重的征象。在已经进行复苏治疗的情况下,SIRS仍持续存在是病情恶化的重要预测指标,这表明病情更为复杂[10,18]。尽管没有单一的化验检查指标可预测哪些患者倾向于发生器官功能衰竭,但那些出现脱水或持续性炎症征象的化验检查指标非常值得关注。

(余燕均 译,李昌平　张杰 校)

推荐资源
- Tenner S, Baillie J, DeWitt J, Vege SS. American College of Gastroenterology. American College of Gastroenterology guideline: management of acute pancreatitis. Am J Gastroenterol. 2013;108(9): 1400–16.

参考文献

1. Baillie J. Clinical pancreatology for practicing gastroenterologists and surgeons. Gastroenterology. 2005;129(4):1356.
2. Tenner S, Baillie J, DeWitt J, Vege SS. American College of Gastroenterology. American College of Gastroenterology guideline: management of acute pancreatitis. Am J Gastroenterol. 2013;108(9):1400–16.
3. Yadav D, Lowenfels AB. Trends in the epidemiology of the first attack of acute pancreatitis: a systematic review. Pancreas. 2006;33(4):323–30.
4. Coté GA, Yadav D, Slivka A, Hawes RH, Anderson MA, Burton FR, et al. Alcohol and smoking as risk factors in an epidemiology study of patients with chronic pancreatitis. Clin Gastroenterol Hepatol. 2011;9(3):266–73.
5. Apte MV, Pirola RC, Wilson JS. Mechanisms of alcoholic pancreatitis. J Gastroenterol Hepatol. 2010;25(12):1816–26.
6. Yadav D, Lowenfels AB. The epidemiology of pancreatitis and pancreatic cancer. Gastroenterology. 2013;144(6):1252–61.
7. Forsmark CE, Vege SS, Wilcox CM. Acute pancreatitis. N Engl J Med. 2016;375(20):1972–81.
8. Kwon RS, Banks PA. How should acute pancreatitis be diagnosed in clinical practice? In: Clinical pancreatology: Blackwell Publishing Ltd; Malden, Mass. 2004. p. 34–9.
9. Yadav D, Ng B, Saul M, Kennard ED. Relationship of serum pancreatic enzyme testing trends with the diagnosis of acute pancreatitis. Pancreas. 2011;40(3):383–9.
10. Banks PA, Freeman ML. The practice parameters Committee of the American College of gastroenterology. Practice guidelines in acute pancreatitis. Am J Gastroenterol. 2006;101(10):2379–400.
11. Steinberg W, De Vries H, Wadden TA, Jensen CB, Svendsen CB, Rosenstock J. Tu1502 longitudinal monitoring of lipase and amylase in adults with type 2 diabetes and obesity: evidence from two phase 3 randomized clinical trials with the once-daily GLP-1 analog liraglutide. Gastroenterology. 2012;142(5):S850–1.
12. O'Connor OJ, McWilliams S, Maher MM. Imaging of acute pancreatitis. Am J Roentgenol. 2011;197(2):W221–5.
13. Working Group IAP/APA Acute Pancreatitis Guidelines. IAP/APA evidence-based guidelines for the management of acute pancreatitis. Pancreatology. 2013;13(4 Suppl 2):e1–15.
14. Banks PA, Bollen TL, Dervenis C, Gooszen HG, Johnson CD, Sarr MG, et al. Classification of acute pancreatitis--2012: revision of the Atlanta classification and definitions by international consensus. Gut. 2013;62(1):102–11.
15. Baker M, Nelson R, Rosen M, Blake M, Cash B, Hindman N, et al. Acute pancreatitis. ACR appropriateness criteria – acute pancreatitis. 2013. Retrieved 24 Feb 2018 from https://acsearch.acr.org/docs.
16. Lankisch PG, Mahlke R, Blum T, Bruns A, Bruns D, Maisonneuve P, et al. Hemoconcentration: an early marker of severe and/or necrotizing pancreatitis? A critical appraisal. Am J Gastroenterol. 2001;96(7):2081–5.
17. Wu BU, Johannes RS, Sun X, Conwell DL, Banks PA. Early changes in blood urea nitrogen predict mortality in acute pancreatitis. Gastroenterology. 2009;137(1):129–35.
18. Mofidi R, Duff MD, Wigmore SJ, Madhavan KK, Garden OJ, Parks RW. Association between early systemic inflammatory response, severity of multiorgan dysfunction and death in acute pancreatitis. Br J Surg. 2006;93(6):738–44.

42 风险分层和处置：急性胰腺炎的常规病程如何？哪些患者需要高水平的医疗条件，哪些患者可能适合出院？

Eric S. Kiechle

经验教训
- 急性胰腺炎的总病死率为1%。
- 约20%的患者临床病程复杂，其特征为器官功能衰竭、胰腺坏死或叠加感染，病死率近30%。
- 虽然现有许多风险分层工具，可以提示复杂的病程，但没有一种足以单独预测哪些患者需要入住重症监护病房或需要较高的医疗等级。
- 患者风险因素、实验室检查、生命体征和对治疗的最初反应可以指导患者入院接受适当医疗等级的治疗。
- 一些轻型胰腺炎患者可以安全出院，并在门诊进行治疗。尽管HAPS评分有助于确定可能发展为重症胰腺炎的低风险患者，但目前仍缺乏指导临床医生判断哪些患者适合门诊治疗的临床决策工具。

急性胰腺炎的一般病程如何？

急性胰腺炎（acute pancreatitis，AP）的发病率一直在增高，在美国2012年约有275 000例住院病例[1]。这种增高的部分原因可能源于肥胖（obesity）和胆结石的发病率不断增高，或轻型胰腺炎较高的检查和检出率[2]。轻型胰腺炎的早期诊断也可以解释为什么其总体病死率仍然很低，约为1%[1]。

虽然大多数胰腺炎患者病情单纯，只需短暂住院治疗，但约20%的胰腺炎患者病情复杂，其中某些亚型病死率近30%[3]。广泛采用的2012年急性胰腺炎国际共识报告，即修订版亚特兰大分类系统，把急性胰腺炎分为三型[4]。严重程度取决于是否存在器官功能衰竭（organ failure，例如，心脏、呼吸或肾脏衰竭）、全身性并发症（例如，现有的心脏疾病、呼吸系统疾病或肝病恶化）和局部并发症[例如，假性囊肿（pseudocyst）、液体积聚（fluid collection）、胰腺坏死（pancreatic necrosis）或坏死物聚集（necrotic collection）]。重症急性胰腺炎定义为大于48小时的持续性器官功能衰竭（persistent organ failure）[3,4]。另外一种分类系统把"危重症胰腺炎（critical pancreatitis）"定义为持续性器官功能衰竭，并伴有胰腺组织感染坏死，病死率约为50%[3,5]。在急诊科（emergency department，ED）采用这些分类系统很困难，因为入院时不可能判断器官功能衰竭的持续情况，并且在开始评估时也不会常规进行影像学检查。预估哪些患者可能受益于入住重症监护病房（intensive care unit，ICU）具有很大的临床意义，但已证明实际操作非常困难[6]。

哪些患者需要较高的医疗等级，哪些患者适合出院？

认为患者可以出院的情况

某些患者可能适合出院，进行门诊治疗。无害性急性胰腺炎评分（harmless acute pancreatitis score，HAPS）主要用于确定哪些患者病情不严重，即不会死亡，不需要人工通气（artificial ventilation）、透析（dialysis）或无胰腺坏死。主要指标为：①无腹膜炎（peritonitis）（反跳痛或肌紧张）；②血细胞比容（hematocrit）正常（<44%）；③血肌酐[≤176.8μmol/L（2mg/dl）]。三者结合起来对非重症急性胰腺炎的阳性预测值为98%[7,8]。该评分系统已用于入院时医疗等级的分层管理，但专家认为其也可用于发现适合出院的患者[9]。我们建议从急诊科出院的急性胰腺炎患者应能够耐受经口进食，能够通过口服镇痛药控制疼痛，并且化验检查指标和生命体征提示病情较轻（例如，肌酐和血细胞比容正常；如果有影像学检查，未发现局部并发症）。对这些患者的急诊科观察和出院治疗的研究正在进行之中[10]。

患者需要住院，但需要较高医疗等级吗？

临床上对开发适用于入院时预测急性胰腺炎严重程度的工具一直抱有极大的兴趣。Ranson标准发布于1974年，其明确了11个对急性胰腺炎严重程度进行风险分层的标准，但需要在入院时和入院后48小时时对一些化验指标进行重复实验室检测，包括动脉血气（arterial blood gas，ABG）分析[11]。最初开发用于预测ICU病死率的急性生理学和慢性健康状况评估Ⅱ（acute physiology and chronic health evaluation Ⅱ，APACHE Ⅱ）评分系统已证实可用于预测急性胰腺炎的病死率，但需要收集12个变量，包括ABG采样和一些复杂计算[12]。计算机体层摄影（computed tomography，CT）的广泛应用促进了Balthazar评分系统的开发应用，它根据CT显示的病变的范围对病情严重程度进行分级[13]。然而，CT检查的表现，如坏死和液体积聚，在入院后前3~5天往往不明显，并且急诊科患者很少需要CT检查来诊断急性胰腺炎[14]。

急性胰腺炎严重程度床边指数（bedside index for severity in

acute pancreatitis，BISAP）可在入院时用急诊科获得的实验室检查结果进行计算，并已成功被 APACHE Ⅱ 验证[15]。最近的研究比较了多种评分系统，发现它们在预测持续器官功能衰竭和病死率方面具有相同的能力。然而，由于绝大多数患者仅仅是良性病程[7,16,17]，这些评分系统对于不良结局预测的假阳性率较高。因此，美国胃肠病学会（American College of Gastroenterology）、国际胰腺学会（International Association of Pancreatology）和美国胰腺协会（American Pancreatic Association）不推荐常规使用评分系统预测急性胰腺炎的严重性［全身炎症反应综合征（systemic inflammatory response syndrome，SIRS）除外］（表42.1）[14,18]。表42.2列出了一些常用的风险分层工具。

高风险特征

患者的危险因素和化验检查指标有助于指导临床医生预测胰腺炎的严重程度。患者的危险因素包括高龄、合并症［Charlson 合并症指数（Charlson comorbidity index）≥2］（表42.3）和肥胖[18]。虽然胰酶升高的程度没有预后价值，但血细胞比容升高（>44%）、BUN［>7.1mmol/L（20mg/dl）］和肌酐（>159.12μmol/L）都与重症胰腺炎相关[19-21]。在急诊科，患者存在器官功能衰竭［低血压、缺氧（hypoxia）或血肌酐升高］和慢性病恶化［慢性阻塞性肺病（chronic obstructive pulmonary disease）、冠心病（coronary artery disease）或肝病（liver disease）］时提示其至少为中度重型急性胰腺炎[4]。如果有 CT 检查结果，上述并发症与病死率较高相关[3]。此外，入院时存在的 SIRS（表42.1）与病死率较高相关，尤其是在住院期间持续存在的情况下[22]。目前有关乳酸（lactate）在急性胰腺炎中的预测价值的资料很少。

总之，危险因素、化验检查指标、患者生命体征和临床表现都可用于确定入院时患者所需的医疗等级。如果有多器官功能障碍（multiorgan dysfunction），应随时考虑把患者医疗等级提高到 ICU 的水平。

表 42.1　全身炎症反应综合征（SIRS），符合以下 2 项，即可诊断

温度>38℃ 或 <36℃
心率>90 次/min
呼吸频率>20 次/min 或 PaCO$_2$<32mmHg
白细胞计数>12.0×10^9/L 或 <4.0×10^9/L

表 42.2　急性胰腺炎常用的风险分层工具和高风险特征

风险分层工具	评分系统	循证支持	优点和局限性
开发用于确定轻型急性胰腺炎的低风险患者			
无害性急性胰腺炎评分（HAPS）[1,2]	存在以下所有参数可预测病情非严重： 体格检查时无反跳痛或肌紧张； 肌酐水平正常； 血细胞比容正常	在验证研究中，预测非重症胰腺炎的 HAPS 评分： 灵敏度 24%~76%（约 28%） 特异度 86%~97%（约 97%） *PPV* 94%~99%（约 98%） *NPV* 10%~57%（约 18%）	优点： 唯一可用于确定适合出院患者的评分系统； 仅 3 个参数，方便使用 局限性： 评分通过图表回顾性总结得出； 灵敏度和 *NPV* 低，可能导致非重症急性胰腺炎的低风险患者持续过度治疗
开发用于确定需要入住 ICU 的高风险患者或具有失代偿和死亡可能的高风险患者			
Ranson 标准[3-5]	入院时和 48h 时所测 11 个参数，每个若为阳性则得 1 分： 入院时： 　年龄>55 岁 　WBC>16×10^9/L 　葡萄糖>11.1mmol/L 　LDH>350U/L 　AST>250U/L 48h 时： 　Hct 降低>10% 　BUN 升高>1.79mmol/L 　钙<2mmol/L 　PO$_2$<60mmHg 　碱缺乏>4meq/L 　液体丢失>6 000ml	在验证研究中，病死率随评分的增加而增高，分为三类： 评分<3 病死率 0~3%； 评分≥3 病死率 11%~15%； 评分≥6 病死率 40%	优点： 广泛公认，最早的急性胰腺炎评价工具之一 局限性： 需要广泛的化验检查，包括入院时和 48 小时的 ABG 分析 不能用于急诊科，因为需要延时检查的结果 荟萃分析显示对胰腺炎严重程度预测性差

风险分层工具	评分系统	循证支持	优点和局限性
急性生理学、年龄和慢性健康状况评估Ⅱ（APACHEⅡ）[6-8]	含有 12 个急性生理学指标的计算图表，最初用于预测患者在 ICU 的病死率： 直肠温度 平均动脉压 心率 呼吸频率 PaO_2 pH 钠 钾 肌酐 血细胞比容 WBC 计数 Glasgow 昏迷量表 年龄 慢性病	经过复杂计算，在 48h 的 APACHEⅡ评分>9 能够预测重症急性胰腺炎（主要器官衰竭或胰腺坏死）： 灵敏度 75% 特异度 92% PPV 71% NPV 93%	优点： 应用最广泛的急性胰腺炎风险分层工具之一 可每天反复应用，可用于确定患者所需医疗等级的改变 局限性： 需要广泛的化验检查，包括 ABG 分析；应用复杂，需要计算器
Panc 3[9,10]	3 个参数存在即可预测重症急性胰腺炎（SAP）： Hct>44mg/dl BMI>30kg/m^2 存在胸腔积液	参数及对应的阳性似然比： HCT：14 BMI：8.7 胸腔积液：9.7 所有 3 个参数一起：1.191	优点： 方便在急诊科就诊时使用 局限性： 源自回顾性研究和验证 在急性胰腺炎评估时，常规不会做胸部 X 线检查
Glasgow-Imrie[11,12]	每个阳性参数记 1 分。评分>3（48 小时内）可预测重症胰腺炎 年龄>55 岁 白细胞计数>15×10^9/L 钙<2mmol/L 尿素>7.45mmol/L LDH>600IU/L. 白蛋白<32g/L 葡萄糖>10mmol/L PaO_2<59.3mmHg（7.9kPa）	Glasgow 评分>3 用于预测重症急性胰腺炎（主要器官衰竭、胰腺坏死或需要手术干预）： 灵敏度 56% 特异度 98% PPV 94% NPV 80%	优点： 国际上常使用 局限性： 诊断后 48 小时进行计算 在影像学检查广泛应用前开发 计算繁琐，需要 ABG 分析
急性胰腺炎严重程度床旁指数（BISAP）[8,13,14]	每个阳性参数记 1 分。 BUN>8.9mmol/L 精神状态受损 ≥2 个 SIRS 标准 年龄>60 岁 胸腔积液	BISAP 的特征 >2 分预测病死率： 灵敏度 95% 特异度 65% PPV 36% NPV 98%	优点： 预测持续性器官衰竭、感染性胰腺坏死和病死率方面和 APACHEⅡ相当 比其他评分系统更容易在急诊科应用 局限性： 像其他评分系统一样，缺乏对严重结局预测的特异性

续表

风险分层工具	评分系统	循证支持	优点和局限性
开发用于预测再入院可能			
Whitlock 等[15]	回顾性研究衍生的一套标准预测出院后 30 天内再次入院或去急诊就诊的标准: 出院后 24 小时内出现恶心、呕吐或腹泻(3 分) 固体食物吃得少(3 分) 胰腺坏死(2 分) 抗生素治疗(2 分) 出院时疼痛(1 分)	验证队列的患者按评分分层: 低风险(0~1 分)再入院率 5% 中度风险(2~3 分)再入院率 18% 高风险(≥4 分)再入院率 68%	优点: 用于估计基线再入院率高于平均值的患者再入院或急诊复诊风险 局限性: 尚无前瞻性验证研究 更多适用于门诊医师而非急诊临床医生,虽然可用作急性胰腺炎急诊科观察的评价指标

高风险的特征

特征	循证支持	评论
血细胞比容≥44%[16,17]	入院时 Hct≥44%,诊断器官衰竭: 灵敏度 60% 特异度 75% PPV 26% NPV 93%	关于血细胞比容预测急性胰腺炎严重程度的能力,现有研究结果相互矛盾 采用正常血细胞比容预测非严重病情的证据最为令人信服 由于大多数急性胰腺炎病例病情不严重,因此该指标应用减少
BUN>7.14mmol/L[18,19]	入院时 BUN 每增加 1.79mmol/L,伴随的病死率 OR 为 2.9(95%CI 1.8~4.8) 入院时 BUN>7.14mmol/L,相关的病死率 OR 为 4.6(95%CI 2.5~8.3)	BUN 升高可能代表血容量不足和肾衰竭或上消化道出血,所有这些都与急性胰腺炎的较差结局相关
肌酐>159.12μmol/L[20,21]	预测坏死性胰腺炎的肌酐峰值>159.12μmol/L 灵敏度 41% 特异度 99% PPV 93% NPV 82%	一项研究发现肌酐升高与胰腺坏死有关,尽管并非所有的研究都发现这种关联; 研究一致发现胰腺坏死在肌酐水平正常的患者非常罕见; 一些学者认为,肌酐正常可以排除 CT 检查的需要,因为这种情况下坏死发生率低
SIRS[22,23]	入院时 SIRS 标准中 4 条指标中至少满足 2 条作为预测急性胰腺炎严重性的指标(持续性器官衰竭、坏死、需要 ICU 等级的医疗或病亡): 灵敏度 85%~100% 特异度 40%~43% PPV 6%~17% NPV 98%~100%	持续 48 小时的 SIRS 比就诊时的 SIRS 对预后的负面影响要大得多; SIRS 是大多数专业学会如美国胃肠病学会提倡的唯一常规使用的工具
乳酸酸中毒	缺乏对乳酸酸中毒和重症急性胰腺炎病程关系的预测价值方面的研究	

表 42.3　Charlson 合并症指数

分数	疾病
1	心肌梗死(病史,心电图改变) 充血性心力衰竭 周围血管疾病(主动脉瘤>6cm) 脑血管疾病 痴呆 慢性肺病 结缔组织病 消化性溃疡 轻度肝病(包括慢性肝炎) 无终末器官损害的糖尿病
2	偏瘫 中度或重度肾病 糖尿病伴有终末器官损害(视网膜病变,神经病变,肾病或脆性糖尿病) 无转移的肿瘤(诊断超过 5 年的除外) 白血病(急性或慢性) 淋巴瘤
3	中度或重度肝病
6	转移性实体瘤 获得性免疫缺陷综合征(AIDS,不只指 HIV 阳性)
年龄	40 岁以上患者每增加 10 岁,加 1 分

总结

大多数急性胰腺炎患者具有良性病程,总体病死率极低,虽然一部分急性胰腺炎患者病情复杂,发病率和病死率较高。现有的风险分层工具可能过度预测需要 ICU 医疗等级的患者。现有的风险因素、化验检查指标和生命体征可用于出入院时患者医疗等级的个体化决策。虽然这仍然是一个需要积极研究的领域,但是一些患者可能能够从急诊科出院。

(余燕均 译,李昌平　刘清源 校)

推荐资源
- CORE EM, Episode 121.0 – Pancreatitis. 13 Nov 2017; https://coreem.net/podcast/episode-121-0/
- NEJM blog: acute pancreatitis. 17 Nov 2016; https://blogs.nejm.org/now/index.php/acute-pancreatitis/2016/11/17/
- New Practice Guidelines on Acute Pancreatitis Podcast, American College of Gastroenterology. 2013; https://gi.org/physician-resources/podcasts/the-american-journal-of-gastroenterology-author-podcasts/tenner-1/
- Vasudevan S, Goswami P, Sonika U, Thakur B, Sreenivas V, Saraya A. Comparison of various scoring systems and biochemical markers in predicting the outcome in acute pancreatitis. Pancreas. 2018;47:65–71.

参考文献

1. Peery AF, Crockett SD, Barritt AS, Dellon ES, Eluri S, Gangarosa LM, et al. Burden of gastrointestinal, liver, and pancreatic diseases in the United States. Gastroenterology. 2015;149(7):1731–41.
2. Yadav D, Ng B, Saul M, Kennard ED. Relationship of serum pancreatic enzyme testing trends with the diagnosis of acute pancreatitis. Pancreas. 2011;40(3):383–9.
3. Kadiyala V, Suleiman SL, McNabb-Baltar J, Wu BU, Banks PA, Singh VK. The Atlanta classification, revised Atlanta classification, and determinant-based classification of acute pancreatitis: which is best at stratifying outcomes? Pancreas. 2016 Apr;45(4):510–5.
4. Banks PA, Bollen TL, Dervenis C, Gooszen HG, Johnson CD, Sarr MG, et al. Classification of acute pancreatitis--2012: revision of the Atlanta classification and definitions by international consensus. Gut. 2013;62(1):102–11.
5. Dellinger EP, Forsmark CE, Layer P, Levy P, Maravi-Poma E, Petrov MS, et al. Determinant-based classification of acute pancreatitis severity: an international multidisciplinary consultation. Ann Surg. 2012;256(6):875–80.
6. Chauhan S, Forsmark CE. The difficulty in predicting outcome in acute pancreatitis. Am J Gastroenterol. 2010;105(2):443.
7. Bollen TL, Singh VK, Maurer R, Repas K, Van Es HW, Banks PA, et al. A comparative evaluation of radiologic and clinical scoring systems in the early prediction of severity in acute pancreatitis. Am J Gastroenterol. 2012;107(4):612.
8. Lankisch PG, Weber–Dany B, Hebel K, Maisonneuve P, Lowenfels AB. The harmless acute pancreatitis score: a clinical algorithm for rapid initial stratification of nonsevere disease. Clin Gastroenterol Hepatol. 2009;7(6):702–5.
9. Banks PA. Acute pancreatitis: landmark studies, management decisions, and the future. Pancreas. 2016;45(5):633–40.
10. Kothari DJ, Hill M, Babineau M, Freedman SD, Shapiro N, Sheth S. Sa1351-management of mild acute pancreatitis through observation in the emergency department (ED): a novel clinical pathway. Gastroenterology. 2017;152(5):S287.
11. Ranson J. Prognostic signs and the role of operative management in acute pancreatitis. Surg Gynecol Obstet. 1974;139:69–81.
12. Al-Hadeedi S, Fan S, Leaper D. APACHE-II score for assessment and monitoring of acute pancreatitis. Lancet. 1989;334(8665):738.
13. Balthazar EJ, Robinson DL, Megibow AJ, Ranson JH. Acute pancreatitis: value of CT in establishing prognosis. Radiology. 1990;174(2):331–6.
14. Working Group IAP/APA Acute Pancreatitis Guidelines. IAP/APA evidence-based guidelines for the management of acute pancreatitis. Pancreatology. 2013;13(4):e1–e15.
15. Wu BU, Johannes RS, Sun X, Tabak Y, Conwell DL, Banks PA. The early prediction of mortality in acute pancreatitis: a large population-based study. Gut. 2008;57(12):1698–703.
16. Papachristou GI, Muddana V, Yadav D, O'Connell M, Sanders MK, Slivka A, et al. Comparison of BISAP, Ranson's, APACHE-II, and CTSI scores in predicting organ failure, complications, and mortality in acute pancreatitis. Am J Gastroenterol. 2010;105(2):435.
17. Mounzer R, Langmead CJ, Wu BU, Evans AC, Bishehsari F, Muddana V, et al. Comparison of existing clinical scoring systems to predict persistent organ failure in patients with acute pancreatitis. Gastroenterology. 2012;142(7):1476–82.
18. Tenner S, Baillie J, DeWitt J, Vege SS. American College of Gastroenterology guideline: management of acute pancreatitis. Am J Gastroenterol. 2013;108(9):1400.
19. Brown A, Orav J, Banks PA. Hemoconcentration is an early marker for organ failure and necrotizing pancreatitis. Pancreas. 2000;20(4):367–72.
20. Muddana V, Whitcomb DC, Khalid A, Slivka A, Papachristou

GI. Elevated serum creatinine as a marker of pancreatic necrosis in acute pancreatitis. Am J Gastroenterol. 2009;104(1):164.

21. Wu BU, Johannes RS, Sun X, Conwell DL, Banks PA. Early changes in blood urea nitrogen predict mortality in acute pancreatitis. Gastroenterology. 2009;137(1):129–35.

22. Mofidi R, Duff M, Wigmore S, Madhavan K, Garden O, Parks R. Association between early systemic inflammatory response, severity of multiorgan dysfunction and death in acute pancreatitis. Br J Surg. 2006;93(6):738–44.

23. Singh VK, Wu BU, Bollen TL, Repas K, Maurer R, Mortele KJ, et al. Early systemic inflammatory response syndrome is associated with severe acute pancreatitis. Clin Gastroenterol Hepatol. 2009;7(11):1247–51.

43 如何管理急诊科的急性胰腺炎患者？哪些患者需要影像学检查及抗生素、手术、介入放射学和内镜逆行胰胆管造影处理？

Travis A. Thompson

经验教训
- 早期积极的液体复苏是主要的治疗方法。
- 用超声排除结石梗阻的可能。
- 除非有明确的感染症状或疑似感染，否则不需要抗生素治疗。
- 外科专家尽早参与处置过程是有帮助的，但外科手术最好推迟进行。

内科处理

静脉补液

无论急性胰腺炎的严重程度如何，其治疗首先应从积极的补液治疗（fluid therapy）（250～500ml/h）开始[1]。缺乏证实积极液体复苏有效性的人体研究，但多项研究表明血液浓缩（hemoconcentration）征象和复苏不足与不良结局相关[2-4]。一项对60例患者的随机对照试验比较了积极液体复苏与常规补液治疗的疗效，发现积极复苏组血液浓缩和SIRS的征象显著减少，尽管积极复苏对病死率没有影响[5]。积极液体复苏的最大获益发生在前12～24小时。

专家建议用等渗液进行积极水化，如生理盐水或乳酸盐林格液（lactated Ringer's solution）。在一项随机对照试验中，与用生理盐水复苏的患者相比，用乳酸盐林格液进行液体复苏的患者SIRS发生率较低，C反应蛋白水平（C-reactive protein, CRP）降低明显，表明全身炎症反应减轻[6]。

补液应根据患者的心肺储备进行调整[7]。过度积极补液的风险包括腹腔间隔室综合征（abdominal compartment syndrome）和呼吸衰竭（respiratory failure）[7]。

控制疼痛

控制疼痛（pain management）是急性胰腺炎患者支持疗法的另一个组成部分。控制疼痛的给药方法类似于其他疼痛疾病，包括阿片制剂/阿片类药物（opiate/opioid）、非甾体抗炎药（nonsteroidal anti-inflammatory drug, NSAID）和对乙酰氨基酚（acetaminophen）。可能需要大剂量的麻醉性镇痛药（narcotic）[8]。

肠道喂养

不同于传统的观点，研究表明尽早进行肠道喂养（enteral feeding）是安全且耐受性良好的。在一项对72例急性胰腺炎患者的随机对照试验中，早期肠道喂养与缩短住院时间有关。与逐步进食（按耐受情况逐渐增加饮食量）相比，患者一开始就完全正常饮食，其住院时间和症状没有明显区别[9]。一篇对8项比较早期与晚期（48小时后）肠道喂养疗效试验的荟萃分析显示，早期肠道喂养组器官功能衰竭显著降低[10]。患者似乎没有从禁食（nil per os, NPO）中获益，因此可以给予正常饮食，但是不清楚是否应在急诊科或急诊医疗环境下开始进食[7]。不再推荐将全肠外营养（total parenteral nutrition）作为初步治疗的选择，因为这样做伴随着更差的结局[11]。

抗生素治疗

以前认为预防性抗生素治疗（prophylactic antibiotics）是急性胰腺炎治疗的组成部分[1,12]。然而，总共纳入404例CT证实的胰腺坏死患者的7项随机对照试验的循证医学荟萃分析显示，使用抗生素与否对病死率、感染率或手术干预的需求无明显影响[13,14]。为了提高看到抗生素治疗效果的可能性，单独把胰腺坏死这部分患者分离出来进行分析。

鉴于与抗生素治疗相关的危害（例如真菌感染、腹泻、耐药菌的选择）以及抗生素治疗未能改善急性胰腺炎的发病率和病死率的事实，建议不常规使用抗生素进行治疗，但仍对疑似伴发细菌感染的病例给予抗生素治疗。由于高达60%的急性胰腺炎患者有低热，发热并不是伴随细菌感染的可靠征象[8]。推荐经验性抗生素治疗用于那些CT影像显示胰腺周围积液中有气体征象的患者或脓毒症（sepsis）患者。如果有胰腺外感染的证据，如胆管炎、导管获得性感染（catheter-acquired infection）或菌血症（bacteremia），也应考虑使用抗生素治疗。如果怀疑有感染，应根据经验进行治疗。然而，如果所有潜在感染源都不存在，可以停用抗生素[15]。

研究发现，厄他培南（ertapenem）、亚胺培南（imipenem）和莫西沙星（moxifloxacin）胰腺组织穿透性好，并且仅一次给药后就能达到平均抑菌浓度（mean inhibitory concentration）[1,14]。

影像学检查

病因不明的急性胰腺炎患者需要进行影像学检查[6]。常规推荐右上腹部超声检查(ultrasonography,US),以排除胆石性胰腺炎(gallstone pancreatitis)、胆总管结石(choledocholithiasis)或并发的胆管炎[1,16]。尽管腹部超声不用于诊断急性胰腺炎,但其可以观察到弥漫性腺体增大、来自间质水肿的低回声结构、游离液体或胰腺内出血/坏死的局灶区[8]。

相反,计算机体层摄影(computed tomography,CT)诊断急性胰腺炎的灵敏度和特异度都大于90%[17]。除非急性胰腺炎的诊断不明确或患者有腹膜炎或休克等并发症的迹象,否则不常规推荐CT检查[1,8,16]。入院48小时后的CT检查,而不是最初入院诊断时的CT检查,更有助于指导治疗和判断预后[18,19]。轻症胰腺炎患者的CT表现可能正常[8]。

磁共振胰胆管成像(magnetic resonance cholangiopancreatography,MRCP)是评估肝胆管系统的另一种影像学检查方式。建议MRCP用于那些超声检查未能充分显示胆总管的患者,或者超声检查正常但是实验室检查提示胆管阻塞的患者[12,17,20]。

外科处理

以下两种情况必须进行外科手术(surgical intervention),即胆石性胰腺炎患者需进行胆囊切除术(cholecystectomy),另外伴有局部并发症的重症胰腺炎患者也应进行手术。

对于病情较轻的胆石性胰腺炎患者,外科医生常常会建议住院期间进行腹腔镜胆囊切除术(laparoscopic cholecystectomy,LC),以预防胆石性胰腺炎的反复发作。一篇纳入998例患者的8项队列研究和1项随机对照试验(RCT)的回顾性综述显示,未行腹腔镜胆囊切除术的行为与急性胆石性胰腺炎的反复发作(18%)相关[21]。在303例轻症胆石性胰腺炎患者的回顾性研究[22]以及50例患者的RCT[23]中,发现首次住院后48小时内进行腹腔镜胆囊切除术与住院时间缩短相关,与发病率或病死率增加无关。对187例中-重度胆石性胰腺炎患者的回顾性研究显示,3周内接受腹腔镜胆囊切除术治疗的患者预后较差[24]。中-重度胰腺炎患者等待6周后再行腹腔镜胆囊切除术可能有益[24,25]。

外科医生也可能是伴有局部并发症和坏死区的重症胰腺炎患者医疗团队的组成部分。目前外科治疗中建议在坏死性区域液体积聚形成包裹并且患者病情稳定之后,再进行手术。可以选择"逐步升级(step-up)"的外科手术方法,首先尝试进行微创手术[26]。对于重度胰腺炎和失代偿患者,外科、胃肠病学和重症监护医学之间的讨论有助于确定最佳处理方案。

介入放射学

介入放射学(interventional radiology,IR)可参与疑似液体积聚感染的重度胰腺炎患者的处理,或作为"升级"治疗方法的一部分。与开放性坏死组织清除术(open necrosectomy)相比,研究发现这种方法可以减少主要并发症和病死率[26]。CT引导下液体积聚的细针抽吸活检(fine needle aspiration)可有助于鉴别无菌和感染性坏死性液体积聚。与普通外科手术一样,推荐推迟介入治疗至第4~6周,以便炎症减轻和液体积聚形成包裹。

内镜逆行胰胆管造影术

大多数胆结石可以不经干预而排入胃肠道[1]。根据2012年Cochrane评价,在胆石性胰腺炎常规使用内镜逆行胰胆管造影(endoscopic retrograde cholangiopancreatography,ERCP)并未改善患者预后。然而,在有胆管炎或胆管阻塞征象的患者,病死率和全身并发症有所改善[27,28]。在不能耐受胆囊切除术的轻度至中度胰腺炎患者,ERCP括约肌切开术可以减少胆石性胰腺炎反复发作的次数[21,29]。

总结

早期积极补液和疼痛控制是可耐受大量液体复苏患者的主要治疗方法。在没有感染的情况下,不推荐常规使用抗生素治疗。影像学检查是为了排除胆管阻塞,确定局部并发症或进行鉴别诊断。手术或介入放射引导下置管引流等有创治疗方法通常会推迟进行,极少在急诊科进行。

(余燕均 译,李昌平　王伟岸 校)

推荐资源
- NEJM blog: acute pancreatitis. 17 Nov 2016; https://blogs.nejm.org/now/index.php/acute-pancreatitis/2016/11/17/
- New Practice Guidelines on Acute Pancreatitis Podcast, American College of Gastroenterology. 2013.; https://gi.org/physician-resources/podcasts/the-american-journal-of-gastroenterology-author-podcasts/tenner-1/

参考文献

1. Tenner S, Baillie J, DeWitt J, Vege SS, American College of Gastroenterology. American College of Gastroenterology guideline: management of acute pancreatitis. Am J Gastroenterol. 2013;108(9):1400–16.
2. Brown A, Orav J, Banks PA. Hemoconcentration is an early marker for organ failure and necrotizing pancreatitis. Pancreas. 2000;20(4):367–72.
3. Wu BU, Johannes RS, Sun X, Conwell DL, Banks PA. Early changes in blood urea nitrogen predict mortality in acute pancreatitis. Gastroenterology. 2009;137(1):129–35.
4. Muddana V, Whitcomb DC, Khalid A, Slivka A, Papachristou GI. Elevated serum creatinine as a marker of pancreatic necrosis in acute pancreatitis. Am J Gastroenterol. 2009;104(1):164–70.
5. Buxbaum JL, Quezada M, Da B, Jani N, Lane C, Mwengela D, et al. Early aggressive hydration hastens clinical improvement in mild acute pancreatitis. Am J Gastroenterol. 2017;112(5):797–803.
6. Wu BU, Hwang JQ, Gardner TH, Repas K, Delee R, Yu S, et al. Lactated ringer's solution reduces systemic inflammation compared with saline in patients with acute pancreatitis. Clin Gastroenterol Hepatol. 2011;9(8):710–7.
7. Forsmark CE, Vege SS, Wilcox CM. Acute pancreatitis. N Engl J Med. 2016;375(20):1972–81.
8. Kwon RS, Banks PA. How should acute pancreatitis be diagnosed in clinical practice? In: Clinical pancreatology: Blackwell

Publishing Ltd; Malden, Mass. 2004. p. 34–9.

9. Lariño-Noia J, Lindkvist B, Iglesias-García J, Seijo-Ríos S, Iglesias-Canle J, Domínguez-Muñoz JE. Early and/or immediately full caloric diet versus standard refeeding in mild acute pancreatitis: a randomized open-label trial. Pancreatology. 2014;14(3):167–73.

10. Feng P, He C, Liao G, Chen Y. Early enteral nutrition versus delayed enteral nutrition in acute pancreatitis: a PRISMA-compliant systematic review and meta-analysis. Medicine. 2017;96(46):e8648.

11. Al-Omran M, Albalawi ZH, Tashkandi MF, Al-Ansary LA. Enteral versus parenteral nutrition for acute pancreatitis. Cochrane Database Syst Rev. 2010;(1):CD002837.

12. Sainio V, Kemppainen E, Puolakkainen P, Taavitsainen M, Kivisaari L, Valtonen V, et al. Early antibiotic treatment in acute necrotising pancreatitis. Lancet. 1995;346(8976):663–7.

13. Jiang K, Huang W, Yang X-N, Xia Q. Present and future of prophylactic antibiotics for severe acute pancreatitis. World J Gastroenterol. 2012;18(3):279–84.

14. Villatoro E, Mulla M, Larvin M. Antibiotic therapy for prophylaxis against infection of pancreatic necrosis in acute pancreatitis. Cochrane Database of Systematic Reviews 2010, Issue 5. Art. No.: CD002941.

15. Banks PA, Freeman ML. The practice parameters Committee of the American College of gastroenterology. Practice guidelines in acute pancreatitis. Am J Gastroenterol. 2006;101(10):2379–400.

16. Greenberg JA, Hsu J, Bawazeer M, Marshall J, Friedrich JO, Nathens A, et al. Clinical practice guideline: management of acute pancreatitis. Can J Surg. 2016;59(2):128–40.

17. Balthazar EJ. Acute pancreatitis: assessment of severity with clinical and CT evaluation. Radiology. 2002;223(3):603–13.

18. Bollen TL, Singh VK, Maurer R, Repas K, van Es HW, Banks PA, et al. A comparative evaluation of radiologic and clinical scoring systems in the early prediction of severity in acute pancreatitis. Am J Gastroenterol. 2012;107(4):612–9.

19. Banks PA, Bollen TL, Dervenis C, Gooszen HG, Johnson CD, Sarr MG, et al. Classification of acute pancreatitis--2012: revision of the Atlanta classification and definitions by international consensus. Gut. 2013;62(1):102–11.

20. Arvanitakis M, Delhaye M, De Maertelaere V, Bali M, Winant C, Coppens E, et al. Computed tomography and magnetic resonance imaging in the assessment of acute pancreatitis. Gastroenterology. 2004;126(3):715–23.

21. van Baal MC, Besselink MG, Bakker OJ, van Santvoort HC, Schaapherder AF, Nieuwenhuijs VB, et al. Timing of cholecystectomy after mild biliary pancreatitis: a systematic review. Ann Surg. 2012;255(5):860–6.

22. Falor AE, de Virgilio C, Stabile BE, Kaji AH, Caton A, Kokubun BA, et al. Early laparoscopic cholecystectomy for mild gallstone pancreatitis: time for a paradigm shift. Arch Surg. 2012;147(11):1031–5.

23. Aboulian A, Chan T, Yaghoubian A, Kaji AH, Putnam B, Neville A, et al. Early cholecystectomy safely decreases hospital stay in patients with mild gallstone pancreatitis: a randomized prospective study. Ann Surg. 2010;251(4):615–9.

24. Nealon WH, Bawduniak J, Walser EM. Appropriate timing of cholecystectomy in patients who present with moderate to severe gallstone-associated acute pancreatitis with peripancreatic fluid collections. Ann Surg. 2004;239(6):741–9; discussion 749–51.

25. Working Group IAP/APA Acute Pancreatitis Guidelines. IAP/APA evidence-based guidelines for the management of acute pancreatitis. Pancreatology. 2013;13(4 Suppl 2):e1–15.

26. De Waele JJ. A step-up approach, or open necrosectomy for necrotizing pancreatitis. N Engl J Med. 2010;363(13):1286–7.

27. Tse F, Yuan Y. Early routine endoscopic retrograde cholangiopancreatography strategy versus early conservative management strategy in acute gallstone pancreatitis. Cochrane Database Syst Rev. 2012;(5):CD009779.

28. Fan S-T, Lai E, Mok F, Lo C-M, Zheng S-S, Wong J. Early treatment of acute biliary pancreatitis by endoscopic papillotomy. N Engl J Med. 1993;328(4):228–32.

29. Hernandez V, Pascual I, Almela P, Anon R, Herreros B, Sanchiz V, et al. Recurrence of acute gallstone pancreatitis and relationship with cholecystectomy or endoscopic sphincterotomy. Am J Gastroenterol. 2004;99(12):2417–23.

如何在急诊科对慢性胰腺炎患者进行评估？这些患者如何治疗？长期治疗有哪些方法？

Nick Tsipis and Eric S. Kiechle

经验教训
- 由于胰腺长期处于炎症状态，慢性胰腺炎患者可存在多种外分泌、内分泌、血管症状和其他并发症。
- 慢性胰腺炎可导致 3 型糖尿病（胰源性糖尿病），引起显著的内分泌功能障碍，并导致酮症酸中毒和治疗诱发的难治性低血糖。
- 慢性胰腺炎患者患胰腺癌和消化性溃疡的风险增加。
- 在慢性胰腺炎患者的治疗中，疼痛缓解是一个具有挑战性的重要问题。
- 指南推荐采用逐步升级镇痛药，针对性外科和内科治疗以及多模式、跨学科的方法来缓解疼痛。

慢性胰腺炎（chronic pancreatitis，CP）是导致胰管和实质纤维化的胰腺慢性炎症性疾病[1]。其特征为生活质量下降[2]，通常继发于长期的、令人难以忍受的腹痛。大多数患者因酗酒而患病（70%），另外 20% 的患者为特发性，10% 的患者由囊性纤维化（cystic fibrosis）、自身免疫性疾病、高甘油三酯血症（hypertriglyceridemia）、胰腺切除或其他罕见原因引起[3]。

在急诊科如何对慢性胰腺炎患者进行评估？

多种诊断方法和程序可以用于慢性胰腺炎的初步评估和诊断，尽管这些诊断检查很少在急诊科进行。常用的影像学检查方法包括 CT、MRI、磁共振胰胆管成像（magnetic resonance cholangiopancreatography，MRCP）、内镜逆行胰胆管造影（endoscopic retrograde cholangiopancreatography，ERCP）和内镜超声（endoscopic ultrasound，EUS）[4]。慢性胰腺炎的诊断及其发病趋势可以通过粪弹性蛋白酶（fecal elastase）活性降低，血清胰蛋白酶（trypsin）活性降低，促胰液素（secretin）刺激后的碳酸氢盐分泌量不足以及其他由专科医生所做的胰腺功能试验（pancreatic function testing）来验证[4]。然而在紧急情况下，最容易获得且有用的实验室检查是综合性代谢系列检查和脂肪酶测定，可以通过这些方法评估胰腺外分泌功能。一项国际指南指出，"有充分证据表明，由于疾病进展，大多数患者外分泌功能状态会随着时间的推移而恶化"[5]。这种"倦怠（burnout）"现象意味着患者可能反复出现症状，但是脂肪酶水平较低。分析以前的就诊或门诊检查的结果可能有助于确定疾病的发展轨迹。对存在非典型表现或症状提示其他诊断的患者而言，如胰腺假性囊肿（pancreatic pseudocyst）、粘连性梗阻（viscous obstruction）、胆管阻塞（biliary obstruction）、癌症或血管受累，应考虑在急诊科进行影像学复查。

临床考虑：
- 血管/血液疾病——病例报告中详细报道了这类罕见但严重的血管并发症（vascular complication），包括胃十二指肠和其他动脉的假性动脉瘤（pseudoaneurysm）[6,7]。慢性胰腺炎患者发生消化性溃疡（peptic ulcer disease）的风险较高[8]。如果患者存在急性失血的临床表现，如血红蛋白（hemoglobin）下降或粪便隐血试验阳性，应马上请胃肠病学医师参与，考虑进行食管胃十二指肠镜检查（esophagogastroduodenoscopy，EGD）或肠系膜血管造影。
- 内分泌和外分泌功能障碍——慢性胰腺炎患者可发展为胰腺的内分泌和外分泌功能障碍。外分泌功能障碍症状特征为吸收不良，包括腹泻、脂肪泻（steatorrhea）、体重减轻、代谢性骨病（metabolic bone disease）或维生素/矿物质缺乏症（vitamin/mineral deficiency）[9]。这些病症应给予至少含 40 000~50 000USP 单位脂肪酶进行胰酶替代治疗（pancreatic enzyme replacement），选用肠溶包衣制剂或与 H_2 受体拮抗剂（H_2 blocker）/质子泵抑制剂（proton-pump inhibitor）合用[4]。内分泌功能障碍（endocrine dysfunction）源于胰腺纤维化（pancreatic fibrosis）与 1 型和 2 型糖尿病（diabetes mellitus，DM）之间存在复杂的因果效应。慢性胰腺炎和代谢综合征（metabolic syndrome）的危险因素重叠，并且这些患者更有可能发展为 2 型糖尿病[4,9]。与胰腺炎相关糖尿病的诊断标准与普通糖尿病没有差异[4]。
- 胰源性糖尿病（pancreaticogenic diabetes）/3 型糖尿病——慢性胰腺炎患者处于发生胰源性糖尿病的风险中。胰源性糖尿病也称为 3 型糖尿病，这种疾病在广泛胰腺切除术患者中也有报道，与 1 型和 2 型糖尿病在临床上具有许多相似性，但治疗方法不同。一线的降糖药物是二甲双胍（metformin），除非绝对必要，应该避免使用胰岛素（insulin）[10]。这是由于胰岛素可导致低血糖并增加恶性肿瘤风险，特别是胰腺癌。而二甲双胍可略微降低肿瘤的发生率[4,10]。

- 胰腺癌（pancreatic cancer）——慢性胰腺炎与胰腺癌风险显著增加有关。慢性胰腺炎人群在诊断后 5 年内患胰腺癌的风险比一般人高 8 倍。其部分原因可能是因为这类人群吸烟和酗酒发生率较高、存在检出偏倚、诊断延误以及仅考虑到慢性胰腺炎的错误分类[11]。针对这种情况，有必要降低对慢性胰腺炎患者进行恶性肿瘤评估的门槛。

　　诊断建议：我们建议在对慢性胰腺炎进行评估时，应包括全血细胞计数、全部代谢指标和脂肪酶水平的检测。与急性胰腺炎相比，脂肪酶在慢性胰腺炎中的诊断价值减弱，但在病程趋势分析中具有一定的价值。影像学检查在急诊科极少需要，除非试图排除其他诊断的可能性，或需要对慢性胰腺炎的特殊并发症进行评估。

如何治疗这些患者？长期治疗有哪些治疗方法？疼痛控制策略是什么？

　　慢性胰腺炎患者最容易出现的症状也许是难治性腹痛（refractory abdominal pain）。疼痛控制仍然是治疗这些患者的重要但具有挑战性的目标。尽管对疼痛通路及其致病的特定分子进行了研究，但我们仍对其发病机制知之甚少[12]，并且目前缺乏严格的研究来检测特定止痛方案的疗效。疼痛对生活质量有显著的不良影响，在目前的治疗方案中，包括使用麻醉性镇痛药的治疗方案中，只有 6% 的慢性胰腺炎患者将自己归类为"无痛"[5]。许多就诊于急诊科的患者已经尝试了多种药物来缓解疼痛。

　　最近欧洲循证共识专科指南主张使用多学科、多模式的疼痛控制方法。内科治疗应纳入心理评估、神经系统评价以及镇痛药的逐步升级使用之中。除戒烟戒酒外，还应教育所有患者优化营养结构。一些指南表示，患者可能受益于选择性 5-羟色胺重摄取抑制剂或 5-羟色胺-去甲肾上腺素再摄取抑制剂（selective serotonin/serotonin-norepinephrine reuptake inhibitor，SSRI/SNRI）、三环类抗抑郁药或加巴喷丁类似物（gabapentinoid）治疗。一项随机双盲安慰剂对照研究主张使用 γ 氨基丁酸药物（GABA-nergic agent）普瑞巴林（pregabalin，商品名 Lyrica®）进行疼痛控制的辅助治疗，患者报告的疼痛评分改善结果也支持这一观点[13]。这些患者不太适合使用 NSAID 或阿片制剂进行治疗。麻醉药依赖（narcotic dependence）和成瘾是这些患者的严重问题，上述药物可能掩盖诊断的线索，使患者服药过量，并且可能导致胃轻瘫（gastroparesis）恶化或麻醉性肠综合征（narcotic bowel syndrome）[3,8]。当认为有必要使用麻醉性镇痛药（narcotic）时，多种来源的证据支持先选择温和的阿片激动剂（opioid agonist）[1,4,8]。曲马多（tramadol）就是这样一种药物，它除 SSRI/SNRI 活性作用外，还有弱 μ 受体激动作用，具有"极不可能导致依赖的药效学和药代动力学特性"[14]。

　　除了作为营养补充治疗药物外，胰酶还可以用来缓解疼痛[1,3,8,15]。各种文献综述显示，显著的获益似乎都来自胰酶对腹部不适改善的作用，如对过度积气和腹胀的改善[5]。胰酶补充几乎没有不良作用，可减少通过纤维化胰管的胰腺分泌液量[3,7,14]。各种胰酶制剂以不同的单位存在，但一般应该以每餐 40 000~50 000 美国药典（United States Pharmacopeia，USP）单位为起点进行补充，在进餐一半时服用[4]。

　　确定性内镜和外科干预旨在解除或改善由胰腺钙化和结石或解剖性狭窄引起的症状。治疗选项包括用于治疗造成阻塞胰管的结石的体外冲击波碎石术（extracorporeal shock wave lithotripsy，ESWL）、ERCP 支架置入及主、副乳头括约肌切开术。后期可以选择的外科干预，包括胰管减压，胰岛细胞移植（islet cell transplantation）和部分或全部胰腺切除术（total pancreatectomy）[1,3,8]。各方面的专家都认为上述干预措施在效用和患者改善方面具有一定疗效[1,8]。

　　非典型/非常规治疗包括使用氯胺酮（ketamine）、奥曲肽（octreotide）、可乐定（clonidine）、苯二氮䓬类药物（benzodiazepines）、抗精神病药物（antipsychotics）及大麻酚类药物（cannabinoids），但上述药物尚缺乏确凿的证据[8]。其中许多患者需要专门的干预措施来控制疼痛，如腹腔神经丛阻滞（celiac plexus block）、内脏神经消融（splanchnic nerve ablation）或其他疼痛缓解的替代方法[8]。尽管许多缓解疼痛的药物和方法显然不属于急诊医师的执业范围，但急诊科可以安排适当的胃肠病专科、外科或疼痛管理专科门诊进行随访，以协助进行后续的疼痛管理。

治疗建议：

- 考虑短效阿片类镇痛药（opioid analgesics），如曲马多，并密切进行门诊随访。
- 将这些患者转诊至胃肠病专科；考虑到慢性胰腺炎疼痛控制的难度，必要时应将患者转诊到疼痛科。
- 考虑使用肠衣制剂的胰酶进行治疗，确保每餐服用含 40 000~50 000USP 单位的胰酶，每餐进餐一半时服用（each meal and half that much with snacks）[4]。

总结

　　总之，慢性胰腺炎患者需要仔细考虑其长期胰腺损伤引起的致命性并发症。急诊科的疼痛控制可能具有挑战性，应采用多模式和多学科的方法，把胃肠病学、外科和疼痛管理等专业的专家组织在一起进行管理。

（余燕均 译，李昌平　王伟岸 校）

推荐资源

- A deep dive into consensus guidelines: Löhr JM, et al. and the HaPanEU/UEG Working Group. United European Gastroenterology evidence-based guidelines for the diagnosis and therapy of chronic pancreatitis (HaPanEU). United European Gastroenterol J. 5(2):153–199.
- Johns Hopkins Medicine Podcasts: Diagnosis and management of chronic pancreatitis by Vikesh Singh, January 25, 2018: https://podcasts.hopkinsmedicine.org/ste-016/ (Just this week!).
- The National Pancreas Foundation, patient information about CP: https://pancreasfoundation.org/patient-information/chronic-pancreatitis/

参考文献

1. Anderson MA, Akshintala V, Albers KM, Amann ST, Belfer I, Brand R, et al. Mechanism, assessment and management of pain in chronic pancreatitis: recommendations of a multidisciplinary study group. Pancreatology. 2016;16(1):83–94.
2. Olesen SS, Juel J, Nielson AK, Frokjaer JB, Wilder-Smith OH, Drewes AM. Pain severity reduces life quality in chronic pancreatitis: implications for design of future outcome trials. Pancreatology. 2014;14(6):497–502.
3. Gupta V, Toskes PP. Diagnosis and management of chronic pancreatitis. Postgrad Med J. 2005;81:491–7.
4. Forsmark CE. Management of chronic pancreatitis. Gastroenterology. 2013;144:1282–91.
5. Löhr JM, Dominquez-Munoz E, Rosendahl J, Besselink M, Mayerle J, Lerch MM, et al. United European Gastroenterology evidence-based guidelines for the diagnosis and therapy of chronic pancreatitis (HaPanEU). United European Gastroenterol J. 2017;5(2):153–99.
6. Klaub M, Heye T, Stampfl U, Grenacher L, Radeleff B. Successful arterial embolization of a giant pseudoaneurysm of the gastroduodenal artery secondary to chronic pancreatitis with literature review. J Radiol Case Rep. 2012;6(2):9–16.
7. Balachandra S, Siriwardena AK. Systemic appraisal of the management of the major vascular complications of pancreatitis. Am J Surg. 2005;190(3):489–95.
8. Drewes AM, Bouwense SAW, Campbell CM, Ceyhan GO, Delhaye M, Demir IE, et al. Guidelines for the understanding and management of pain in chronic pancreatitis. Pancreatology. 2017;17(5):720–31.
9. Yang D, Forsmark CE. Chronic pancreatitis. Curr Opin Gastroenterol. 2017;33(5):396–403.
10. Cui Y, Andersen DK. Pancreaticogenic diabetes: special considerations for management. Pancreatology. 2011;11:279–94.
11. Kirkegard J, Mortensen FV, Cronin-Fenton D. Chronic pancreatitis and pancreatic cancer risk: a systematic review and meta-analysis. Am J Gastroenterol. 2017;112(9):1366–72.
12. Pasricha PJ. Unraveling the mystery of pain in chronic pancreatitis. Nat Rev Gastroenterol Hepatol. 2012;9:140–51.
13. Olesen SS, Bouwense SA, Wilder-Smith OH, van Goor H, Drewes AM. Pregabalin reduces pain in patients with chronic pancreatitis in a randomized, controlled trial. Gastroenterology. 2011;141:536–43.
14. Dayer P, Desmueles J, Collart L. Pharmacology of tramadol. Drugs. 1997;53(Suppl 2):18–24.
15. Warshaw AL, Banks PA, Fernandez-Del CC. AGA technical review: treatment of pain in chronic pancreatitis. Gastroenterology. 1998;115(3):765–76.

45 胆石性胰腺炎：与其他原因急性胰腺炎的处理有何不同？

Lindsea Abbott and Travis A. Thompson

经验教训

- 胆石性胰腺炎的治疗不同于酒精性或其他类型的胰腺炎。
- ALT 水平升高同时伴随脂肪酶升高大于正常上限的 3 倍，高度提示胆石性胰腺炎。
- 胆总管直径从 6mm 变为 10mm 时，胆总管（CBD）结石的概率从 28% 增加到 50%。
- 除非患者病情不稳定，大多数患者需要影像学检查和外科手术。患者手术的需求通常并不紧急。
- 在大多数情况下，ERCP 无必要进行，并且其存在导致并发症的风险。

胆石性胰腺炎：与其他原因急性胰腺炎的治疗有何不同？

急性胰腺炎（acute pancreatitis，AP）通常定义为胰腺的炎症性疾病，特征在于剧烈持续性上腹痛和血清胰酶水平升高[1]。虽然急性胰腺炎的病因有许多，但全世界最常见的引起急性胰腺炎的原因是胆石性胰腺炎（gallstone pancreatitis，GP）[2-4]。有两种公认的关于胆结石如何诱发急性胰腺炎的理论。主要认为是由于壶腹（ampulla）暂时或完全阻塞或由于结石排出后壶腹周围水肿，导致胆汁反流到胰管而诱发急性胰腺炎。庆幸的是，只有 3%~7% 的胆结石患者会发生急性胰腺炎[5]。不同于其他原因的急性胰腺炎，胆石性胰腺炎需要更广泛的实验室检查和影像学检查以及针对性治疗，以解决潜在病因[6]。确诊的胆石性胰腺炎患者致命性并发症风险非常高，包括持续性胆管阻塞（persistent biliary obstruction）和急性胆管炎（acute cholangitis），这两种并发症均可导致全身器官功能衰竭（systemic organ failure）[7,8]。

目前建议所有疑似胆总管结石（common bile duct stone）引起的急性胆石性胰腺炎的患者，均进行肝酶水平检测，并采用经腹右上腹超声，重点检查胆囊，以寻找胆结石并测量胆总管的直径[6,9]。

所有首次发作的急性胰腺炎患者均应进行有关胆石性胰腺炎的评估[9,10]。而且对有明确胆结石病史的患者而言，应提高对胆石性胰腺炎的怀疑指数。如果初步筛查试验阴性，这些患者可能需要进行更广泛的评估。一篇荟萃分析发现，当谷丙转氨酶（alanine aminotransferase，ALT）浓度大于 150U/L，同时伴有血清脂肪酶升高至正常上限 3 倍时，诊断胆石性胰腺炎的阳性预测值为 95%[11,12]。

经腹超声显示胆总管（common bile duct，CBD）扩张提示胆管结石（choledocolithiasis），通常使用 6mm 作为界定胆总管扩张的界值（可随年龄进行调整）。然而，当胆总管的直径从 6mm 变为 10mm 时，CBD 结石的概率从 28% 增加到 50%[13-16]。胆结石的大小很重要。直径小于 5mm 的结石更有可能通过胆囊管，并引起壶腹或其周围的堵塞。因此，经腹超声检查中发现的胆囊内小结石和胆囊淤泥比大结石更令人怀疑存在胆总管结石[17,18]。超声对操作者技术和经验依赖较高，并且受制于肠道气体和体位，以致在不同的研究中灵敏度差异较大，为 20%~90%[19]。2015 年一篇对纳入 523 例患者的 5 项研究的循证医学荟萃分析显示，其灵敏度为 73%，特异度为 91%[20]。

会诊和处理

对于疑似有急性胆石性胰腺炎的患者，请胃肠病专科会诊还是普外科会诊的决策取决于最初的化验检查和超声检查结果，以及对胆总管有持续结石的怀疑程度。对于因肝酶升高和有胆结石、胆总管扩张或有胆总管结石的证据而诊断的胆石性胰腺炎的患者而言，目前的治疗指南推荐将患者收住院进一步检查和治疗。至于最合适的住院治疗方式，没有明确的共识建议。然而，有一项比较收住内科或普外科的 100 例轻型胆石性胰腺炎患者的小规模观察性试验，发现普通外科治疗患者住院时间较短，接受外科手术的时间较短[21]。

如果有持续胆管阻塞或胆管炎，必须考虑进行 ERCP。对胆管炎患者而言，ERCP 应尽快做，最好在 24 小时内进行。如果只有梗阻，没有确定的梗阻时间，建议在 72 小时以内进行，这样可以有短暂的观察期判断病情是否改善。可以在观察期间进行磁共振胰胆管成像（magnetic resonance cholangiopancreatography，MRCP）或超声内镜（endoscopic ultrasound，EUS）检查，以进一步排除那些没有结石并且不太可能受益于 ERCP 的患者。对于疑似急性胆石性胰腺炎，而肝功能检查（liver function test，LFT）已恢复正常，经腹超声检查显示胆囊淤泥或胆结石但胆总管直径正常的患者，文献支持胆囊切除术中进行胆管造影或腹腔镜下超声检查[22]。如果 EUS 或 MRCP 发现胆总管结石，目前的指南推荐 ERCP 取结石，然后立即进行胆囊切除术。一篇对纳入 644 例患者的 5 项随机对照试验的循证医学荟萃分析显示，早期常规 ERCP 治疗胆管阻塞的局部并发症明显减少[23]。研究发现，早期或急诊 ERCP 治疗伴有胆管阻塞但无全身炎症反应综合征（systemic inflammatory response syndrome，SIRS）或急性胆管炎的急性胆石性胰腺炎的患者总体病死率不会减少。MRCP 不能排除小于 5mm 的结石，因此对其阴性检查需要谨慎对待[24]。

急性胆石性胰腺炎后，患者可能受益于胆囊切除术。胆囊切除术可以预防以后结石引起的复发。手术的时机可以根据急性胰腺炎的严重程度而变化。轻度胰腺炎应在首次住院期间行胆囊切除术，因为已有研究显示这样做可减少疾病复发，而不增加发病率或手术的困难[25]。中-重度胰腺炎患者应在症状改善后 4~6 周行胆囊切除术，因为其坏死和继发感染的可能性较高[26]。高风险患者（老年患者或多种合并症患者）可以放弃胆囊切除术，但急性胰腺炎复发的风险较高，其中一些可能为重症胰腺炎[10]。应与患者及相应外科团队讨论治疗的风险和收益。

（余燕均 译，李昌平　王伟岸 校）

推荐资源
- Core EM: https://coreem.net/core/cholangitis/
- University of Maryland Medical Reference Guide: https://www.umm.edu/health/medical/reports/articles/gallstones-and-gallbladder-disease

参考文献

1. Banks PA, Bollen TL, Dervenis C, Gooszen HG, Johnson CD, Sarr MG, et al. Classification of acute pancreatitis–2012: revision of the Atlanta classification and definitions by international consensus. Gut. 2013;62(1):102–11.
2. Yadav D, Lowenfels AB. Trends in the epidemiology of the first attack of acute pancreatitis: a systematic review. Pancreas. 2006;33(4):323–30.
3. Yadav D, Lowenfels AB. The epidemiology of pancreatitis and pancreatic cancer. Gastroenterology. 2013;144(6):1252–61.
4. Párniczky A, Kui B, Szentesi A, Balázs A, Szűcs Á, Mosztbacher D, et al. Prospective, multicentre, nationwide clinical data from 600 cases of acute pancreatitis. PLoS One. 2016;11(10): e0165309.
5. Moreau JA, Zinsmeister AR, Melton LJ 3rd, DiMagno EP. Gallstone pancreatitis and the effect of cholecystectomy: a population-based cohort study. Mayo Clin Proc. 1988;63(5):466–73.
6. Tenner S, Baillie J, De Witt J, Vege SS, American College of Gastroenterology. American College of Gastroenterology guideline: management of acute pancreatitis. Am J Gastroenterol. 2013;108(9):1400–15;1416.
7. Lee DWH, Chan ACW, Lam Y-H, Ng EKW, Lau JYW, Law BKB, et al. Biliary decompression by nasobiliary catheter or biliary stent in acute suppurative cholangitis: a prospective randomized trial. Gastrointest Endosc. 2002;56(3):361–5.
8. Lee BS, Hwang J-H, Lee SH, Jang SE, Jang ES, Jo HJ, et al. Risk factors of organ failure in patients with bacteremic cholangitis. Dig Dis Sci. 2013;58(4):1091–9.
9. Greenberg JA, Hsu J, Bawazeer M, Marshall J, Friedrich JO, Nathens A, et al. Clinical practice guideline: management of acute pancreatitis. Can J Surg. 2016;59(2):128–40.
10. Working Group IAP/APA Acute Pancreatitis Guidelines. IAP/APA evidence-based guidelines for the management of acute pancreatitis. Pancreatology. 2013;13(4 Suppl 2):e1–15.
11. Tenner S, Dubner H, Steinberg W. Predicting gallstone pancreatitis with laboratory parameters: a meta-analysis. Am J Gastroenterol. 1994;89(10):1863–6.
12. Baj J, Radzikowska E, Maciejewski M, Dąbrowski A, Torres K. Prediction of acute pancreatitis in the earliest stages – role of biochemical parameters and histopathological changes. Pol Przegl Chir. 2017;89(2):31–8.
13. Contractor QQ, Boujemla M, Contractor TQ, el-Essawy OM. Abnormal common bile duct sonography. The best predictor of choledocholithiasis before laparoscopic cholecystectomy. J Clin Gastroenterol. 1997;25(2):429–32.
14. Baron RL, Stanley RJ, Lee JK, Koehler RE, Melson GL, Balfe DM, et al. A prospective comparison of the evaluation of biliary obstruction using computed tomography and ultrasonography. Radiology. 1982;145(1):91–8.
15. ASGE Standards of Practice Committee, Maple JT, Ben-Menachem T, Anderson MA, Appalaneni V, Banerjee S, et al. The role of endoscopy in the evaluation of suspected choledocholithiasis. Gastrointest Endosc. 2010;71(1):1–9.
16. Hunt DR. Common bile duct stones in non-dilated bile ducts? An ultrasound study. Australas Radiol. 1996;40(3):221–2.
17. Costi R, Sarli L, Caruso G, Iusco D, Gobbi S, Violi V, et al. Preoperative ultrasonographic assessment of the number and size of gallbladder stones. J Ultrasound Med. 2002;21(9):971–6.
18. Petrov MS, van Santvoort HC, Besselink MGH, van der Heijden GJMG, van Erpecum KJ, Gooszen HG. Early endoscopic retrograde cholangiopancreatography versus conservative management in acute biliary pancreatitis without cholangitis: a meta-analysis of randomized trials. Ann Surg. 2008;247(2):250–7.
19. Barlow AD, Haqq J, McCormack D, Metcalfe MS, Dennison AR, Garcea G. The role of magnetic resonance cholangiopancreatography in the management of acute gallstone pancreatitis. Ann R Coll Surg Engl. 2013;95(7):503–6.
20. Gurusamy KS, Giljaca V, Takwoingi Y, Higgie D, Poropat G, Štimac D, et al. Ultrasound versus liver function tests for diagnosis of common bile duct stones. Cochrane Database Syst Rev. 2015;2:CD011548.
21. Kulvatunyou N, Watt J, Friese RS, Gries L, Green DJ, Joseph B, et al. Management of acute mild gallstone pancreatitis under acute care surgery: should patients be admitted to the surgery or medicine service? Am J Surg. 2014;208(6):981–7; discussion 986–7.
22. Williams E, Beckingham I, El Sayed G, Gurusamy K, Sturgess R, Webster G, et al. Updated guideline on the management of common bile duct stones (CBDS). Gut. 2017;66(5):765–82.
23. Tse F, Yuan Y. Early routine endoscopic retrograde cholangiopancreatography strategy versus early conservative management strategy in acute gallstone pancreatitis. Cochrane Database Syst Rev. 2012.
24. Zidi SH, Prat F, Le Guen O, Rondeau Y, Rocher L, Fritsch J, et al. Use of magnetic resonance cholangiography in the diagnosis of choledocholithiasis: prospective comparison with a reference imaging method. Gut. 1999;44(1):118–22.
25. van Baal MC, Besselink MG, Bakker OJ, van Santvoort HC, Schaapherder AF, Nieuwenhuijs VB, et al. Timing of cholecystectomy after mild biliary pancreatitis: a systematic review. Ann Surg. 2012;255(5):860–6.
26. Nealon WH, Bawduniak J, Walser EM. Appropriate timing of cholecystectomy in patients who present with moderate to severe gallstone-associated acute pancreatitis with peripancreatic fluid collections. Ann Surg. 2004;239(6):741–9; discussion 749–51.

46 　咨询专栏：胰腺炎

Shawn Tejiram and Laura S. Johnson

咨询专家介绍

Laura S. Johnson，MD，FACS，获得普通外科和外科重症监护方面的专业认证，并且是 Medstar 华盛顿中心医院烧伤中心外科团队的成员。此外，她还是乔治敦大学医学院的外科助理教授和烧伤创伤科的外科主治医师。Shawn Tejiram 是一名出色的外科医生，即将完成在 Medstar 华盛顿中心医院的住院医师培训，并计划前往加州大学戴维斯分校参加烧伤/重症监护外科的研究项目。Dr. Johnson 和 Dr. Tejiram 执业于华盛顿特区的一家大型城市接受转诊的三级医院，主要对急诊外科患者进行评估。

关键临床问题的解答

1. 外科医生处理胰腺炎的一般方法是什么？

从外科医生的角度来看，由于在腹部的不利位置、复杂的解剖结构以及相关发病率和病死率高，胰腺是人体最后一个被外科成功治疗的器官。直到 19 世纪末才有第一个记载胰腺外科的治疗案例，Dr. Karl Gussenbauer 首先报道了通过造袋术（marsupialization）治疗胰腺囊肿的方法。其后，又有多篇文献报道了各种胰腺术式，最著名的可能是 Trendelenburg 所做的远端胰腺切除术（distal pancreatectomy）和 Whipple 所做的胰十二指肠切除术（pancreaticoduodenectomy，或称为 Whipple 手术）。

最初，外科参与胰腺炎的处理趋向于治疗其晚期后遗症，即胰腺坏死、假性囊肿或胰腺癌。由于术前影像学检查和围手术期管理均有改进，以致胰腺炎患者的预后改善，生存率提高。尽管只有一小部分患者接受手术治疗，但外科医生很早就参与了胰腺炎的处理。目前，胰腺炎需要多学科处理来实现最佳结局，同时尽量减少潜在的并发症。

2. 建议何时进行外科医师会诊，什么时间最好？

应始终针对患者治疗的具体目标开展专业会诊。急性胰腺炎（AP）的处理已经成为多学科的事，包括介入放射学、介入性胃肠病学（interventional gastroenterology）和外科学。以下 3 个特定的情况需要外科会诊：①确定胰腺炎的外科病因时；②确定胰腺炎的外科并发症时；③需要团队处理胰腺炎的长期后遗症时。一旦确定了具体目标，早期进行会诊就很重要。

在第一种情形中，急性胰腺炎可能由外科可治愈疾病所引起，最常见的是胆石症（cholelithiasis）。其他病因包括外伤、胆总管结石（choledocholithiasis）、胆总管囊肿（choledochocysts）、胆管癌和胰腺癌。

胆石性胰腺炎应在首次住院期间对胆囊切除术的可行性进行评估。

在第二种情形中，患者可能表现为胰腺炎的后遗症，如胰周积液或坏死、脾静脉或门静脉血栓形成、胃出口功能障碍和结肠坏死。虽然其中几种后遗症可以逐渐从经皮手术方法升级到开放手术干预，但其他一些需要立即进行积极的手术干预。

最后的情形是，针对那些从急性胰腺炎发病转化为慢性胰腺炎的患者。在急诊科就诊期间，应认识到患者疾病的长期性以及多学科团队治疗对这些患者的益处，之后尽快把患者转诊到健康保健系统内由外科医生管理慢性胰腺炎的外科。

3. 从外科医生的角度来看，对胰腺炎患者进行评估时，建议做哪些诊断检查？

许多类似于急性胰腺炎的疾病（消化性溃疡穿孔、肠系膜缺血、肠梗阻或主动脉瘤破裂）也需要外科干预，因此尽早获得有针对性的资料有助于指导会诊。腹部盆腔计算机体层摄影（CT）可能是首先要做的影像学检查，但如果明确了胰腺炎的诊断，胆囊和肝胆管系统超声检查有助于确定最常见的病因（例如，胆石性胰腺炎）。外科会诊的早期参与可以帮助指导进一步的处理,包括确定是否需要额外的影像学检查,协助确定疾病严重程度(包括早期手术干预的风险和益处),并以适当的升级方式实现必要的干预。

4. 在对胰腺炎患者进行评估时,有什么复苏治疗的经验可传授给急诊医务人员?

虽然 80%的急性胰腺炎是自限性的,但识别和处理将发展为中-重度急性胰腺炎的那 20%患者可能具有挑战性。2012 年修订的亚特兰大急性胰腺炎分类标准简化了医务人员对胰腺炎进行分类所用的描述。虽然最终诊断需要 48 小时才能确认,但"就诊时器官功能衰竭,是/否"的二分法判定确实可以对这些患者进行适当分类。一旦入院患者被确认有器官功能衰竭,就应密切关注其器官功能的变化趋势,恰当及时地提升医疗等级,并在需要时立即进行干预。

应通过等渗液静脉补液来完成液体复苏,达到终末器官充分灌注的目的。由于呕吐、摄食减少以及炎症过程触发的 SIRS 反应,患有急性胰腺炎的患者可能已经"欠缺"几升的液体。尽管尚未确定具体的液体复苏目标,但在预防额外的胰腺缺血和随之而来的胰腺坏死方面,纠正全身性血容量不足可能至关重要。最近的文献表明,复苏不足和过度复苏都会对急性胰腺炎患者产生不良影响,因此我们建议把休克的临床指标(皮肤灌注、精神状态和尿量)与低灌注的化验检查指标(酸中毒、血液浓缩、器官功能衰竭)结合在一起来指导复苏治疗。使重症急性胰腺炎的复苏治疗复杂化的因素可能是体液超负荷相关的呼吸衰竭和多因素导致的心源性休克(cardiogenic shock)。基于这些担忧,尽早将患者转诊到重症监护病房,以便密切监测复苏引起的不良反应。

5. 哪些概念是胰腺炎患者治疗的关键?

胰腺炎患者的早期准确分类仍然是一项挑战,因为评分系统通常依赖于急诊科条件下难以收集的纵向数据。急性胰腺炎的总病死率为 1%,而重症急性胰腺炎的病死率为约 30%,相对宽泛的入院指标对不能确定是否为自限性轻度急性胰腺炎的患者而言,是目前是最安全的筛选方法。

胰腺炎患者有严重的代谢问题。传统的治疗方案建议维持患者的禁饮食(NPO)状态,保证肝胆系统得到"休息",但现有文献表明,入院时或入院后 48 小时内接受常规饮食与预后改善有关。尽早肠道喂养可能有助于降低感染性胰腺坏死(infected pancreatic necrosis)的发生率,因为它可以促进肠道健康,并最大限度地减少细菌过度生长。抗生素传统上用于治疗包括患有坏死性胰腺炎证据的所有患者。但是,我们认为这样做可能存在过度使用抗生素和增加患者不必要的相关支出等问题。胰腺炎患者广泛和长期使用抗生素治疗除会导致多药耐药菌产生外,还可能将已患病的患者暴露于抗生素治疗所致的副作用之中。目前的指南不支持预防性抗生素用于轻度或重度急性胰腺炎的治疗的做法,除非在患者存在胰腺感染坏死的情况下。如有可能,为了准确选择细菌特定覆盖范围的抗生素进行治疗,应对胰腺周围积聚的液体进行培养。

最后,虽然高达 80%的急性胰腺炎患者会在没有任何长期并发症的情况下痊愈,但对 20%发展为胰腺坏死的患者而言,

采用多学科方法进行治疗是非常重要的。常规治疗坏死性胰腺炎的医学中心倡导的升级方法认为,可以根据患者具体情况,提升医疗等级。尽管目前并发症所致的病死率仍有 15%,但其发病率可显著降低。

6. 对于这种患者,您担忧的并发症有哪些?

急性胰腺炎的并发症可分为解剖学相关和慢性相关两种类型。解剖学相关问题可粗略分为 3 个部分:胰腺并发症、血管并发症和胃肠道并发症。胰腺并发症包括胰腺假性囊肿和坏死性胰腺炎。单次急性胰腺炎发作就可以引起这些并发症。提倡根据患者的具体耐受情况给予其逐步"升级(step-up)"的治疗方法,即先进行内镜处理,之后再进行微创技术治疗,最后进行外科治疗。

胰腺炎患者可能有动脉和静脉相关的并发症。假性动脉瘤破裂是最常见的动脉并发症,而门静脉和脾静脉血栓是最常见的静脉并发症。动脉出血的早期识别至关重要,因为其病死率可高达 50%。大多数动脉出血可以通过介入放射学进行精准治疗。静脉并发症一般认为由炎症引起的局部促血栓状态和因胰腺假性囊肿压迫而引发。静脉并发症的处理往往是保守的,因为抗凝治疗可能诱发出血导致血液进入胰腺周围积液中,并且尚未发现相关处理能够显著改善静脉情况。脾静脉血栓形成与胃静脉曲张导致的胃出血有关,通常采用内镜来治疗这些并发症,尽管在这些情况下现在会越来越多地考虑进行静脉闭塞的血管再通。

虽然麻痹性肠梗阻(ileus)是胰腺炎症状的常见组成部分,但更令人担忧的是结肠并发症的发生。重症急性胰腺炎可导致结肠缺血,缺血早期会引起坏死,而延迟处理会导致肠管狭窄。但这通常不会发生在首次发病的胰腺炎患者中。结肠坏死通常局限于横结肠,其在解剖学上是紧邻胰腺的肠段。这显然是外科急症,文献报道的病死率超过 50%。在急性重症胰腺炎患者中,应对这种并发症保持高度警惕。应及时处理持续性脓毒症和直肠出血。

7. 慢性胰腺炎的处理经验有哪些?

虽然急性或慢性胰腺炎都可能存在许多解剖学问题,但慢性胰腺炎伴随着胰腺组织功能减退可能还会出现很多相关的额外并发症。胰腺外分泌和内分泌功能随着疾病的进展而变差,并且可导致胰腺"倦怠",从而引发糖尿病等内分泌病变和外分泌功能不全的相关表现。其中外分泌功能不全一般表现为脂肪吸收不良,如腹胀、痉挛(cramping)、体重减轻和脂肪泻等。这些内、外分泌功能不全综合征需要进行胰岛素等内源性激素替代治疗和胰酶补充治疗。反复发作的炎症也会增加胆总管胰腺段纤维化狭窄的风险。研究显示,经内镜放置的自膨式金属支架或塑料支架可有效治疗上述病变。那些有明显梗阻或由于其他原因不适合内镜治疗的患者可能需要转诊给肝胆专科医生,考虑做肝管空肠吻合术(hepaticojejunostomy)或胰十二指肠切除术(pancreaticoduodenectomy)。慢性胰腺炎患者患胰腺导管腺癌的风险也会增加,并且吸烟、饮酒和糖尿病将进一步增加这种风险。

(余燕均 译,李昌平　王伟岸 校)

推荐资源

- American College of Gastroenterology Recommendations: https://gi.org/guideline/acute-pancreatitis/
- Babu RY, Gupta R, Kang M, Bhasin DK, Rana SS, Singh R. Predictors of surgery in patients with severe acute pancreatitis managed by the step-up approach. Ann Surg. 2013;257(4):737–50.
- Greenberg JA, et al. Clinical practice guideline: management of acute pancreatitis. Can J Surg. 2016;59(2):128–40.
- Martin RF. Operative management of acute pancreatitis. Surg Clin North Am. 2013;93(3):595–610.
- Sandra van Brunschot, Janneke van Grinsven, Hjalmar C van Santvoort, Olaf J Bakker, Marc G Besselink, Marja A Boermeester, Thomas L Bollen, Koop Bosscha, Stefan A Bouwense, Marco J Bruno, Vincent C Cappendijk, Esther C Consten, Cornelis H Dejong, Casper H van Eijck, Willemien G Erkelens, Harry van Goor, Wilhelmina M U van Grevenstein, Jan-Willem Haveman, Sijbrand H Hofker, Jeroen M Jansen, Johan S Laméris, Krijn P van Lienden, Maarten A Meijssen, Chris J Mulder, Vincent B Nieuwenhuijs, Jan-Werner Poley, Rutger Quispel, Rogier J de Ridder, Tessa E Römkens, Joris J Scheepers, Nicolien J Schepers, Matthijs P Schwartz, Tom Seerden, B W Marcel Spanier, Jan Willem A Straathof, Marin Strijker, Robin Timmer, Niels G Venneman, Frank P Vleggaar, Rogier P Voermans, Ben J Witteman, Hein G Gooszen, Marcel G Dijkgraaf, Paul Fockens, Eric R Manusama, Mohammed Hadithi, Camiel Rosman, Alexander F Schaapherder, Erik J Schoon, (2018) Endoscopic or surgical step-up approach for infected necrotising pancreatitis: a multicentre randomised trial. The Lancet 391 (10115):51–58.
- Rahul Maheshwari, Ram M. Subramanian, (2016) Severe Acute Pancreatitis and Necrotizing Pancreatitis. Critical Care Clinics 32 (2):279–290.

第七部分

肠梗阻

47 小肠梗阻：何时只进行 X 线检查就够了？

Lauren M. Westafer

经验教训
- 腹部 X 线检查诊断小肠梗阻的灵敏度差,不适用于小肠梗阻的筛查。
- 腹部 X 线不能准确区分麻痹性肠梗阻和小肠梗阻。
- 怀疑患者为小肠梗阻时,计算机体层摄影和/或超声检查是较好的检查方法。

疑似小肠梗阻(small bowel obstruction,SBO)的患者在初步检查中常常选择腹部 X 线片(abdominal radiograph)。但因这种检查方法灵敏度和特异度差,故其临床应用受限。之前使用 X 线片来筛查小肠梗阻是由于其可用性广泛、电离辐射低并且费用较低。然而,美国放射学会(American College of Radiology,ACR)建议用计算机体层摄影(computed tomography,CT)等其他诊断方法来筛查疑似小肠梗阻的患者[1]。

评估 X 线诊断小肠梗阻价值的研究的结果差异很大。早期研究表明 X 线的灵敏度高达 86%,但未列出置信区间[2,3]。一项荟萃分析表明腹部 X 线在所有患者的综合灵敏度为 75%(95%CI 68%~80%)[4]。腹部 X 线在高位梗阻(high-grade obstruction)患者的灵敏度可能较高。一项报道小肠梗阻总体灵敏度为 69% 的研究发现,X 线仅能检出 50% 的低位小肠梗阻,而高位小肠梗阻腹部 X 线检出率为 86%[3]。

腹部 X 线诊断小肠梗阻的特异度也较差,据报道为 66%(95%CI 55%~76%)[4]。这种特异度缺乏,可能部分因为其无法鉴别麻痹性肠梗阻(ileus)和机械性肠梗阻(mechanical obstruction)[5]。即便综合考虑临床背景,X 线也只能识别 13%~19% 的术后小肠梗阻[4]。

除难以可靠地诊断小肠梗阻外,腹部 X 线片还常常不能判断梗阻的水平和病因。一项研究表明,X 线仅能确定 7% 患者的梗阻病因,仅确定 66%~78% 患者的梗阻水平[6,7]。因为 X 线极难判断梗阻的病因,且仅偶尔能判断梗阻的水平,所以 X 线发现病变后,常常马上进行更先进的影像学检查。

根据现有资料,腹部 X 线检查常常无法给出确定的诊断结果,并且没有充分的灵敏度排除小肠梗阻的可能。由于不确定性和假阳性结果频繁出现,X 线并不适用于小肠梗阻的筛查。其他诊断方法,如 CT 和超声,诊断小肠梗阻的价值更好。表 47.1 列出了 X 线、床旁超声和 CT 诊断小肠梗阻的灵敏度和特异度。

表 47.1 小肠梗阻诊断方法的特性[8,9]

影像学方法	灵敏度	特异度
X 线	75%(95%CI 68%~80%)	66%(95%CI 55%~76%)
床旁超声	93%~97%(95%CI 89%~99%)	90%~96%(95%CI 84%~99%)
CT 检查ᵃ	93%~96%(95%CI 80%~100%)	93%~100%(95%CI 69%~100%)

ᵃ 包括采用 64 排 CT 扫描仪的研究数据。

在一些医疗机构,反复发作性小肠梗阻的病因明确的患者,如果计划保守治疗,可以只进行 X 线和/或超声检查。

（徐惠圆 译,李昌平　王伟岸 校）

推荐资源
- EM Lyceum GI Imaging, "Answers" (May 2014: https://emlyceum.com/2014/05/07/gi-imaging-answers/)
- FOAMcast Episode 23 (January 2015: http://foamcast.org/tag/small-bowel-obstruction/)
- Gottlieb M, Peksa GD, Pandurangadu AV, Nakitende D, Takhar S, Seethala RR. Utilization of ultrasound for the evaluation of small bowel obstruction: a systematic review and meta-analysis. Am J Emerg Med. 2018;36(2):234–42.

参考文献

1. Ros PR, Huprich JE. ACR appropriateness criteria on suspected small-bowel obstruction. J Am Coll Radiol. 2006;3(11):838–41.
2. Fukuya T, Hawes DR, Lu CC, Chang PJ, Barloon TJ. CT diagnosis of small-bowel obstruction: efficacy in 60 patients. AJR Am J Roentgenol. 1992;158(4):765–9; discussion 771–2.
3. Maglinte DD, Reyes BL, Harmon BH. Reliability and role of plain film radiography and CT in the diagnosis of small-bowel obstruction. AJR Am J Roentgenol. 1996;167(6):1451–5.
4. Taylor MR, Lalani N. Adult small bowel obstruction. Acad Emerg Med. 2013;20(6):528–44.

5. Frager DH, Baer JW, Rothpearl A, Bossart PA. Distinction between postoperative ileus and mechanical small-bowel obstruction: value of CT compared with clinical and other radiographic findings. AJR Am J Roentgenol. 1995;164(4):891–4.

6. Suri S, Gupta S, Sudhakar PJ, Venkataramu NK, Sood B, Wig JD. Comparative evaluation of plain films, ultrasound and CT in the diagnosis of intestinal obstruction. Acta Radiol. 1999;40(4):422–8.

7. Musoke F, Kawooya MG, Kiguli-Malwadde E. Comparison between sonographic and plain radiography in the diagnosis of small bowel obstruction at Mulago Hospital, Uganda. East Afr Med J. 2003;80(10):540–5.

8. Gottlieb M, Peksa GD, Pandurangadu AV, Nakitende D, Takhar S, Seethala RR. Utilization of ultrasound for the evaluation of small bowel obstruction: a systematic review and meta-analysis. Am J Emerg Med. 2018;36(2):234–42.

9. Jang TB, Schindler D, Kaji AH. Bedside ultrasonography for the detection of small bowel obstruction in the emergency department. Emerg Med J. 2011;28(8):676–8.

48 超声对小肠梗阻有什么应用价值?

Lauren M. Westafer

经验教训
- 床旁超声诊断小肠梗阻的灵敏度和特异度均较高。
- 小肠梗阻的超声特征包括肠袢直径大于 2.5cm 和肠道蠕动异常。
- 需要进一步研究来明确超声发现转折点(即梗阻部位)以及区分麻痹性肠梗阻和小肠机械性梗阻。

虽然计算机体层摄影(computed tomography,CT)是诊断小肠梗阻(small bowel obstruction,SBO)最常用方法,但近来的文献表明,急诊医务人员所做的床旁超声(point-of-care ultrasound,POCUS)能准确对小肠梗阻进行诊断或排除[1,2]。

超声(ultrasound,US)诊断小肠梗阻,是通过曲线超声探头对双侧结肠旁沟、上腹部和耻骨上区域进行检查,或通过使用"修剪草坪(mowing the lawn)"技术对整个腹部进行连续水平方向的检查。小肠梗阻的诊断需满足:①肠袢扩张,表现为低回声,直径至少 2.5cm;②可见双向或"往返(to-and-fro)"蠕动(图 48.1)[3]。小肠梗阻的其他表现包括钢琴键(piano key)征[或称为琴键(keyboard)征,图 48.1]和 tanga 征(图 48.2)。钢琴键征代表环状皱襞的指状突起,而 tanga 征则反映了肠袢

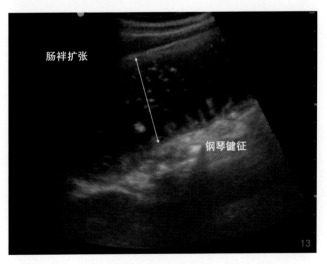

图 48.1 小肠梗阻的超声特征包括肠袢扩张(直径大于 2.5cm,如图所示)、双向蠕动、钢琴键征(如图所示)和 tanga 征

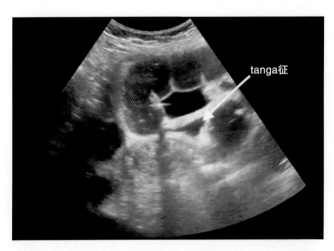

图 48.2 超声 tanga 征反映肠袢间的游离液,可提示小肠梗阻。(Image courtesy of Jacob Avila,MD)

间存在游离液体[4]。表 48.1 列出了超声诊断小肠梗阻的主要标准和次要征象。

表 48.1　超声诊断小肠梗阻

小肠梗阻的超声诊断		
主要标准	肠袢扩张,直径大于 2.5cm	
	异常的双向"往返"蠕动	
次要征象	琴键征	环状皱襞的指状突起
	tanga 征	肠袢间腹腔积液

评价床旁超声诊断小肠梗阻的急诊科研究显示,床旁超声的灵敏度为 93%~97%(95%CI 89%~99%),特异度为 90%~96%(95%CI 84%~99%)[1,2]。而且,两项荟萃分析报告床旁超声的似然比远远优于 X 线,接近 CT。床旁超声的阳性似然比为 9.5~21.1,阴性似然比为 0.04~0.08[1,2]。一项研究发现,床旁超声得出的模棱两可的结果要比 X 线少[3]。表 48.2 比较了腹部 X 线、床旁超声和 CT 诊断小肠梗阻的灵敏度和特异度。

超声诊断小肠梗阻的不足是其难以确定梗阻的水平和病因。评估超声诊断能力的研究一般集中在评估经过培训的放射科技术人员,而不是床旁超声本身[5-8]。在这些研究中,超声

表 48.2　小肠梗阻诊断方法的灵敏度和特异度[2,3]

影像学方法	灵敏度	特异度
X 线	75%（95%CI 68%~80%）	66%（95%CI 55%~76%）
床旁超声	93%~97%（95%CI 89%~99%）	90%~96%（95%CI 84%~99%）
放射专科所做超声	92%（95%CI 85%~96%）	99%（95%CI 60%~100%）
CT 检查[a]	93%~96%（95%CI 80%~100%）	93%~100%（95%CI 69%~100%）

[a] 包括采用 64 排 CT 扫描仪所做的研究。

表现不如 CT，超声可确定梗阻水平的占近 70%~80.5%，能判别梗阻病因的占 23%~62%。没有研究评估急诊医务人员用超声鉴别麻痹性肠梗阻和小肠机械性梗阻的能力。

床旁超声诊断小肠梗阻需要相关技术人员进行专门培训，但这超出了美国急救医师学会的超声核心应用要求。然而，这项培训可以通过 10 分钟的课程及 5~10 次超声操作来完成[3]。

在某些情况下超声可以与病史采集同时进行，但是与其他诊断方法相比，如 X 线和 CT，床旁超声需要医务人员到床旁进行操作。

根据现有研究，通过超声检查完全能对小肠梗阻进行诊断，而且超声检查作为小肠梗阻的筛查方法优于腹部 X 线。为了定位转折点（transition point）和确定梗阻的病因，可能需要其他影像学手段。然而，在鉴别诊断中高度怀疑小肠梗阻时，可以用超声检查进行判断。如果患者未患小肠梗阻，通过超声检查可迅速排除这种可能。这是超声检查的一大优势。通过在病史及体格评估期间采用床旁超声进行筛查，可将床旁超声整合到工作流程中，并按需安排后续影像学检查。在病因已经明确的病例中，例如复发性小肠梗阻，床旁超声以外的影像学检查可能并无必要。

（徐惠圆 译，李昌平　王伟岸 校）

推荐资源
- FOAMcast. Episode 23: SBO and Mesenteric Ischemia. January 2015: http://foamcast.org/2015/01/26/episode-23-sbo-and-mesenteric-ischemia/
- Taylor MR, Lalani N. Adult small bowel obstruction. Acad Emerg Med. 2013;20(6):528–44.

参考文献

1. Taylor MR, Lalani N. Adult small bowel obstruction. Acad Emerg Med. 2013;20(6):528–44.
2. Gottlieb M, Peksa GD, Pandurangadu AV. Utilization of ultrasound for the evaluation of small bowel obstruction: a systematic review and meta-analysis. Am J Emerg Med. Forthcoming 2017.
3. Jang TB, Schindler D, Kaji AH. Bedside ultrasonography for the detection of small bowel obstruction in the emergency department. Emerg Med J. 2011;28(8):676–8.
4. Mizio R. Small bowel obstruction CT features with plain film and US correlations. Milan: Springer; 2007. Print.
5. Suri S, Gupta S, Sudhakar PJ, Venkataramu NK, Sood B, Wig JD. Comparative evaluation of plain films, ultrasound and CT in the diagnosis of intestinal obstruction. Acta Radiol. 1999;40(4):422–8.
6. Musoke F, Kawooya MG, Kiguli-Malwadde E. Comparison between sonographic and plain radiography in the diagnosis of small bowel obstruction at Mulago Hospital, Uganda. East Afr Med J. 2003;80(10):540–5.
7. Frager DH, Baer JW, Rothpearl A, Bossart PA. Distinction between postoperative ileus and mechanical small-bowel obstruction: value of CT compared with clinical and other radiographic findings. AJR Am J Roentgenol. 1995;164(4):891–4.
8. Schmutz GR, Benko A, Fournier L, Peron JM, Morel E, Chiche L. Small bowel obstruction: role and contribution of sonography. Eur Radiol. 1997;7(7):1054–8.

49 用 CT 诊断小肠梗阻时，需要口服还是静脉注射对比剂？

Cameron Gettel and Catherine Cummings

经验教训
- 最近的指南建议，需要进行计算机体层摄影（CT）检查的疑似小肠梗阻患者，不要使用口服对比剂。
- 静脉注射对比剂不会增加 CT 的灵敏度，但确实有助于对小肠缺血的评估。
- 近 70% 的急诊医务人员对疑似小肠梗阻患者进行 CT 检查时，仍在使用口服对比剂。

用 CT 诊断小肠梗阻时，需要口服对比剂吗？

先前的研究和临床实践指南认为，静脉注射对比剂、口服对比剂（如胃肠对比剂泛影葡胺、钡剂）或两者同时使用，均可用于小肠梗阻（small bowel obstruction，SBO）的腹部计算机体层摄影（computed tomography，CT）诊断。

口服对比剂通常需要在给药后观察一段时间，以便小肠充分显影，并使对比剂进入结肠，从而排除完全性或高位肠梗阻[1]。除上述观察所需时间外，对比剂摄入本身可能就需要大量时间，尤其是对小肠梗阻患者来说。最近一项研究显示，即使进行了预防性止吐药治疗，口服对比剂摄入的中位时间也超过 100 分钟。口服对比剂会导致诊断延迟，并增加急诊科住院时间[2]。反对使用口服对比剂的一个常见论点是，医生可以利用肠腔内肠道分泌的液体和摄入的气体所提供的充分对比来发现肠扩张并诊断小肠梗阻，而不需要摄入对比剂[3]。

美国放射学会（American College of Radiology，ACR）的适宜性标准（appropriateness criteria）指南建议，疑似小肠梗阻的患者不要使用口服对比剂，因为它"到达不了梗阻部位，只会浪费时间，增加患者的费用，导致患者更加不适，而不会增加诊断的准确性，并可能引起并发症，特别是呕吐和误吸"[4]。

虽然美国放射学会提出了这样的建议，但最近一项研究显示，69% 的急诊医务人员在做小肠梗阻的 CT 检查时，仍在使用口服对比剂[5]。

用 CT 诊断小肠梗阻时，需要静脉注射对比剂吗？

最近的文献发现，完全无对比剂的 CT 检查诊断小肠梗阻的平均灵敏度为 88.1%[6]。加用静脉注射对比剂并不能明显改变 CT 诊断小肠梗阻的灵敏度，但它确实改善了 CT 检查对小肠缺血的评估。小肠缺血是小肠梗阻的重要后遗症，一般需要紧急手术干预。

静脉注射对比剂后，CT 图像上有完整血供的小肠肠壁会呈现细而完整明亮的显影。没有增强显影对肠壁缺血的诊断具有高度特异性。有时，给予口服对比剂会使正常和缺血肠壁的判别变得困难，因为这会妨碍静脉注射对比剂后，医生对肠壁增强与否的判断[7]。出于这个原因，很多人认为如果患者疑似小肠梗阻，应避免使用口服对比剂[7]。静脉注射对比剂增强 CT 检查诊断小肠梗阻如图 49.1 所示。

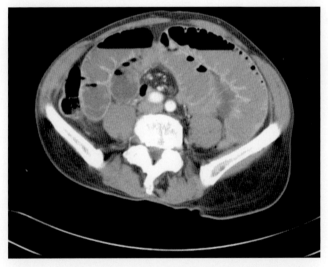

图 49.1　静脉注射对比剂而无口服对比剂的 CT 检查显示，合并肠壁囊样积气症（pneumatosis intestinalis）的小肠梗阻，部分肠壁增厚。静脉注射对比剂使医务人员更容易对肠壁进行观察。口服对比剂可能会妨碍对肠壁的观察。（Photo courtesy of Robert Tubbs，MD）

总之,循证医学文献表明,只要有可能,疑似小肠梗阻的 CT 检查应静脉注射对比剂。口服对比剂不能带来益处,可能还会造成伤害。

(徐惠圆 译,李昌平　王伟岸 校)

推荐资源

- Broder J. CT of small bowel obstruction. Emergency physicians monthly. October 2015: http://epmonthly. com/article/ct-of-small-bowel-obstruction/

参考文献

1. Paulson EK, Thompson WM. Review of small-bowel obstruction: the diagnosis and when to worry. Radiology. 2015;275(2):332–42.
2. Garra G, Singer AJ, Bamber D, Chohan J, Troxell R, Thode HC Jr. Pretreatment of patients requiring oral contrast abdominal computed tomography with antiemetics: a randomized controlled trial of efficacy. Ann Emerg Med. 2009;53:528–33.
3. Furukawa A, Yamasaki M, Takahashi M, Nitta N, Tanaka T, Yokoyama K, Murata K, Sakamoto T. CT diagnosis of small bowel obstruction: scanning technique, interpretation and role in the diagnosis. Semin Ultrasound CT MR. 2003;24(5):336–52.
4. National Guideline Clearinghouse (NGC). Guideline summary: ACR Appropriateness Criteria® suspected small-bowel obstruction. In: National Guideline Clearinghouse (NGC). Rockville (MD): Agency for Healthcare Research and Quality (AHRQ); 2013. [cited 2017 Jul 17]. Available: https://www.guideline.gov
5. Broder JS, Hamedani AG, Liu SW, Emerman CL. Emergency department contrast practices for abdominal/pelvic computed tomography-a national survey and comparison with the American College of Radiology Appropriateness Criteria. J Emerg Med. 2013;44:423–33.
6. Atri M, McGregor C, McInnes M, Power N, Rahnavardi K, Law C, Kiss A. Multidetector helical CT in the evaluation of acute small bowel obstruction: comparison of non-enhanced (no oral, rectal or IV contrast) and IV enhanced CT. Eur J Radiol. 2009;71:135–40.
7. Sheedy SP, Earnest F, Fletcher JG, Fidler JL, Hoskin TL. CT of small-bowel ischemia associated with obstruction in emergency department patients: diagnostic performance evaluation. Radiology. 2006;241:729–36.

50 小肠梗阻患者都需要鼻胃管吗？最安全的放置方法是什么？

Ashley Gray and Jessica L. Smith

经验教训

- 无中毒表现的小肠梗阻患者在手术干预前应先进行保守治疗。
- 有明显症状的小肠梗阻患者应通过鼻胃插管进行小肠减压。
- 无症状的小肠梗阻患者不需要留置鼻胃管，这些患者可能从中受益。
- 无呕吐患者是否需要鼻胃插管仍需由参与患者诊疗的医生进行临床判断。
- 肠功能一旦恢复，首先应做的是拔出鼻胃管。

每个小肠梗阻患者都需要留置鼻胃管吗？

小肠梗阻（small bowel obstruction）是急诊医疗机构常见的诊断。虽然估算结果稍有不同，但整体而言文献中因腹痛而到急诊科就诊的患者中，有约15%的患者是由于肠梗阻[1]。有腹膜炎（peritonitis）、代谢性酸中毒（metabolic acidosis）、发热、心动过速（tachycardia）等高危特征（high-risk feature）的患者，无论梗阻程度如何，为了预防肠绞窄（strangulation）、肠缺血（intestinal ischemia）和肠穿孔的发生，都应紧急进行外科手术治疗[2]。对那些低风险患者，标准方案中推荐先试用非手术疗法[3]。虽然手术前观察的时间仍有争议，但普遍建议手术前先保守治疗24~48小时。病程超过三天，需要外科干预的患者的发病率增加[4]。

对于进行保守治疗的患者，首先要做的是通过鼻胃（nasogastric，NG）插管进行胃肠减压、静脉补液及维持电解质平衡。

对于有明显症状的患者，鼻胃插管的疗效备受肯定。小肠减压（intestinal decompression）可以缓解恶心、呕吐和腹胀感，也可以减少吞气症的发生[5]。间断鼻胃管抽吸可抽空胃内容物，有利于优化液体补充[5]。

然而，最近的一项研究表明，对于没有明显呕吐的患者，鼻胃管减压伴随着肺炎（pneumonia）和呼吸衰竭（respiratory failure）的发生率增加[6]。而且，鼻胃管并非完全没有损伤。已发现鼻胃管抽吸会引起胃出血和胃黏膜刺激，并损害食管下括约肌（lower esophageal sphincter），导致反流和食管炎（esophagi-

tis）[7]。对于无呕吐症状的小肠梗阻患者，应根据诊疗患者的医务人员的临床判断来决定是否留置鼻胃管插管。

最安全的鼻胃管放置方法有哪些？

如果患者需要插入鼻胃管，通常首选大孔径双腔14号或16号Salem sump管。插入的深度约等于从耳朵经鼻尖到剑突的测量距离[7]。清醒的患者应坐直，头稍前屈。导管应该指向鼻翼送入，然后再向前插。让患者做吞咽动作。饮水可能有助于引导导管。预防性使用麻醉喷剂或利多卡因（lidocaine）进行黏膜麻醉，有助于减弱咽反射（gag reflex）。止吐药（antiemetic）也可增加患者的舒适度[8]。即使在已经有气管插管的患者，也有可能意外将鼻胃管插入气管[9]。

确认鼻胃管放置的位置正确与否至关重要。因错位置管引发的并发症包括气胸（pneumothorax）和气管内给药[7,10]。单纯靠注入气体后听诊来验证放置位置是否合适是不可靠的。胃管末端二氧化碳监测（capnography）阴性有助于证实导管已置入胃内，如同鼻胃管抽出酸性液体（pH<5）一样[8,10]。X线可用于确定插入的位置和深度适当。

放置好鼻胃管后，可以用胶带固定，以减少并发症。不建议将鼻胃管缝合固定或用约束带固定[7]。固定太紧可能导致鼻翼溃烂和坏死。

鼻胃管一旦放置，应持续进行腹部检查，同时至少每4小时抽吸一次胃内容物。只要肠功能恢复，就应立即拔出鼻胃管[7]。

（徐惠圆 译，李昌平 王伟岸 校）

推荐资源

- Fonseca AL, Schuster KM, Maung AA, Kaplan LJ, Davis KA. Routine nasogastric decompression in small bowel obstruction: is it really necessary? Am Surg. 2013;79(4):422–8.
- Nickson C. Nasogastric and orogastric tubes. Life in the fast lane medical blog [internet]. 2017 [cited 31 August 2017]. Available from: https://lifeinthefastlane.com/ccc/nasogastric-tube-insertion/

参考文献

1. Jackson P, Raiji M. Evaluation and management of intestinal obstruction. Am Fam Physician. 2011;83(2):159–65.

2. Maung A, Johnson D, Piper G, Barbosa R, Rowell S, Bokhari F, et al. Evaluation and management of small-bowel obstruction. J Trauma Acute Care Surg. 2012;73:S362–9.

3. Diaz JJ Jr, Bokhari F, Mowery NT, Acosta JA, Block EF, Bromberg WJ, Collier BR, Cullinane DC, Dwyer KM, Griffen MM, Mayberry JC, Jerome R. Guidelines for management of small bowel obstruction. J Trauma. 2008;64(6):1651–64.

4. Keenan J, Turley R, McCoy C, Migaly J, Shapiro M, Scarborough J. Trials of nonoperative management exceeding 3 days are associated with increased morbidity in patients undergoing surgery for uncomplicated adhesive small bowel obstruction. J Trauma Acute Care Surg. 2014;76(6):1367–72.

5. Overview of management of mechanical small bowel obstruction in adults [internet]. 2017 [cited 31 August 2017]. Available from: https://www.uptodate.com/contents/overview-of-management-of-mechanical-small-bowel-obstruction-in-adults?source=search_result&search=sbo&selectedTitle=1~150

6. Fonseca A, Schuster K, Maung A, Kaplan L, Davis K. Routine nasogastric decompression in small bowel obstruction: is it really necessary? Am Surg. 2013;79:422–8.

7. Nasogastric and nasoenteric tubes [internet]. 2017 [cited 31 August 2017]. Available from: https://www.uptodate.com/contents/naso-gastric-and-nasoenteric-tubes?source=search_result&search=ngt&selectedTitle=1~150

8. Nickson C. Nasogastric and orogastric tubes [internet]. 2017 [cited 31 August 2017]. Available from: https://lifeinthefastlane.com/ccc/nasogastric-tube-insertion/

9. Wang P, Tseng G, Yang H, Chou K, Chen C. Inadvertent tracheobronchial placement of feeding tube in a mechanically ventilated patient. J Chin Med Assoc. 2008;71(7):365–7.

10. Pillai J, Vegas A, Brister S. Thoracic complications of nasogastric tube: review of safe practice. Interact Cardiovasc Thorac Surg. 2005;4(5):429–33.

**非典型性梗阻：急诊医务人员需要
了解关于嵌顿疝、绞窄性疝、闭袢
性肠梗阻、肠扭转和腹内疝的哪些
内容？乳酸的预后价值是什么？**

Jessie Werner and Jane Preotle

经验教训

- 嵌顿疝发生时，从症状发作到手术的时间对患者的预后很重要，尤其对那些症状持续 8 小时以上、伴有合并症、美国麻醉医师协会评分高、存在绞窄性疝的老年患者。
- 计算机体层摄影是诊断和发现肠梗阻特征的首选影像学检查手段。
- 与单纯型小肠梗阻相比，闭袢性肠梗阻缺血和穿孔的发生率较高。
- 乙状结肠扭转和盲肠扭转是两种最常见的肠扭转类型。乙状结肠扭转更多发生于老年患者，盲肠扭转更多发生于年轻患者（20~60 岁）。
- 腹部手术，尤其肝脏移植手术和 Roux-en-Y 胃旁路术，易致成年人发生腹内疝。腹内疝也可发生在以前未做过腹部手术的患者。
- 血中乳酸升高可能提示肠缺血，但该指标既无灵敏度也无特异度。

急诊医务人员需要了解关于嵌顿疝、绞窄性疝、闭袢性肠梗阻、肠扭转和腹内疝的哪些内容？

嵌顿疝和绞窄性疝

腹壁疝（abdominal wall hernia）是由于前腹壁的薄弱而导致腹内组织从此处膨出的疝。腹壁疝分为腹股沟区疝（如腹股沟疝和股疝）和腹部疝［例如，上腹疝、脐疝、半月线疝（Spigelian，腹直肌外疝）、腰疝、切口疝和造口旁（parastomal）疝］[1]。据估计，腹壁疝的终生风险为 2%[2]。2001 年至 2010 年间所做的 230 万例腹部疝修补术中，急诊手术有 576 000 例，其中 65 岁以上患者的急诊手术率最高[3]。

当疝内容物不可回纳时，就发展到了嵌顿疝（incarcerated hernia）。嵌顿疝的典型表现为伴有腹痛严重程度不断变化的腹部膨隆（abdominal bulge）。这些嵌顿疝可变为绞窄性疝（strangulated hernia），这意味着嵌顿的网膜和/或肠管的血供受阻。绞窄性疝通常表现为顽固性疼痛和腹部压痛。

在许多情况下，超声能发现成年人腹壁疝。超声的其他益处包括没有电离辐射，以及能够利用 Valsalva 动作对疝进行动态评估[2]。计算机体层摄影（computed tomography，CT）可以对疝进行明确判断，并且显示包括肠梗阻和肠缺血在内的相关后遗症。

从出现症状到手术的时间对患者的预后很重要，特别是对于那些症状持续 8 小时以上、有基础疾病、美国麻醉医师协会（American Society of Anesthesia，ASA）评分高、存在绞窄或坏死以及高龄的患者[1,4]。

有全身炎症反应综合征（SIRS）的嵌顿疝患者，应高度怀疑其同时有肠绞窄的可能，但这些指标既无灵敏度也无特异度，不足以鉴别嵌顿疝和绞窄性疝[1,5,6]。已经发现有助于确定嵌顿疝是否发生绞窄的其他实验室指标包括肌酸磷酸激酶（creatine phosphokinase，肌酸激酶）、白细胞计数和 D-二聚体（D-dimer）[1,7-9]。乳酸（lactate）小于 2mm/L 与肠道活性相关[10]。本章最后一节将更详细地讨论乳酸的作用。

嵌顿疝还纳后，患者出院转诊到外科常常是安全的。然而，一项对 111 例患者的回顾性研究发现，有 28 例患者（25%）因出现疝相关症状又回到了急诊科。有一些患者反复多次就诊于急诊科。其中 9 例患者（32%）需要急诊手术。虽然该研究中 76 例患者（68%）随访失败，限制了该研究结果的推广应用，但它强调了一个事实，即有症状的嵌顿疝患者常常出现计划外复诊，其中有些患者需要急诊手术。因此，与外科同事讨论以确保能进行密切的随访、会诊或患者及时入院，对于患者，尤其是对于高危患者和有持续疼痛的患者，可能是有益的[11]。

闭袢性肠梗阻

小肠梗阻（small bowel obstruction，SBO）的部分肠管堵塞在相邻的两点之间时，即为闭袢性（closed loop）肠梗阻。如果嵌顿的肠袢沿轴向旋转，就变成了肠扭转（volvulus）[12]。与单纯型小肠梗阻不同的是，闭袢性肠梗阻的梗阻往往是完全性的，没有肠内容物通过梗阻部位。这种情况下出现并发症的可能更高，相应的发病率和病死率也显著增加。闭袢性肠梗阻的体格检查诊断和影像学检查诊断具有挑战性。与单纯型小肠梗阻相比，闭袢性肠梗阻的缺血和穿孔的发生率较高，因此闭袢性肠梗阻是外科急症[13]。在计算机体层摄影（CT）图像上，常常能看到闭袢性肠梗阻患者充满液体的扩张肠袢，呈 C 或 U 形的"漩涡征（whirl sign）"。漩涡征一般发生在肠袢绕其肠系膜旋转时[14]。图 51.1 显示了 CT 上的两个漩涡征示例。

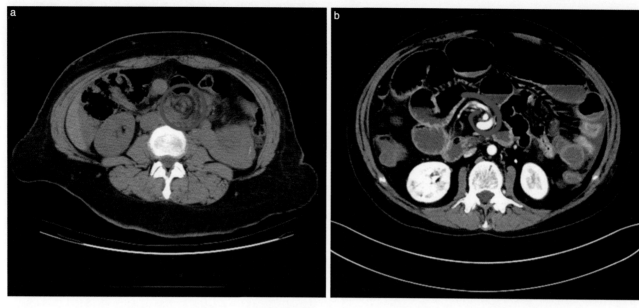

图51.1 （a）：非对比剂增强 CT 的漩涡征；（b）静脉注射对比剂增强 CT 的漩涡征。注意肠系膜扭转处静脉注射对比剂的卷曲。（Image courtesy of Robert Tubbs，MD）

肠扭转

肠扭转（volvulus）约占美国成年人肠梗阻的 5%，最常发生在乙状结肠或盲肠。患者通常表现为腹部绞痛和膨胀的

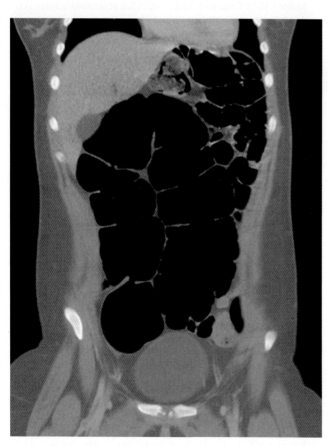

图51.2 影像学上的咖啡豆征或芸豆征常见于乙状结肠扭转。可见于 X 线或 CT 重建图像上（上图中）。（Image courtesy of Robert Tubbs，MD）

腹部[15]。

乙状结肠扭转（sigmoid volvulus）通常发生于老年人或疗养院患者，其 CT 图像的典型表现为"蚕豆征（kidney-bean sign）"或"咖啡豆征（coffee-bean sign）"，膨胀的肠袢从盆腔环绕全腹部（图 51.2）[16]。乙状结肠扭转可以通过结肠镜减压或将通肛管插入扭转部位以上来进行治疗，但往往容易复发，因此乙状结肠切除并进行一期吻合常常是首选的治疗方式[15]。

盲肠扭转（cecal volvulus）通常发生在较年轻的患者（20~60 岁），X 线检查通常显示左上腹最明显（图 51.3）。盲肠扭转通常需要部分切除结肠或进行手术复位，并将盲肠固定于腹壁上[15,17]。

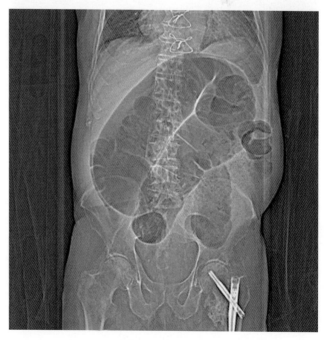

图51.3 盲肠扭转，起于右下象限并延伸到左上象限。（Image courtesy of Robert Tubbs，MD）

腹内疝

当一段肠管或腹腔器官从腹膜或肠系膜的开口突出时，即为腹内疝（internal hernia）[18]。腹内疝是成年人肠梗阻的罕见原因（0.5%~5.8%），但如果发生绞窄而未行治疗，其病死率超过50%[19]。

腹内疝可由先天性异常、医源性结构改变、创伤或感染引起。成年人中，腹内疝多数是获得性的，一般源于Whipple手术、肝移植手术和胃旁路手术等既往腹部手术。风险最高的手术是引起肠系膜缺损的腹腔镜肠改道术式（laparoscopic bowel altering procedure），而这种缺损在术中通常不会闭合。肠袢穿过残留的肠系膜缺损时就会发生腹内疝，从而将肠道置于肠梗阻和肠绞窄的高风险之中。随着腹腔镜手术的普及，临床上碰到的Roux-en-Y胃旁路术后梗阻性腹内疝患者日益增多[20]。先天性腹内疝也偶有发生。

腹内疝的诊断因缺乏特异性症状而颇具挑战性。患者可能有间歇性肠梗阻，而无放射影像学的异常。CT是判断腹内疝并发肠梗阻的最实用的影像学检查方法（图51.4），但CT难以区分粘连引起的单纯型梗阻和伴发闭袢性肠梗阻的即将绞窄的腹内疝。对既往有高危手术史和症状严重的小肠梗阻患者而言，推荐尽早进行紧急外科会诊，因为这说明患者可能存在CT上并不明显的梗阻性内疝。诊断延误可能导致肠缺血坏死，最终可能需要进行肠切除。因此，早期外科干预至关重要[19,21]。急诊医务人员对有腹痛、恶心和/或呕吐的患者进行评估时，即使患者无既往手术或外伤史，也应把腹内疝放在鉴别诊断中予以考虑，这一点很重要。

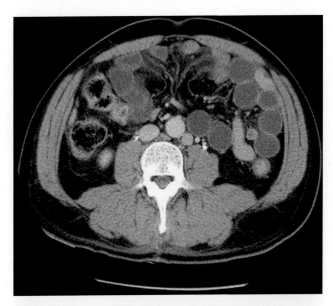

图51.4　闭袢性梗阻性腹内疝。注意中心的肠系膜在左右两侧都有梗阻性肠袢的腹内疝。（Image courtesy of Robert Tubbs，MD）

肠梗阻中乳酸：乳酸的预后价值如何？

血乳酸升高是组织缺氧的标志，目前已作为判断肠系膜缺血的指标。在闭袢性肠梗阻、腹内疝和肠扭转中，组织的氧供

因肠绞窄而减少，这可能会引起乳酸水平升高[22]。然而，乳酸不是特异性标志物，可能到发生严重性损伤时才会升高，因此乳酸在急诊机构中对诊断的帮助不大。而且，尽管L-乳酸是常规检测的乳酸异构体，但最近的研究表明，D-乳酸实际上可能更具特异性。虽然D-乳酸的特异度相对高一些，但目前还没有单一血清标志物有足够的灵敏度或特异度来诊断肠梗阻所致的早期肠损伤。确定更为有效的肠损伤血清标志物的各项研究正在进行之中[23]。

（徐惠圆 译，李昌平　王伟岸 校）

> **推荐资源**
> - Mancuso N, Sweeney M. The sick bowel obstruction patient. EM Docs. 2017. http://www.emdocs.net/sick-bowel-obstruction-patient/
> - Weingrow D, McCague A, Shah R, Lalezarzadeh F. Delayed presentation of a sigmoid volvulus in a young woman. West J Emerg Med. 2012;13:100–2.

参考文献

1. Birindelli A, Sartelli M, Di Saverio S, et al. 2017 update of the WSES guidelines for emergency repair of complicated abdominal wall hernias. World J Emerg Surg. 2017;12:37.
2. Murphy K, O'Connor O, Maher M. Adult abdominal hernias. AJR Am J Roentgenol. 2014;202(6):w506–22.
3. Beadles C, Meagher A, Charles A. Trends in emergent hernia repair in the United States. JAMA Surg. 2015;150(3):194–200.
4. Derici H, Unalp HR, Bozdag AD, Nazli O, Tansug T, Kamer E. Factors affecting morbidity and mortality in incarcerated abdominal wall hernias. Hernia. 2007;11(4):341–6. https://doi.org/10.1007/s10029-007-0226-3.
5. Tsumura H, Ichikawa T, Hiyama E, Murakami Y, Sueda T. Systemic inflammatory response syndrome (SIRS) as a predictor of strangulated small bowel obstruction. Hepato-Gastroenterology. 2004;51(59):1393–6.
6. Sarr MG, Bulkley GB, Zuidema GD. Preoperative recognition of intestinal strangulation obstruction. Prospective evaluation of diagnostic capability. Am J Surg. 1983;145(1):176–82. https://doi.org/10.1016/0002-9610(83)90186-1.
7. Icoz G, Makay O, Sozbilen M, et al. Is D-dimer a predictor of strangulated intestinal hernia? World J Surg. 2006;30(12):2165–9. https://doi.org/10.1007/s00268-006-0138-x.
8. Kahramanca S, Kaya O, Ozgehan G, et al. Are fibrinogen and complete blood count parameters predictive in incarcerated abdominal hernia repair? Int Surg. 2014;99(6):723–8.
9. Graeber G, O'Neil J, Wolf R, Wukich D, Caffery P, Harman J. Elevated levels of peritoneal serum creatine phosphokinase with strangulated small bowel obstruction. Arch Surg. 1983;118:837–40.
10. Tanaka K, Hanyu N, Iida T, et al. Lactate levels in the detection of preoperative bowel strangulation. Am Surg. 2012;78(1):86–8.
11. Spence L, Pillado E, Kim D, Plurad D. Follow-up trends after emergency department discharge for acutely symptomatic hernias. Am J Surg. 2017;214(6):1018–21. https://doi.org/10.1016/j.amjsurg.2017.08.028.
12. Chick JFB, Mandell JC, Mullen KM, Khurana B. Classic signs of closed loop bowel obstruction. Intern Emerg Med. 2013;8:263.
13. Kulaylat MN, Doerr RJ. Small bowel obstruction. Surgical treatment: evidence-based and problem-oriented. Zuckschwerdt: Munich; 2001.
14. Paulson E, Thompson W. Review of small-bowel obstruction: the

diagnosis and when to worry. Radiology. 2015;275(2):332–42.

15. Gingold D, Murrell Z. Management of colonic volvulus. Clin Colon Rectal Surg. 2012;25(4):236–44.

16. Scharl M, Biedermann L. A symptomatic coffee bean: acute sigmoid volvulus. Case Rep Gastroenterol. 2017;11(2):348–51.

17. Gündeş E, Akgul N, Mazican M, Aday U, Cetin DA, Ciyiltepe H. Acute abdomen in a mentally retarded patient: cecal volvulus. Prz Gastroenterol. 2017;12(2):159–61.

18. Kar S, Mohapatra C, Rath PK. A rare type of primary internal hernia causing small intestinal obstruction. Case Rep Surg. 2016;2016:3540794.

19. Martin L, Merkle E, Thompson W. Review of internal hernias: radiographic and clinical findings. Am J Roentgenol. 2006;186(3):703–17.

20. Al-Mansour MR, Mundy R, Canoy JM, Dulaimy K, Kuhn JN, Romanelli J. Internal hernia after laparoscopic antecolic Roux-en-Y gastric bypass. Obes Surg. 2015;25(11):2106–11.

21. Mancuso N, Sweeney M. The sick bowel obstruction patient [Internet]. 2017 [cited 2017 Sept 24]. Available from: http://www.emdocs.net/sick-bowel-obstruction-patient/

22. Lange H, Jäckel R. Usefulness of plasma lactate concentration in the diagnosis of acute abdominal disease. Eur J Surg. 1994;160(6–7):381–4.

23. Demir IE, Ceyhan GO, Friess H. Beyond lactate: is there a role for serum lactate measurement in diagnosing acute mesenteric ischemia? Dig Surg. 2012;29(3):226–35.

52 大肠梗阻、假性结肠梗阻、粪性结肠炎：结肠扩张何时是病理性？如何处理这些疾病？

Scott H. Pasichow and Angela F. Jarman

x

经验教训
- 大肠扩张 6cm 或盲肠扩张 9cm 都视为病理性的。
- 大肠梗阻常见的机械性病因包括肿瘤、乙状结肠扭转或憩室并发症（如脓肿、狭窄）。
- 大肠梗阻可伴有低镁血症、低钾血症、高钙血症等电解质紊乱。也与甲状腺功能减退相关。
- 造成大肠梗阻的医源性药物原因包括阿片类镇痛药、抗胆碱药、抗组胺药、抗精神病药和三环类抗抑郁药。
- 新斯的明一般用于结肠扩张超过 12cm 或保守处理无效的假性结肠梗阻患者。
- 药物治疗无效的慢性假性结肠梗阻患者可能需要结肠镜检查或者手术减压。

大肠梗阻、假性结肠梗阻、粪性结肠炎：结肠扩张何时是病理性的？

大肠梗阻（large bowel obstruction，LBO）是一种因大肠堵塞而引起的，以腹部膨胀和不能排气为特征的疾病。腹痛、恶心、呕吐和便秘是常见症状，缺乏以上任何症状都不能排除大肠梗阻的诊断。在一项病例系列研究中，41%的大肠梗阻患者有腹泻[1]。半数以上的大肠梗阻与癌相关，但是感染、疝、狭窄和肠扭转也是大肠梗阻的常见病因[2]。未发现结构异常时，这种大肠梗阻称为 Ogilvie 综合征（Ogilvie syndrome）或假性结肠梗阻（colonic pseudo-obstruction）。其病因有很多，包括：电解质异常、内分泌紊乱、神经系统疾病、溃疡性结肠炎（ulcerative colitis）等炎性肠病（inflammatory bowel disease）、阿片样物质（opioid）和抗胆碱药等减慢胃肠运动的药物[3,4]。随着肠道梗阻性病变的进展，肠壁的压力增加可引起肠壁水肿和炎症。这种疾病称作粪性结肠炎（stercoral colitis），定义为肠壁水肿≥3mm。粪性结肠炎极少引起肠壁的缺血，肠穿孔发生率约 0.5%[5]。这些疾病一般情况下无常规抗生素应用的指征。然而，发生并发症时，可能需要抗生素治疗和外科会诊。

大肠扩张≥6cm 或盲肠扩张≥9cm 定义为大肠梗阻[6]。

当结肠扩张≥12cm 时，肠穿孔的风险显著增高。计算机体层摄影（computed tomography，CT）检查是最有用的影像学方法，因为它可以明确转折点（transition point）、潜在病因和穿孔。静脉注射对比剂可协助确定肠壁受累和/或炎症的可能[7]。

如何处理这些疾病？

大肠梗阻的治疗取决于其病因。机械性病因如肿瘤或肿块通常需要进行外科手术（surgical intervention）。然而，对一些假性或功能性梗阻患者来说，保守处理（conservative management）常常效果更好，这些处理方式包括肠道休息、鼻胃管插管和/或直肠减压（rectal tube decompression）、去除潜在的致病因素、嵌塞解除法（disimpaction）和自来水灌肠（tap water enema）[1]。因为这些疾病一般不会很快解决，所以患者通常需要在门诊进行观察或者直接住院（full admission status）。

如果 48 小时内保守治疗没有解除假性结肠梗阻患者的梗阻，或者肠管进一步严重扩张（超过 12cm），则有新斯的明（neostigmine）治疗的指征。新斯的明是乙酰胆碱酯酶（acetylcholinesterase）抑制剂，能增加肠道中乙酰胆碱（acetylcholine）水平，激发胃肠动力。新斯的明 2mg 静脉注射 5 分钟以上，在给药期间到给药后 30 分钟内进行持续心电监护[8]。新斯的明可能引起心动过缓（bradycardia），因此给药前应备好阿托品（atropine）。将格隆溴铵（glycopyrrolate）与新斯的明合用可减轻这种副作用[9]。重要的是，应避免新斯的明用于器质性肠梗阻的治疗，因为它可引起肠穿孔。恰当应用时，新斯的明的有效率高达 90%。新斯的明治疗成功后，加用丙二醇（propylene glycol）能够预防梗阻复发[10,11]。如果保守治疗不成功或梗阻复发，可能需要结肠镜检查并放置减压管或者进行外科治疗[12]。

大肠梗阻、假性结肠梗阻或粪性结肠炎伴发的结肠穿孔需要外科处理。即便这些患者接受治疗，文献中报道的病死率仍高达 53%，其中患者扩张的结肠段较长时（40cm 以上），相应的病死率也较高。因此，早期诊断极其重要[7]。

（徐惠圆 译，李昌平 王伟岸 校）

推荐资源

- Chong JCF. Megacolon. 2017 [cited 2017 Aug 31]. Available from: http://www.emnote.org/emnotes/megacolon
- Maloney N, Vargas HD. Acute intestinal pseudo-obstruction (Ogilvie's syndrome). Clin Colon Rectal Surg. 2005;18(2):96–101.
- Nickson C. Illeus [internet]. 2017 [cited 2017 Aug 31]. Available from https://lifeinthefastlane.com/ccc/ileus/
- Thurson M, Jones J. Large bowel obstruction [internet]. 2017 [cited 2017 Aug 31]. Available from: https://radiopaedia.org/articles/large-bowel-obstruction

参考文献

1. Vanek VW, Al-Salti M. Acute pseudo-obstruction of the colon (Ogilvie's syndrome). An analysis of 400 cases. Dis Colon Rectum. 1986;29(3):203–10.
2. Ballantyne GH. Review of sigmoid volvulus. Clinical patterns and pathogenesis. Dis Colon Rectum. 1982;25(8):823–30.
3. Shera IA, Vyas A, Bhat MS, Yousuf Q. Unusual case of Hashimoto's encephalopathy and pseudo-obstruction in a patient with undiagnosed hypothyroidism: a case report. J Med Case Rep. 2014;8:296.
4. Weinstock LB, Chang AC. Methylnaltrexone for treatment of acute colonic pseudo-obstruction. J Clin Gastroenterol. 2011;45(10):883.
5. Ünal E, Onur MR, Balcı S, Görmez A, Akpinar E, Boge M. Stercoral colitis: diagnostic value of CT findings. Diagn Interv Radiol. 2017 Jan;23(1):5–9.
6. Jaffe T, Thompson WM. Large-bowel obstruction in the adult: classic radiographic and CT findings, etiology, and mimics. Radiology. 2015;275(3):651–63.
7. Khurana B, Ledbetter S, McTavish J, Wiesner W, Rose PR. Bowel obstruction revealed by multidetector CT. Am J Roentgenol. 2002;178:1139–44.
8. Saunders MD, Kimmey MB. Systematic review: acute colonic pseudo-obstruction. Aliment Pharmacol Ther. 2005;22(10):917.
9. Korsten MA, Rosman AS, Ng A, Cavusoglu E, Spungen AM, Radulovic M, Wecht J, Bauman WA. Infusion of neostigmine-glycopyrrolate for bowel evacuation in persons with spinal cord injury. Am J Gastroenterol. 2005;100(7):1560.
10. Ponec RJ, Saunders MD, Kimmey MB. Neostigmine for the treatment of acute colonic pseudo-obstruction. N Engl J Med. 1999;341(3):137.
11. Sgouros SN, Vlachogiannakos J, Vassiliadis K, Bergele C, Stefanidis G, Nastos H, Avgerinos A, Mantides A. Effect of polyethylene glycol electrolyte balanced solution on patients with acute colonic pseudo obstruction after resolution of colonic dilation: a prospective, randomised, placebo controlled trial. Gut. 2006;55(5):638.
12. Acute CM. Colonic pseudo-obstruction (Ogilvie's syndrome) [internet]. 2017 [updated 2017 July 5; cited 2017 Aug 31]. Available from: https://www.uptodate.com/contents/acute-colonic-pseudo-obstruction-ogilvies-syndrome

53 哪些人易便秘？原因为何？循证医学治疗方法有哪些？

Jaclyn Caffrey and Gita Pensa

经验教训
- 便秘在成年人中很常见，可能继发于其他更严重的疾病。
- 便秘的病情诊断检查包括病史和体格检查（如直肠检查）。
- 对便秘而言，一线治疗方法包括饮食调整、使用容积性泻药和非容积性泻药。
- 对严重便秘而言，治疗方法常常包括栓剂、灌肠和手工嵌塞解除法。
- 手工嵌塞解除法适用于粪便嵌塞患者。
- 检查不配合、有直肠肿瘤、正在进行化疗、免疫功能受损或活动性冠心病的患者应避免灌肠。
- 灌肠的并发症包括结肠穿孔。

哪些人易便秘？

据估计，成年人便秘（constipation）的患病率为 2% ~ 28%[1-3]。疗养院患者和老年人的发病率更高。据报道，长期医疗照顾机构居民的患病率高达 74%[4]。便秘的危险因素包括女性、高龄、低收入或社会经济地位（socioeconomic status）低、长期不活动、低纤维饮食（low-fiber diet）和低热量摄入[5]。未经治疗的严重便秘和粪便嵌塞（fecal impaction）可能导致尿潴留（urinary retention）、粪性溃疡（stercoral ulcer）和结肠穿孔（colonic perforation）。在急诊医疗机构对便秘进行处理可以明显降低发病率和病死率[8]。

便秘的原因有哪些？

原发性便秘（primary constipation）分为 3 类：正常传输型便秘（normal transit constipation）、慢传输型便秘（slow transit constipation）和排便障碍（defecatory disorder）。虽然在门诊这些分类很重要，但在急诊医疗机构其意义不大。表 53.1 列出了便秘的继发性病因（secondary cause），包括甲状腺功能减退（hypothyroidism）、糖尿病、希尔施普龙病（Hirschsprung disease）、脊髓损伤、帕金森病（Parkinson's disease）和妊娠，与便秘相关的药物见表 53.2[1,5,6]。

表 53.1 继发性便秘的原因[1,5,6]

肛裂	甲状腺功能减退
自主神经病变	不活动
脑血管疾病	肠易激综合征
认知障碍	药物作用
先天畸形	多发性硬化症
结肠癌	帕金森病
抑郁症	妊娠
糖尿病	硬皮病
高钙血症	脊髓损伤
低钾血症	肛门狭窄
低镁血症	直肠脱垂

表 53.2 便秘相关药物[1,5,6]

抗酸药，尤其是含钙的药物	β 受体阻滞药
	钙通道阻滞药
抗胆碱药	钙剂
抗惊厥药	利尿剂
止泻药	铁剂
抗组胺药	非甾体抗炎药
抗帕金森病药	阿片类药物
抗精神病药	拟交感神经药
抗风湿药	三环类抗抑郁药

为评估便秘的继发性病因，便秘的诊断检查应包括全面的病史和体格检查。肛门和直肠检查应针对肛裂、痔疮、粪便嵌塞（fecal impaction）、直肠肿物和直肠炎进行评估。临床医师怀疑肠梗阻或其他严重病变时，应进行计算机体层摄影等影像学检查[4]。

便秘可能是恶性肿瘤的一个症状，存在便血、体重减轻 4.5kg（10 磅）或以上、结肠癌家族史、缺铁性贫血（iron-deficiency anemia）、粪便隐血试验阳性或高龄的患者，应转诊到门诊进行深入检查。

有哪些循证医学的处理方法?

慢性便秘(chronic constipation)的一线治疗方法是改变饮食习惯、使用容积性泻药(bulk-forming laxative)和非容积性泻药(non-bulk-forming laxative)。饮食习惯改变主要包括增加纤维和水的摄入量。口服泻药通常需要长达 24 小时才起作用,并且不能治疗粪便嵌塞。因此,在急诊医疗机构口服泻药充分治疗严重症状性便秘的作用十分有限[1,4,6]。治疗便秘的口服药物见表 53.3。

表 53.3 口服泻药[1,6]

容积性泻药	聚乙二醇
车前草	山梨醇
甲基纤维素	刺激性泻药
聚卡波非	比沙可啶
小麦糊精	番泻叶
渗透性泻药	匹可硫酸钠
乳果糖	表面活性剂
甘油	多库酯钠
氧化镁、柠檬酸镁、硫酸镁	多库酯钙

严重便秘(severe constipation)的处理方法包括给予直肠栓剂(rectal suppository)、灌肠剂(enema)和用手嵌塞解除法(manual disimpaction)。常用直肠栓剂包括甘油(glycerin)和比沙可啶(bisacodyl)[1]。灌肠剂直接刺激肠平滑肌。急诊医务人员可选用多种类型的灌肠剂,包括磷酸盐灌肠剂(phosphate enemas)、肥皂水灌肠剂(soapsuds enemas)、盐水灌肠剂(saline enemas)、牛奶和糖浆灌肠剂(milk and molasses enemas)、泛影葡胺(gastrografin)灌肠剂、矿物油灌肠剂以及所谓的"泡泡糖(bubble gum)"和 SMOG 组合灌肠剂。

很少有研究评估栓剂和灌肠剂的疗效。一些文献报道了栓剂和灌肠剂的安全性和并发症的发生情况。Niv 等对急性便秘患者清洁灌肠后肠穿孔和病死率的情况进行了评估,发现用磷酸盐灌肠可能导致高磷血症(hyperphosphatemia)和磷酸盐肾病(phosphate nephropathy)。他们建议所有患者都不使用磷酸盐灌肠[2]。Vilke 等对急诊科牛奶和糖浆灌肠剂的安全性和有效性进行了评估,发现单用这种灌肠剂灌肠的成功率为87.5%,而在其他治疗之后使用这种灌肠剂的成功率为82.4%。他们无法证明这种灌肠方法的安全性[7]。

灌肠应用于合适的患者,而不应用于昏迷(comatose)或不能配合的患者。直肠肿瘤或直肠脱垂(rectal prolapse)的患者不应灌肠。化疗、免疫功能受损的患者和活动性冠心病的患者应避免灌肠治疗[2]。

灌肠的并发症包括肠穿孔、高磷血症、磷酸盐肾病和心动过缓。高磷血症和磷酸盐肾病只发生在使用含磷酸盐的灌肠剂的情况下。老年患者、肾病患者和那些使用血管紧张素转换酶(angiotensin-converting enzyme)抑制剂的患者有上述并发症的风险最高[2]。因为对灌肠的研究有限,确切的灌肠剂并发症发生率和副作用尚未完全了解。

人工嵌塞解除法,也称为用手抠粪便(manual fragmentation),适用于粪便嵌塞。通常单用嵌塞解除法不足以解决严重便秘。嵌塞解除法之后应给予灌肠剂或口服泻药进行治疗。一项研究建议在人工嵌塞解除前 30 分钟,应该使用油进行灌肠来软化粪便。研究还推荐使用用于治疗痔痛的局部镇痛药对直肠进行预处理[4]。在嵌塞解除之前,医务人员应考虑给予抗焦虑药或镇痛药治疗,但应该避免服用阿片类药物,因为阿片类药物可能会加重便秘。

当急诊医疗机构便秘治疗不成功时,患者可能需要进行透视灌肠或通过软性或硬性乙状结肠镜对粪石进行碎裂,病情严重的患者甚至需要手术缓解[6,8]。上述治疗方法均难以缓解的严重便秘患者需要进行胃肠专科随访[3]。

(徐惠圆 译,李昌平 王伟岸 校)

参考文献

1. Krogh K, Chaironi G, Whitehead W. Management of chronic constipation in adults. United European Gastroenterol J. 2017;5(4):465–72.
2. Niv G, Tamar G, Dickman R, Wasserberg N, Yaron N. Perforation and mortality after cleansing enema for acute constipation are not rare but preventable. Int J Gen Med. 2013;6:323–8.
3. Bharucha A, Dorn S, Lembo A, Pressman A. American Gastroenterological Association medical position statement on constipation. Gastroenterology. 2013;144(1):211–7.
4. Somes J, Donatelli N. Constipation and the geriatric patient: treatment in the emergency department. J Emerg Nurs. 2013;39:372–5.
5. Jamshed N, Zone-En L, Olden K. Diagnostic approach to chronic constipation in adults. Am Fam Physician. 2011;84(3):299–306.
6. Wald A. Management of chronic constipation in adults [internet]. 2017 [updated 2017 Feb 1; cited 2017 Sept 24 2017]. Available from: http://www.uptodate.com/contents/management-of-chronic-constipation-in-adults
7. Vilke G, Demers G, Patel N, Castillo E. Safety and efficacy of milk and molasses enemas in the emergency department. J Emerg Med. 2015;48(6):667–70.
8. Corban C, Sommers T, Segupta N, Jones M, Cheng V, Friedlander E, Bollom A, Lembo A. Fecal impaction in the emergency department: an analysis of frequency and associated charges in 2011. J Clin Gastroenterol. 2016;50:572–7.

54 咨询专栏：肠梗阻

Eric Benoit

咨询专家介绍

Eric Benoit，MD，是一名专攻创伤、急症外科和外科重症监护的外科医生。他毕业于俄亥俄州立大学医学院，并在布里格姆妇女医院和塔夫茨医学中心完成了外科住院医师训练。Dr. Benoit 在罗德岛医院完成了一项外科重症监护方面的研究，他是那里的工作人员，也是布朗大学 Alpert 医学院创伤和外科重症监护科的外科助理教授。他执业于一家市属Ⅰ级学术型创伤中心，那里就诊量很大，需要医生有敏锐的观察力。Dr. Benoit 对采用个性化医学工具识别创伤和外科患者的并发症风险方面非常感兴趣。他特别乐于教授住院医师患者生理学的变化、损伤控制外科知识以及治疗危重患者时态势感知能力的重要性。

关键临床问题的解答

1. 何时建议外科医生会诊？什么时间合适？

肠梗阻是外科疾病。治疗肠梗阻的主要目标是减轻腔内压力，进行液体复苏，并在肠缺血、坏死和穿孔发生之前进行干预。在病程的每一步进展中，都应该评估是否需要手术治疗。因此，一旦怀疑或诊断患者为肠梗阻时，应尽早请外科医生会诊。

2. 在对肠梗阻患者进行评估时，有哪些经验可传授给急诊医务人员？

医务人员必须作出的重要判断是肠梗阻患者的肠管是否发生绞窄。发生绞窄的肠管需要紧急手术以预防或处理穿孔。需要紧急手术的患者的肠切除率和发病率较高。没有发生绞窄或穿孔的患者可选择保守治疗。识别这种方法何时会失败常常是复杂的，手术的利弊需要外科医生进行评估。

与入住内科病房相比，入住外科病房的患者做手术的时间、住院时间明显缩短，30 天病死率和再入院率均降低[1,2]。因此，患者最好直接收住于外科病房，而非先收住于内科病房再进行外科会诊。

3. 哪些患者是高危人群？哪些因素有助于指导这些患者的诊断和治疗？

减重手术患者、老年人和糖尿病患者以及因恶性肿瘤引起的肠梗阻患者应予以特别考虑。

减重手术患者由于可能存在腹内疝而处于发生肠梗阻的高风险之中，但是体格检查或常规影像学检查可能发现不了这种并发症。心动过速可能是唯一重要的临床表现。由于解剖结构的改变，这些患者常常不能用鼻胃管进行充分减压。对这些患者应以高度警惕的态度进行处理，并降低转往外科处理的门槛。

老年人和糖尿病患者都有内脏敏感性改变和对损伤的炎症反应减弱的特点。因此，他们可能在肠梗阻病程的晚期才来就诊，或尽管发生了肠绞窄仍有相对良好的临床表现。为了在并发症发生前确定他们是否存在梗阻并予以干预，需要对这种疾病保持高度警惕。

恶性肠梗阻常常是临终前的表现[3]。外科手术旨在减轻患者的症状，但并发症发生风险高。恶性肠梗阻的处理往往包括与患者家属进行有关医疗目标的沟通。

4. 急诊医务人员如何诊断和治疗疑似或确诊肠梗阻的患者？

医务人员应询问患者是否有手术史，并对瘢痕和疝进行检查，因为美国 50% 以上的小肠梗阻（small bowel obstruction，SBO）是由术后粘连所引起[4]。对于没有手术史的梗阻患者，应考虑其患恶性肿瘤的可能。医务人员应采集全面的病史，寻找可以解释患者潜在症状和体征的恶性疾病。

应对每例患者进行评估，判断其是否存在肠绞窄、缺血和/或穿孔，如有上述情况发生，这些患者需要进行急诊手术。相应征象包括腹膜炎、发热、心动过速、白细胞增多、酸中毒和/或血流动力学不稳定。

结合病史和体格检查,肠梗阻的诊断应辅以实验室检查和影像学检查。乳酸升高可能与肠缺血有关,尽管乳酸不升高时也不能排除肠缺血的可能。乳酸水平正常可能只是病情的假象。

对于有肠梗阻病史的患者,腹部平片可能足以诊断其病情,立位胸部 X 线检查可以分辨穿孔时的膈下游离气体。不过,计算机体层摄影(computed tomography, CT)仍是首选的影像学检查方法,因为其灵敏度更高,并且能够提供更多关于肠灌注、转折点(transition point)和病因的信息。为了评估肠病血液灌注情况,应进行静脉对比剂(如果无禁忌证)CT 检查。肠壁无相应增强则表明存在缺血,可能需要改变处理方案。肠缺血的 CT 先兆征象包括肠壁增强的减弱,肠系膜水肿和小肠粪便征(small bowel feces sign)消失。CT 易于识别梗阻的程度和位置,判别肠缺血的灵敏度和特异度均为 90%[5]。

肠梗阻是一个可能会进展的动态病程。因此,在急诊医疗机构患者收住院前应反复进行评估,包括连续腹部检查。

入院后次日给予泛影葡胺(gastrografin)可预测非手术处理失败的可能性。24 小时内对比剂进入结肠表明患者梗阻消除,而对比剂未到达盲肠则预示非手术处理失败,这些非手术处理失败的患者应转而进行外科治疗。

5. 对于肠梗阻患者,往往担心他们出现哪些并发症?

肠绞窄、缺血和穿孔是可导致脓毒症和死亡的肠梗阻并发症。

6. 小肠梗阻患者都需要鼻胃管吗?

在采用非手术方法治疗小肠梗阻的情况下,应放置鼻胃管进行近端肠道减压,降低腔内压力。不置入鼻胃管将使患者暴露于呕吐、误吸并发展为肠绞窄性梗阻的风险之中。

7. 非典型梗阻:急诊医务人员需要了解大肠梗阻、闭袢性肠梗阻、肠扭转和腹内疝的哪些信息?

不同类型的梗阻必须有不同的外科处理考量。对小肠梗阻患者而言,尽管 75% 的患者可以通过鼻胃管近端减压和非手术治疗而解除病情,但挑战在于,医务人员需要在发生穿孔等并发症之前,迅速识别哪些患者会发展到需要外科治疗的地步[6]。闭袢性肠梗阻和大肠梗阻有较高的缺血风险,因为肠道内积聚的压力无法经近端置入的鼻胃管减轻。因此,这些疾病是外科急症。不管大肠梗阻的部位如何,盲肠都是穿孔最可能发生的部位。盲肠扩张超过 12cm 的患者必须进行外科干预,以避免穿孔发生。虽然远端结肠梗阻或肠扭转可以通过结肠镜减压,但这些患者复发率高,最终可能仍需要手术治疗。

(徐惠圆 译,李昌平　王伟岸 校)

推荐资源

- Aquina CT, Becerra AZ, Probst CP, Xu Z, Hensley BJ, Iannuzzi JC, Noyes K, Monson JR, Fleming FJ. Patients with adhesive small bowel obstruction should be primarily managed by a surgical team. Ann Surg. 2016;264(3):437–47.
- Millet I, Taourel P, Ruyer A, Molinari N. Value of CT findings to predict surgical ischemia in small bowel obstruction: A systematic review and meta-analysis. Eur Radiol. 2015;25(6):1823–35.
- Winner M, Mooney SJ, Hershman DL, Feingold DL, Allendorf JD, Wright JD, Neugut AI. Management and outcomes of bowel obstruction in patients with stage IV colon cancer: a population-based cohort study. Dis Colon Rectum. 2013;56(7):834–43.

参考文献

1. Aquina CT, Becerra AZ, Probst CP, Xu Z, Hensley BJ, Iannuzzi JC, Noyes K, Monson JR, Fleming FJ. Patients with adhesive small bowel obstruction should be primarily managed by a surgical team. Ann Surg. 2016;264(3):437–47.
2. Bilderback PA, Massman JD 3rd, Smith RK, La Selva D, Helton WS. Small bowel obstruction is a surgical disease: patients with adhesive small bowel obstruction requiring operation have more cost-effective care when admitted to a surgical service. J Am Coll Surg. 2015;221(1):7–13.
3. Winner M, Mooney SJ, Hershman DL, Feingold DL, Allendorf JD, Wright JD, Neugut AI. Management and outcomes of bowel obstruction in patients with stage IV colon cancer: a population-based cohort study. Dis Colon Rectum. 2013;56(7):834–43.
4. ten Broek RP, Issa Y, van Santbrink EJ, Bouvy ND, Kruitwagen RF, Jeekel J, Bakkum EA, Rovers MM, van Goor H. Burden of adhesions in abdominal and pelvic surgery: systematic review and meta-analysis. BMJ. 2013;347:f5588.
5. Millet I, Taourel P, Ruyer A, Molinari N. Value of CT findings to predict surgical ischemia in small bowel obstruction: a systematic review and meta-analysis. Eur Radiol. 2015;25(6):1823–35.
6. Foster NM, McGory ML, Zingmond DS, Ko CY. Small bowel obstruction: a population-based appraisal. J Am Coll Surg. 2006;203(2):170–6.

55 墨菲征与镇痛药——墨菲征的临床应用，会因镇痛药而改变吗？

Yiju Teresa Liu

关键概念
- 尽管墨菲征是诊断急性胆囊炎的有效工具，但缺乏诊断和排除急性胆囊炎的灵敏度和特异度。
- 超声影像学墨菲征比体格检查发现的墨菲征更加准确。
- 两种墨菲征都不受镇痛药物的影响。

墨菲征的临床意义是什么？

在急诊科，急性胆囊炎（acute cholecystitis, AC）是腹痛常见的病因。基于经典临床和实验室结果的临床格式塔（clinical gestalt）可预测急性胆囊炎，阳性似然比（positive likelihood ratio, $LR+$）为 $25 \sim 30$[1]。然而，许多患者并没有典型的临床表现，这就要求临床医生对患者进行风险分层，并确定是否需要进行进一步的诊断性影像学检查。

体格检查中墨菲征

墨菲征（Murphy's sign）被认为是诊断急性胆囊炎最有效的体征，表现为患者吸气时进行右上腹肋缘下触诊，患者因感到疼痛吸气停止[2]。这种手法是为了挤压胆囊，疼痛提示符合急性胆囊炎的急性炎症特征。

一些研究发现，墨菲征诊断急性胆囊炎的阳性预测值高[3,4]，但因缺乏一致性的应用和可重复性而受到质疑[1]。其准确度偏倚也是值得关注的问题[1]。现有文献把普通人群的阳性似然比（$LR+$）设在 $1.88 \sim 15.64$[1,4,5]，老年人的 $LR+$ 约为 2.3[6]。普通人群的阴性似然比（$LR-$）设在 $0.06 \sim 0.5$[1,4,5]，老年人的 $LR-$ 约为 0.7[6]。然而，在大多数研究中，置信区间都超过了 1，使人担忧墨菲征可能并不真正预测急性胆囊炎。因此，诊断和确定急性胆囊炎严重程度的东京指南指出，虽然墨菲征阳性有助于诊断急性胆囊炎，但其阴性并不能排除该病[7]。

超声墨菲征

超声墨菲征（sonographic Murphy's sign）是一种类似的诊断手法，即在超声直视下挤压胆囊引起最痛点出现[3]。结合超声发现胆结石的结果，超声墨菲征预测急性胆囊炎的价值非常大[3,8]。其 $LR+$ 为 $1.32 \sim 9.84$，$LR-$ 为 $0.19 \sim 0.4$[3,9,10]。乍一看，这似乎与体格检查中的墨菲征相当，但超声墨菲征的置信区间准确度提高，表明这是一个更可靠的诊断方法。

墨菲征会因镇痛药而改变吗？

镇痛药治疗腹痛已成为普遍做法，但有人担心阿片类镇痛药（opioid）可能导致误诊或体格检查时掩盖腹膜炎的征象[11,12]。对此相关人员已经进行广泛研究，发现上述观点并不成立[11,12]。同样，尽管给予镇痛药治疗后超声墨菲征的可靠性受到质疑[8]，但这未得到文献的支持。一项对 119 例患者的回顾性研究表明，阿片类镇痛药治疗后超声墨菲征并无任何改变[13]，同时另外一项对右上腹痛患者进行的小规模前瞻性研究推断，止痛药治疗不影响其准确性[14]。

（徐龙 译，张杰 校）

推荐资源
- Acute Cholecystitis. CORE EM. April 2016. https://coreem.net/core/acute-cholecystitis/
- Gall Bladder Disease. RCEM Learning. October 2017. https://www.rcemlearning.co.uk/references/gall-bladder-disease/
- Strasberg SM. Acute calculous cholecystitis. N Engl J Med. 2008;358(26):2804–11.

参考文献

1. Trowbridge RL, Rutkowski NK, Shojania KG. Does this patient have acute cholecystitis? JAMA. 2003;289(1):80–6.
2. Avegno J, Carlisle M. Evaluating the patient with right upper quadrant abdominal pain. Emerg Med Clin. 2016;34(2):211–28.
3. Ralls PW, Colletti PM, Lapin SA, Chandrasoma PA, Boswell WD Jr, Ngo C, Radin DR, Halls JM. Real-time sonography in suspected acute cholecystitis. Prospective evaluation of primary and secondary signs. Radiology. 1985;155(3):767–71.
4. Singer AJ, McCracken G, Henry MC, Thode HC, Cabahug CJ. Correlation among clinical, laboratory, and hepatobiliary scanning findings in patients with suspected acute cholecystitis. Ann Emerg Med. 1996;28(3):267–72.
5. Jain A, Mehta N, Secko M, Schechter J, Papanagnou D, Pandya

S, Sinert R. History, physical examination, laboratory testing, and emergency department ultrasonography for the diagnosis of acute cholecystitis. Acad Emerg Med. 2017;24(3):281–97.

6. Adedeji OA, McAdam WA. Murphy's sign, acute cholecystitis and elderly people. J R Coll Surg Edinb. 1996;41(2):88–9.

7. Yokoe M, Takada T, Strasberg SM, Solomkin JS, Mayumi T, Gomi H, Pitt HA, Garden OJ, Kiriyama S, Hata J, Gabata T. TG13 diagnostic criteria and severity grading of acute cholecystitis (with videos). J Hepatobiliary Pancreat Sci. 2013;20(1):35–46.

8. Bennett GL. Evaluating patients with right upper quadrant pain. Radiol Clin N Am. 2015;53(6):1093–130.

9. Bree RL. Further observations on the usefulness of the sonographic Murphy sign in the evaluation of suspected acute cholecystitis. J Clin Ultrasound. 1995;23(3):169–72.

10. Ralls PW, Halls J, Lapin SA, Quinn MF, Morris UL, Boswell

W. Prospective evaluation of the sonographic Murphy sign in suspected acute cholecystitis. J Clin Ultrasound. 1982;10(3):113–5.

11. Attard AR, Corlett MJ, Kidner NJ, Leslie AP, Fraser IA. Safety of early pain relief for acute abdominal pain. BMJ. 1992;305(6853):554–6.

12. Thomas SH, Silen W, Cheema F, Reisner A, Aman S, Goldstein JN, Kumar AM, Stair TO. Effects of morphine analgesia on diagnostic accuracy in emergency department patients with abdominal pain: a prospective, randomized trial. J Am Coll Surg. 2003;196(1):18–31.

13. Nelson BP, Senecal EL, Hong C, Ptak T, Thomas SH. Opioid analgesia and assessment of the sonographic Murphy sign. J Emerg Med. 2005;28(4):409–13.

14. Noble VE, Liteplo AS, Nelson BP, Thomas SH. The impact of analgesia on the diagnostic accuracy of the sonographic Murphy's sign. Eur J Emerg Med. 2010;17(2):80–3.

56 CT 检查阴性就能排除急性胆囊炎的可能吗？

Yiju Teresa Liu

经验教训
- 超声是急性胆管疾病的一线诊断检查方法。
- 计算机体层摄影（CT）起补充作用，适用于超声和胆道闪烁显像均无法诊断的病例。
- CT 诊断急性胆囊炎的总体灵敏度为 70%~100%。
- CT 可发现急性胆管疾病相关的并发症。

超声（ultrasound）是疑似胆管疾病（biliary disease）患者的一线影像学检查方法。

在对有未分化性腹部症状和疑似非胆源性腹痛［如输尿管结石症（ureterolithiasis）］的患者进行评估时，计算机体层摄影（computed tomography，CT）常常可以发现胆道疾病。在超声和胆道闪烁显像（cholescintigraphy）不能确诊时，CT 可能有助于胆囊炎（cholecystitis）的诊断。此外，CT 还可以显示胆管疾病相关的并发症，如胆石性胰腺炎（gallstone pancreatitis）、胆石性肠梗阻（gallstone ileus）、气肿性胆囊炎（emphysematous cholecystitis）和胆管积气（pneumobilia）。

很少有研究直接比较超声和 CT 诊断急性胆囊炎的价值。迄今为止，最大规模的回顾性研究评价了 101 例同时进行超声和 CT 检查并经病理学证实的急性胆囊炎患者，发现 CT 诊断急性胆囊炎的灵敏度高于超声（CT 诊断的灵敏度为 92%，而超声诊断的灵敏度为 79%，$P=0.015$），但超声诊断胆石症的灵敏度优于 CT（超声诊断的灵敏度为 87%，而 CT 诊断的灵敏度为 60%，$P<0.01$）[1]。

一项对 52 例胆囊炎患者进行评估的多中心研究发现，CT 和超声诊断胆囊炎的灵敏度相同[2]。其他大多数研究报道，CT 和超声诊断急性胆囊炎的灵敏度相似（CT 诊断的灵敏度为 70%~100%，超声诊断的灵敏度为 82%~91%）[3-6]。

然而，这两种检查可能无法真正地进行比较。CT 在发现急性胆囊炎相关的并发症方面通常比超声更敏感，相关并发症如胆囊周围脓肿（pericholecystic abscesses）、胆囊周围积气、胆囊壁增厚、胆外结石[7]。胆石症（cholelithiasis），是胆囊炎的主要原因，最好用超声诊断[1]。对于存在无结石胆囊炎风险的患者，应考虑进行 CT 检查。

CT 可能漏诊急性胆囊炎病例，但是胆道闪烁显像能够诊断这些病例。

CT 检查阴性并不能完全排除急性胆囊炎的可能，对于那些根据病史、体格检查和实验室检查结果怀疑存在急性胆囊炎的患者，即使 CT 检查阴性，也应进行进一步检查。可根据临床情况，选择包括超声和/或胆道闪烁显像在内的其他检查方法进行诊断。

（徐龙 译，刘清源 校）

推荐资源
- Acute Cholecystitis. Radiopaedia. https://radiopaedia.org/articles/acute-cholecystitis
- Trowbridge RL, Rutkowski NK, Shojania KG. Does this patient have acute cholecystitis? JAMA. 2003;289(1):80–6.

参考文献

1. Fagenholz PJ, Fuentes E, Kaafarani H, Cropano C, King D, deMoya M, Butler K, Velmahos G, Chang Y, Yeh DD. Computed tomography is more sensitive than ultrasound for the diagnosis of acute cholecystitis. Surg Infect. 2015;16:509–12.
2. van Randen A, Lameʼris W, van Es HW, et al. A comparison of the accuracy of ultrasound and computed tomography in common diagnoses causing acute abdominal pain. Eur Radiol. 2011;21:1535–45.
3. De Vargas MM, Lanciotti S, De Cicco ML, et al. Ultrasonographic and spiral CT evaluation of simple and complicated acute cholecystitis: diagnostic protocol assessment based on personal experience and review of the literature. Radiol Med. 2006;111:167–80.
4. Kiewiet JJ, Leeuwenburgh MM, Bipat S, Bossuyt PM, Stoker J, Boermeester MA. A systematic review and meta-analysis of diagnostic performance of imaging in acute cholecystitis. Radiology. 2012;264:708–20.
5. Shea JA, Berlin JA, Escarce JJ, et al. Revised estimates of diagnostic test sensitivity and specificity in suspected biliary tract disease. Arch Intern Med. 1994;154:2573–81.
6. Jain A, Mehta N, Secko M, Schechter J, Papanagnou D, Pandya S, Sinert R. History, physical examination, laboratory testing, and emergency department ultrasonography for the diagnosis of acute cholecystitis. Acad Emerg Med. 2017;24:281–97.
7. Chawla A, Bosco JI, Lim TC, Srinivasan S, Teh HS, Shenoy JN. Imaging of acute cholecystitis and cholecystitis-associated complications in the emergency setting. Singap Med J. 2015;56(8):438.

急性胆囊炎何时必须进行紧急干预（介入放射学/外科）？急性胆囊炎可以居家口服抗生素治疗吗？

Veronica Solorio and Andrea Wu

关键内容
- 急性胆囊炎的治疗仍以外科为主，尽早进行腹腔镜胆囊切除术疗效最好。
- 不适合手术的老年患者或免疫功能低下的患者，进行静脉抗生素治疗视情况联合或不联合经皮胆囊造口术，可能都是治疗的选项。
- 门诊口服抗生素治疗急性胆囊炎几乎完全无效。

胆囊不能适当排空会导致胆汁蓄积和炎症形成，就会发生胆囊炎（cholecystitis）。发炎的胆囊常常会发生感染，并且胆囊内压力会升高。

通常根据下列临床表现的组合来诊断胆囊炎：

1. 炎症的局部征象——胆囊局部的压痛点

2. 炎症的全身征象——发热、白细胞增多（leukocytosis）、肝功能试验（liver function test）异常和/或 C 反应蛋白水平（C-reactive protein）升高

3. 炎症的放射影像学征象——胆囊壁增厚、胆囊周围积液、胆管积气（pneumobilia）和/或超声墨菲征（Murphy's sign）阳性

急性胆囊炎何时必须进行紧急干预（外科/介入放射学）？

传统上，急性胆囊炎（acute cholecystitis）一直采用外科治疗方法。早期腹腔镜胆囊切除术（early laparoscopic cholecystectomy，ELC）的治疗效果最好[1,2]。最近一项比较 ELC 和延迟腹腔镜胆囊切除术（delayed laparoscopic cholecystectomy，DLC）疗效的荟萃分析发现，ELC（住院后 7 天内手术）与较低伤口感染风险、低住院费用、住院期缩短和患者满意度较高相关[3]。其他研究表明，在住院后 2 天内接受手术的患者，发生胆总管损伤及肠穿孔等并发症的可能较小，需要从腹腔镜转为开腹胆囊切除术（open cholecystectomy）的可能也较小[4,5]。入院当天进行手术治疗的患者，发生不良后果的风险稍高，这强调了复苏和优化患者容量状态以及改善合并症在治疗中的重要性[4]。

复苏（resuscitation）的重要组成部分是启动抗菌治疗（antimicrobial therapy）。根据美国感染病学会（IDSA）指南，社区获得性胆囊炎（community-acquired cholecystitis）疑似患者可以采用头孢唑林（cefazolin）、头孢呋辛（cefuroxime）或头孢曲松（ceftriaxone）进行治疗。对于更严重的感染患者[严重生理功能紊乱、免疫抑制、高龄和/或上行性胆管炎（ascending cholangitis）患者]，应升级抗生素治疗（antibiotic therapy）方案，可以使用甲硝唑（metronidazole）联合碳青霉烯类药物（carbapenem）、甲硝唑（metronidazole）联合头孢吡肟（cefepime）或甲硝唑（metronidazole）联合哌拉西林他唑巴坦（piperacillin-tazobactam）进行治疗[6]。

许多研究都强调了通过胆囊切除术（cholecystectomy）对急性胆囊炎进行确定性处置的重要性。在首次住院期间未行胆囊切除术的患者中，19%的患者 3 个月内因胆结石而到急诊科就诊或进行住院治疗，30%的患者 1 年内因胆结石相关原因就诊于急诊科或进行住院治疗[7]。近三分之一的患者因胆管阻塞或胰腺炎进行复诊[7]。

特殊人群

虽然急性胆囊炎的首选治疗方法是确定性治疗（definitive treatment），但对于 65 岁以上的高龄、免疫功能低下的患者和有某些合并症的患者，必须给予特别考虑。

比较年龄不小于 65 岁的急性胆囊炎患者中胆囊切除术治疗与非手术治疗效果的研究发现，手术组中，即使是那些术前认为最适合手术治疗的患者，其术后并发症也相当明显[8]。在老年患者中，单用注射用抗生素治疗（parenteral antibiotics）或注射用抗生素治疗联合经皮胆囊造口术（percutaneous cholecystostomy）胆管减压（biliary decompression）治疗的患者，包括死亡在内的并发症较少，并且复发急性胆囊炎（recurrent acute cholecystitis）的概率无增加[8]。然而，其他研究表明，在首次发病期间未接受胆囊切除术的老年患者中，因胆囊相关疾病再入院的概率、从腹腔镜转换到开腹胆囊切除术的比例以及总费用均有所增加[9]。因此，是否对这类患者进行手术治疗仍具争议。老年人胆囊炎将在本书第 63 章进行讨论。

新兴的内镜技术可能为不能接受传统手术治疗的患者提供了更安全的选择。因腹水和凝血功能障碍等合并症而不适合手术治疗的患者，可以选择经自然腔道内镜手术（natural orifice transluminal endoscopic surgery）和内镜经十二指肠乳头引流术（endoscopic transpapillary drainage）。虽然这些治疗方法尚

未广泛应用[1],但是随着老年患者和有合并症的患者的增加,它们的应用有可能更为普遍。

急性胆囊炎可以通过居家口服抗生素治疗吗?

尚未发现单纯口服抗生素(oral antibiotics)能够治愈急性胆囊炎的案例。

结论

对于没有明显合并症的急性胆囊炎年轻患者,适当复苏后尽早进行腹腔镜胆囊切除术的疗效最好。在老年患者和/或手术治疗条件差的患者,手术治疗的可能风险太大,可选择其他替代治疗方法,包括注射用抗生素治疗等方法,可以根据情况选择是否联合经皮胆囊造口术或新兴的内镜治疗术进行治疗。

(徐龙 译,刘清源 校)

推荐资源
- EM@3 AM – Acute Cholecystitis. emDocs. March 2017. http://www.emdocs.net/em3am-acute-cholecystitis/
- Episode 117.0 – Acute Cholecystitis. Core EM. October 2017. https://coreem.net/podcast/episode-117-0/
- Ultrasound for the Win Case – 46F with Abdominal Pain. Academic life in emergency medicine. April 2015. https://www.aliem.com/2015/04/ultrasound-for-the-win-46f-abdominal-pain/

参考文献

1. Baron TH, Grimm IS, Swanstrom LL. (2015). Interventional approaches to gallbladder disease. N Engl J Med. 2015;373:357–65.
2. Zafar SN, Obirieze A, Adesibikan B, Cornwell EE, Fullum TM, Tran DD. Optimal time for early laparoscopic cholecystectomy for acute cholecystitis. JAMA Surg. 2015;150:129–36.
3. Wu XD, Tian X, Liu MM, Wu L, Zhao S, Zhao L. Meta-analysis comparing early versus delayed laparoscopic cholecystectomy for acute cholecystitis. Br J Surg. 2015;102:1302–13.
4. Österberg J, Sandblom G, Lundell L, Hedberg M, Enochsson L. The sooner, the better? The importance of optimal timing of cholecystectomy in acute cholecystitis: data from the national Swedish registry for gallstone surgery, GallRiks. J Gastrointest Surg. 2017;21:33–40.
5. Banz V, Gsponer T, Candinas D, Guller U. Population-based analysis of 4113 patients with acute cholecystitis: defining the optimal time-point for laparoscopic cholecystectomy. Ann Surg. 2011;254:964–70.
6. Solomkin K, Mazuski JE, Bradley JS, Rodvold KA, Goldstein EJC, Baron EJ, O'Neill PJ, Chow AW, Dellinger EP, Eachempati SR, Gorbach S, Hilfiker M, May AK, Nathens AB, Sawyer RG, Bartlett JG. Diagnosis and management of complicated intra-abdominal infection in adults and children: guidelines by the surgical infection society and the Infectious Diseases Society of America. Clin Infect Dis. 2010;50:133–64. https://doi.org/10.1086/649554.
7. de Mestral C, Rotstein OD, Laupacis A, Hoch JS, Zagorski B, Nathens AB. A population-based analysis of the clinical course of 10,304 patients with acute cholecystitis, discharged without cholecystectomy. J Trauma Acute Care Surg. 2013;74:26–31.
8. McGillicuddy EA, Schuster KM, Barre K, Suarez L, Hall MR, Kaml GJ, Davis KA, Longo WE. Non-operative management of acute cholecystitis in the elderly. Br J Surg. 2012;99:1254–61.
9. Riall TS, Zhang D, Townsend CM, Kuo YF, Goodwin JS. Failure to perform cholecystectomy for acute cholecystitis in elderly patients is associated with increased morbidity, mortality, and cost. J Am Coll Surg. 2010;210:668–77.

紧急情况下 HIDA 扫描有作用吗？

58

Manpreet Singh

关键概念

- ^{99m}TC 标记的羟基亚氨基二乙酸（HIDA）扫描诊断急性胆囊炎的灵敏度和特异度明显高于超声，阳性和阴性预测值也较高。
- 在超声征象不能明确诊断或与临床表现不符时，应考虑进行 HIDA 扫描。

胆道闪烁显像（cholescintigraphy）或肝胆闪烁显像（hepatobiliary scintigraphy）是一项核素检查方法。在该项检查中，需要给患者静脉注射可被肝脏摄取并分泌到胆管的放射性化合物标记的羟基亚氨基二乙酸（hydroxy iminodiacetic acid, HIDA）[1,2]。因此，通常将这种方法称之为 HIDA 扫描。

正常情况下，检查的第一阶段，注射药物约 1 小时后进行胆囊显影。然而，在有胆囊炎或胆囊管梗阻（cystic duct obstruction）的情况下，会出现胆囊显影延迟或完全不显影情况。

在 HIDA 扫描时，出现胆囊充盈（gallbladder filling）和显影异常诊断胆囊炎的灵敏度高于 95%，特异度高于 90%[1-3]，准确性高于超声[4-7]。HIDA 扫描的阳性预测值和阴性预测值也较高。因此，尽管超声是目前诊断胆囊炎的首选影像学检查方法，但一些专家因 HIDA 扫描诊断胆囊炎的特性较好，认为应将 HIDA 扫描作为首选的影像学检查方法[4]。

在 HIDA 扫描的第二阶段，给予患者胆囊收缩素（cholecystokinin），这种药物可以促进胆囊收缩，使胆囊在数小时内排空。排出 HIDA 之后胆囊不再显影。然而，在胆管功能障碍（biliary dysfunction）或奥迪括约肌痉挛（sphincter of Oddi spasm）的情况下，胆囊排空延迟或不排空，HIDA 滞留于胆囊中，所以胆囊继续显影。

尽管胆管功能障碍和奥迪括约肌痉挛可引起慢性、间断性疼痛，但极少需要紧急干预。这些患者一般不需要住院治疗，而且这些疾病也无明显的病死率。因此，在急诊医疗机构，HIDA 扫描的最重要部分是涉及胆囊充盈的第一阶段。

HIDA 扫描有以下几点缺陷限制了其作为主要的影像学检查方法在急诊医疗单位的应用前景[8,9]：

1. 肝炎和长期禁食可引起胆囊排空延迟；
2. 检查费用高于超声；
3. 技术人员花费的时间更长（通常为 3~4 小时）；
4. 使患者暴露于电离辐射中；
5. 夜间或周末可能无法进行检查；
6. 诊断无胆囊炎的症状性胆石症的准确性较差；
7. 不能对临床表现类似于胆囊炎的其他疾病进行鉴别诊断，如肝脓肿、胆管癌、胰腺炎和梗阻性尿路病。

鉴于 HIDA 扫描的局限性，这项检查比较适合用于超声检查不能明确诊断或超声检查与临床表现不符的患者。譬如，酗酒引起的慢性腹水患者可能有转氨酶升高、胆囊壁增厚和胆囊周围积液，超声上这些征象可能与急性胆囊炎无关。同样，这些征象也可见于患者的 CT 影像上，因此限制了它在急性胆囊炎诊断中的应用。所以，当存在胆囊充盈和显影异常时，HIDA 扫描有助于对胆囊炎进行确诊。

（徐龙 译，张杰 校）

推荐资源

- Cholescintigraphy. Radiopaedia. https://radiopaedia.org/articles/cholescintigraphy
- Normal HIDA scan for gallbladder dysfunction. Radiopaedia. https://radiopaedia.org/cases/normal-hida-scan-for-gallbladder-dysfunction

---

参考文献

1. Missiroli C, Mansouri M, Singh A. Emergencies of the biliary tract. In: Singh A, editor. Emergency radiology. Cham: Springer; 2018.
2. Elwood DR. Cholecystitis. Surg Clin North Am. 2008;88(6):1241–52. https://doi.org/10.1016/j.suc.2008.07.008.
3. Graff LG, Robinson D. Abdominal pain and emergency department evaluation. Emerg Med Clin North Am. 2001;19:123–36.
4. Alobaidi M, Gupta R, Jafri SZ, Fink-Bennet DM. Current trends in imaging evaluation of acute cholecystitis. Emerg Radiol. 2004;10:256–8.
5. Trowbridge RL, Rutkowski NK, Shojania KG. Does this patient have acute cholecystitis? JAMA. 2003;289:80–6.
6. Behnia F, Gross JA, Ragucci M, Monti S, Mancini M, Elman S, Vesselle H, Mannelli L. Nuclear medicine and the emergency department patient: an illustrative case-based approach. Radiol Med. 2015;120:158–70.
7. Jain A, Mehta N, Secko M, Schechter J, Papanagnou D, Pandya S, Sinert R. History, physical examination, laboratory testing, and emergency department ultrasonography for the diagnosis of acute cholecystitis. Acad Emerg Med. 2017;24:281–97. https://doi.

org/10.1111/acem.13132.

8. Kaoutzanis C, Davies E, Leichtle SW, Welch KB, Winter S, Lampman RM, Franz MG, Arneson W. Is hepato-imino diacetic acid scan a better imaging modality than abdominal ultrasound for diagnosing acute cholecystitis? Am J Surg. 2015;210:473–82. https://doi.org/10.1016/j.amjsurg.2015.03.005.

9. Mujoomdar M, Russell E, Dionne F, Moulton K, Murray C, McGill S, Lambe K. Optimizing health system use of medical isotopes and other imaging modalities. CADTH optimal use reports. Canadian Agency for Drugs and Technologies in Health: Ottawa; 2012.

Manpreet Singh

经验教训
- 无结石胆囊炎（ACC）通常与严重的内、外科基础合并症有关。
- 与结石性胆囊炎相比，ACC 伴随的发病率和病死率更高，更有可能发生穿孔或坏死性并发症。
- 虽然胆囊切除术是 ACC 治疗的首选方法，但是病情不稳定或不适合手术的患者常常先进行经皮介入疗法和抗生素治疗。

何谓无结石胆囊炎？

无结石胆囊炎（acalculous cholecystitis，ACC）是指在无胆结石（gallstone）或胆囊管梗阻（cystic duct obstruction）证据的情况下胆囊发生的炎症。该炎症处常常发生感染。

无结石胆囊炎常常发生在有严重的慢性基础合并症（内、外科）的患者，例如营养不良（malnutrition）、全肠外营养（TPN）、脓毒症（sepsis）、严重烧伤、复合伤（multi-trauma）和 HIV 感染的患者[1,2]。这些不同的、无关的基础合并症（comorbidity）会引起胆汁黏滞性（viscosity）增加，导致胆汁淤滞（stagnant bile），之后胆汁在胆囊内蓄积并逐渐增加胆囊内压力[3-6]。胆囊壁随后水肿、发炎并缺血，继而诱发胆囊感染（gallbladder infection）[3-6]。

急性或慢加急性疾病在无结石胆囊炎的发生中也可能起重要作用。发热（fever）和脱水（dehydration）可能导致胆汁黏滞性增加，经口摄入（oral intake）减少可降低胆囊收缩素（cholecystokinin）分泌，继而抑制胆囊收缩[3-6]。发热及脱水的患者经口摄入不足时，随之出现胆汁黏滞性增加和胆汁淤积（bile stasis），蓄积的胆汁扩张胆囊并对胆囊壁施加压力，从而引起反应性炎症（reactive inflammation），并增加后续胆囊感染的风险[3-6]。

同样，血液循环（circulation）功能障碍和/或器官灌注（organ perfusion）不足可促发胆囊水肿，弱化胆囊壁的功能，导致胆囊扩张和胆汁蓄积，进而引起胆囊炎症，并进一步增加胆囊感染的风险[3-6]。

无结石胆囊炎的影响

无结石胆囊炎占所有急性胆囊炎（acute cholecystitis）病例的 5%~10%，其更多见于老年患者。与结石性胆囊炎（calculous cholecystitis，即胆结石引起的胆囊炎）相比，无结石胆囊炎的致病率和病死率都更高[1,2]。无结石胆囊炎的病死率甚至可达到结石性胆囊炎的 10 倍以上，同时无结石胆囊炎的坏疽性和坏死性并发症发生概率可达到结石性胆囊炎的 6 倍以上，并且无结石胆囊炎胆囊穿孔的可能性更高[1,2]。

如何治疗？

必须对无结石胆囊炎进行快速识别和治疗。全血细胞计数（complete blood count，CBC）和肝功能检测（（liver function test，LFT））常常用于筛查无结石胆囊炎患者。但是由于潜在合并症的相应检查结果也常常是异常的，以致无结石胆囊炎患者的检测值更容易出现异常。这使得无结石胆囊炎风险最大的患者难以被及时识别。因此，在所有高龄、住院或免疫功能差的患者中，如果有发热、腹痛，尤其是疼痛局限于右上腹时，均应考虑存在无结石胆囊炎的可能。

根据临床情况，可采用超声（ultrasound，US）、胆道闪烁显像（cholescintigraphy，HIDA）和/或计算机体层摄影（computed tomography，CT）检查进行病情评估。疑诊无结石胆囊炎时，通常首选超声用于诊断性影像学检查，其灵敏度为 30%~98%，特异度为 89%~100%。超声检查后不能确诊的或症状模糊不清、不典型的患者，可行 CT 检查来评估无结石胆囊炎和其他潜在的发热和腹痛的病因。当超声和 CT 检查均未发现病变但仍对无结石胆囊炎保持怀疑时，应行 HIDA 检查，其灵敏度为 67%~100%，特异度为 58%~88%。

无论选择哪种影像学检查方式，都应认识到单凭影像学检查不足以对疾病进行明确诊断。应结合患者临床表现解读影像学征象，排除其他需鉴别诊断的疾病。

确诊后的治疗应包括：

1. 立即进行有效的抗生素治疗（antibiotic coverage），因为上行性感染（ascending infection）、腹腔脓毒症（abdominal sep-

sis)和休克均会迅速发生；

　　2. 大量液体复苏(fluid resuscitation)，因为血容量不足和脱水是重要的易感因素；

　　3. 进行肝胆外科医师、消化科医师和/或介入放射科医师会诊；

　　4. 处理合并症和伴发的其他急性疾病[7-10]。

　　胆囊切除术(cholecystectomy)是首选的确定性治疗(definitive treatment)方法，但 ACC 患者的合并症常常使他们更易于发展成 ACC，因此他们的病情往往不稳定或不适合进行外科治疗[10]。所以，进行非外科干预可能是必要的，且应考虑尽早实施。消化内科医生可行内镜下胆囊支架置入术(endoscopic gallbladder stent placement)或超声内镜(endoscopic ultrasonography)引导下腔壁贴合型全覆膜自膨式金属支架(lumen-apposing metal stent)的经壁胆囊引流(transmural gallbladder drainage)[11,12]。介入放射科医师可行经皮胆囊造口术(percutaneous cholecystostomy)并置入引流管进行治疗[7-9]。虽然非外科方法并不优于胆囊切除术(cholecystectomy)，但是与单纯抗生素治疗相比，能够提高患者生存率，对不适合手术的患者而言，不失为一种重要的治疗方法[10]。

（徐龙　译，张杰　校）

推荐资源

- Acalculous Cholecystitis. Life in the Fastlane. Feb 2017. https://lifeinthefastlane.com/ccc/acalculous-cholecystitis
- Acute Acalculous Cholecystitis. Radiopaedia. https://radiopaedia.org/articles/acute-acalculous-cholecystitis

参考文献

1. Barie PS, Eachempati SR. In: Dultz LA, Todd SR, Eachempati SR, editors. Acute cholecystitis. Cham: Springer International Publishing; 2015.
2. Treinen C, Lomelin D, Krause C, Goede M, Oleynikov D. Acute acalculous cholecystitis in the critically ill: risk factors and surgical strategies. Langenbeck's Arch Surg. 2015;400:421–7. https://doi.org/10.1007/s00423-014-1267-6.
3. Tana M, Tana C, Cocco G, Iannetti G, Romano M, Schiavone C. Acute acalculous cholecystitis and cardiovascular disease: a land of confusion. J Ultrasound. 2015;18(4):317–20.
4. Theodorou P, Maurer CA, Spanholtz TA, et al. Acalculous cholecystitis in severely burned patients: incidence and predisposing factors. Burns. 2009;35(3):405–11.
5. Hamp T, Fridrich P, Mauritz W, Hamid L, Pelinka LE. Cholecystitis after trauma. J Trauma. 2009;66(2):400–6.
6. Gu MG, Kim TN, Song J, Nam YJ, Lee JY, Park JS. Risk factors and therapeutic outcomes of acute acalculous cholecystitis. Digestion. 2014;90(2):75–80.
7. Joseph T, Unver K, Hwang GL, et al. Percutaneous cholecystostomy for acute cholecystitis: ten-year experience. J Vasc Interv Radiol. 2012;23(1):83–8.e1.
8. Chung YH, Choi ER, Kim KM, et al. Can percutaneous cholecystostomy be a definitive management for acute acalculous cholecystitis? J Clin Gastroenterol. 2012;46(3):216–9.
9. Noh SY, Gwon DI, Ko GY, Yoon HK, Sung KB. Role of percutaneous cholecystostomy for acute acalculous cholecystitis: clinical outcomes of 271 patients. Eur Radiol. 2018;28(4):1449–55.
10. Soria Aledo V, Galindo Iniguez L, Flores Funes D, Carrasco Prats M, Aguayo Albasini JL. Is cholecystectomy the treatment of choice for acute acalculous cholecystitis? A systematic review of the literature. Rev Esp Enferm Dig. 2017;109(10):708–18.
11. Irani S, Baron TH, Grimm IS, Khashab MA. EUS-guided gallbladder drainage with a lumen-apposing metal stent (with video). Gastrointest Endosc. 2015;82(6):1110–5.
12. Anderson JE, Inui T, Talamini MA, Chang DC. Cholecystostomy offers no survival benefit in patients with acute acalculous cholecystitis and severe sepsis and shock. J Surg Res. 2014;190(2):517–21.

胆绞痛患者的最佳处理方法及入院指征 60

Anthony Scarcella

关键概念

- 急诊环境下胆绞痛的初步处理包括按需进行静脉补液,给予镇痛药和止吐药。
- 胆绞痛患者的评估应包括实验室检查和诊断性影像学检查。
- 单纯的胆绞痛患者,如果无并发症征象并且疼痛缓解,可以出院进行门诊随访。
- 疼痛无法控制的胆绞痛患者应入院治疗。
- 有胆囊炎、胆总管结石、胆管炎或胆石性胰腺炎等并发症的患者,需要住院治疗,并且往往需要专科医生会诊。

对疑因胆绞痛(biliary colic)引起的上腹痛(upper abdominal pain)的评估及初步处理方法,类似于对其他胆管疾病的评估及初步处理方法。症状的严重性、胆石的位置以及有无并发症决定着处理策略[1]。

疑因胆绞痛引起急性症状的患者常常需要静脉补液(intravenous fluid),并给予镇痛药(analgesics)和止吐药(antiemetic)治疗。对于疑似血容量不足(hypovolemia)的患者,为保持充分水化并进行容量复苏(volume resuscitation),应进行静脉内(IV)补液。按需给予镇痛药及止吐药来缓解患者的不适症状。一般而言,患者不宜经口摄入饮食(如果有指征,口服对比剂例外),直至找到腹痛的病因。

胆绞痛及其他胆管疾病的标准实验室检查项目包括全血细胞计数、全套代谢功能检测和脂肪酶(lipase)测定。如果胆红素(bilirubin)水平升高,结合性胆红素(conjugated bilirubin)检测有助于鉴别潜在的病因。老年患者及有心脏风险因素的患者可能应做心电图检查、心肌酶谱检测及心脏监测[2,3]。这些项目是用于评估胆石疾病相关的并发症或评估有无其他需鉴别诊断的疾病的诊断方法,而不是用于诊断胆绞痛的方法。

胆系超声可直接观察到胆石以及炎症的伴随征象和一些并发症,常常是影像学检查的首选方法[1-4]。在某些情况下,计算机体层摄影(CT)检查可取代超声[1,2,4]。然而,一项研究表明,经过其他方法确定的110例胆石(超声和/或术中直接观察)患者中,CT仅发现87例(79%)[5]。肝脏和胆系影像学检查方法将在本书第70章进行深入讨论。

胆绞痛患者,如果症状缓解,无明显并发症并且实验室检查正常,可以带镇痛药、止吐药出院,进行门诊外科随访即可,要叮嘱患者避免接触相关诱发因素(例如,油腻的饮食)[3]。NSAID 通常是胆绞痛的一线治疗药物,因为其缓解胆源性疼痛的效果几乎与麻醉性镇痛药(narcotics)相当,但不良反应较少[6,7]。必要时,可加用麻醉性镇痛药。

存在不能控制的腹痛症状的单纯型胆绞痛为住院的指征。胆囊结石嵌顿在胆囊颈时,常常需要住院治疗。嵌顿的结石将患者置于反复发作的风险之中。如果患者嵌顿的结石排出(无疼痛和并发症),则患者可以出院,但应确保其进行密切的外科随访,并且制定严格的复诊提醒措施。

胆结石的内科治疗方法近些年逐渐减少,但是对那些不适合进行外科手术或不愿意进行外科治疗的患者,内科治疗可能是一种不错的选择。内科治疗方法包括口服胆汁酸类药物和体外冲击波碎石术(extracorporeal shockwave lithotripsy)。不过,在急诊医疗单位一般不使用这些治疗方法[8]。

(徐龙 译,王伟岸 校)

推荐资源

- Acute Cholecystitis and Biliary Colic. Medscape. Jan 2017. https://emedicine.medscape.com/article/1950020-overview
- Podcast: Biliary Colic and Cholecystitis. Surgery 101. Jan 2018. http://surgery101.org/podcast/biliary-colic-and-cholecystitis/

参考文献

1. Abraham S, Rivero H, Erlikh I, et al. Surgical and nonsurgical management of gallstones. Am Fam Physician. 2014;89:795–802.
2. Alam HB, Demehri FR, Repaskey WT, et al. Evaluation and management of gallstone\related diseases in non-pregnant adults. Ann Arbor, MI: Faculty Group Practice, University of Michigan Health System; 2014. Available from the National Guideline Clearinghouse at www.guideline.gov/content.aspx?id=48262
3. Demehri F, Alam H. Evidence-based management of common gallstone-related emergencies. J Intensive Care Med. 2016;31:3–13.
4. Tomizawa M, Shinozaki F, Hasegawa R, et al. Abdominal ultrasonography for patients with abdominal pain as a fist-line diagnostic imaging modality. Exp Ther Med. 2017;13:1932–6.
5. Barakos JA, Ralls PW, Lapin SA, et al. Cholelithiasis: evaluation

with CT. Radiology. 1987;162(2):415–8.

6. Henderson SO, Swardron S, Newton E. Comparison of intravenous ketorolac and meperidine in the treatment of biliary colic. J Emerg Med. 2002;23:237–41.

7. Johnston MJ, Fitzgerald JE, Bhangu A, et al. Outpatient management of biliary colic: a prospective observational study of prescribing habits and analgesia effectiveness. Int J Surg. 2014;12:169–76.

8. Tazuma S, Unno M, Igarashi Y, et al. Evidence-based clinical practice guidelines for cholelithiasis 2016. J Gastroenterol. 2017;52(3):276–300.

胆石性肠梗阻及其临床意义

Bryan Sloane and Andrea Wu

关键概念
- 胆石性肠梗阻是肠梗阻的罕见病因,老年女性患者多发。
- 患者通常为亚急性起病,早期症状不典型,诊断困难。
- 胆石性肠梗阻由巨大的结石引起,结石直径通常大于2.5cm,结石通过胆肠瘘堵塞肠道。
- 最好用 CT 进行诊断,采用手术方法进行治疗。
- 胆石性肠梗阻的病死率约为30%

胆石性肠梗阻(gallstone ileus)是肠腔内异位胆石(ectopic gallstone)引起的机械性肠梗阻(mechanical bowel obstruction),是肠梗阻的罕见病因,病情严重,常常诊断困难[1]。尽管以前的研究认为胆石嵌塞引起的机械性肠梗阻发病率高达5%,但最近的文献显示在美国,这种梗阻在所有的机械性肠梗阻中不足 1%[1]。老年女性最常惟患该病,男女比例达到 1∶6。患者年龄一般在 60 岁以上,大多数患者年龄在 70~80 岁之间[1,2]。曾报道胆石性肠梗阻的病死率高达 60%,但新近研

究估计为 30%[1]。这种病死率的降低可能得益于对病情的早期发现及早期干预[1],尽管患者常常表现为难以诊断的亚急性非特异性症状。从症状发作到诊断的平均时间约为4 天。

胆石性肠梗阻的病因复杂。胆囊的慢性炎症导致邻近腹腔内脏受到局部刺激。胆囊和肠道的炎症再加上巨大胆石紧压胆囊壁引起的压迫性坏死(pressure necrosis),最终致使胆囊壁和小肠之间形成瘘。如果胆石通过这一瘘道进入胃肠腔内并引起嵌塞,即为胆石性肠梗阻[3]。

最常见的情况是,瘘发生在胆囊和十二指肠之间,因为它们密切相连。然而,瘘可在胆囊和胃肠道任何部位之间形成,包括胃及结肠。胆囊与胃之间形成的瘘即为 Bouveret 综合征(Bouveret's syndrome),如果存在胆石嵌塞,则会引起胃出口梗阻(gastric outlet obstruction)[3]。

胆石性肠梗阻最常见的部位在回肠末端及回盲瓣,这是小肠最狭窄的部位。胆石也可嵌塞在已有狭窄的部位。

多数病例是由 2.5cm 以上的胆石所致。巨大胆石(大于5cm)尤其可能引起嵌塞,不能自行排出[3]。

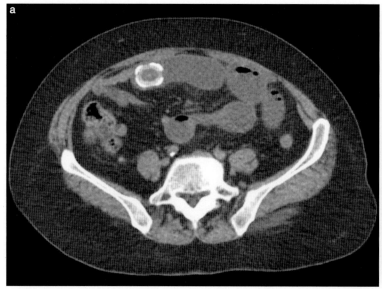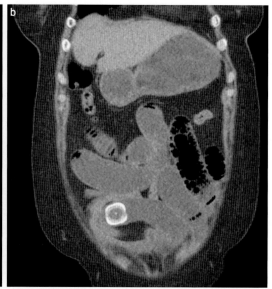

图 61.1 巨大结石嵌塞在远端小肠引起的胆石性肠梗阻患者的 CT 图像轴向位(a)和冠状位(b)

　　诊断胆石性肠梗阻最可靠的方法是计算机体层摄影（CT），其优于腹平片和超声，灵敏度为 93%[3,4]。其典型的放射影像学征象为胆管积气（pneumobilia）、异位胆石（ectopic stone）及梗阻的小肠构成的 Rigler 三联征。在胆石性肠梗阻患者腹部平片和腹部 CT 检查中，Rigler 三联征的发现率分别为 15% 和 78%[2,4]。腹部超声检查可发现嵌塞的结石并显示瘘的部位，但比 CT 提供的信息少，因此胆石性肠梗阻影像学检查一般不选择它[4]。

　　图 61.1 显示 CT 观察到的胆石性肠梗阻。

　　对疑诊或确诊胆石性肠梗阻的患者而言，必须及时进行外科会诊取出结石。虽然小胆石可以自行排出，但大于 2.5cm 的结石不太可能自行排出，更可能引起梗阻，需要手术取出。外科干预包括单纯的肠取石术（enterolithotomy）或肠取石术联合瘘修补术[3-5]。内镜下取出异位胆石等微创手术方法也已被成功应用，可以作为病情稳定患者的治疗选择[3]。

（徐龙　译，杨轶　校）

推荐资源

- Gallstone ileus – causes, symptoms, diagnosis, treatment & pathology. YouTube. Oct 2016. https://www.youtube.com/watch?v=96Cj6SWAOjM
- Gallstone ileus. Emergency Physicians Monthly. May 2012. http://epmonthly.com/article/gallstone-ileus/
- Gallstone ileus. Radiopaedia. https://radiopaedia.org/articles/gallstone-ileus

参考文献

1. Halabi WJ, Kang CY, Ketana N, et al. Surgery for gallstone ileus. Ann Surg. 2014;259(2):329–35. https://doi.org/10.1097/SLA.0b013e31827eefed.
2. Lassandro F, Gagliardi N, Scuderi M, Pinto A, Gatta G, Mazzeo R. Gallstone ileus analysis of radiological findings in 27 patients. Eur J Radiol. 2004;50(1):23–9. https://doi.org/10.1016/j.ejrad.2003.11.011.
3. Nuño-Guzmán CM, Marín-Contreras ME, Figueroa-Sánchez M, Corona JL. Gallstone ileus, clinical presentation, diagnostic and treatment approach. World J Gastrointest Surg. 2016;8(1):65–76. https://doi.org/10.4240/wjgs.v8.i1.65.
4. Ayantunde AA, Agrawal A. Gallstone ileus: diagnosis and management. World J Surg. 2007;31(6):1292–7. https://doi.org/10.1007/s00268-007-9011-9.
5. Ravikumar R, Williams JG. The operative management of gallstone ileus. Ann R Coll Surg Engl. 2010;92(4):279–81. https://doi.org/10.1308/003588410X12664192076377.

如何诊断及治疗气肿性胆囊炎？ 62

Manpreet Singh

经验教训

- 气肿性胆囊炎是一种不常见的致死性疾病，多发于老年男性糖尿病患者，症状隐匿。
- 其诊断要根据病史、体格检查及放射影像学征象综合判断。
- 超声无法确诊或超声检查阴性的患者，如果有明显气肿性胆囊炎风险，应行计算机体层摄影检查。

气肿性胆囊炎（emphysematous cholecystitis）是外科急症，在所有急性胆囊炎中发病率为1%[1]。气肿性胆囊炎是最严重的胆囊炎性疾病[1]，因可导致胆囊壁坏疽并继发穿孔，进而释放毒素、炎症细胞和细菌进入腹腔，病死率接近25%[1]。

气肿性胆囊炎最常发生在伴有内脏感觉降低的免疫低下患者，如老年人、未控制糖尿病的肥胖男性患者，因此在首次就诊时易被漏诊。其典型表现是主诉模糊不清，往往误导医生的判断，之后病情迅速恶化并出现心血管系统突然衰竭症状[2]。

气肿性胆囊炎发生胆囊壁坏疽，会增加胆囊穿孔的风险和概率。穿孔继而又导致毒素、炎症介质和细菌进入腹腔。

气肿性胆囊炎可能由几种重叠的合并症诱发因素所致[3]：

- 胆囊动脉（cystic artery）闭塞或狭窄、肝动脉栓塞（hepatic artery embolization）或闭塞性动脉内膜炎（endoarteritis obliterans）等所致的血管功能不全（vascular insufficiency）可使胆囊壁因微循环缺血而水肿。这创造了一个有利于大肠杆菌（*Escherichia coli*）、梭状芽孢杆菌（clostridia）等厌氧菌（anaerobic bacteria）生长和易位的厌氧环境。水肿的胆囊壁也可成为其他同时感染的细菌（co-infecting bacteria）的繁殖场所。
- 营养不良和慢性消耗性疾病引起的胆汁淤积碱化，为细菌增殖（bacterial growth）提供了有利的环境。
- 堵塞或嵌塞的胆石可引起胆囊壁局部水肿，进而导致胆囊壁缺血，随后可能导致血管功能受损。但这通常只发生于有慢性血管病变（vasculopathy）的患者，在年轻并且其他方面都健康的胆石症患者中不常见。
- 免疫功能受损（immunecompromise）的患者，尤其是糖尿病患者和老年患者，气肿性胆囊炎的风险增加。但是在血管合并症存在的情况下，这可能并不是一个独立的危险因素。
- 产气细菌（gas-forming bacteria），如梭状芽孢杆菌（clostridia）、克雷伯菌（*Klebsiella*）、脆弱拟杆菌（*Bacteroides fragilis*）

和大肠杆菌是与气肿性胆囊炎最相关的细菌，这些细菌可首先感染胆囊，在其中产气并引起坏疽（gangrene），增加穿孔的风险。这些细菌也可定植在缺血的胆囊，随后引发胆囊坏疽和穿孔。

大多数气肿性胆囊炎发生于有糖尿病和肥胖基础的老年男性患者[4]。患者患病后往往不会产生发热反应（febrile response），使得诊断更具挑战性。三分之一的气肿性胆囊炎患者无发热，也无局限性压痛，仅有泛发性腹部隐痛。诊断的关键是对气肿性胆囊炎保持高度警惕，随后证实胆囊气肿（gallbladder emphysema）的存在。

超声经常用于气肿性胆囊炎的诊断。开始常表现为胆囊腔内存在气体，逐渐发展为胆囊壁内存在气体，且气体扩展到胆囊周围组织[5]。产气菌产生的气体可分散超声波，所以超声检查工作者可依赖胆囊窝内信号的消散做出诊断。然而，这种"胆囊不显影（nonvisualization of the gall bladder）"现象也可能归咎于邻近的肠积气，因而假阴性的情况并非少见[5]。尽管超声检查诊断气肿性胆囊炎的特异度高，但因其假阴性率也较高而使得灵敏度较低。因此，有气肿性胆囊炎风险的患者，如果超声检查结果为阴性，应进一步进行影像学检查[5,6]。

计算机体层摄影（computed tomography，CT）是气肿性胆囊炎的有效诊断检查方法，因为它易于识别胆囊内和胆囊壁的气体，能够把邻近的肠积气与胆管内的积气鉴别开，并且常常可发现发病的直接原因，如血管闭塞[7,8]。此外，CT能较好地识别气肿性胆囊炎的并发症，如穿孔、局部脓肿形成以及伴发的肾盂肾炎（pyelonephritis）或肝炎（hepatitis）。

气肿性胆囊炎的治疗类似于无结石胆囊炎的治疗，已在本书第59章讨论。胆囊切除术（cholecystectomy）是确定性治疗（definitive treatment）方法[6]，但对于手术条件差的患者来说，这种方法可能不是首选。这些患者应考虑经皮引流和内镜治疗[9]。

（徐龙 译，王伟岸 校）

推荐资源

- Bennett GL, Balthazar EJ. Ultrasound and CT evaluation of emergent gallbladder pathology. Radiol Clin N Am. 2003;41(6):1203–16.
- Chuang C, Hsieh H, Wu H, et al. Management of emphysematous cholecystitis. Chir Gastroenterol. 2007;23:75–8.

参考文献

1. Mentzer RM Jr, Golden GT, Chandler JG, et al. A comparative appraisal of emphysematous cholecystitis. Am J Surg. 1975;129(1):10–5.
2. Gill KS, Chapman AH, Weston MJ. The changing face of emphysematous cholecystitis. Br J Radiol. 1997;70(838):986–91.
3. Garcia-Sancho Tellez L, Rodriguez-Montes JA, Fernandez de Lis S, Garcia-Sancho Martin L. Acute emphysematous cholecystitis. Report of twenty cases. Hepatogastroenterology. 1999;46(28):2144–8.
4. Lorenz RW, Steffen HM. Emphysematous cholecystitis: diagnostic problems and differential diagnosis of gallbladder gas accumulations. Hepatogastroenterology. 1990;37(Suppl 2):103–6.
5. Bloom RA, Libson E, Lebensart PD, et al. The ultrasound spectrum of emphysematous cholecystitis. J Clin Ultrasound. 1989;17(4):251–6.
6. Chuang C, Hsieh H, Wu H, et al. Management of emphysematous cholecystitis. Chir Gastroenterol. 2007;23:75–8.
7. Andreu J, Perez C, Caceres J, Llauger J, Palmer J. Computed tomography as the method of choice in the diagnosis of emphysematous cholecystitis. Gastrointest Radiol. 1987;12(4):315–8. [Medline]
8. Bennett GL, Balthazar EJ. Ultrasound and CT evaluation of emergent gallbladder pathology. Radiol Clin North Am. 2003;41(6):1203–16.
9. Slot WB, Ooms HW, Van der Werf SD, et al. Percutaneous gallbladder drainage in emphysematous cholecystitis. Neth J Med. 1995;46(2):86–9.

患急性胆囊炎的老年患者——有何不同？

患急性胆囊炎的老年患者——有何不同？ 63

Andrea J. Hladik and Matthias Barden

经验教训

- 急性胆囊炎虽然常见于老年患者，但初次就诊时常常漏诊，治疗可能会延迟。
- 在对主诉含糊不清的老年患者进行评估时，应提高警惕，进行广泛的鉴别诊断。
- 在对这些患者进行评估时，计算机体层摄影（CT）可能是较好的初步检查方法。
- 做出诊断后，相应治疗取决于患者的整体情况。对于某些患者，先进行胆囊造口引流可能优于立即进行手术治疗。

急性胆囊炎（acute cholecystitis）的典型表现为右上腹痛，伴有恶心、呕吐和发热。老年患者通常表现不典型，症状模糊，无特异性症状。因此，医务人员应以高度警惕的态度处理这类患者[1]。老年腹痛患者往往比年轻患者有更多的并发症，住院率较高（高达一半的患者），对手术干预的需要更大（占住院患者的三分之一）[2,3]。

胆囊炎的发病率随着年龄的增长而增加，这是由于随着年龄增长，胆结石的患病率增加、胆汁的成石性（lithogenicity）增加而胆囊运动性降低所致。诸如无结石胆囊炎（acalculous cholecystitis）、气肿性胆囊炎（emphysematous cholecystitis）、胆囊穿孔（gallbladder perforation）等并发症，更有可能发生在老年患者中，并且病死率较高[2]。老年人发病率和病死率较高，部分是因为老年人的合并症患病率较高[4]。

急性胆囊炎的老年患者较难诊断，原因如下：

1. 痛觉（pain perception）的差异可能导致就医延迟。

2. 衰老的生理改变和多种药物治疗（polypharmacy）可能导致生命体征中的异常不明显。

3. 呕吐、白细胞增多和墨菲征阳性的发生率较低[5]。

在老年人中，由于体格检查和实验室检查的局限性，医务人员应采取更积极的影像学检查方法。美国放射学会（American College of Radiology）推荐将超声（ultrasound, US）作为右上腹痛患者最合适的诊断方式[1]。但计算机体层摄影（computed tomography, CT）更适用于评估非特异性腹痛，因而可能更适合对老年患者进行初步影像学检查。尽管超声对胆结石的诊断更敏感和也更特异，但 CT 对胆囊壁增厚、胆囊周围积液、胆管积气（pneumobilia）和胆囊穿孔等情况更敏感[6,7]。它还可以显示胆管扩张[7]，并且常常有助于对其他疾病进行鉴别诊断。

择期门诊胆囊切除时，老年人群未合并感染的症状性胆石症的发病率和病死率与一般人群相同[8]。然而，与普通人群相比，胆囊切除术治疗的老年急性胆囊炎患者的发病率和病死率均有所升高[8]。因此，在急性胆囊炎等并发症发生之前，进行快速/择期手术（expedited/elective surgery）可能会使患有胆结石的老年患者获益更多[8]。

急性胆囊炎老年患者一经诊断，就应采用静脉注射抗生素治疗，并尽早进行外科会诊。虽然急性胆囊炎的确定性治疗（definitive treatment）是胆囊切除术（cholecystectomy，通常是腹腔镜手术），但是对于高龄患者、重病患者以及伴有严重合并症的患者，它伴发的发病率和病死率均增加[4,5,9]。因此，一些专家开始用微创的治疗方法，如静脉注射抗生素，根据情况选择经皮胆囊造口术（percutaneous cholecystostomy）或进行内镜干预[10-12]。经抗菌药物治疗和胆囊减压治疗后，手术条件差的患者可以进行延迟或间期胆囊切除术（interval cholecystectomy）。最佳的处理时机和处理策略仍存在争议。

（徐龙 译，王伟岸 校）

推荐资源

- Abdominal pain in the elderly. EM:RAP C3 Project. Sept 2012. https://www.emrap.org/episode/september2012/c3project1
- Cholangitis: deadly cause of right upper quadrant abdominal pain. emDocs. Feb 2016. http://www.emdocs.net/cholangitis-deadly-cause-of-right-upper-quadrant-abdominal-pain/
- Geriatric gastroenterology: series #19 – Billiary disease in the elderly. Practical gastroenterology. Sept 2008. http://www.practicalgastro.com/pdf/September08/ShahArticle.pdf

参考文献

1. Ozeki M, Takeda Y, Morita H, et al. Acute cholecystitis mimicking or accompanying cardiovascular disease among Japanese patients hospitalized in a hospital Cardiology Department. BMC Res Notes. 2015;8:805.
2. Leuthauser A, McVane B. Abdominal pain in the geriatric patient. Emerg Med Clin N Am. 2016;34:363–75.
3. Magidson PD, Martinez JP. Abdominal pain in the geriatric patient.

Emerg Med Clin N Am. 2016;34:559–74.

4. Zhang ZM, Liu Z, Liu LM, et al. Therapeutic experience of 289 elderly patients with biliary diseases. World J Gastroenterol. 2017;23:2424–34.

5. Spangler R, Van Pham T, Khoujah D, et al. Abdominal emergencies in the geriatric patient. Int J Emerg Med. 2014;7:43.

6. Fagenholz PJ. Computed tomography is more sensitive than ultrasound for the diagnosis of acute cholecystitis. Surg Infect. 2015;16:509–12.

7. Pinto A, Reginelli A, Cagini L, et al. Accuracy of ultrasonography in the diagnosis of acute calculous cholecystitis: review of the literature. Crit Ultrasound J. 2013;5:S11.

8. Hsieh YC, Chen CK, Su CW, et al. Outcome after percutaneous cholecystostomy for acute cholecystitis: a single-center experience. J Gastrointest Surg. 2012;16:1860–8.

9. Lee SI, Na BG, Yoo YS, et al. Clinical outcome for laparoscopic cholecystectomy in extremely elderly patients. Ann Surg Treat Res.

2015;88:145–51.

10. Venara A, Carretier V, Lebigot J, Lermite E. Technique and indications of percutaneous cholecystostomy in the management of cholecystitis in 2014. J Visc Surg. 2014;151:435–9.

11. Lee S, Park DH, Hwang CY, et al. EUS-guided transmural cholecystostomy as rescue management for acute cholecystitis in elderly or high-risk patients: a prospective feasibility study. Gastrointest Endosc. 2007;66:1008–12.

12. Cherng N, Witkowski ET, Sneider EB, et al. Use of cholecystostomy tubes in the management of patients with primary diagnosis of acute cholecystitis. J Am Coll Surg. 2012;214:196–201.

13. Wang CH, Wu CY, Yang JCT, et al. Long-term outcomes of patients with acute cholecystitis after successful percutaneous cholecystostomy treatment and the risk factors for recurrence: a decade experience at a single center. PLoS One. 2016;11:e0148017.

会诊专栏：胆囊疾病

Robert Riviello and Timothy Jang

经验教训
- 症状性胆石症、胆囊炎、胆总管结石和胆管炎的临床表现有重叠，但处理方式不同，需要准确诊断。
- 诸如肝炎、肝硬化、菲茨-休-柯蒂斯综合征、失代偿性心力衰竭、慢性 AIDS 和胆管癌等病可引起类似于胆管疾病的症状、化验异常和放射影像学征象。这些患者通常无急诊手术的指征，但有严重并发症的风险。
- 对于阴离子隙较大、碳酸氢盐水平低或 pH 值低的患者，应考虑用乳酸盐林格液代替生理盐水。
- 在手术前常常需要先处理合并症。

咨询专家介绍

Robert Riviello，MD，MPH，是哈佛大学医学院外科和全球健康和社会医学专业的助理教授。他执业于马萨诸塞州波士顿的布里格姆女子医院（Brigham and Women's Hospital），是一名急诊医疗和烧伤外科医生。Dr. Riviello 在普通外科和外科危重患者医疗领域获得了委员会的认证。布里格姆女子医院是一所大型城市接受转诊的三级医院。

关键临床问题的解答

1. 你认为哪些观念是治疗急性胆管疾病的关键？

需要手术治疗的急性胆管疾病（包括胆囊和胆管系统疾病）患者可迅速发展为脓毒症（sepsis）和代谢失调（decompensate）。胆管系统的局部炎症或梗阻可能成为引起局部脓肿的感染源，且感染可能扩散到肝脏和周围结构，引起上行性感染（ascending infection），可能造成脓毒症和休克等后果。

急性胆管疾病（acute biliary disease）患者常常表现为上腹痛、恶心和呕吐。然而，其症状的确切病因可能有所不同。症状性胆石症（cholelithiasis），虽然患者痛苦不堪，但并不需要紧急干预。然而，胆石症是引起胆囊炎（cholecystitis）和胆管炎（cholangitis）的最常见原因，这两种疾病往往表现相似，但其发病率和病死率明显较高。同样，胆石症可引起胰腺炎（pancreatitis）和小肠梗阻（small bowel obstruction）[通常称为胆石性肠梗阻（gallstone ileus）]，为了避免发生进一步的并发症，需要对其进行额外处理。

因此，优化这些患者处理的第一步是准确诊断。由于这些急性腹痛的原因在表现上重叠，适当的实验室评估和影像学检查是必要的。

2. 在对急性胆管疾病患者进行评估时，您有哪些经验可传授给急诊医务人员？

不幸的是，其他疾病，如肝炎（hepatitis）、肝硬化（cirrhosis）、Fitz-Hugh-Curtis 综合征（Fitz-Hugh-Curtis syndrome）、失代偿性心力衰竭（heart failure）、慢性 AIDS 和胆管癌（cholangiocarcinoma），都可引起类似于胆管疾病的症状、实验室异常和放射影像学征象。这些类似于胆管疾病的患者，通常无紧急手术的指征，但有严重并发症的风险。因此，临床医生必须根据这些可能需要鉴别诊断的疾病，考虑实验室和影像学检查异常。

3. 如何对有急性胆管疾病的全身性疾病患者进行容量复苏？

由于急性胆管疾病患者通常在症状恶化几天后才就诊，这些患者往往存在因口服不耐受和可能的呕吐而导致的低血容量状态。因此，所有这样的患者，包括充血性心力衰竭（congestive heart failure）和终末期肾病（end-stage renal disease）的患者，都应考虑进行容量复苏（volume resuscitation）。适当补液有助于纠正代谢性酸中毒（metabolic acidosis），对维持适当的组织灌注也至关重要。

除非患者因其他合并症存在明显的液体超载，大多数患者应按 20ml/kg 推注等渗晶体溶液（crystalloid solution）。之后应重新评估患者，并对患者补液至容量正常，能够维持足够的尿量。

应慎重选择复苏液。生理盐水（normal saline，NS）的 pH 值为 5.0，渗透压为 308mOsm/L，因此接受大量生理盐水的患者会发生代谢性酸中毒（metabolic acidosis），这与危重症患者的发病率增加有关。而乳酸盐林格液（lactated Ringer's solution，LR）是 pH 值为 6.5 的低渗液（272mOsm/L），因为有与血浆同样浓度的碳酸氢盐，被视为"平衡液（balanced fluid）"[1]。这样，对于存在阴离子隙、碳酸氢盐浓度低或 pH 值低的患者，应考虑用 LR 替代生理盐水。LR 给药与某些患者的预后改善有关。在猪模型中，LR 与纠正酸中毒和改善血流动力学相关[1]。相反，使用生理盐水而非 LR 这种平衡液与酸中毒加重、急性肾损伤（acute kidney injury）增加、需要肾脏替代疗法（renal replacement therapy）、病死率增加、术后并发症增多及需要血液透析（hemodialysis）相关[2-5]。

4. 如何优化急性胆管疾病患者的抗生素方案?

所有疑似感染的患者以及所有可能需要紧急介入或手术治疗的患者都应给予抗生素治疗。会导致脓毒症(sepsis)的上行性感染(ascending infection)可迅速致命,及时给予抗生素治疗对最大程度降低其发病率至关重要。胆管系统中最常见的细菌是革兰氏阴性厌氧菌,如大肠埃希菌(Escherichia coli)和肺炎克雷伯菌(Klebsiella pneumoniae)[6,7]。因此,常用的治疗方案为甲硝唑(metronidazole)联合第二代或第三代头孢菌素类(cephalosporin)或氟喹诺酮类(fluoroquinolone)药物。然而,脆弱拟杆菌(Bacteroides fragilis)也是一种常见的同时感染细菌(coinfecting bacteria),产生超广谱β-内酰胺酶(ESBL)的微生物感染也越来越常见,必须采用广谱抗生素(broad-spectrum antibiotic),可能包括哌拉西林/他唑巴坦(piperacillin/tazobactam)、替加环素(tigecycline)或美罗培南(meropenem)进行治疗[6,7]。

5. 对急性胆管疾病而言,早期介入放射学或内镜方法何时优于早期外科方法?

虽然对确定性处理而言,急性胆管疾病往往需要外科治疗,但并非每位患者都要进行立即手术治疗。以胆管炎为例,常常采用内镜或经皮穿刺引流来治疗脓毒症并控制病源,随后延期行胆囊切除术(cholecystectomy)来进行治疗。同样,许多胆石性胰腺炎(gallstone pancreatitis)患者经内镜治疗病情改善后,可延期行胆囊切除术进行治疗。

6. 哪些合并症使急性胆管疾病患者处于外科治疗的高风险之中,急诊医生该如何优化其处理?

患者的合并症得到优化处理时,手术结果就会被改善。胃肠手术与中等程度的心脏风险有关[8],相关风险在危重患者中可能更高,在高危人群(高龄或功能衰退患者)中相关风险往往进一步增加。不幸的是,患有无结石胆囊炎(acalculous cholecystitis)、气肿性胆囊炎(emphysematous cholecystitis)和胆石性胰腺炎等复杂疾病的患者更有可能并发心脏系统的合并症(comorbidity)。这就要求急救医务人员既要考虑其他治疗选择(如经皮穿刺引流),又要考虑继续或避免使用相应药物。例如,由于术中有低血容量的风险,通常应避免使用利尿剂(diuretic)进行治疗,但持续使用β受体阻滞剂会降低心律失常发生的风险。

其他需要处理的常见且重要的合并症包括糖尿病(diabetes)、肾功能不全(renal insufficiency)和肺部疾病。

高血糖症(hyperglycemia)应得到控制,因为严重的高血糖症会降低免疫功能,加重代谢紊乱,并增加并发症的发生风险。

肾功能不全应予处理,因为尿毒症(uremia)、酸中毒(acidosis)和肾清除率下降可影响术后病程。

尤其应处理好肺部疾病,因为氧输送受损的患者往往预后较差[9]。

虽然相应处理常常由住院治疗团队执行,但对于那些由于等待最终处置和/或住院病床而仍在急诊的患者,往往需要处理上述病情,以免延误诊疗。

（徐龙　译，王伟岸　校）

推荐资源

- Bochwerg B, Alhazzani W, Sindi A, et al. Fluid resuscitation in sepsis: a systematic review and network meta-analysis. Ann Intern Med. 2014;161:347–55.
- Sartelli M, VIale P, Koike K, Pea F, Tumietto F, van Goor H, et al. WSES consensus conference: guidelines for first-line management of intra-abdominal infections. World J Emerg Surg. 2011;6:2.
- Yunos NM, Bellomo R, Hegarty C. Association between a chloride-liberal vs. chloride-restrictive intravenous fluid administration strategy and kidney injury in critically ill adults. JAMA. 2012;255:821–9.

参考文献

1. Martini WZ, Cortez DS, Dubick MA. Comparisons of normal saline and lactated ringer's resuscitation on hemodynamics, metabolic response, and coagulation in pigs after severe hemorrhagic shock. Scand J Trauma Resusc Emerg Med. 2013;21:86.
2. Lobo DN, Awad S. Should chloride-rich crystalloids remain the mainstay of fluid resuscitation to prevent "pre-renal" acute kidney injury? Kidney Int. 2014;86:1096–105.
3. Yunos NM, Bellomo R, Hegarty C. Association between a chloride-liberal vs. chloride-restrictive intravenous fluid administration strategy and kidney injury in critically ill adults. JAMA. 2012;255:821–9.
4. Shaw AD, Bagshaw SM, Goldstein SL, et al. Major complications, mortality, and resource utilization after open abdominal surgery: 0.9% saline compared to plasma-lyte. Ann Surg. 2012;255:821–9.
5. Bochwerg B, Alhazzani W, Sindi A, et al. Fluid resuscitation in sepsis: a systematic review and network meta-analysis. Ann Intern Med. 2014;161:347–55.
6. Fuks D, Cossee C, Regimbeau JM. Antimicrobial therapy in acute calculous cholecystitis. J Visc Surg. 2013;150:3–8.
7. Sartelli M, VIale P, Koike K, Pea F, Tumietto F, vanGoor H, et al. WSES consensus conference: guidelines for first-line management of intra-abdominal infections. World J Emerg Surg. 2011;6:2.
8. Grade M, Quintel M, Ghadimi BM. Standard perioperative management in gastrointestinal surgery. Langenbeck's Arch Surg. 2011;396:591–606.
9. Daveis SJ, Wilson RJT. Preoperative optimization of the high-risk surgical patient. Br J Anaesth. 2004;93:121–8.

第九部分

肝病

65 如何对危重肝硬化患者进行复苏？

Krystle Shafer

经验教训

- 隐匿性胃肠道出血是肝硬化患者休克的常见原因之一。
- 凝血功能障碍时要进行紧急、救命性检查操作。
- 真菌血症，最常见于真菌性腹膜炎，是肝硬化患者脓毒症的重要原因。
- 诊断性腹腔穿刺对脓毒症腹水患者有很大的应用价值。
- 虽然这些患者常常出现总体液过多的情况，但在急性休克期，他们往往会血管内容量耗竭，补液对他们来说是有效的。

病理生理过程

正常肝脏含有网状内皮细胞（reticuloendothelial cell），这对清除细菌至关重要。肝硬化和网状内皮细胞减少时，就会发生免疫功能障碍综合征（immune dysfunction syndrome），机体清除循环中细胞因子、细菌和内毒素（endotoxin）的能力降低[1]。因此，肝硬化（cirrhosis）患者有很高的感染风险。实际上，感染发生于约33%的肝硬化住院患者和45%的有胃肠道出血的肝硬化住院患者[2]。

此外，肝硬化引起的肝脏结构变化导致门静脉血流阻力增加，从而导致门静脉高压（portal hypertension）[3]。随着门静脉压力的升高，正常情况下应流入门静脉循环（portal circulation）的静脉血会更改方向并淤滞，发生静脉扩张。因此，50%的肝硬化患者会发展为静脉曲张（varices），这将导致患者每年以5%~15%的比例发生出血情况。

另外，门静脉高压引起的内皮功能障碍（endothelial dysfunction）会导致小动脉血管扩张，血液汇集于内脏系统，而人体其他部位的动脉循环充盈不足。心输出量增加以代偿动脉血压（arterial blood pressure）下降和内脏血管阻力（splanchnic vascular resistance）降低所产生的效应[4]。由此产生的神经体液反应导致肾脏大量潴留钠和水，这在腹水（ascites）的发生中起一定作用[4]。由于机体试图维持动脉血压，因此外周（非内脏）血管剧烈收缩，导致肾脏的有效过滤作用降低。最终，被称为肝肾综合征（hepatorenal syndrome）的肾损伤接踵而至。

肠道运动减慢和由此产生的细菌过度生长（bacterial overgrowth）有助于细菌移位到腹水，随后发生自发性细菌性腹膜炎（spontaneous bacterial peritonitis）[1]。

在进行急性肝硬化患者的鉴别诊断时，应考虑上述所有的生理变化。这些患者发生脓毒症休克（septic shock）、静脉曲张破裂出血（variceal hemorrhage）和肾功能衰竭（renal failure）的风险很高。

复苏治疗

对于休克原因不明的肝病患者而言，即使有明显的外周水肿和腹水，液体复苏（fluid resuscitation）仍然至关重要。虽然患者可能存在总体液过多的情况，但在急性休克时通常会出现血管内容量耗竭，尤其是在脓毒性休克和失血性休克（hemorrhagic shock）时更是如此。在确定提供多少补液量及何时加用血管升压类药物（vasopressor）时，医务人员应把患者的补液反应和基线血压考虑进来。N-乙酰半胱氨酸（N-acetylcysteine）在危重肝硬化患者的复苏中无效。

确定休克的原因至关重要。

失血性休克在治疗时应迅速从静脉补液转为输注血液制品，应特别专注于逆转凝血功能障碍（coagulopathy）。维生素 K 对于基线 INR 升高的患者有效。奥曲肽（octreotide）或生长抑素（somatostatin）推注或输注可能有助于降低静脉曲张破裂出血患者的门静脉压力。荟萃分析数据显示，奥曲肽或生长抑素与血管升压素（vasopressin）联合应用可降低有静脉曲张破裂出血的肝硬化患者的病死率，帮助控制出血情况，缩短住院时间[5]。在等待内镜干预时，应给予患者预防性抗生素治疗。

对于脓毒症休克（septic shock），最近的研究表明，肝硬化患者通常应接受与非肝硬化患者同样水平的医疗照顾。抗生素治疗、补液、血管升压类药物（vasopressor）的使用、机械通气（mechanical ventilation）和肾替代疗法（renal replacement therapy）都应与非肝硬化患者一样[6]。然而，与普通人群相比，肝硬化患者真菌感染（fungal infection）的患病率更高（6.8%）。因此，在进行诊断性穿刺时，应常规进行真菌培养，并且对标准抗菌治疗无效的脓毒症肝硬化患者应经验性加用抗真菌治疗[7]。肝硬化患者更有可能发生脓毒症诱发的肾上腺功能不全（adrenal insufficiency）[8]，并且这些患者可能对去甲肾上腺素（norepinephrine）和血管升压素（vasopressin）的加压效应有抵抗作用[4]。

对于有脓毒症休克的肝病患者，选择复苏液体时需要慎重考虑。生理盐水（normal saline）可能会带来风险，因为其钠离子浓度为154mmol/L，而许多肝硬化患者在基线时是低钠血症。钠浓度迅速升高（24小时内高于8mmol/L）可能导致渗透性脱髓鞘综合征（osmotic demyelination syndrome）。理论上，乳酸盐林格液（lactated Ringer's solution）及乳酸钠可能会蓄积于严重的急性肝衰竭患者体内，但在医学文献中从未报道这样做不安全。由于担心晶体液不平衡会增加急性肾损伤及出血风险，并增加病死率，越来越多的医生推荐有脓毒症的肝硬化患者使用平衡性晶体液，如乳酸盐林格液和复方电解质注射液[9]。

医务人员也可以选择白蛋白（albumin）用于肝硬化患者的复苏。在内科和外科ICU患者中所做的研究表明，不论患者是否有肝硬化，复苏时使用胶体液（colloid）和晶体液（crystalloid）相比，患者的病死率没有差异[10]。考虑到这两种选择的费用差异，美国的大多数医疗机构常常选择晶体液进行复苏。然而，肝硬化患者的白蛋白水平较低，与非肝硬化患者相比，肝硬化患者的第三间隙中晶体液积累可能更快。研究表明，与晶体液相比，胶体液在血管内的半衰期更长[11]，并且胶体液产生的渗透压差有助于将第三间隙的液体从细胞间隙拉入血管。这种效应是短暂的，因为胶体液最终会离开血管。虽然使用白蛋白治疗肝硬化患者的脓毒症休克的治疗方法尚未得到直接研究，但目前已使用白蛋白预防腹腔穿刺抽液术诱发的循环功能障碍（circulatory dysfunction），预防自发性细菌性腹膜炎患者的肾衰竭，并治疗肝肾综合征[4]。因此，使用胶体液作为肝硬化患者复苏的辅助治疗是值得考虑的。

最后，许多休克患者需要进行有创的检查操作。肝硬化患者基线血小板减少症（thrombocytopenia）和INR升高常常导致出血性并发症。然而，在医学文献中这种出血风险的增加经常受到质疑，目前没有强有力的证据支持在进行有创检查操作前纠正凝血功能障碍的诊疗方法[12]。因此，尚不清楚INR或血小板计数阈值是否能帮助医生确定在有创检查操作前是否应输血[12]。在紧急情况下，不管血小板计数或INR如何，都应实施救命性检查操作。在可以选择的情况下，逆转剂（reversal agent）的选择取决于检查操作的类型、供给者的便利情况以及专业学会指南的建议。

（杨雷雷　译，李昌平　王伟岸　校）

推荐资源
- Al-Khafaji A, Huang DT. Critical care management of patients with end-stage liver disease. Crit Care Med. 2011;39:1157–66.
- Coagulopathy management in the bleeding cirrhotic: seven pearls and one crazy idea. EMCrit. Dec 2015. https://emcrit.org/pulmcrit/coagulopathy-bleeding-cirrhotic-inr/.
- Spontaneous bacterial peritonitis-pearls & pitfalls. emDocs. July 2016. http://www.emdocs.net/spontaneous-bacterial-peritonitis-pearls-pitfalls/.

参考文献

1. Bonnel A, Bunchorntavakul C, Reddy KR. Immune dysfunction and infections in patients with cirrhosis. Clin Gastroenterol Heptaol. 2011;9:727–38.
2. Tandon P, Guadalupe G. Bacterial infections, sepsis, and multiorgan failure in cirrhosis. Semin Liver Dis. 2008;28(1):26–42.
3. García-Pagán JC, Gracia-Sancho J, Bosch J. Functional aspects on the pathophysiology of portal hypertension in cirrhosis. J Hepatol. 2012;57(2):458–61.
4. Polli F, Gattinoni L. Balancing volume resuscitation and ascites management in cirrhosis. Curr Opin Anaesthesol. 2010;23:151–8.
5. Wells M, Chande N, Adams P, et al. Meta-analysis: vasoactive medications for the management of acute variceal bleeds. Aliment Pharmacol Ther. 2012;35(11):1267–78.
6. Galbois A, Aegerter P, Martel-Samb P, et al. Improved prognosis of septic shock in patients with cirrhosis: a multicenter study. Crit Care Med. 2014;42(7):1666–74.
7. Bucsics T, Schwabl P, Mandorfer M, Peck-Radosavljevic M. Prognosis of cirrhotic patients with fungiascites and spontaneous fungal peritonitis. J Hepatol. 2016;64(6):1452–4.
8. Gustot T, Durand F, Lebrec D, Vincent JL, Moreau R. Severe sepsis in cirrhosis. Hepatology. 2009;50(6):2022–33.
9. Correa T, Calvalcanti A, Cesar M. Balanced crystalloids for septic shock resuscitation. Rev Bras Ter Intensiva. 2016;28(4):463–71.
10. Annane D, Siami D, Jaber S, et al. Effects of fluid resuscitation with colloids versus crystalloids on mortality in critically ill patients presenting with hypovolemic shock: the CRISTAL randomized trial. JAMA. 2013;310(17):1809–17.
11. Vercueil A, Grocott M, Mythen M. Physiology, pharmacology, and rationale for colloid administration for the maintenance of effective hemodynamic stability in critically ill patients. Transfus Med Rev. 2005;19:93–109.
12. Van de Weeerdt E, Beimond B, Baake B, Vermin B, Binnekade J, et al. Central venous catheter placement in coagulopathic patients: risk factors and incidence of bleeding complications. Tranfusion. 2017;57(10):2512–25.

66 如何诊断和治疗急性胆管炎?

Jessica Riley, KinWah Chew, and Timothy Jang

经验教训

- 可通过患者全身炎症的表现加上胆汁淤积的化验检查结果和/或影像学显示的胆管扩张或胆管阻塞结果做出急性胆管炎的诊断。
- 急性胆管炎的抗生素治疗应针对常见的胃肠道菌群,并且在某些临床环境下扩展覆盖耐药菌。
- 没有查科三联征或雷诺五联征时,不应排除急性胆管炎的可能。

急性胆管炎(acute cholangitis)是一种感染性疾病,特征为胆管阻塞,可以导致胆汁淤积(cholestasis)和胆管系统压力增加,进而允许细菌上行移位传播到静脉和淋巴系统。这种改变可引发全身炎症反应(systemic inflammatory response)[1]。超过60%的胆管阻塞是由胆管结石所致。其他原因也包括恶性肿瘤、先前置入的支架堵塞和支架移位(stent dislodgement)[2]。

急性胆管炎的诊断

2013版东京指南(TG13)是国际公认的急性胆管炎诊断和严重程度分级的标准[3]。TG13基于以下三个关键因素进行诊断分级:

1. 全身炎症的表现:发热、白细胞增多(leukocytosis)和/或C反应蛋白(C-reactive protein)水平升高。

2. 胆汁淤积的证据:黄疸(jaundice)、高胆红素血症(hyperbilirubinemia)、转氨酶升高(transaminitis)和/或其他肝功能试验指标异常[γ-谷氨酰转移酶(gamma-glutamyl transferase,GGT)和碱性磷酸酶(alkaline phosphatase)]。

3. 胆管阻塞:胆石性胰腺炎(gallstone pancreatitis),胆管扩张,和/或其他梗阻证据(腹部 X 线片显示胆管支架移位,胰胆管造影显示存在狭窄)[4]。

当患者存在全身性炎症,并且有胆汁淤积或胆管阻塞的证据时,应怀疑急性胆管炎。当患者全身性炎症和胆汁淤积及梗阻的证据时,可确诊急性胆管炎[4]。

一项在日本做的多中心 TG13 验证研究显示,其诊断急性胆管炎的灵敏度为 91.8%,特异度为 77.7%,尽管金标准比较尚未明确确定[4]。

影像学检查有助于确定胆管阻塞的来源,并识别急性胆管

炎的后遗症。计算机体层摄影(computed tomography,CT)可以显示胆管结石、胆管积气(pneumobilia)或肿块,也可以发现胆管扩张、胆管壁增厚、胆管阻塞或狭窄。非钙化胆管结石放射线可穿透,因而在 CT 中不显像,可能需要超声或磁共振成像(magnetic resonance imaging,MRI)才能显示[4]。胆管系统炎症的鉴别需要进行专业化的动态 CT 或磁共振胰胆管成像(magnetic resonance cholangiopancreatography,MRCP)检查。

除了确立急性胆管炎的诊断标准,TG13 还对疾病的严重性进行了分级,可指导接下来的治疗(表 66.1)。1 级为轻度胆管炎;2 级表明患者处于失代偿和/或疾病进展的高风险阶段;3 级是急性胆管炎的最严重形式,伴有明显的终末器官功能障碍[4]。

表 66.1 胆管炎严重程度分级及相关处理[5]

分级		临床所见	处理
1 级	轻度	无以下情况	抗生素治疗 支持疗法 进行/不进行胆管引流
2 级	中度	WBC>12×10⁹/L WBC<4×10⁹/L 温度>39℃ 年龄>75 岁 胆红素>85.5μmol/L 低白蛋白血症	抗生素治疗 支持疗法 尽早胆管引流
3 级	重度	有血管升压素需求 精神状态改变 $PaO_2/FiO_2<300$ 少尿或肌酐>176.8μmol/L INR>1.5 血小板计数<100×10⁹/L	抗生素治疗 支持疗法 紧急胆管引流

WBC:白细胞计数;PaO_2:动脉血氧分压;FiO_2:吸入氧分数;INR:国际标准化比率

高胆红素血症(总胆红素≥85.5μmol/L)、凝血功能障碍(INR≥1.5)和脓肿的存在与病死率增高相关,而谷丙转氨酶升高和白细胞增多预示着患者将受益于尽早胆管减压和引流治疗[4,6]。其他与发病率和病死率升高相关的因素包括:

1. 年龄≥75 岁
2. 发热≥39℃
3. 低白蛋白血症
4. 急性肾功能障碍
5. 心肺功能损害
6. 意识状态改变[4]

查科三联征（Charcot's triad，即发热、黄疸和右上象限腹痛）和雷诺五联征（Reynold's pentad，即查科三联征加上精神状态改变和低血压）可协助诊断急性胆管炎。然而，多项研究表明，两者灵敏度都不高。最近一项综述发现查科三联征的灵敏度为36.3%，特异度为93.2%。这表明虽然查科三联征的存在可能支持急性胆管炎的诊断，但其缺失并不能排除该病的存在。雷诺五联征对急性胆管炎的灵敏度更低，为4.82%[7]。在对急性胆管炎进行评估时，TG13 反对使用查科三联征。并且TG13 指出，除了其假阴性率高外，还有近12%的急性胆囊炎（acute cholecystitis）患者有查科三联征（没有伴发胆管炎）[4]。

急性胆管炎的治疗

胆管炎常并发脓毒症（sepsis），应尽早开始适当的复苏。

急性胆管炎的治疗应针对疾病过程的两个主要方面：①胆管系统的细菌感染必须给予全身性抗生素治疗（systemic antibiotics）；②胆管阻塞通常需要减压治疗（decompression）。抗生素治疗急性胆管炎有助于控制全身炎症和脓毒症（sepsis）。它们可能无法对胆汁进行杀菌[8]。

TG13 提供了基于病情严重性的急性胆管炎的管理指导（表66.1）[5]。抗生素选择时应针对最常见的微生物：胃肠道菌群（gastrointestinal flora）。最近的一项研究显示，大肠埃希菌（E. coli）是最常见的病原菌，其次是几种克雷伯菌（Klebsiella）[2]、脆弱拟杆菌（Bacteroides fragilis）和其他厌氧菌（anaerobe）也有报道[9,10]。因此，常见的治疗方案（treatment regimen）包括头孢曲松（ceftriaxone）加甲硝唑（metronidazole）、环丙沙星（ciprofloxacin）加甲硝唑以及氨苄西林/舒巴坦（ampicillin/sulbactam）[10]。对于危重病患者，有脓毒症征象的患者以及有潜在医院获得性感染等高危特征的患者来说，哌拉西林/他唑巴坦（piperacillin/tazobactam）优于头孢曲松和环丙沙星[10]。在有感染产超广谱 β-内酰胺酶细菌的危险因素的情况下，一些作者建议使用替加环素（tigecycline）或美罗培南（meropenem）进行治疗[10]。

急性胆管炎抗生素治疗的最佳疗程尚不清楚。目前的建议是控制感染源后，再进行4~7 天的抗菌治疗。TG13 指南建议，如果有菌血症，至少治疗14 天。然而，最近的文献认为，较短的抗菌治疗疗程可能同样有效[11]。

有许多可用的急性胆管炎胆管系统引流方法，包括经内镜引流、经皮引流和外科手术引流。对胆管结石引起的胆管炎而言，建议选择择期腹腔镜胆囊切除术（elective laparoscopic cholecystectomy）[12]。

内镜逆行胰胆管造影（Endoscopic retrograde cholangiopancreatography，ERCP）和影像引导下经皮置管引流术比外科手术更常用，通常被认为是一线治疗方法[13]。没有头对头的直接研究比较 ERCP 和经皮穿刺引流的效果。然而，经皮穿刺引流治疗后出血和腹膜炎等并发症发生率较高。因此，如果可行，首选 ERCP[13]。

胆管引流的最佳时机尚未完全确定。轻度疾病通常可以先单独使用抗生素治疗，以后再处理梗阻性病变[5]。尽管中、重度胆管炎患者需要尽早进行胆管减压治疗，但 TG13 没有设定具体的引流时间窗[5]。一项研究将早期 ERCP 定义为入院后24 小时以内进行的 ERCP，发现接受这种方法治疗的患者30天病死率显著降低[14]。在另一项研究中，ERCP 的延迟被定义为入院48 小时以后或更长时间进行的 ERCP，这种治疗方法与住院时间显著延长有关[15]。患者接受治疗的时机如果进一步延迟到入院后72 小时，则血管升压类药物需求量会增加，并且可能有增加病死率的趋势[15]。根据这些数据，中度、重度胆管炎患者住院24 小时内进行胆管引流，似乎是合理的。

ERCP 的并发症包括 ERCP 术后胆管炎（1%），严重出血（0.1%~0.5%），十二指肠、胆管或胰管穿孔（1%），胆管狭窄（<8%）和 ERCP 术后胰腺炎。ERCP 术后胰腺炎的发病率从1%到15%不等，具体取决于患者的具体情况和医务人员操作的手法[16]。

（杨雷雷 译，李昌平　王伟岸 校）

推荐资源
- Acute cholangitis. Life in the fast lane. Aug 2014. https://lifeinthefastlane.com/ccc/acute-cholangitis/.
- Afdhal N, Chopra S, Grover S. Acute cholangitis. UpToDate. Mar 2016. https://www.uptodate.com/contents/acute-cholangitis.

参考文献

1. Kiriyama S, Takada T, Hwang T, Akazawa K, Miura F, Gomi H, et al. Clinical application and verification of the TG13 diagnostic and severity grading criteria for acute cholangitis: an international multicenter observational study. J Hepatobiliary Pancreat Sci. 2017;24:329–37.
2. Gomi H, Takada T, Hwang T, Akazawa K, Mori R, Endo I, et al. Updated comprehensive epidemiology, microbiology, and outcomes among patients with acute cholangitis. J Hepatobiliary Pancreat Sci. 2017;24:310–8.
3. Wada K, Takada T, Kawarada Y, Nimura Y, Miura F, Yoshida M, et al. Diagnostic criteria and severity assessment of acute cholangitis: Tokyo guidelines. J Hepato-Biliary-Pancreat Surg. 2007;14:52–8.
4. Kiriyama S, Takada T, Strasberg SM, Solomkin JS, Mayumi T, Pitt HA, et al. TG13 guidelines for diagnosis and severity grading of acute cholangitis. J Hepatobiliary Pancreat Sci. 2013;20:24–34.
5. Miura F, Takada T, Strasberg SM, Solomkin JS, Pitt HA, Gouma DJ. TG13 flowchart for the management of acute cholangitis and cholecystitis. J Hepatobiliary Pancreat Sci. 2013;20:47–54.
6. Salek J, Livote E, Sideridis K, Bank S. Analysis of risk factors predictive of early mortality and urgent ERCP in acute cholangitis. J Clin Gastroenterol. 2009;43:171–5.
7. Rumsey S, Winders J, MacCormick AD. Diagnostic accuracy of Charcot's triad. ANZ J Surg. 2017;87:232–8.
8. Lan Cheong Wah D, Christophi C, Muralidharan V. Acute cholangitis: current concepts. ANZ J Surg. 2017;87:554–9.
9. Fuks D, Cossee C, Regimbeau JM. Antimicrobial therapy in acute calculous cholecystitis. J Visc Surg. 2013;150:3–8.

10. Sartelli M, VIale P, Koike K, Pea F, Tumietto F, vanGoor H, et al. WSES consensus conference: Guidelines for first-line management of intra-acbdominal infections. World J Emerg Surg. 2011;6:2.

11. Uno S, Hase R, Kobayashi M, Shiratori T, Nakaji S, Hirata N, et al. Short-course antimicrobial treatment for acute cholangitis with gram-negative bacillary bacteremia. Int J Infect Dis. 2017;55:81–5.

12. Li V, Yum J, Yeung Y. Optimal timing of elective laparoscopic cholecystectomy after acute cholangitis and subsequent clearance of choledocholithiasis. Am J Surg. 2010;200:483–8.

13. Mosler P. Diagnosis and management of acute cholangitis. Curr Gastroenterol Rep. 2011;13:166–72.

14. Tan M, Schaffalitzky de Muckadell O, Laursen S. Association between early ERCP and mortality in patients with acute cholangitis. Gastrointest Endosc. 2018;87(1):185–92.

15. Hou L, Laine L, Motamedi N, Sahakian A, Lane C, Buxbaum J. Optimal timing of endoscopic retrograde cholangiopancreatography in acute cholangitis. J Clin Gastroenterol. 2017;51:534–8.

16. Szary NM, Al-Kawas FH. Complications of endoscopic retrograde cholangiopancreatography: how to avoid and manage them. Gastroenterol Hepatol (NY). 2013;9:496–504.

如何诊断和治疗急性肝性脑病?

Brent A. Becker

肝性脑病(hepatic encephalopathy,HE)是一种发生在肝病和/或门体分流背景下的脑功能障碍。它包括从细微的亚临床变化到深度昏迷等一系列认知和行为异常[1-3]。其病理生理学过程较为复杂,简单来说是由于肝脏代谢功能受损,血液循环中氨(ammonia)、谷氨酰胺(glutamine)和其他神经毒素(neurotoxin)过量,从而引发 HE[4-6]。随后出现的炎症反应、氧化应激反应(oxidative stress)和渗透压梯度导致神经元功能障碍和潜在的脑水肿[5-7]。

根据潜在病因,HE 分类为:急性/暴发性肝衰竭相关的 HE(A 型)、门体分流/旁路相关的 HE(B 型)和慢性肝病/肝硬化相关的 HE(C 型)[1,7,8]。A 型患者患脑水肿(cerebral edema)和颅内压增高(intracranial pressure,ICP)的风险更大[8]。

HE 患者可能会寻求急诊医疗帮助。近 20%~40% 的肝硬化患者会在某一时刻发展成 HE。严重的 HE 1 年病死率超过 50%[9,10]。急诊医务人员及时诊断和管理 HE 至关重要。

如何诊断急性肝性脑病?

HE 的临床表现差异非常大,取决于疾病的严重程度。隐匿性肝性脑病(covert HE),也称为轻微性肝性脑病(minimal HE),定义为除了专门的神经心理评估之外,临床上无法检测到的轻度神经精神异常。显性肝性脑病(overt HE)是指患者的人格、认知能力和神经功能有明显的改变[5-7,9,11]。专家一致将显性 HE 与定向障碍(disorientation)或扑翼样震颤(asterixis)联系在一起[8,12]。

West Haven 标准见于表 67.1,为 HE 提供了一个将临床症状和体征视为连续体的分级系统[5,6,8]。患者首先出现精神运动迟缓(psychomotor slowing),随后出现认知障碍(cognitive impairment)、睡眠觉醒周期(sleep-wake cycle)紊乱和人格改变(personality change)[7,8,13]。患者定向障碍逐渐加重,逐步进展为嗜睡(somnolence)、谵妄(stupor)和昏迷(coma)[7,8]。

表 67.1 急性肝性脑病的分级[8]

WHC 分级	ISHEN 共识	临床特征
零级(轻微)	隐匿性 HE	无明显的临床异常
一级		轻度认知障碍
		欣快或焦虑
		注意时间缩短
		加减法计算能力降低
		睡眠节律改变
二级	显性 HE	嗜睡或情感淡漠
		时间定向障碍
		明显的人格改变
		不适当行为
		运动障碍
		扑翼样震颤
三级		昏睡到神志不清
		对刺激有反应
		意识错乱
		严重的定向障碍
		奇异行为
四级		昏迷

HE,肝性脑病;ISHEN,国际肝性脑病和氮代谢学会;WHC,West Haven 标准。

遗憾的是,不同患者在病情发展过程中,其典型症状出现的顺序各不相同,因此很难对 HE 的严重程度进行精确分级[5,8]。

扑翼样震颤［英文也称为"liver flap（肝病性扑动）"或"flapping tremor（扑翼样震颤）"］,是轻至中度 HE 的典型表现,尽管它不具有特征性。当患者试图将手腕伸展时,其腕部会出现低振幅、交替屈伸运动［无节律性负性肌阵挛（negative myoclonus）］。轻微的扑翼样震颤可能很难从视觉上观察到,但通过触觉可能更容易感觉到[7,8]。

三级和四级 HE 患者,瞳孔通常会扩大,反应性变差[5,13]。可能存在反射亢进（hyperreflexia）或反射减弱（hyporeflexia）情况,因为患者昏睡（comatose）程度逐渐增加,后者更常见[8]。其他神经系统表现,如逐渐增强的巴宾斯基反射（upgoing Babinski reflex）或凝视偏差（gaze deviation）,可见于更严重的 HE。然而,这些反应一般很短暂,并且通常会随着高氨血症（hyperammonemia）的纠正而消失,即使是在去大脑和去皮质姿势情况下也是如此[5,7,11,13]。

HE 很少引起明显的癫痫发作（seizure）。癫痫确实发生时,最常见于急性肝衰竭（acute liver failure）的情况下,（A 型 HE）,并伴有更严重的脑水肿。HE 中的全身性癫痫发作（generalized seizures）通常提示是单独的病变过程。然而,亚临床发作可能发生于 15% 的严重 HE 病例,并且这一比例经常被低估[7,8,13]。

HE 的总体似然值与基础肝功能不全（liver insufficiency）和门体分流的程度有关,但很多情况可显著增加 HE 风险（表67.2）[8]。感染、胃肠道出血、电解质紊乱、脱水和便秘是急性 HE 最常见的诱因。然而,一些患者失代偿的原因仍有待确定[7-9,11]。经颈静脉肝内门体分流术（transjugular intrahepatic portosystemic shunt,TIPS）患者的 HE 风险特别高,术后 1 年内中位发病率为 10%~50%[14]。

表 67.2　急性肝性脑病的诱发因素

感染/炎症	便秘
胃肠道出血	外科手术
脱水/过度利尿	TIPS
电解质紊乱	酒精/苯二氮䓬类药物
未严格进行二级预防	其他精神药物
	戒断综合征

TIPS,经颈静脉肝内门体静脉分流术。

肝功能不全患者的精神状态改变具有非常多的鉴别诊断,如表 67.3 所示。急性 HE 在很大程度上仍是一种排除性诊断,通常需要精确的评估来判断是否为其他病因[8,9,15]。

血氨（ammonia）升高通常与急性 HE 有关,但血氨水平并不一定与慢性肝病患者的临床严重程度或预后相关。这些患者即使血氨水平正常,也可能出现急性 HE[5,11,16]。不过急性肝衰竭患者血氨浓度高于 150~200μmol/L 与脑水肿风险增加和 ICP 升高有关[5,11]。

进行其他实验室检查对于评估认知和神经功能障碍的其他原因至关重要,例如低血糖（hypoglycemia,）、电解质紊乱、急性肾功能不全（acute renal insufficiency）、甲状腺功能不全和中毒[11,13]。

应根据临床症状进行感染的相关检查,可能包括血培养、胸片检查、腰椎穿刺、穿刺抽液术、艰难梭菌（Clostridium difficile）筛查和尿液分析[11,13]。

表 67.3　急性肝性脑病的鉴别诊断
（未详尽列出全部鉴别诊断）

分类	诊断
药物/毒素	酒精/苯二氮䓬类药物中毒或戒断 甲硝唑脑病 阿片类药物/其他精神治疗药物 抗精神病药 韦尼克脑病/其他微量营养素缺乏症
内分泌	低血糖 甲状腺功能障碍
感染	脑炎 脑膜炎 任何来源的脓毒症
代谢	高渗状态 酮症酸中毒 电解质紊乱（低钠血症,高钙血症）
神经系统疾病	脑桥中央髓鞘溶解 脑灌注不足 痴呆 颅内出血 肿瘤 无抽搐性癫痫发作/发作后状态 正常压力脑积水 卒中 肝豆状核变性
精神病	抑郁 精神病
呼吸系统	低氧血症 阻塞性睡眠呼吸暂停

为了评估脑水肿和其他颅内病变的可能性,疑似急性 HE 的患者常常需要进行神经影像学检查（neuroimaging）。虽然有 HE 病史和典型表现的患者可能会推迟影像学检查,但是首次发生 HE 以及存在局灶性神经病学表现、外伤、症状严重/加重或通过适当治疗 HE 无改善的患者通常有神经影像学检查的指征[7,8]。鉴于计算机体层摄影（computed tomography,CT）检查速度快、可用性好以及具有检测急性出血的能力,它通常是一线检查方法。然而,CT 对早期脑水肿的轻微变化相对不敏感。如果临床上高度怀疑 HE,应考虑进行磁共振成像（magnetic resonance imaging,MRI）检查或有创性 ICP 监测[11,13]。

脑电图（electroencephalography,EEG）在急性 HE 患者中通常是不正常的,但其结果是非特异的,一般不能用于确定诊断[7,8,13]。目前,脑电图在 HE 中的作用主要局限于对疑似亚临床癫痫发作的患者进行评估[5,7]。

如何治疗急性肝性脑病?

急性 HE 患者的初始治疗与其他有精神状态改变的患者相似,包括对气道、呼吸和循环系统的评估和管理。有脑水肿证据的患者应该按照 ICP 增加的标准治疗策略进行治疗[5,11,15]。识别和纠正诱发因素至关重要,因为患者的症状常常通过逆转基础疾病而显著改善[7-9]。

乳果糖（lactulose）是一种不被机体吸收的双糖，是急性 HE 的一线经验性治疗药物。推荐的初始口服剂量是每小时 20ml，直到排便；然后减少到标准剂量，即 20~30ml，每 8~12 小时给药一次；最终剂量调整到能保证患者每天排 2~3 次松软便[5,7,8,15,17]。鼻/口胃管灌注乳果糖的方法可用于反应迟钝的患者，对于严重性 HE（Ⅲ/Ⅳ级）的患者更推荐采用直肠灌注乳果糖的方法（300ml 乳果糖加入 700ml 生理盐水中）。医务人员应观察该治疗方法的并发症，包括误吸、脱水和电解质紊乱[8,11,18]。

利福昔明（rifaximin）是一种不能吸收的半合成抗生素，为乳果糖治疗提供了有益的辅助。其标准口服剂量为 550mg，每天两次。乳果糖和利福昔明联合治疗的方法似乎比单独使用乳果糖更有效，尽管没有利福昔明单药治疗的证据[5,7,8,11,17,19]。新霉素（neomycin）和甲硝唑（metronidazole）是利福昔明的替代选择。利福昔明由于具有更好的耐受性和安全性，目前是治疗 HE 的首选抗生素[6-8,11,19]。

HE 的许多辅助疗法是正在研究的对象，包括口服支链氨基酸（branched-chain amino acid，BCAA），静脉注射 L-鸟氨酸-L-天冬氨酸（L-ornithine-L-aspartate，LOLA），使用益生菌（probiotics）、聚乙二醇（polyethylene glycol）、氟马西尼（flumazenil）、锌（zinc）等。由于证据有限，目前上述方法中没有一种被广泛使用[6,8,9,17,19]。

对内科治疗无效的严重疾病的有创治疗方法包括连续性静脉-静脉血液滤过（continuous venovenous hemofiltration）、分子吸附再循环系统（molecular adsorbent recirculating system，MARS）进行白蛋白透析（albumin dialysis）以及较大门体分流道的经皮栓塞。然而，上述治疗方法的作用目前缺乏共识[7,9,11,15,17,19]。

肝移植仍然是难治性 HE 唯一的确定性治疗方法[7,11]。

急性 HE 患者的处置取决于其症状的严重程度和现有的社会支持系统。虽然大多数患者需要住院治疗，但对于那些症状轻微、有明确且可以纠正的诱发因素以及能够进行可靠随访的患者，可考虑出院[20]。所有 HE 患者都应继续使用乳果糖进行预防性治疗。如果尚未确定诊疗的专科，应将患者转诊到胃肠病科或肝病科。患有晚期肝病、HE 反复发作和/或预期寿命小于 1 年的患者，应考虑转往姑息医疗照顾机构[7,8]。以前有急性 HE 发作的患者可能会受益于治疗方案中加入的利福昔明[5,7-9,17]。

（杨雷雷 译，李昌平　王伟岸 校）

推荐资源

- American Association for the Study of Liver and European Association for the Study of the Liver Diseases. Hepatic encephalopathy in chronic liver disease: 2014 practice guideline by the European Association for the Study of the Liver and the American Association for the Study of Liver Diseases. J Hepatol. 2014;61:642–59.
- Wijdicks EF. Hepatic encephalopathy. N Engl J Med. 2016;375:1660–70.
- Swaminathan A (2015) Episode 24.0: hepatic encephalopathy. CORE EM. Available at https://coreem.net/podcast/episode-24-0-hepatic-encephalopathy/. Accessed Feb 21 2018.

参考文献

1. Ferenci P, Lockwood A, Mullen K, Tarter R, Weissenborn K, Blei AT. Hepatic encephalopathy--definition, nomenclature, diagnosis, and quantification: final report of the working party at the 11th world congresses of gastroenterology, Vienna, 1998. Hepatology. 2002;35:716–21.
2. Cordoba J. New assessment of hepatic encephalopathy. J Hepatol. 2011;54:1030–40.
3. Weissenborn K, Ennen JC, Schomerus H, Ruckert N, Hecker H. Neuropsychological characterization of hepatic encephalopathy. J Hepatol. 2001;34:768–73.
4. Oja SS, Saransaari P, Korpi ER. Neurotoxicity of Ammonia. Neurochem Res. 2017;42:713–20.
5. Wijdicks EF. Hepatic encephalopathy. N Engl J Med. 2016;375:1660–70.
6. Hadjihambi A, Arias N, Sheikh M, Jalan R. Hepatic encephalopathy: a critical current review. Hepatol Int. 2018;12:135–47.
7. Ellul MA, Gholkar SA, Cross TJ. Hepatic encephalopathy due to liver cirrhosis. BMJ. 2015;351:h4187.
8. American Association for the Study of Liver and European Association for the Study of the Liver Diseases. Hepatic encephalopathy in chronic liver disease: 2014 practice guideline by the European Association for the Study of the Liver and the American Association for the Study of Liver Diseases. J Hepatol. 2014;61:642–59.
9. Shawcross DL, Dunk AA, Jalan R, Kircheis G, de Knegt RJ, Laleman W, et al. How to diagnose and manage hepatic encephalopathy: a consensus statement on roles and responsibilities beyond the liver specialist. Eur J Gastroenterol Hepatol. 2016;28:146–52.
10. Jepsen P, Ott P, Andersen PK, Sorensen HT, Vilstrup H. Clinical course of alcoholic liver cirrhosis: a Danish population-based cohort study. Hepatology. 2010;51:1675–82.
11. Kandiah PA, Kumar G. Hepatic encephalopathy-the old and the new. Crit Care Clin. 2016;32:311–29.
12. Bajaj JS, Cordoba J, Mullen KD, Amodio P, Shawcross DL, Butterworth RF, et al. Review article: the design of clinical trials in hepatic encephalopathy--an International Society for Hepatic Encephalopathy and Nitrogen Metabolism (ISHEN) consensus statement. Aliment Pharmacol Ther. 2011;33:739–47.
13. Datar S, Wijdicks EF. Neurologic manifestations of acute liver failure. Handb Clin Neurol. 2014;120:645–59.
14. Bai M, Qi X, Yang Z, Yin Z, Nie Y, Yuan S, et al. Predictors of hepatic encephalopathy after transjugular intrahepatic portosystemic shunt in cirrhotic patients: a systematic review. J Gastroenterol Hepatol. 2011;26:943–51.
15. Nadim MK, Durand F, Kellum JA, Levitsky J, O'Leary JG, Karvellas CJ, et al. Management of the critically ill patient with cirrhosis: a multidisciplinary perspective. J Hepatol. 2016;64:717–35.
16. Arora S, Martin CL, Herbert M. Myth: interpretation of a single ammonia level in patients with chronic liver disease can confirm or rule out hepatic encephalopathy. CJEM. 2006;8:433–5.
17. Fukui H, Saito H, Ueno Y, Uto H, Obara K, Sakaida I, et al. Evidence-based clinical practice guidelines for liver cirrhosis 2015. J Gastroenterol. 2016;51:629–50.
18. Patidar KR, Bajaj JS. Covert and overt hepatic encephalopathy: diagnosis and management. Clin Gastroenterol Hepatol. 2015;13:2048–61.
19. Suraweera D, Sundaram V, Saab S. Evaluation and management of hepatic encephalopathy: current status and future directions. Gut Liver. 2016;10:509–19.
20. Marx JA, Hockberger RS, Walls RM, Adams J, Rosen P. Rosen's emergency medicine: concepts and clinical practice. 7th ed. Philadelphia: Mosby/Elsevier; 2010.

68 关于原发性硬化性胆管炎和原发胆汁性肝硬化，需要了解什么？

Bob Stuntz

经验教训

- 原发性硬化性胆管炎是一种罕见的特发性纤维化疾病，患者以男性为主，疾病特点为出现肝内和肝外胆管狭窄。该疾病与炎性肠病关系密切。
- 原发性胆汁性肝硬化是一种罕见的自身免疫性疾病，患者以女性为主，疾病特点为出现肝内胆管上皮细胞的破坏。
- 这两种疾病都可导致肝硬化。此外，原发性硬化性胆管炎与胆管癌和结直肠癌关系密切。
- 胆汁淤积性瘙痒的治疗可提高患者生活质量。

原发性硬化性胆管炎（primary sclerosing cholangitis，PSC）和原发性胆汁性肝硬化（primary biliarycirrhosis，PBC）[后者现在更常称为原发性胆汁性胆管炎（primary biliarycholangitis，PBC）]都是罕见的进行性疾病，最终会导致肝硬化[1,2]。表68.1总结了这两种疾病的特点。

表68.1　原发性硬化性胆管炎（PSC）与原发性胆汁性肝硬化（PBC）的区别[1-4]

	PSC	PBC
年龄和性别	30~40岁，男性为主	中年人，女性为主
病变部位	肝内外胆管系统	肝内胆管系统
发病原因	纤维化和狭窄形成	肝内胆管上皮细胞的自身免疫性破坏
诊断关键词	ERCP/MRCP上串珠样表现	抗线粒体抗体（AMA）
相关疾病	炎性肠病	其他自身免疫性疾病
并发症	肝硬化、胆管癌和结直肠癌	肝硬化

ERCP：内镜逆行胰胆管造影；MRCP：磁共振胰胆管成像

原发性硬化性胆管炎

PSC是一种特发性纤维变性疾病，病史差异很大：一些患者病情发展迅速，而另一些患者可能有较长的无症状期[3]。肝内和肝外胆管纤维化（bile duct fibrosis），导致胆管狭窄形成，并在内镜或磁共振胰胆管成像（magnetic resonance cholangiopancreatography）中呈现独特的胆管串珠状表现，这些特征是诊断PSC的基础。这些狭窄导致复发性胆管阻塞和胆管炎。PSC的标志包括其间断发作的本质和发作不能归因于其他任何病因的事实。PSC可导致终末期肝病[3,4]。

PSC是一种罕见的疾病，在美国患病率为10万分之0.4~2。PSC与炎性肠病（inflammatory bowel disease，IBD）密切相关，高达8%的IBD患者会发生PSC。PSC通常见于30~40岁的男性[3,4]。高达25%的患者会同时患有不相关的自身免疫性疾病[4]。

原发性胆汁性肝硬化

PBC是一种自身免疫性疾病，在这种疾病中，抗线粒体抗体（antimitochondrial antibody）攻击肝内胆管上皮细胞，导致胆汁淤积（cholestasis）。PBC可能与其他自身免疫性疾病同时发生[1]。虽然不同地区患病率差异很大，但在美国最高，每百万居民中有402例。这种疾病在女性多发，女性患者是男性的十倍[1]。

诊断

PSC和PBC都不太可能在急诊医疗机构诊断出来，因为两者都需要多种诊断方法进行确认，包括一些急诊机构可能无法获得的检查方法。胆汁淤积的其他原因包括炎症、中毒、感染和梗阻性疾病，应通过影像学检查和实验室检查予以排除。患者可表现为胆汁淤积的症状，包括瘙痒、黄疸和胆管炎。肝酶的实验室检查可能呈现梗阻性病变模式。

急诊医务人员应对有胆汁淤积反复发作病史的患者或既往无明确病因但有发作病史的患者进行评估，尤其是对于那些有明确IBD或其他自身免疫性疾病的患者。这可能为患者入院后进行进一步检查和治疗提供帮助。

172

治疗

这两种疾病都缺乏长期的确定性治疗,都可能导致肝硬化并需要肝移植[1,4]。新发肝硬化、急性胆管炎或其他急性并发症的患者应按标准方式治疗。

继发于胆汁淤积的瘙痒可见于这两种疾病,但在 PBC 中更常见[1]。这些患者通常会描述与任何皮肤病变都无关的瘙痒。搔抓并不能减轻症状[5]。对 PBC 患者瘙痒的治疗能够明显提高患者的生活质量。相关治疗应该循序渐进。建议开始用胆汁酸结合树脂(bile acid resin)类药物进行治疗,最常用的是考来烯胺(cholestyramine)。考来烯胺治疗无效的患者,可加用利福平(rifampicin)。如果这些治疗失败,可考虑用纳曲酮(naltrexone)治疗,因为内源性阿片在瘙痒的发病机制中可能起一定作用。舍曲林(sertraline)对上述治疗无效的患者可能有帮助。肝移植是上述治疗均失败的患者的最后治疗手段[5]。

由于 PSC 患者具有很高的胆管癌和结直肠癌风险,因此PSC 患者有相关症状提示恶性肿瘤时,应考虑这些疾病[4]。

对于终末期 PSC 或 PBC 患者,临床医师应对肝硬化的并发症或后遗症进行评估并予以治疗,包括肝性脑病、自发性细菌性腹膜炎和胃肠道出血。

（杨雷雷 译,李昌平　王伟岸 校）

推荐资源
- Karlsen T, Folserias T, Thorburn D, Vesterhus M. Primary sclerosing cholangitis – a comprehensive review. J Hepatol. 2017;67:1298–323.
- Lleo A, Marzorati S, Anaya J, Gershwin M. Primary biliary cholangitis: a comprehensive overview. Hepatol Int. 2017;11:485–99.

参考文献

1. Lleo A, Marzorati S, Anaya J, Gershwin M. Primary biliary cholangitis: a comprehensive overview. Hepatol Int. 2017;11:485–99.
2. Williamson K, Chapman R. Primary sclerosing cholangitis: a clinical update. Br Med Bull. 2015;114:53–64.
3. Lindor K, Kowdley K, Harrison M. ACG clinical guideline: primary sclerosing cholangitis. Am J Gastroenterol. 2015;110:646–59.
4. Karlsen T, Folserias T, Thorburn D, Vesterhus M. Primary Sclerosing cholangitis – a comprehensive review. J Hepatol. 2017;67:1298–323.
5. Hegade V, Bolier R, Elferink R, Beurs U, Kendrick S, Jones D. A systematic approach to the management of cholestatic pruritus in primary biliary cirrhosis. Frontline Gastroenterol. 2016;7:158–66.

69 转氨酶升高何时会变成急性肝衰竭？如何处理它们？

Michelle A. Hieger

经验教训

- 急性肝衰竭是许多疾病和损伤的共同途径,可导致大块肝坏死和/或正常肝功能的丧失。
- 转氨酶升高可继发于许多肝内和肝外原因。
- 转氨酶升高的水平不应作为患者管理和处置的唯一决定因素。
- 急性肝衰竭患者应考虑尽早转移到肝移植中心,最好是在颅内压升高或发生严重凝血功能障碍之前转移。

转氨酶升高何时会变成急性肝衰竭？

在急诊医疗机构常常可获得转氨酶[谷草转氨酶(aspartate aminotransferase,AST)和谷丙转氨酶(alanine aminotransferase,ALT)]的检测结果[1-3]。转氨酶升高的非中毒原因包括感染、缺血、代谢紊乱、恶性肿瘤、自身免疫性疾病和移植后原发性移植物功能衰竭(primary graft failure)[1]。

急性肝衰竭

急性肝衰竭(acute liver failure)的非中毒原因见表 69.1[1]。急性肝衰竭的毒理原因见表 69.2[1]。病毒性肝炎(viral hepatitis)是全世界最常见的急性肝衰竭原因,对乙酰氨基酚(acetaminophen)是美国急性肝衰竭的最常见原因[3]。急性肝衰竭是许多疾病和损伤的共同途径,可导致大面积肝坏死(massive hepatic necrosis)和/或正常肝功能的丧失。

急性肝衰竭可根据发生脑病(encephalopathy)的急性程度分为不同的亚型。超急性肝衰竭(hyperacute liver failure)指黄疸发病 1 周内发生脑病。急性肝功能衰竭指黄疸发病后 8~28 天内发生脑病。亚急性肝衰竭(Subacute liver failure)指黄疸发作后 5~12 周内发生脑病[4,5]。

表 69.1　急性肝功能衰竭的非毒理学原因[a]

感染	缺血	代谢紊乱	恶性肿瘤	自身免疫方面问题	移植后原发性移植物功能衰竭
病毒性肝炎(甲型和戊型肝炎最常见)	门静脉或肝动脉破坏	妊娠期急性脂肪肝	任何引起梗阻或肝细胞损伤的恶性肿瘤	自身免疫性肝炎	肝移植失败
单纯疱疹病毒、EBV、水痘带状疱疹病毒、CMV、细小病毒(如果因此发生急性肝衰竭,通常免疫功能受损)	持续性低血压(药物过量,心脏停搏,术中,AMI,PE)	HELLP 综合征			
罕见:贝纳柯克斯体,恶性疟原虫,阿米巴脓肿,播散性结核,蜡样芽孢杆菌	静脉阻塞性疾病(化疗或骨髓移植相关)	瑞氏综合征			
	巴德-吉亚利综合征	肝豆状核变性			
	劳累性中暑				

EBV,EB 病毒;CMV,巨细胞病毒;AMI,急性心肌梗死;PE,肺栓塞;HELLP,溶血、肝酶升高、血小板减少。

[a]该列表未包括全部内容

表 69.2 急性肝衰竭的毒理原因[a]

用药不当	药物滥用	化学制品	生物制剂
对乙酰氨基酚	可卡因	CCl_4	海葵刺伤
罕见/异质性/不可预测(丙戊酸,曲格列酮,胺碘酮)	MDMA	氯仿	蕈类(环肽毒素)
过敏性反应(苯妥英、对氨基水杨酸酯、氯丙嗪、磺胺类药物)	PCP	氟烷	
卤代麻醉药(恩氟烷、甲氧氟烷、异氟烷、氟烷):中毒性肝炎,FHF 罕见	TCE(吸入)	氟化烃和卤代烃清洁溶剂	
非甾体抗炎药:舒林酸,双氯芬酸	甲苯(吸入)		
大环内酯类药物(红霉素,克拉霉素):主要引起胆汁淤积,肝坏死罕见	酒精		
其他药物:阿司匹林,阿莫西林-克拉维酸,硫唑嘌呤,英夫利西单抗,卡马西平,卡托普利,四环素,齐多夫定,丹曲林,草药(卡瓦根),氨甲砜,地尔硫䓬,他汀类药物,甲巯咪唑,MAOI,氨甲蝶呤,呋喃妥因,TCA,酚噻嗪类药物,金制剂,丙硫氧嘧啶,异烟肼,利福平,酮康唑,甲基多巴			

MAOI,单胺氧化酶抑制剂;TCA,三环类抗抑郁药;MDMA,3,4-亚甲基二氧甲基苯丙胺;PCP,苯环利定;TCE,三氯乙烯
[a]表中不代表全部内容。

并发症

每种疾病亚型都有属于自己的一组并发症。超急性和急性肝衰竭患者脑水肿的发病率增加,但超急性肝衰竭患者更有可能通过支持疗法生存下来,而急性肝衰竭患者如果没有进行肝移植,更有可能死亡。亚急性肝衰竭患者的病死率更高,脑水肿少见,门静脉高压的可能性增加,因此可能有腹水和肾衰竭[5]。

急性肝衰竭的其他并发症包括[5]:

- 出血
- 心血管功能紊乱
- 肺和通气功能紊乱
- 中枢神经系统功能障碍(出现引起体温过低的体温调节紊乱,血脑屏障破坏,导致脑病的颅内压升高)
- 代谢紊乱
- 感染

并发症越多,患者越不可能生存下来[1]。

然而由于能够较早识别病因,较早开始治疗,加上重症监护的改善和移植技术的进步,患者的结局已经得到改善。以前患者的病死率是55%~95%,而现在病死率为30%~40%[4,6]。

化验检查异常

肝衰竭常常存在转氨酶升高以外的其他化验检查结果异常。急性肝衰竭的血液检查可能发现[1,7]:

- 合成功能障碍,这通常是即将发生肝衰竭的第一个征象——白蛋白和凝血因子(clotting factor)水平降低,凝血时间延长
- 糖异生(gluconeogenesis)功能缺陷——血糖降低
- 毒物代谢(toxicant metabolism)能力减弱——血氨增加
- 肝排泄能力减弱——胆红素升高
- 肾功能降低——肾前性氮质血症(prerenal azotemia)、急性肾小管坏死(acute tubular necrosis)和/或肝肾综合征(hepatorenal syndrome)导致的肌酐升高

表 69.3 总结了实验室检查、影像学检查和其他辅助试验在评估潜在急性肝衰竭中的作用[1,3,8]。

表 69.3 暴发性肝衰竭的初步诊断试验

参数	理论基础
电解质和矿物质	紊乱常见,其异常可导致心律失常和脑病加重;低磷血症常见于对乙酰氨基酚过量
血尿素氮/肌酐	肾衰竭常见,并影响治疗和预后;病因(如摄入物质的毒性作用)会影响治疗方法(如血液透析)
葡萄糖	低血糖常见,可引起永久性神经系统后遗症
含血小板的 CBC	评估脓毒症(白细胞增多症)、胃肠道出血(贫血)和出血风险(血小板减少症)
肝功能试验	评估损伤程度并跟踪病程;转氨酶升高通常由肝细胞损伤导致;碱性磷酸酶升高通常由胆汁淤积或胆管阻塞导致;间接/直接胆红素升高可指导鉴别诊断
血氨	肝代谢衰竭时升高;如果暴发性肝衰竭患者显著升高,提示预后不良
凝血时间	作为预后指标(凝血酶原时间、V因子水平),且可以评估出血风险
动脉血气	预后指标(乳酸性酸中毒);紊乱常见
血型	为移植做准备;血型检测和交叉配血

参数	理论基础
毒理学检测、病毒学检测、自身免疫检测、血浆铜蓝蛋白检测,用药史	病因影响治疗方法(例如,NAC治疗对乙酰氨基酚中毒,活性炭治疗鹅膏毒蕈中毒)和预后
血和尿培养	监测脓毒症;如果阳性,应积极治疗
心电图	可影响治疗,为移植做准备
胸片	监测脓毒症,评估ARDS和肺水肿
腹部超声	评估血管血栓形成和感染,为移植做准备
颅内压	如果出现Ⅲ～Ⅳ期脑病,评估ICP;脑水肿是最常见的死亡原因

ARDS,急性呼吸窘迫综合征;CBC,全血细胞计数;ICP,颅内压;NAC,N-乙酰半胱氨酸。

非肝性转氨酶升高

在某些临床背景下,AST和ALT的升高提示临床医生考虑横纹肌溶解(rhabdomyolysis),并进行肌酐激酶(creatinine kinase)水平的检测。横纹肌溶解症诱发的转氨酶升高继发于肌肉破坏后AST(和一些ALT)的释放。过去一直认为ALT是肝脏特有的,但是ALT升高可发生在肌病(myopathy)而非肝病患者中[9]。其他疾病引起的血流灌注过少也会导致转氨酶升高。

预测指标

国王学院标准(King's College Criteria)用于确定对乙酰氨基酚中毒和其他病因导致的急性肝衰竭患者肝移植的可能性。

国王学院标准建议对乙酰氨基酚中毒患者肝移植的条件如下[4,10]:

- pH<7.3(不考虑其他因素)
- Ⅲ～Ⅳ级脑病(表69.4)、凝血酶原时间>100s,血肌酐>3.4mg/dl

表69.4　临床肝性脑病分期

分期	意识水平	神经肌肉变化	行为/智力变化
Ⅰ	睡眠倒错 轻度意识错乱	轻度扑翼样震颤 书写能力受损	欣快/抑郁 短期记忆衰退
Ⅱ	反应缓慢 易困倦	扑翼样震颤/共济失调 言语不清	不恰当行为 健忘
Ⅲ	定向障碍 嗜睡	强直/痉挛状态失禁	反应迟钝/语无伦次 明显的意识错乱/偏执
Ⅳ A/B	昏迷 A:对疼痛有反应 B:对疼痛无反应	去大脑皮质姿势 反射亢进	昏迷

国王学院标准建议非对乙酰氨基酚中毒患者肝移植的条件如下[4,10]:

- PT>35s
- INR>7.7
- 符合以下任何三项:
  - 年龄<10岁或>40岁
  - 存在不利病因(非甲非乙型肝炎、药物特异质反应、氟烷性肝炎、肝豆状核变性)
  - 血清胆红素>290.7μmol/L(17mg/dl)
  - 黄疸至脑病的时间>7天
  - INR>4

急性生理学和慢性健康状况评估Ⅲ评分(Acute Physiology and Chronic Health Evaluation,APACHE Ⅲ评分)也可以辨别需要肝移植的患者[11]。

转氨酶升高和急性肝衰竭的治疗有哪些方法?

转氨酶升高

急性转氨酶升高(acute transaminitis)的初步处理包括液体复苏(fluid resuscitation)、疼痛控制和针对恶心的治疗。一般来说,转氨酶升高的病因将决定治疗和处置方法的选择。单独的转氨酶值不能决定处置方法。建议高危(高龄和孕妇)患者或支持疗法无效或疗效差的患者进行住院治疗。也推荐胆红素≥342μmol/L、PT高于正常值50%、低血糖(hypoglycemia)、自发性细菌性腹膜炎(spontaneous bacterial peritonitis)、新发或加重的肝性脑病(hepatic encephalopathy)、肝肾综合征(hepatorenal syndrome)或伴有出血的凝血功能障碍(coagulopathy)患者进行住院治疗。此外,如果患者无法安全行走或居家,也应住院治疗。即使转氨酶和凝血因子都正常,对乙酰氨基酚中毒的患者(采用Rumack-Matthew列线图)也都应接受住院治疗[8]。

急性肝衰竭

急性肝衰竭患者应考虑尽早转移到肝移植中心,最好是在颅内压升高或出现严重凝血功能障碍之前进行转移[1]。没有必要预防性治疗凝血功能障碍。在活动性出血情况下或在侵入性手术前，应给予新鲜冰冻血浆或因子Ⅶ[12]。Ⅳ级脑病患者一般需要气管插管。医务人员应把床头抬高至10°~20°，并考虑尽可能避免呼气末正压通气（positive end-expiratory pressure）（Ⅲ级建议）[13]。对于脑水肿患者，必须进行颅内压监测和减压治疗。

解毒剂和特效疗法

对乙酰氨基酚［N-乙酰半胱氨酸（acetylcysteine）］中毒和鹅膏毒蕈（Amanita mushroom）中毒［水飞蓟宾（silibinin）和静脉注射青霉素 G］有特异性解毒药（specific antidote）。休克肝（shock liver）会随着灌注的恢复而改善。引起转氨酶升高的疱疹可以用阿昔洛韦（acyclovir）治疗。急性巴德-吉亚利综合征（acute Budd-Chiari syndrome），肝静脉血栓形成）可通过经颈静脉肝内门体静脉分流术（transjugular intrahepatic portosystemic shunt，TIPS）、手术减压或溶栓（thrombolysis）进行治疗。自身免疫性肝炎可以用类固醇激素治疗。药物特异质性转氨酶升高可通过停药来进行治疗。除非无替代疗法，否则不应进行药物激发试验[1]。

（杨雷雷 译，李昌平　王伟岸 校）

推荐资源
- Interpretation of liver function tests. (2013). http://www.oscestop.com/LFT_interpretation.pdf.
- Bernal W, Wendon J. Acute liver failure. N Engl J Med. 2013;369:2525–34.
- Farkas S, Hackl C, Schlitt HJ. Overview of the indications and contraindications for liver transplantation. Cold Spring Harb Perspect Med. 2014;4

参考文献

1. Dalhoff K. Toxicant-induced hepatic failure. In: Brent J, et al., editors. Critical care toxicology. Cham: Springer International Publishing; 2016. p. 385–408.
2. Moore P, Burkhart K. Adverse drug reactions in the ICU. In: Brent J, et al., editors. Critical care toxicology. Cham: Springer International Publishing; 2016. p. 693–741.
3. Aghababian RV. Essentials of emergency medicine. Hepatitis. Sudbury: Jones & Bartlett Learning; 2010.
4. O'Grady JG, et al. Early indicators of prognosis in fulminant hepatic failure. Gastroenterology. 1989;97(2):439–45.
5. O'Grady JG, Schalm SW, Williams R. Acute liver failure: redefining the syndromes. Lancet. 1993;342(8866):273–5.
6. Murali AR, Narayanan Menon KV (2017) Acute liver failure [cited 4 Mar 2018]; Available from: http://www.clevelandclinicmeded.com/medicalpubs/diseasemanagement/hepatology/acute-liver-failure/.
7. O'Grady JG, Williams R. Management of acute liver failure. Schweiz Med Wochenschr. 1986;116(17):541–4.
8. Susan R, O'Mara KG. Hepatic disorders. In: Tintinalli JE, et al., editors. Tintinalli's emergency medicine: a comprehensive study guide. New York: McGraw-Hill Education. p. 525–33.
9. Delaney KA. Hepatic principles. In: Hoffman RS, editor. Goldfrank's toxicologic emergencies. New York: McGraw-Hill Education. p. 302–11.
10. McPhail MJ, Wendon JA, Bernal W. Meta-analysis of performance of Kings's college hospital criteria in prediction of outcome in non-paracetamol-induced acute liver failure. J Hepatol. 2010;53(3):492–9.
11. Fikatas P, et al. APACHE III score is superior to King's college hospital criteria, MELD score and APACHE II score to predict outcomes after liver transplantation for acute liver failure. Transplant Proc. 2013;45(6):2295–301.
12. Shami VM, et al. Recombinant activated factor VII for coagulopathy in fulminant hepatic failure compared with conventional therapy. Liver Transpl. 2003;9(2):138–43.
13. Muñoz SJ. Difficult management problems in fulminant hepatic failure. In: Seminars in liver disease. New York: Thieme Medical Publishers; 1993.

70 应该如何对疑似肝脏或胆管疾病的患者进行影像学检查？

Thompson Kehrl, Mark Collin, and Timothy Jang

> **经验教训**
> - 右上象限（RUQ）腹痛通常先用超声（US）检查，超声诊断胆石症的准确性非常高。
> - 如果超声结果阴性或不能做出诊断，可选择计算机体层摄影对潜在病因进行评估。
> - 与任何检查方法一样，超声有假阳性和假阴性结果的风险。

右上象限（right upper quadrant，RUQ）腹痛的患者常常就诊于急诊。尽管胆囊病变和胆管病变通常是此类患者需要重点鉴别诊断的病变类型，但必须考虑其他重要的诊断。临床医生时常求助于影像学检查来弥补实验室检查的不足。美国放射学会（American College of Radiology）将超声（ultrasound，US）列为对右上象限腹痛患者评估的适宜性标准（appropriateness criteria）包含的所有临床方案中初步检查的首选方法[1]。

超声是首选的一线影像学检查方法，因为：

1. 与计算机体层摄影（computed tomograph，CT）、胆道闪烁显像（cholescintigraphy）和磁共振成像（magnetic resonance imaging，MRI）相比，超声相对价廉。

2. 超声无电离辐射。

3. 不需要给予对比剂。

4. 可以由急诊医生在床边完成，其精确度可与放射科医生操作的超声相媲美[2]。

胆囊和胆管病变的病理学过程

专门对胆囊和胆管病变进行评估时，极少关注右上象限腹痛的其他病因，这种情况下超声往往特别有用。体格检查和实验室检查通常缺乏准确诊断胆管疾病的灵敏度和特异度[3]。超声观察胆结石优于 CT 检查和胆道闪烁显像检查。除了可检出胆结石外，超声还可以发现胆管扩张、胆囊息肉、胆管癌和胆管积气（pneumobilia）。

胆总管结石和胆囊炎

在胆囊病变的急诊评估中，超声是最佳的检查方法。它有助于评估胆结石（gallstone）、胆囊淤泥（sludge）、胆囊扩张及胆囊壁增厚、胆囊周围积液以及超声墨菲征。在某些情况下，对于超声图像的解释可能具有挑战性，需要进一步进行 CT 检查和/或胆管造影检查。

对于存在某些合并症的患者来说，超声检查异常可能与急性疾病无关。例如，通常提示急性胆囊炎（acute cholecystitis）的胆囊壁增厚现象，也可见于慢性胆囊炎（chronic cholecystitis）、AIDS、肝硬化（cirrhosis）、腹水（ascites）、胰腺炎（pancreatitis）、慢性右心衰（chronic right-sided heart failure）和肝炎（hepatitis）[4]。同样，急性胆囊炎的另一个征象，胆囊周围积液也可见于肝炎、胰腺炎、腹水、AIDS、Fitz-Hugh-Curtis 综合征（Fitz-Hugh-Curtis syndrome）、邻近结肠炎和肝脓肿（hepatic abscess）[4]。其中许多患者也可能存在基础实验室检查异常，因此很难根据实验室检查结果和超声检查的结果诊断急性胆囊炎。

胆总管结石

在急诊医疗机构，胆总管结石（choledocholithiasis）的评估可能具有挑战性。右上腹超声检查对胆总管（common bile duct，CBD）结石不敏感，敏感度仅为 22%~75%，主要是由于肠道积聚的气体所限制所致[5,6]。而右上腹超声检查对胆总管结石检查的特异度较高，达 91%[7]。图 70.1 显示超声下的胆总管结石形态。通常在右上腹超声检查时测量胆总管直径，胆总管扩张（>6mm）提示可能有胆总管结石。年龄增长及胆囊切除术（cholecystectomy）后，胆总管也会扩张[8]。

大多数胆囊切除术后残留的胆总管结石往往会在术后几年内发病[9]。CT 通常是评价胆囊切除术后右上腹痛的首选影像学检查方式[10]。

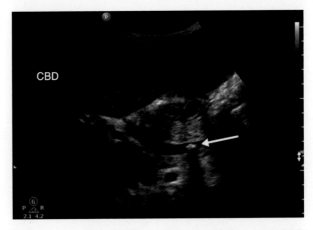

图 70.1 胆总管超声图像。图像显示胆管管腔内可见强回声结石（箭头所示），结石后方可见致密阴影

磁共振胰胆管成像(magnetic resonance cholangiopancreatography, MRCP)诊断胆总管结石的度敏感高, 但该项检查在急诊机构通常不能立即进行。

胆管炎

胆管炎通常由胆汁淤积(biliary stasis)和胆管系统梗阻所致, 多由胆管结石引起[11]。疑似胆管炎的诊断和评估具有挑战性, 往往需要影像学检查进行确定。超声、CT 和 MRCP 在胆管炎的诊断中都可以发挥作用, 但超声和 CT 在急诊情况下最实用。

肝脏病变

在右上腹痛的急诊评估中, 许多重要的非胆管系统的肝病要予以考虑。

巴德-吉亚利综合征(Budd-Chiari syndrome, 肝静脉血栓形成)最好用右上腹超声结合肝静脉循环多普勒检查评估。

门静脉血栓形成(portal vein thrombosis)由许多不同的疾病引起, 发生于约15%的肝硬化患者。门静脉血栓形成可采用右上腹超声结合门静脉系统多普勒检查进行评估[12]。

肝炎可能由多种疾病引起, 通常使用影像学检查来评估肝炎或其并发症发病的潜在原因。

细菌性肝脓肿(pyogenic liver abscess), 如图70.2所示, 是最常见的内脏脓肿类型, 可用超声或 CT 进行评估[13]。

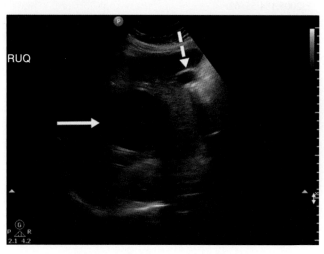

图70.2 伴有巨大细菌性肝脓肿的肝脏图像(实线箭头所示)。注意复杂的内部回声。胆囊位于近场处(虚线箭头所示)

影像学检查方法

超声

超声是右上腹痛的首选影像学检查方法, 其他影像学检查方法在右上腹痛的评估中也可能有用。

计算机体层摄影

因体型原因超声难以检查的患者可选择计算机体层摄影(CT)检查。CT 更适合用于诊断胆囊和胆管并发症, 如胆管积气(pneumobilia)、胆石性胰腺炎(gallstone pancreatitis)、胆石性肠梗阻(gallstone ileus)、气肿性胆囊炎(emphysematous cholecystitis)、胆囊脓肿(gallbladder abscess,)、胆囊肠瘘(cholecystoenteric fistula)和胆囊穿孔(gallbladder perforation)。它还可以评估类似于胆管疾病的其他腹痛病因, 包括右侧憩室炎(diverticulitis)、横结肠炎(transverse colitis)、胃穿孔(gastric perforation)、输尿管结石(ureterolithiasis)和腹主动脉瘤(abdominal aortic aneurysm)。

有人认为, CT 是所有疑似胆管疾病的老年患者和胆管并发症风险较高患者的主要影像学检查方式[14]。

遗憾的是, 许多有合并症的患者(例如, 慢性胰腺炎、肝炎、充血性心力衰竭和 AIDS)的 CT 征象与胆囊炎类似, 也会出现胆囊壁增厚和胆囊周围积液。

此外, 与超声相比, CT 有几个缺点, 包括:
1. 诊断胆石症(cholelithiasis)的灵敏度较低[15]
2. 费用较高
3. 使患者暴露于电离辐射之中
4. 可能需要静脉注射对比剂提高准确性

胆道闪烁显像

当超声检查和/或 CT 检查结果不明确或因存在潜在合并症(如, 腹水或肝炎)使患者的病因仍不清楚时, 许多临床医师会考虑进行胆道闪烁显像(cholescintigraphy), 也称为肝胆亚氨基二乙酸(hepatobiliary iminodiacetic acid, HIDA)扫描。在检查的第一阶段, 胆囊不显影诊断急性胆囊炎的灵敏度为96%, 特异度为90%[16]。第二阶段胆囊排空异常与慢性无结石胆囊炎(acalculous cholecystitis)以及奥迪括约肌功能障碍(sphincter of Oddi dysfunction)有关。并且第二阶段可以预测出最有可能受益于胆囊切除术的患者[17,18]。那些充盈正常但排空异常的患者很少需要紧急手术。然而, HIDA 存在电离辐射, 并且要4个小时才能完成, 而且不像 CT 和 MRI 那样可以对许多其他疾病进行评估。本书第58章对 HIDA 进行了进一步的讨论。

磁共振成像

MRI 诊断急性胆囊炎的作用可以媲美超声[16], 可用于因体型难以进行超声检查的患者, 并且 MRCP 检查时检出胆总管结石的诊断准确性更高[19]。在超声检查的结果意义不明而患者需要最大限度地降低辐射(例如, 儿童和孕妇)时, 也可选择 MRI。不过, 由于费用较高、缺乏可及性和检查时间较长等原因, 急诊医疗机构一般不进行 MRI 和 MRCP 检查。

(杨雷雷 译, 李昌平 王伟岸 校)

推荐资源
- Biliary colic mimics: what you don't want to miss. emDocs. June 2017. http://www.emdocs.net/biliary-colic-mimics-dont-want-miss/.
- Missiroli C, Singh A. Emergencies of the biliary tract. In: Singh A, editor. Emergency radiology: imaging of acute pathologies. New York: Springer Science; 2013. p. 11–25.
- Cirrhosis. Radiopedia. https://radiopaedia.org/articles/cirrhosis.

参考文献

1. Yarmish GM, Smith MP, Rosen MP, et al. ACR appropriateness criteria right upper quadrant pain. J Am Coll Radiol. 2014;11:316–22.

2. Ross M, Brown M, McLaughlin K, Atkinson P, Thompson J, Powelson S, Clark S, Lang E. Emergency physician-performed ultrasound to diagnose cholelithiasis: a systemic review. Acad Emerg Med. 2011;18:227–35.

3. Jain A, Mehta N, Secko M, Schechter J, Papanagnou D, Pandya S, Sinert R. History, physical examination, laboratory testing, and emergency department. Ultrasonography for the diagnosis of acute cholecystitis. Acad Emerg Med. 2017;24(3):281–97.

4. Bisset RA, Khan AN. Differential diagnosis in abdominal ultrasound, vol. 202. Long: WB Saunders. p. 159–80.

5. Scott MA, Farrands PA, Guyer PB, et al. Ultrasound of the common bile duct in patients undergoing cholecystectomy. J Clin Ultrasound. 1991;19:73–6.

6. Dong B, Chen M. Improved sonographic visualization of choledocholithiasis. J Clin Ultrasound. 1987;15:185–90.

7. Gurusamy KD, Giljaca V, Takwoingi Y, et al. Ultrasound versus liver function tests for diagnosis of common bile duct stones. Cochrane Database Syst Rev. 2015;2:1–57.

8. Lal N, Mehra S, Lal V. Ultrasonographic measurement of normal common bile duct diameter and its correlation with age, sex and anthropometry. J Clin Diagn Res. 2014;8:AC01–4.

9. Lee DH, Ahn YJ, Lee HW, et al. Prevalence and characteristics of clinically significant retained common bile duct stones after laparoscopic cholecystectomy for symptomatic cholelithiasis. Ann Surg Treat Res. 2016;91:239–46.

10. Thurley PD, Dhingsa R. Laparoscopic cholecystectomy: postoperative imaging. Am J Roentgenol. 2008;191:794–801.

11. Kimura Y, Takada T, Kawarada Y, et al. Definitions, pathophysiology, and epidemiology of acute cholangitis and cholecystitis: Tokyo guidelines. J Hepato-Biliary-Pancreat Surg. 2007;14:15–26.

12. Amitrano L, Guardascione MA, Brancaccio V, et al. Risk factors and clinical presentation of portal vein thrombosis in patients with liver cirrhosis. J Hepatol. 2004;40:736–41.

13. Altemeier WA, Culbertson WR, Fullen WD, et al. Intra-abdominal abscesses. Am J Surg. 1973;125:70–9.

14. Bloom AA, Remy P. Emphysematous cholecystitis. Medscape 2015 https://emedicine.medscape.com/article/173885. Accessed 20 Dec 2017.

15. Paulson EK. Acute cholecystitis: CT findings. Semin Ultrasound CT MR. 2000;21:56–63.

16. Kiewiet JJ, Leeuwenburgh MM, Bipat S, Bossuyt PM, Stoker J, Boermeester MA. A systematic review and meta-analysis of diagnostic performance of imaging in acute cholecystitis. Radiology. 2012;264:708–20.

17. Sorenson MK, Fancher S, Lang NP, Eidt JF, Broadwater JR. Abnormal gallbladder nuclear ejection fraction predicts success of cholecystectomy in patients with biliary dyskinesia. Am J Surg. 1993;166:672–4.

18. Mahid SS, Jafri NS, Brangers BC, Minor KS, Hornung CA, Galandiuk S. Meta-analysis of cholecystectomy in symptomatic patients with positive hepatobiliary iminodiacetic acid scan results without gallstones. Arch Surg. 2009;144:180–7.

19. Aube C, Delorme B, Yzet T, et al. MR cholangiopancreatography versus endoscopic sonography in suspected common bile duct lithiasis: a prospective, comparative study. Am J Roentgenol. 2005;184:55–62.

床旁超声诊断右上腹痛怎么样？对其图像判读需要知道什么？

Mark Collin and Thompson Kehrl

床旁超声诊断右上腹痛怎么样？

床旁超声(point-of-care ultrasound,PoCUS)是急诊医务人员评估右上象限(right upper quadrant,RUQ)腹痛的一种检查方法,其不同于放射专科医师操作的超声检查。

相关文献总结了床旁超声诊断胆管病变的益处,包括[1-4]:
1. 显著缩短留院时间,特别是在放射科下班期间
2. 减少相应费用
3. 增加患者对床旁超声检查医务人员医疗能力的信心
4. 床旁超声检查由训练有素的急诊医生操作时,其准确性可媲美放射科医师所做的检查和病理学报告

超声检查的质量既依赖于扫描仪,又依赖于图像的判读者,使用时较为复杂。传统的影像学检查模式是技术人员采集图像,而放射科医生判读图像。床旁超声将这两种角色结合在一起。此外,床旁超声还将影像学检查交由直接诊疗患者的临床医师进行。与放射科医生不同,操作床旁超声的医务人员需要提前对患者进行评估,以便能够根据患者的临床表现来解读检查结果。

床旁超声的应用障碍

现实和认识上的障碍可能会妨碍右上象限腹部床旁超声的应用。

培训的障碍相对较低。教临床医生操作右上象限床旁超声的过程相当直观,临床医生操作和判读25例次以上的检查就能胜任该项工作[5]。

超声设备的购买和维护费用是床旁超声的另一个应用障碍[6],但随着时间累积这部分费用可以通过患者的床旁超声检查费逐渐收回,同时也可以适当提高患者的床旁超声检查量。

由于担心遗漏重要的胆管外病变而避免进行右上象限腹部床旁超声的做法可能过于谨慎,因为这些病变的患病率很低,而且往往是良性的[7]。

对床旁超声图像的判读需要知道什么？

计划操作床旁超声的急诊医务人员应考虑到超声诊断胆囊疾病的潜在缺陷。

对体格检查、化验检查和超声检查结果不一致的患者进行评估和处理,可能具有巨大挑战性。重要的是,没有单一的超声征象是急性胆囊炎的特异病征。然而,随着胆囊炎的继发性征象增加,胆囊炎的可能性也随之增加[8]。

嵌塞在胆囊颈部的结石如图71.1所示。这些结石最有可能引起相应症状,但也容易遗漏并导致严重的疾病发生。

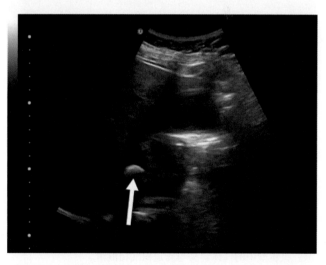

图71.1 胆囊长轴超声图像,颈部嵌塞巨大结石(箭头所示)。如果医务人员没有对胆囊颈部进行扫查,可能出现假阴性结果

胆囊壁增厚可见于多种疾病,这种征象对胆囊炎的诊断敏感但不特异[9]。

胆囊收缩或充满大量结石时,胆囊可能难以鉴别,因为结

石可能会使充满胆汁的胆囊腔变得模糊不清。在超声图像上，可能出现胆囊壁呈强回声结构，其后紧跟着声影的征象。这种征象如图 71.2 所示，称为胆囊壁-回声-声影三联征（wall，echo，shadow，WES），此时的胆囊很容易被误认为是肠道。

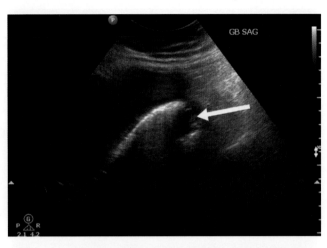

图 71.4 胆囊（箭头所示）长轴超声图像，其前壁有大量空气。征象提示气肿性胆囊炎

（杨雷雷 译，李昌平 王伟岸 校）

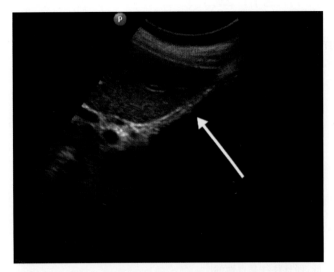

图 71.2 胆囊长轴超声图像，胆囊壁-回声-声影三联征（箭头所示）。注意，完全充满结石的胆囊腔内没有无回声的液体。还要注意其后的致密声影

图 71.3 展示了充满液体的肠道，此时其很容易被误判为胆囊。

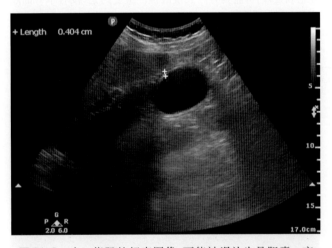

图 71.3 十二指肠的超声图像，可能被误认为是胆囊。充满液体的小肠，特别是十二指肠，很容易被误认为是胆囊。超声检查工作者甚至测量了十二指肠壁的厚度

气肿性胆囊炎（emphysematous cholecystitis）如图 71.4 所示。胆囊壁中的气体容易与肠道积气相混淆。

胆囊息肉（gallbladder polyp）可能与结石较为相似，但通常无声影，也不会移动，且无重力依赖性。

当右上象限腹部超声未发现胆结石、胆囊壁水肿、胆囊周围积液的征象，或探头未引发压痛时，应寻找其他疾病病因。而对于有明显症状、化验检查结果异常和相关合并症的患者，急诊医务人员需要考虑超声检查假阴性的可能性。

推荐资源

- Bedside biliary ultrasound. ACEP Now. Nov 2010. http://www.acepnow.com/article/bedside-biliary-ultrasound/4/?singlepage=1.
- Summers SM, Scruggs W, Menchine MD, et al. A prospective evaluation of emergency department bedside ultrasonography for the detection of acute cholecystitis. Ann Emerg Med. 2010;56:114–22.

参考文献

1. Blaivas M, Harwood RA, Lambert MJ. Decreasing length of stay with emergency ultrasound examination of the gallbladder. Acad Emerg Med. 1999;6:1020–3.
2. Durston W, Carl ML, Guerra W, et al. Comparison of quality and cost effectiveness in the evaluation of symptomatic cholelithiasis with different approaches to ultrasound availability in the ED. Am J Emerg Med. 2001;19:260–9.
3. Claret PG, Bobbia X, Le Roux S, et al. Point-of-care ultrasonography at the ED maximizes patient confidence in emergency physicians. Am J Emerg Med. 2016;34:657–9.
4. Summers SM, Scruggs W, Menchine MD, et al. A prospective evaluation of emergency department bedside ultrasonography for the detection of acute cholecystitis. Ann Emerg Med. 2010;56:114–22.
5. Gaspari RJ, Dickman E, Blehar D. Learning curve of bedside ultrasound of the gallbladder. J Emerg Med. 2009;37:51–6.
6. Sanders JL, Noble VE, Raja AS, et al. Access to and use of point-of-care ultrasound in the emergency department. West J Emerg Med. 2015;16:747–52.
7. Becker BA, Fields WA, Pfisterer L, et al. Extrabiliary pathology identified by right upper quadrant abdominal ultrasound in emergency department patients. J Emerg Med. 2016;50:92–8.
8. Ralls P, Colletti P, Lapin S, et al. Real-time sonography in suspected acute cholecystitis. Prospective evaluation of primary and secondary signs. Radiology. 1985;155:767–71.
9. Elyaderani MK. Accuracy of cholecystosonography with pathologic correlation. W V Med J. 1984;80:111–5.

哪些患者需要进行腹腔穿刺术？如何优化其安全性？如何解读化验结果？

Thomas Yeich

经验教训

- 在急诊医疗机构腹腔穿刺术主要用于评估腹膜炎。
- 首剂抗生素治疗后 6h 内腹水中就已完成灭菌过程。腹腔穿刺术最好在抗生素治疗前进行。
- 目前的治疗指南不支持在紧急腹腔穿刺术前预防性输注血小板或纠正低于 2.5 的 INR 的做法。
- 超声有助于定位腹腔中的液体及预防并发症。

哪些患者需要进行腹腔穿刺术？

半数诊断为肝硬化（cirrhosis）的患者 10 年内会发生腹水（ascites）。其中，10%～30% 的患者会发生自发性细菌性腹膜炎（spontaneous bacterial peritonitis，SBP），其病死率为 20%～40%[1-3]。12%～20% 的腹水住院患者有 SBP，并且在首剂抗生素治疗 6 小时内腹水中的细菌就可以被杀灭[4,5]。腹腔穿刺术（paracentesis）最好在抗生素治疗前进行（Ⅰ级推荐 B 级证据）。及时准确诊断和治疗 SBP 可提高患者生存率[4]。SBP 的危险因素包括 SBP 既往发病史、低蛋白腹水和急性胃肠道出血[5,6]。SBP 与继发性细菌性腹膜炎（secondary bacterial peritonitis）的鉴别很重要。前者通常是单微生物感染，而后者通常由肠穿孔引起，是多微生物感染，常常是外科急诊疾病。

腹腔穿刺术可分类为诊断性腹腔穿刺和治疗性腹腔穿刺术/腹腔穿刺大量放腹水术。

诊断性腹腔穿刺术（diagnostic paracentesis）是为了确定腹水的病因和/或评估感染的可能性。除了有腹痛，临床表现恶化（例如胃肠道出血、脑病、脓毒症、急性肾衰竭），或住院治疗的患者出现腹水需要进行腹腔穿刺术外，新发腹水也应进行腹腔穿刺术[5]。

研究表明，医生关于是否有 SBP 的判断是不准确的，因此医务人员应降低诊断性穿刺术的应用门槛[4,6]。一项回顾性分析发现，腹水池较深和/或存在腹痛的患者 SBP 的风险更高。该研究还发现，超声测量腹水深 5cm 时，SBP 的风险"几乎可忽略不计"[7]。

腹腔穿刺大量放腹水术（large-volume paracentesis）的指征与患者的舒适度有关。紧急治疗性腹腔穿刺术（therapeutic paracentesis）主要用于缓解患者的呼吸困难或剧烈疼痛症状。

一些医生在进行诊断性穿刺时，为了避免再次操作，可能会结合穿刺时的情况进行大量腹腔放液。然而，大量腹腔放液术往往耗时，可能会造成急诊医疗资源紧张。

如何优化腹腔穿刺术的安全性？

腹腔穿刺术有几种相对禁忌证（relative contraindication），但其主要的绝对禁忌证（absolute contraindication）是存在急腹症（surgical abdomen）和弥散性血管内凝血（disseminated intravascular coagulation，DIC）[8]。

比较急诊科（emergency department，ED）和医院其他科室进行的腹腔穿刺术的安全性的文献很少。一项小规模单中心观察性研究纳入了 399 例接受胸腔穿刺术（thoracentesis）、腹腔穿刺术和腰椎穿刺（lumbar puncture）的患者，来评估不同处理方式的操作完成时间、费用、住院时间（length of stay，LOS）及患者并发症情况，研究发现与诊断性放射学检查相比，如果在急诊床旁完成操作，则操作完成时间缩短约 4 小时（40%），成本降低 38%（每例次降低约 500 美元）。患者的住院时间没有差异。患者的并发症发生率在急诊科和其他科室之间没有统计学意义。然而，这项研究的结果不足以全面评估腹腔穿刺术[9]。

腹腔穿刺术的并发症与其他有创性检查类似，包括出血、感染和邻近器官的损伤（包括肠穿孔）。大量腹腔放液术会清除 5 升以上的腹水，会增加腹腔穿刺诱发的循环功能障碍（paracentesis-induced circulatory dysfunction，PICD）的风险。PICD 可导致肝肾综合征（hepatorenal syndrome）、脑病（encephalopathy）、复发性腹水和死亡。对于清除腹水超过 5L 的患者，应按每升腹水给予 6～8g 25% 白蛋白的治疗（Ⅱa 级证据，A 级推荐）。腹腔穿刺少量放腹水术可能无白蛋白输注的指征（Ⅰ类证据，C 级推荐）[4,10,11]。在预防 PICD 方面，其他胶体制剂并不优于白蛋白[12]。为了减少患者暴露于血液产品，初步研究表明术后给予特利加压素（terlipressin）（每 4h 注射 1mg，共进行 48h），是有效的白蛋白治疗替代方案[13-16]。

肝硬化患者常常出现凝血因子减少的情况，文献中已经对出血这种穿刺术并发症进行了详细讨论。出血性并发症包括腹壁血肿（占出血并发症的 52%）、腹腔积血（hemoperitoneum）（占出血并发症的 41%）和假性动脉瘤（pseudoaneurysm）（占出血并发症的 7%）。操作者缺乏经验、对腹壁血管系统缺乏了解以及未用超声引导都与出血性并发症的发生风险增加相关[7,17]。与诊断性腹腔穿刺术相比,治疗性腹腔穿刺术的出血性并发症的风险稍高[17]。穿刺抽液术后出血的发生率为 0~0.97%。因此,不需要常规进行凝血指标的检查或给予促凝剂治疗(如,新鲜冰冻血浆)(Ⅲ级证据,C级推荐)[4,17]。血浆肌酐水平升高或 GFR 降低(<60ml/min)是明确的出血危险因素,肾病患者术后应密切观察上述指标。此外,急性弥散性血管内凝血(DIC)患者不应进行腹腔穿刺术[17]。如果可以,应测定有DIC 患者的优球蛋白溶解时间(euglobulin clot lysis time),如果时间缩短(<120min),在腹腔穿刺前可用氨基己酸(aminocaproic acid)予以纠正[4]。对于存在肾疾病患者、有重度血小板减少症(血小板<20×10⁹/L)的患者及有 INR 大于 2 的病史的患者应慎重处理。然而,目前的指南不支持预防性血小板输注或纠正低于 2.5 的 INR[4,8,16]。

为避免伤及邻近器官,对于器官巨大症(organomegaly)患者、肠和尿梗阻患者及可能易发粘连的腹壁大手术患者进行腹腔穿刺术时应小心操作。孕妇进行腹腔穿刺术时也必须小心。对于高危患者,应考虑采取降低邻近器官损伤的措施,如鼻胃管抽吸、膀胱插管及避免在手术瘢痕处进针。此外,医务人员可以借助超声引导降低这类并发症的发生率[8,17-19]。

可通过无菌操作和避免进针时经过潜在感染结构(例如,腹壁蜂窝织炎)的方法减少感染性并发症的发生。

操作时应获得患者的知情同意书,采用无菌技术,并充分进行局部麻醉。超声引导虽然不是强制性的,但无论是提前标记穿刺部位的超声引导,还是实时观察穿刺过程的超声引导,都可以降低并发症发生的风险。

穿刺部位通常位于下腹的任意一侧,具体位置如下[20]:

1. 右下腹或左下腹,腹直肌[及伴随的腹壁下动脉(inferior epigastric arteries)]外侧和头侧 2~4cm 和髂前上棘内侧

2. 通过相对无血管的中线白线,尾侧距脐 2cm

后一种方法可以降低出血性并发症的风险[20]。应避免碰到腹壁上充血的静脉。图 72.1 显示了进针的潜在部位。在肥胖患者中,腹水可能较深,腹壁较薄,首选左侧入路[21]。使用较长的导管(3.5inch,1inch = 2.54cm)和 Caldwell 式导管可提高首次进针成功率[19]。

有两种进针方法能降低术后腹水渗漏的风险。第一种为 Z-track 穿刺法,操作者首先将皮肤向尾侧拉 2cm,然后将针与皮肤表面呈 90°插入腹膜。这样做有助于拔出穿刺针时皮肤封闭穿刺口。另一种为成角或同轴技术。该技术需要以 45°穿刺插入皮肤,使皮肤和腹膜穿刺点彼此错开[18,22]。两种方法的术后腹水渗漏率均为 13%。然而,成角方法中,患者的疼痛评分在统计学上较低[23]。在进针过程中,注射器应施加负压。

医务人员应该提前准备好足够大的注射器来收集抽出的腹水,并且需要一个足够长的穿刺针或静脉注射导管来穿透腹膜。因为急诊诊断性穿刺抽液通常需要培养,因此应在床边备好合适的培养瓶,并在获得 10ml 腹水后立即进行接种。研究证明,这样可以提高诊断率,灵敏度接近 80%[4,19]。

采用定制的穿刺抽液设备,配上适当数量的真空瓶收集液体,有助于进行治疗性腹腔穿刺。这些设备通常有大口径导管,导管上带有多个侧孔和安全装置,例如钝的可伸缩闭孔器(retractable obturator),以提高首次穿刺的成功率,并降低并发

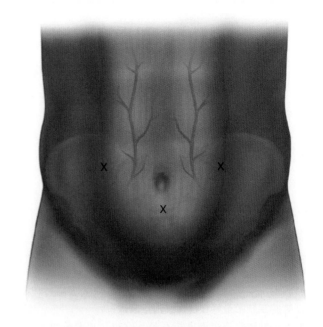

图 72.1　腹腔穿刺术进针部位通常位于下腹,即右下腹部或左下腹部腹直肌(及伴随的腹壁下动脉)外侧和头侧 2~4cm 和髂前上棘内侧,或通过相对无血管白线的中线距脐下 2cm 的位置。超声引导有助于准确选择进针部位

症的发生率[18]。如果没有现成的真空瓶,可以使用设备内的重力式收集袋(gravity collection bag)。还可以采用壁式吸引器或多个壁式吸引器串联的方法来替代真空瓶。然后,把抽吸软管的末端放入去掉活塞的适当大小的注射器,将真空瓶连接到导管插孔上[24]。在缺乏专门的穿刺抽液设备的情况下,一位学者提出,可以将 20g 脊髓穿刺针的保护鞘切割为接近腹部厚度的长度,作为安全制动器。该穿刺针可以通过无菌静脉导管连接到 Foley 导管袋,借助重力引流[25]。

如何解读检查结果?

对病因明确的腹水患者而言,诊断性腹膜穿刺术的主要目的是评估感染性腹膜炎(infectious peritonitis)的可能性。因此,医务人员应将抽出的腹水送检,进行细胞计数及分类、革兰氏染色和细菌培养。根据临床情况可选择其他化验检查方法。

普遍公认的腹膜炎诊断的界值(cutoff)是多形核白细胞计数(polymorphonuclear cell count,PMN)>2.5×10⁸/L。在腹腔穿刺有损伤的情况下,腹水中 PMN 和红细胞的比值低于 1:250。数个学者研究了 PMN>5.0×10⁸/L 作为界值的意义,该方法阳性似然比(likelihood ratio,LR)较高,而阴性似然比与 PMN>2.5×10⁸/L 作为界值时相似[19]。研究还发现白细胞绝对计数(WBC)>500/μL(即,5.0×10⁸/L)的似然比类似于 PMN>2.5×10⁸/L[19]。一项小规模研究发现,腹水 pH<7.35 的阳性和阴性似然比具有统计学意义。然而,目前的指南并不主张检测腹水的 pH[4,19]。

怀疑存在继发性细菌性腹膜炎时,应检测腹水的葡萄糖、乳酸脱氢酶(lactate dehydrogenase,LDH)和总蛋白水平。

淀粉酶水平升高提示胰腺炎(pancreatitis)或空腔脏器

穿孔[18]。

表72.1除总结了有关继发性腹膜炎的腹水化验检查结果外,还包括不同 WBC 和 PMN 界值诊断 SBP 的似然比。

偶尔,急诊医务人员会遇到不明原因的腹水患者。如果临床需要确定腹水的原因,医务人员应首先测定血清-腹水白蛋白梯度(serum-ascites albumin gradient,SAAG),即患者血清和腹水的白蛋白水平之间的绝对差值(SAAG=血清白蛋白-腹水白蛋白)。如果 SAAG≥11g/L,腹水最有可能由门静脉高压(portal hypertension)引起。SAAG 比传统的腹水漏出液/渗出液分类更准确[4]。

表 72.1　细菌性腹膜炎评估中腹水的实验室检测值

提示细菌性腹膜炎			提示继发性细菌性腹膜炎(除左侧细胞计数外)
PMN>2.5×10⁸/L	+LR 6.4	−LR 0.20	• 总蛋白>10g/L
PMN>5.0×10⁸/L	+LR 10.6	−LR 0.16	• LDH 大于血清正常水平上限
WBC>5.0×10⁸/L	+LR 5.9	−LR 0.21	• 葡萄糖<50mg/dl
WBC>1.0×10⁹/L	+LR 9.1	−LR 0.25	• 碱性磷酸酶>240U/L
			• 多种微生物

LR,似然比;LDH,乳酸脱氢酶;PMN,多形核细胞;WBC,白细胞计数。

门静脉高压的鉴别诊断包括肝硬化、酒精性肝病、心源性腹水(cardiac ascites)、门静脉血栓形成、巴德-吉亚利综合征和转移性肝病。

非门静脉高压性腹水的鉴别诊断包括感染性腹膜炎、癌扩散(carcinomatosis)、肾病综合征(nephrotic syndrome)、浆膜炎(serositis),以及胰腺、胆管和乳糜性腹水(chylous ascites)。

非门静脉高压性腹水的其他检查项目可包括 SBP、结核检测、淀粉酶、胆红素和甘油三酯水平的检测。考虑恶性肿瘤可能时,还应单独留取 50ml 的腹水标本进行细胞学检查。

近 5% 的腹水患者同时存在多种病因[4,18]。

（杨雷雷　译,刘清源　李昌平　校）

推荐资源

- Wilkerson RG, Sinert R. The use of paracentesis in the assessment of the patient with ascites. Ann Emerg Med. 2009;54:465–8.
- Ultrasound-guided paracentesis. ACEP Now. Nov 2012. http://www.acepnow.com/article/ultrasoundguidedparacentesis/?singlepage=1&theme=print-friendly.
- Management of adult patients with ascites due to cirrhosis: update 2012. Bruce Runyon. American Association for the Study of Liver Diseases. https://www.aasld.org/sites/default/files/guideline_documents/adultascitesenhanced.pdf.
- Paracentesis. N Engl J Med Video Clin Med. Nov 2006. http://www.nejm.org/doi/full/10.1056/NEJMvcm062234.

参考文献

1. Gines P, Quintero E, Arroyo V, et al. Compensated cirrhosis: natural history and prognostic factors. Hepatology. 1987;7:122–8.
2. Rimola A, Garcia-Tsao G, Navasa M, et al. Diagnosis, treatment and prophylaxis of spontaneous bacterial peritonitis: a consensus document. International Ascites Club. J Hepatol. 2000;32:142–53.
3. Thuluvath PJ, Thompson R. Spontaneous bacterial peritonitis: in-hospital mortality, predictors of survival, and health care costs from 1988 to 1998. Am J Gastroenterol. 2001;96:1232–6.
4. Runyon BA. AASLD practice guideline: management of adult patients with ascites due to cirrhosis: update 2012. Hepatology. 2013:1–96.
5. Sanyal A. Filling and draining the water balloon in symposia 1a: portal hypertension: pressure and leak. Am Coll Gastroenterol. 2010:15–17. http://universe-syllabi.gi.org/acg2010_08_nar.pdf
6. Chinnock B, et al. Physician clinical impression does not rule out spontaneous bacterial peritonitis in patients undergoing emergency department paracentesis. Ann Emerg Med. 2008;52:268–73.
7. Sideris A, et al. Imaging and clinical predictors of spontaneous bacterial peritonitis diagnosed by ultrasound-guided paracentesis. Proc (Bayl Univ Med Cent). 2017;30(3):262–4.
8. Scheer D, et al. Ultrasound-guided paracentesis [Internet] (1 Nov 2012 by ACEP Now). Available from: http://www.acepnow.com/article/ultrasoundguidedparacentesis/?singlepage=1&theme=print-friendly.
9. Kay C, et al. Examining invasive bedside procedure performance at an academic medical center. South Med J. 2016;109(7):402–7.
10. Bernardi M, et al. Does the evidence support a survival benefit of albumin infusion in patients with cirrhosis undergoing large-volume paracentesis? Expert Rev Gastroenterol Hepatol. 2017;11(3):191–2.
11. Bernardi M, et al. Albumin infusion in patients undergoing large-volume paracentesis: a meta-analysis of randomized trials. H. 2012;55:1172–81.
12. Widjaja FF, et al. Colloids versus albumin in large volume paracentesis to prevent circulatory dysfunction: evidence-based case report. Acta Med Indones Indones J Intern Med. 2016;48(2):148–55.
13. Shah R, et.al. Ascites treatment & management. [Internet] Medscape, 24 Aug 2016; Available from: http://emedicine.medscape.com/article/170907-treatment.
14. Lata J, et al. The efficacy of terlipressin in comparison with albumin in the prevention of circulatory changes after the paracentesis of tense ascites--a randomized multicentric study. Hepato-Gastroenterology. 2007;54(79):1930–3.
15. Singh V, et al. Terlipressin versus albumin in paracentesis-induced circulatory dysfunction in cirrhosis: a randomized study. J Gastroenterol Hepatol. 2006;21(1 pt 2):303–7.
16. Moreau R, et al. Comparison of the effect of terlipressin and albumin on arterial blood volume in patients with cirrhosis and tense ascites treated by paracentesis: a randomised pilot study. Gut. 2002;50(1):90–4.
17. Wolfe KS, Kress JP. Risk of procedural hemorrhage. Chest. 2016;150(1):237–46.

18. Thomsen TW, et al. Paracentesis. N Engl J Med. 2006;355:e21.

19. Wilkerson RG, Sinert R. The use of paracentesis in the assessment of the patient with ascites. Ann Emerg Med. 2009;54:465–8.

20. Marx JA. Peritoneal procedures. In: Roberts JR, Hedges J, editors. Clinical procedures in emergency medicine. 4th ed. Philadelphia: Saunders; 2004. p. 851–6.

21. Runyon BA. Management of adult patients with ascites due to cirrhosis. Hepatology. 2004;39:841–56.

22. Thomsen TW, et al. Paracentesis. Videos in clinical medicine[Internet]. N Engl J Med. 2006;355:e21. Available from:

http://www.nejm.org/doi/full/10.1056/NEJMvcm062234

23. Shriver AR, et al. A randomized controlled trial of procedural techniques for large volume paracentesis. Ann Hepatol. 2017;16(2):279–84.

24. Jeong J, et al. How to use continuous wall suction for paracentesis. [Internet] ACEP Now, 9 July 2014. Available from: http://www.acepnow.com/article/use-continuous-wall-suction-paracentesis/?singlepage=1&theme=print-friendly.

25. Fisher W. Road map for a makeshift tap. [Internet] ACEP Now, 1 Nov 2012. Available from: http://www.acepnow.com/article/road-map-makeshift-tap/?singlepage=1&theme=print-friendly.

哪些急诊常用药物对肝衰竭和肝硬化患者是安全的？用多大剂量？

73

Amber Ruest

经验教训

- 多数急诊常用的药物可安全用于肝硬化患者,包括那些有潜在的肝毒性的药物,但建议小剂量或降低频次给药。
- 对乙酰氨基酚应视为治疗急性疼痛的一线治疗药物,并且可以小剂量(每日 2~3g 以内)短期安全使用。
- 应避免使用可能导致胃肠道出血、肾衰竭、自发性细菌性腹膜炎和脑病的药物。
- 肝硬化患者可服用预防性药物,但应考虑这些药物的不良反应。

据报道,只有少数药物(有足够的证据)有增加慢性肝病患者的肝毒性(hepatotoxicity)的风险[1]。这些药物包括抗结核药物[如,异烟肼(isoniazid)、吡嗪酰胺(pyrazinamide)、利福平(rifampicin)]、奈韦拉平(nevirapine)(一种高活性抗逆转录病毒治疗的药物)、甲巯咪唑(methimazole)、氨甲蝶呤(methotrexate)、萘法唑酮(nefazodone)、丙氧氨酚(propoxyphene)、丙戊酸钠(valproate)和维生素 A[1]。然而,肝硬化患者的药代动力学发生了显著变化,需要调整药物剂量以确保患者安全用药[2]。几篇综合性的综述评价了抗抑郁药、抗焦虑药、阿片类药物和其他用于治疗疼痛的药物的作用。这些药物应慎用于肝硬化患者,因为它们会诱发肝性脑病[1]。

针对阿片类药物有如下需要专门注意的事项[3-6]:

- 吗啡(morphine)给药剂量和频次应减少一半
- 芬太尼(fentanyl)不需要调整单次给药剂量
- 应避免可待因(codeine)
- 应减少羟考酮(oxycodone)给药剂量
- 失代偿性肝硬化患者和有癫痫发作风险的患者应避免使用曲马多(tramadol)
- 氢吗啡酮(hydromorphone)应用的数据有限

对乙酰氨基酚(acetaminophen)可能是最令患者和医生担心的药物。然而,大多数数据表明,低剂量(<2~3g/d)和限制疗程使用时,肝硬化患者使用对乙酰氨基酚是安全的[1]。

布洛芬(ibuprofen)和其他非甾体抗炎药(nonsteroidal anti-inflammatory drug,NSAID)可能导致或加重有基础胃病和凝血功能障碍患者的胃肠道出血。因此,需要进行镇痛时,应首选对乙酰氨基酚而非 NSAID[7]。此外,NSAID 不建议用于肝硬化

患者,因为它有导致肾衰竭的风险[3]。

已经发现,质子泵抑制剂(proton pump inhibitor)与肝硬化患者自发性细菌性腹膜炎风险增加有关,应慎用或完全避免使用[1]。

肝硬化患者可能会服用一些预防性药物,临床医生在对肝硬化患者进行评估时,应考虑这些药物的潜在不良反应和并发症。

非选择性 β 受体阻滞剂(beta-blocker)可降低门静脉压力,已被用于静脉曲张破裂出血的一级和二级预防[8,9]。然而,各种研究都警告不要把 β 受体阻滞剂用于有难治性腹水、低血压、肝肾综合征、自发性细菌性腹膜炎的失代偿性肝硬化和严重酒精性肝炎等情况的患者[10,11]。

随着肝硬化的不断进展,有高血压史的肝硬化患者血压逐渐恢复正常,最后甚至出现低血压。因此,有腹水或低血压的患者应停用降压药[10,11]。对于病情稳定的低血压患者,米多君(midodrine)可改善内脏和全身血流动力学指标、肾功能和钠排泄能力[12]。奥曲肽(octreotide)和米多君联合使用可用于 1 型肝肾综合征的治疗[13]。

抗生素预防性治疗可以降低细菌感染的风险,包括自发性细菌性腹膜炎。在某些情况下它也可能提高患者的生存率。对于有 SBP 病史的患者和腹水蛋白<15g/L 的患者,采用复方磺胺甲噁唑(trimethoprim-sulfamethoxazole)或环丙沙星(ciprofloxacin)进行选择性肠道去污,可提高患者的短期生存率,并降低细菌感染风险[14]。否则,为了最大限度地减小抗生素耐药菌感染的风险,应避免进行常规抗生素的预防性治疗[15]。

利尿剂一直是腹水无创性治疗的主要方法[16]。螺内酯(spironolactone)是肝硬化腹水初步治疗的首选[16]。螺内酯最常见的副作用是其抗雄激素作用,在男性患者表现为性欲降低、阳痿和男子乳腺发育(gynecomastia),在女性患者表现为月经失调[16]。高钾血症(hyperkalemia)是腹水治疗中螺内酯导致的一种严重并发症,也是限制螺内酯使用的因素之一[17]。因为螺内酯单独用于肝硬化的治疗时疗效较低,因此通常将呋塞米(furosemide)与螺内酯一起使用。大剂量的呋塞米往往容易导致严重的电解质紊乱和代谢性碱中毒(metabolic alkalosis)。因此,应慎用大剂量的呋塞米[16]。

乳果糖(lactulose)是肝硬化显性肝性脑病患者有效的一级预防药物[18]。乳果糖的副作用(包括过甜的味道和胃肠道相

关副作用,如肠胃气胀和严重及不可预测的腹泻,腹泻还可能导致患者脱水)往往导致患者无法遵从医嘱[18]。利福昔明(rifaximin)对肝性脑病发作的患者具有保护作用,并可以降低患者与肝性脑病相关的住院风险[19]。但有些人担心利福昔明会诱发艰难梭菌(*Clostridium difficile*)感染,并诱导细菌耐药性(bacterial resistance),特别是长期使用时[20]。

(杨雷雷 译,李昌平　王伟岸 校)

推荐资源

- Ge PS, Runyon BA. A review article: treatment of patients with Cirrhosis. N Engl J Med. 2016;375:767–77.
- Lewis JH, Stine JG. Review article: Prescribing medications in patients with cirrhosis-a practical guide. Aliment Pharmacol Ther. 2013;37:1132.

参考文献

1. Lewis JH, Stine JG. Review article: prescribing medications in patients with cirrhosis-a practical guide. Aliment Pharmacol Ther. 2013;37:1132.
2. Verbeeck RK. Pharmacokinetics and dosage adjustments in patient with hepatic dysfunction. Eur J Clin Pharmacol. 2008;64:1147–61.
3. Bosilkovska M, Walder B, Besson M, et al. Analgesics in patients with hepatic impairment: pharmacology and clinical implications. Drugs. 2012;72:1645–69.
4. Tegeder I, Lotsch J, Geisslinger G. Pharmacokinetics of opioids in liver disease. Clin Pharmacokinet. 1999;37:17–40.
5. Smith HS. Opioid metabolism. Mayo Clin Proc. 2009;84:613–24.
6. Murphy EJ. Acute pain management pharmacology for the patient with concurrent renal or hepatic disease. Anesth Intensive Care. 2005;33:311–22.
7. Lee YC, Chang CH, Lin JW, et al. Non-steroidal anti-inflammatory drugs use and risk of upper gastrointestinal adverse events in cirrhotic patients. Liver Int. 2012;32:859–66.
8. Lebrec D, Poynard T, HIllon P, Benhamou J-P. Propranolol for prevention of recurrent gastrointestinal bleeding in patents with cirrhosis-a controlled study. N Engl J Med. 1981;305:1371–4.
9. Pascal J-P, Cales P, Multicenter Study Group. Propranolol in the prevention of first upper gastrointestinal tract hemorrhage in patients with cirrhosis of the liver and esophageal varices. N Engl J Med. 1987;317:856–61.
10. Krag A, Wiest R, Albillos A, Gluud LL. The window hypothesis: haemodynamic and non-haemodynamic effects of beta-blockers improve survival of patients with cirrhosis during a window in the disease. Gut. 2012;61:967–9.
11. Ge PS, Runyon BA. The changing role of beta-blocker therapy in patients with cirrhosis. J Hepatol. 2014;60:643–53.
12. Ge PS, Runyon BA. A review article: treatment of patients with cirrhosis. N Engl J Med. 2016;375:767–77.
13. Angeli P, Volpin R, Gerunda G, et al. Reversal of type 1 hepatorenal syndrome with the administration of midodrine and octreotide. Hepatology. 1999;29:1690–7.
14. Saab S, Hernandez JC, Chi AC, Tong MJ. Oral antibiotic prophylaxis reduces spontaneous bacterial peritonitis occurrence and improves short-term survival in cirrhosis: a meta-analysis. Am J Gastroenterol. 2009;104:993–1001.
15. O'Leary JG, Reddy KR, Wong F, et al. Long-term use of antibiotics and proton pump inhibitors predict development of infections in patients with cirrhosis. Clin Gastroenterol Hepatol. 2015;13(4):753–9. e1.
16. Moore KP, Aithal GP. Guidelines on the management of ascites in cirrhosis. Gut. 2006;55(Suppl 6):vi1–vi12.
17. Sungaila I, Bartle WR, Walker SE, et al. Spironolactone pharmacokinetics and pharmacodynamics in patients with cirrhotic ascites. Gastroenterology. 1992;102:1680–5.
18. Sharma P, Sharma BC, Agrawal A, Sarin SK. Primary prophylaxis of overt hepatic encephalopathy in patients with cirrhosis: an open labeled randomized controlled trial of lactulose versus no lactulose. J Gastroenterol Hepatol. 2012;27(8):1329–35.
19. Bass NM, Mullen KD, Sanyal A, et al. Rifaximin treatment in hepatic encephalopathy. N Engl J Med. 2010;362:1071–81.
20. Zullo A, Hassan C, Ridola L, Lorenzetti R, Campo SM, Riggio O. Rifaximin therapy and hepatic encephalopathy: Pros and cons. World J Gastrointest Pharmacol Ther. 2012;3(4):62–7.

74

咨询专栏：肝病

Rajesh Panchwagh

经验教训

- 许多肝病患者，尤其是有静脉曲张破裂出血和胆管炎的患者，病死率极高。尽早积极处理可能有助于降低病死率。
- 医务人员应关注所在机构的医疗资源，例如 ERCP 的可及性，因为病情较重的患者可能需要转诊到规模较大的医疗机构。
- INR 高、肾衰竭和/或终末期肝病模型（MELD）评分大于 20 的脑病患者，应考虑立即转诊到肝脏移植中心。
- 晚期肝性脑病患者需要入住 ICU，并且常常需要气管插管。
- 转氨酶水平高于正常上限 5~10 倍的患者常常需要密切观察或住院治疗，因为这么高的转氨酶水平可能与毒素诱导的损伤、休克肝、梗阻性病变或浸润性病变有关。
- 对乙酰氨基酚每天不超过 2 克是安全的。

咨询专家介绍

Rajesh Panchwagh, D. O. , 是 WellSpan 胃肠病学科（GI）的主治医师，也是 WellSpan 人口健康服务中心的医疗副主任。1996 年至 1999 年，他在宾夕法尼亚州赫尔希医学中心接受内科学培训，随后于 1999 年至 2002 年在匹兹堡大学完成了胃肠病学/肝病学/营养学的研究项目。自 2002 年以来，他一直在宾夕法尼亚州的约克郡做胃肠病学专科医师，主要专注于肝病。他经常开展治疗性高级内镜检查和内镜逆行胰胆管造影检查（ERCP）。

关键临床问题解答

1. 何时建议专家会诊，在什么时间合适？

INR 较高、肾衰竭和/或终末期肝病模型（model for end-stage liver disease, MELD）评分大于 20 的脑病患者应考虑立即转诊到肝脏移植中心进行高级专家会诊。

危重肝硬化患者需要尽早进行胃肠病/肝病专科会诊，最好是在气道、呼吸系统问题和循环问题得到控制之后。

上行性胆管炎（ascending cholangitis）患者也需要胃肠病专科会诊。患者病情越重，越应尽早会诊。虽然一般需要 ERCP，但必须首先稳定患者的病情。如就诊的医疗机构不能做 ERCP，应将患者尽快转诊到能够做该项检查的医疗机构。

肝性脑病（hepatic encephalopathy）通常需要胃肠病或肝病专科会诊。

原发性硬化性胆管炎（primary sclerosing cholangitis, PSC）患者可能会发生急性上行性胆管炎和脓毒症，因此如果患者有梗阻性黄疸和/或胆管炎，可能需要进行胃肠病专科会诊，准备 ERCP 和胆管引流。至于病情稳定的 PSC 或原发性胆汁性胆管炎（primary biliary cholangitis, PBC, 也称为原发性胆汁性肝硬化）住院患者，入院后 12h 内进行胃肠病专科会诊是合理的。没有感染、脑病、胆管炎或胃肠道出血征象的 PSC 和 PBC 患者，可根据临床情况决定是否住院。

2. 在对肝病患者进行评估时，有什么经验可传授给急诊医务人员？

医务人员应关注其单位的医疗资源，例如 ERCP 的可及性，因为病情较重的患者可能需要转移到规模较大的医疗机构。

3. 您认为治疗肝病患者的关键是什么？

遗憾的是，许多肝病患者，尤其是那些有静脉曲张出血和胆管炎的患者，病死率都极高。早期积极的治疗可能有助于降低患者的发病率和病死率。

4. 如何对危重的肝硬化患者进行复苏？

复苏的关键之一是确定患者的病情是否稳定。病情不稳定的情况可归咎于脑病、胃肠道出血或与自发性细菌性腹膜炎（spontaneous bacterial peritonitis, SBP）相关的脓毒症。上述这些是最常见的情况。其他不太常见的情况包括急性中毒引起的损伤和暴发性肝衰竭（也可能是毒素诱发的）。

紧急复苏包括气道管理、液体复苏和按需给予血液产品等，需要注意以下特殊事项：脑病患者需要用鼻胃管灌注乳果糖以及用乳果糖灌肠，胃肠道出血患者需要用奥曲肽和质子泵抑制剂进行治疗，怀疑患者存在由毒素引起的损伤时需要使用乙酰半胱氨酸（N-acetylcysteine, NAC）进行治疗。如果患者疑似存在脓毒症和/或胃肠道出血的 SBP，则应给予广谱抗生素治疗。

5. 如何诊断和管理急性胆管炎？

当患者 WBC>$16×10^9$/L、发热>38.3℃、胆红素>68.4μmol/L

时,医务人员应考虑其患上行性胆管炎的可能性。如果患者有心动过速和/或低血压症状,应对这种疾病进一步提高警惕。

这些患者需要进行液体复苏和气道管理,并应立即进行广谱抗生素治疗。

虽然这些患者通常需要 ERCP 支架植入,但首先应把患者的病情稳定下来。在某些情况下,可能需要加压素(pressors)来维持患者的血压和尿量。这些危重病患者应尽早进行胃肠专科会诊。

6. 如何诊断和治疗急性肝性脑病?

如果患者发生脑病,医务人员应对脑病进行分期。0 代表轻微性脑病,4 代表昏迷。如果患者被评估为 3 或 4 期,则他们有可能需要入住 ICU 病房进行气管插管来保护气道。如果患者为 1、2 期,那么使用乳果糖治疗即可。乳果糖治疗时可以通过口服、灌肠或通过鼻胃管给药,这些都是标准处理方法。

诊断及治疗的另一个要点是评估患者为什么患脑病。脑病可能由药物、感染、胃肠道出血、毒物摄入、肝衰竭加重、浸润性病变等多种原因引起。如果怀疑脑病是感染性病因引起,应立即进行体液细菌培养,并考虑进行穿刺抽液。

7. 需要了解原发性硬化性胆管炎和原发性胆汁性肝硬化的哪些特点?

PSC 和 PBC 均可表现为黄疸、瘙痒、碱性磷酸酶和胆红素水平升高。在这两种疾病病程的后期,可能会出现肝硬化的征象(脑病,SBP 或消化道出血)。

8. 转氨酶升高何时会变成急性肝衰竭? 转氨酶升高和急性肝衰竭的处理方法有哪些?

患者转氨酶水平升高至正常值上限的 5 ~ 10 倍时,医务人员应重点关注中毒性损伤、休克肝、梗阻性病变或浸润性病变等问题。这些患者一般需要密切观察或住院检查。应着重考虑药物性肝损伤,尤其是对乙酰氨基酚中毒的情况。住院或胃肠专科会诊的目的是弄清楚转氨酶升高的根本原因并保证患者病情稳定。

9. 应如何对疑似肝脏或胆管疾病的患者进行影像学检查?

如果医务人员担心患者有胆管阻塞或胆囊病变,最好进行超声(ultrasound, US)检查。计算机体层摄影(computed tomography)可用于其他大多数疾病的检查。在担心胆管狭窄和/或 PSC 时,医务人员可以选择磁共振胰胆管成像(magnetic resonance cholangiopancreatography, MRCP)进行检查。

10. 哪些患者需要进行腹腔穿刺? 如何优化其安全性? 如何解读检查结果?

在怀疑患者存在 SBP 时,应进行诊断性腹腔穿刺(diagnostic paracentesis)。对于腹部皮肤紧绷并伴有呼吸功能损害的患者,包括存在明显端坐呼吸的患者,应行大量腹腔放液术。如果可行,应使用超声进行引导,这种方法最为安全。需要采用无菌操作技术。

11. 哪些急诊常用药物对肝衰竭和肝硬化患者是安全的? 用什么剂量?

在对肝硬化患者进行药物治疗时,医务人员应考虑使用短效药物。应尽可能避免使用阿片类药物。对乙酰氨基酚每天不超过 2 克是安全的。应避免使用非甾体抗炎药(nonsteroidal anti-inflammatory drug, NSAID),因为这些药物可能诱发肾损伤和消化道出血。对肝硬化患者来说,大多数抗生素是安全的。

(杨雷雷 译,张杰 李昌平 校)

75 哪些患者会有阑尾炎的非典型表现？其表现有哪些？

Stephen D. Lee

经验教训

- 仅半数的阑尾炎患者表现为阑尾炎典型症状。
- 阑尾的位置变异可导致不典型症状，包括腹泻及泌尿系统症状，其原因是阑尾的炎症波及到了相邻器官。
- 解剖结构不典型或解剖结构改变的患者，包括妊娠期患者，阑尾炎时腹痛部位可能不典型，比如可能出现右上象限腹痛的症状。
- 妊娠期阑尾炎常缺乏典型的腹痛表现，这是由于孕妇痛觉感受器敏感性下调以及其阑尾与壁腹膜之间的距离增加所致。
- 儿童阑尾炎常无典型症状，婴幼儿可出现非特异性体征，从烦躁易怒到髋关节疼痛，甚至跛行，都有可能出现。
- 仅有 26% 阑尾炎老年患者会出现典型症状，通常在病程后期出现。妊娠期阑尾炎患者、糖尿病阑尾炎患者与高龄阑尾炎患者一样，都容易发生穿孔。

阑尾炎的典型表现

阑尾炎（appendicitis）的典型表现是先脐周隐痛，随后转移至右下腹，常常伴有恶心和/或呕吐、食欲减退和低热[1]。不过，上述典型的表现仅见于 50% 的患者。因此，相当多的阑尾炎患者表现不典型，这是临床医生诊断时面临的一项挑战。

解剖变异情况

理论上，阑尾的位置会影响腹痛的部位及相关的症状，所以有解剖变异的患者更常表现出非典型临床特征。这些相关的症状会因炎症波及的相邻器官不同而不同。

那些盲肠后位阑尾炎（retrocecal appendicitis）患者可表现为右侧胁腹或肋脊角（costovertebral angle）处疼痛，也可表现为腰大肌征或放射到右侧睾丸（男性）或右侧附件区（女性）的疼痛[1,2]。盲肠下位（subcecal）/盆位阑尾炎（pelvic appendicitis）

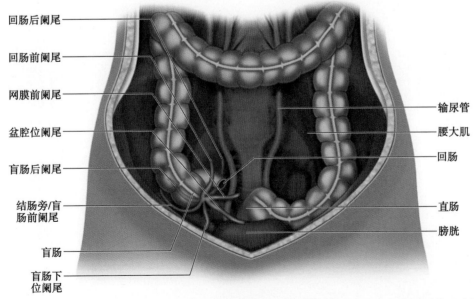

图 75.1　阑尾的位置可影响急性阑尾炎的体征和症状。盲肠后阑尾炎（retrocecal appendicitis）可引起右侧胁腹痛、肋脊角痛、腰大肌征或阴囊（男性）/附件（女性）的牵涉痛。回肠周围阑尾炎的症状可能相对较轻，但可引起呕吐和腹泻。盲肠下位/盆腔位阑尾炎可能刺激膀胱或输尿管，引起排尿困难和尿液化验异常，也可刺激直肠，引起腹泻[1,2,4]。

图中标注：回肠后阑尾、回肠前阑尾、网膜前阑尾、盆腔位阑尾、盲肠后阑尾、结肠旁/盲肠前阑尾、盲肠、盲肠下位阑尾、输尿管、腰大肌、回肠、直肠、膀胱病灶可能毗邻输尿管或膀胱,因此尿液检查可呈现脓尿,患者的首发症状可能为尿频或排尿困难[2,3]。此外,如果炎症波及相邻的直肠,患者可出现腹泻[1]。图 75.1 展示了阑尾的可能位置及其相邻的器官结构。

先天性和获得性解剖异常均可以导致非典型疼痛。内脏反位(situs inversus)的阑尾炎患者通常主诉左侧腹痛。实体器官移植患者可因器官移植而致阑尾移位。然而,在移植患者中,患阑尾炎的情况较为罕见[5]。

妊娠

因为妊娠子宫(gravid uterus)逐渐向上推移阑尾,以致解剖位置发生些许改变,所以妊娠期阑尾炎患者可能表现不典型[6]。尤其在妊娠末三个月,阑尾炎的疼痛可位于右上象限(图 75.2)[7]。也有报道表明,妊娠期阑尾炎的不适症状位于右侧胁腹和右腰部[8]。此外,妊娠期阑尾炎症状可能出现较晚,常伴有较严重的全身性疾病。妊娠期更容易发生阑尾穿孔的情况,特别是在妊娠末三个月时[7]。这可能是由于妊娠期患者也会出现许多与阑尾炎相似的表现(恶心、呕吐、腹痛、心动过速和白细胞升高),使得阑尾炎的诊断和治疗延迟所致[6-9]。矛盾的是,妊娠期阑尾炎患者往往没有腹痛表现,其原因有二,一方面是因为腹壁的逐渐延展可能下调了疼痛感受器对腹膜刺激的反应,另一方面是因为腹壁的延展增加了炎性阑尾和腹膜壁层之间的距离[7,9]。

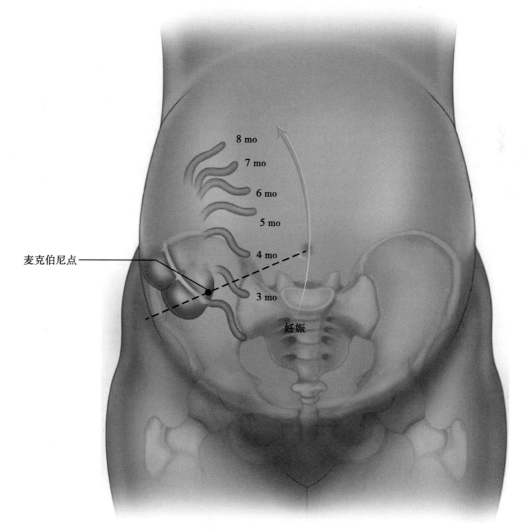

图 75.2 随着孕龄增加,阑尾逐渐向上移位。在妊娠晚期,阑尾常常位于右上象限

儿童

阑尾炎儿童患者的临床表现也可能不典型,年龄 ≤12 岁的儿童发病早期的误诊率为 28% ~ 57%[10]。一项研究发现,阑尾炎儿童患者缺乏许多典型症状,包括发热(83% 缺乏)、反跳痛(52% 缺乏)、转移性疼痛(50% 缺乏)、食欲减退(40% 缺乏)、右下腹有最痛处(32% 缺乏)和恶心呕吐(29% 缺乏)[11]。在一篇儿科急诊科患者的荟萃分析中,阑尾炎患者中最常见的表现依次是咳嗽/跳跃后疼痛[阳性似然比(positive likelihood ratio,LR+)为 7.6]、转移性腹痛(LR+ 为 4.8)及结肠充气试验(Rovsing 征)(LR+ 为 3.5)[12]。由于对疾病的理解及表述症状的能

力有限,儿童患者,尤其是年幼的儿童患者,可能无法提供全面的病史[11,13]。对于新生儿和婴儿,阑尾炎可出现非特异性表现,如易激惹、昏睡(lethargy)、腹部膨胀、呼噜音(grunting)、咳嗽、髋关节痛和跛行[10]。

老年人和糖尿病患者

老年患者也可能表现不典型,一项研究报道,60岁以上的阑尾炎患者中仅26%有典型症状[14]。老年患者倾向于在病程晚期出现症状,阑尾穿孔的发病率较高。症状发作后48小时,高达70%的老年阑尾炎患者存在阑尾穿孔,相比而言所有阑尾炎患者的总穿孔率仅20%[14,15]。

类似于老年患者,糖尿病患者也有较高的阑尾穿孔率(39%)。因此,糖尿病患者可能会有更多的全身性或腹部体征。但是糖尿病患者的典型症状的发病率类似于普通人群[16]。

总结

阑尾炎的诸多主要症状,不论典型与否,都取决于阑尾的解剖部位。虽然在普通人群中阑尾的解剖位置也存在些许不同,但是妊娠或移植引起的阑尾位置较大的改变导致阑尾炎时出现其他的非典型表现。年龄过大或过小的患者在诊断上可能具有挑战性,因为他们可获得的病史有限。在对潜在的阑尾炎患者,尤其对高危人群进行评估时,对各种情况都保持高度的警惕非常重要。

(高宏凯 译,张杰 校)

推荐资源

- Chase C, Koyfman A, Long B. Appendicitis Mimics: ED Focused Management. 2017 Jun 14. Available from:http://www.emdocs.net/appendicitis-mimics-ed-focused-management/.
- Silen W, Cope Z. Cope's early diagnosis of the acute abdomen. New York: Oxford University Press; 2010.
- Wagner J, McKinney W, Carpenter J. Does this patient have appendicitis? JAMA. 1996;276(19):1589–94.

参考文献

1. Humes D, Simpson J. Acute appendicitis. BMJ. 2006;333(7567): 530–4.
2. Petroianu A. Invited review: diagnosis of acute appendicitis. Int J Surg. 2012;10(3):115–9.
3. Puskar D, Bedalov G, Fridrih S, et al. Urinalysis, ultrasound analysis, and renal dynamic scintigraphy in acute appendicitis. Urology. 1995;45:108–12.
4. Humes DJ, Simpson J. Clinical presentation of acute appendicitis: clinical signs—laboratory findings—clinical scores, Alvarado score and derivate scores. In: Keyzer C, Gevenois P, editors. Imaging of acute appendicitis in adults and children. Medical radiology. Berlin/Heidelberg: Springer; 2012.
5. Wei C, Chang C, Lee C, Chen J, Yin W. Acute appendicitis in organ transplantation patients: a report of two cases and a literature review. Ann Transplant. 2014;19:248–52.
6. Flexer S, Tabib N, Peter M. Review: suspected appendicitis in pregnancy. Surgeon. 2014;12(2):82–6.
7. Franca Neto AH, Amorim MM, Nóbrega BM. Acute appendicitis in pregnancy: literature review. Rev Assoc Med Bras (1992). 2015;61(2):170–7.
8. Bouyou J, Gaujoux S, Marcellin L, Leconte M, Goffinet F, Chapron C, Dousset B. Review: abdominal emergencies during pregnancy. J Visc Surg. 2015;152(6 Suppl):S105–15.
9. Sinclair J, Marzalik P. Suspected appendicitis in the pregnant patient. J Obstet Gynecol Neonatal Nurs. 2009;38(6):723–9.
10. Rothrock S, Pagane J. Acute appendicitis in children: emergency department diagnosis and management. Ann Emerg Med. 2000;36(1):39–51.
11. Becker T, Kharbanda A, Bachur R. Atypical clinical features of pediatric appendicitis. Acad Emerg Med. 2007;14(2): 124–9.
12. Benabbas R, Hanna M, Shah J, Sinert R. Diagnostic accuracy of history, physical examination, laboratory tests, and point-of-care ultrasound for pediatric acute appendicitis in the emergency department: a systematic review and meta-analysis. Acad Emerg Med. 2017;24(5):523–51.
13. Glass C, Rangel S. Overview and diagnosis of acute appendicitis in children. Semin Pediatr Surg. 2016;25(4):198–203.
14. Storm-Dickerson T, Horattas M. What have we learned over the past 20 years about appendicitis in the elderly? Am J Surg. 2003;185(3):198–201.
15. Segev L, Keidar A, Schrier I, Rayman S, Wasserberg N, Sadot E. Acute appendicitis in the elderly in the twenty-first century. J Gastrointest Surg. 2015;19(4):730–5.
16. Bach L, Donovan A, Loggins W, Thompson S, Richmond B. Appendicitis in diabetics: predictors of complications and their incidence. Am Surg. 2016;82(8):753–8.

Katharine Meyer and David Carlberg

急性阑尾炎（acute appendicitis）是急诊科中外科性腹痛的最常见病因[1]。诊断阑尾炎的金标准是术后组织学检查。可是这个金标准不适用于急诊科医生。随着现代影像技术的发展，医生正努力将阴性阑尾切除率（negative appendectomy rate，NAR）从历史上公认的 20%~30% 降至最低。计算机体层摄影（computerized tomography，CT）已将 NAR 降至 3%~10%[1]。

放射线检查

虽然 CT 检查是诊断阑尾炎的最灵敏和最特异的检查方法，可以使 NAR 降至最低[2]，但是它会将患者暴露于电离辐射中，并且需要静脉注射对比剂。参考美国放射学会（American College of Radiology，ACR）的数据，一次腹部盆腔 CT 检查发射的辐射量为 10~30mSv，这可能小幅增加患者终生癌症风险[3]。相比而言，一次胸部 X 线检查的辐射量仅 0.02mSv。因为其存在上述风险，CT 检查可能不是理想的阑尾炎评估的单一方法。因此，许多研究评价了其他方法，包括临床预测量表（clinical prediction rule，CPR）和超声检查（US）。

Alvarado 评分如何？

Alvarado 评分是一种临床预测量表，它是以 10 个条目为主要结构的评分系统，按患者有阑尾炎的可能性进行风险分层，整合了症状、体征和诊断性检查（表 76.1）[4]。根据 Alvarado

的研究，评分 1~4 分代表患者有阑尾炎的可能性为 3.5%；5~6 分代表有阑尾炎的可能性为 15.4%；7~10 分代表有阑尾炎的可能性为 81.1%[4]。

表 76.1　Alvarado 评分[4]

转移性右下腹痛	1
食欲减退	1
恶心/呕吐	1
右下腹压痛	2
反跳痛	1
发热	1
白细胞增多	2
核左移	1
总计	10

From Alvarado[4] with automatic permission from Elsevier through the STM signatory guidelines.

2011 年一篇纳入 42 项研究的荟萃分析推算，Alvarado 评分 ≤4 分排除阑尾炎的灵敏度为 96%~99%[5]。未发现诊断阑尾炎的最佳 Alvarado 分值[5]。该研究显示 Alvarado 评分最适用于男性患者，其预测育龄妇女的阑尾炎风险则过高，而对于儿童，该评分预测效果欠佳[5]。

其他有关的研究，包括美国急救医师学会（American College of Emergency Physicians）对疑似阑尾炎的临床策略，都表明 Alvarado 评分假阴性过多，不适合单独用于排除阑尾炎[6-8]。

类似于 Alvarado 评分，诸如儿科阑尾炎评分（Pediatric Appendicitis Score）和阑尾炎炎症反应评分（Appendicitis Inflammatory Response Score）等其他阑尾炎的评分系统，也都有相对较高的假阴性风险[9,10]。

采用临床预测量表的评分作为避免 CT 的理由的临床医生，应确保自己把整个临床资料考虑进诊断过程中来。出院患者应适当进行专科会诊，并给予严格的复诊提醒措施。

超声检查

超声检查作为一种影像学检查手段，被越来越多地用于阑尾炎的诊断，有可能减少 CT 的应用。在超声图像上，如果阑尾壁增厚到直径大于 6mm，呈现为不可压缩、无蠕动的结构时，就可以做出阑尾炎的诊断（图 76.1）[11]。即使未观察到阑尾，在存在诸如腹部周围组织炎症和积液等阑尾炎继发征象时,也支持阑尾炎的诊断[11]。依照 ACR 的资料,对疑似急性阑尾炎的患者而言,超声检查是恰当的首选检查[12]。在适当的临床环境下,若超声检查显示急性阑尾炎,则通常必须进行外科评估和治疗。

超声检查的重要挑战是阑尾的完全显像,这很大程度上依赖于操作者的技术水平。阑尾的未显像率可高达 75.6%[6]。然而,一项研究显示经验丰富的操作者所做超声检查诊断阑尾炎的准确率可达 93%[12]。这种操作者依赖性的性质导致超声检查的灵敏度(55%~96%)和特异度(72%~98%)变化很大[11]。阑尾未显影更可能发生在腹内脂肪过多、肠道明显积气和阑尾位置异常的患者[12]。此外,超声检出阑尾炎的能力也随判读检查结果的影像医师的技能和经验的差异而不同[2]。

与成人相比,超声检查更容易识别儿科患者的阑尾。这可能是因为儿童体型较小。因此如果条件允许,建议对儿童患者进行影像学检查时首选超声[6]。

即使在超声检查观察到阑尾且检查结果显示为正常时,仍有产生假阴性结果的风险。一项研究报道显示阑尾正常的 105 例次超声检查中有 18 例次为假阴性[13]。因此,即使超声检查结果为阴性,临床医师基于病史和系列腹部检查仍高度怀疑阑尾炎时,应继续进行阑尾炎的诊断检查。

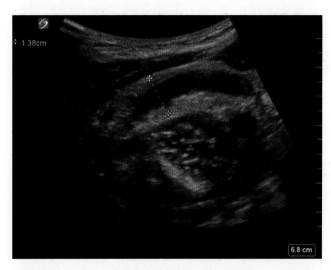

图 76.1 长轴位超声检查所见急性阑尾炎影像。注意管壁增厚并扩张达 1.38cm 的盲端的组织结构,该结构不能压缩。

患者何时不用 CT 检查?

在土耳其的一项小规模研究中,结合 Alvarado 评分和超声检查作为"排除"阑尾炎的标准的方法,显示了应用前景[11],但促成其临床应用的资料仍然不足。

在评价疑似阑尾炎的患者方面,寻找不用 CT 检查的灵敏和特异的方法的努力已展现希望。有关 Alvarado 评分的研究结果一直是混杂的,而超声检查的灵敏度和特异度依赖于操作者和判读影像医师的水平。持续的研究表明,在富有经验的操作者和判读影像医师的手中,单独超声检查本身可能就有足够的灵敏度"排除"阑尾炎。这也表明,结合 Alvarado 评分和超声检查来诊断阑尾炎可能有一定临床价值。然而,目前,尽管 Al-

varado 评分和/或超声检查均为阴性,如果对阑尾炎的临床怀疑持续存在,则应继续对潜在的阑尾炎进行评估。

(高宏凯 译,张杰 校)

推荐资源
- U.S. Food & Drug Administration - What are the Radiation Risks from CT? - https://www.fda.gov/radiationemittingproducts/radiationemittingproductsandprocedures/medicalimaging/medicalx-rays/ucm115329.htm.
- Howell JM, Eddy OL, Lukens TW, Thiessen ME, Weingart SD, Decker WW. American College of Emergency Physicians. Clinical policy: Critical issues in the evaluation and management of emergency department patients with suspected appendicitis. Ann Emerg Med. 2010;55(1):71–116.

参考文献

1. Debnath CJ, George CR, Ravikumar BR. Imaging in acute appendicitis: what, when and why? Med J Armed Forces India. 2016;73(1):74–9.
2. Ozkan S, Duman A, Durukan P, Yildirim A, Ozbakan O. The accuracy rate of Alvarado score, ultrasonography and computerized tomography in the diagnosis of acute appendicitis in our center. Niger J Clin Pract. 2013;17(4):413–8.
3. Smith M, Katz D, Lalani T, Carucci L, Cash B, Kim D, et al. ACR appropriateness criteria right lower quadrant pain – suspected appendicitis. Am Coll Radiol Ultrasound Q. 2015;31(2):85–91.
4. Alvarado A. A practical score for the early diagnosis of acute appendicitis. Ann Emerg Med. 1986;15(5):557–64.
5. Ohle R, Oreilly F, Obrien KK, Fahey T, Dimitrov BD. The Alvarado score for predicting acute appendicitis: a systematic review. BMC Med. 2011;9(139):1–13.
6. Carlberg DJ, Lee SD, Dubin JS. Lower abdominal pain. Emerg Med Clin North Am. 2016;34(2):229–49.
7. Howell JM, Eddy OL, Lukens TW, Thiessen ME, Weingart SD, Decker WW, American College of Emergency Physicians. Clinical policy: critical issues in the evaluation and management of emergency department patients with suspected appendicitis. Ann Emerg Med. 2010;55(1):71–116.
8. Shogilev D, Duus N, Odom S, Shapiro N. Diagnosing appendicitis: evidence-based review of diagnostic approach in 2014. West J Emerg Med. 2014;15(7):859–71.
9. Mandeville K, Pottker T, Bulloch B, et al. Using appendicitis scores in the pediatric ED. Am J Emerg Med. 2011;29:972–7.
10. Kollár D, McCartan DP, Bourke M, et al. Predicting acute appendicitis? A comparison of the alvarado score, the appendicitis inflammatory response score and clinical assessment. World J Surg. 2015;39:104–9.
11. Unluer E, Urnal R, Eser U, Bilgin S, Hacryanh M, Oyar O, et al. Application of scoring systems with point-of-care ultrasonography for bedside diagnosis of appendicitis. World J Emerg Med. 2016;7(2):125–9.
12. Bachar I, Perry Z, Dukhno L, Mizrahi S, Kirshtein B. Diagnostic value of laparoscopy, abdominal computed tomography, and ultrasonography in acute appendicitis. J Laparoendosc Adv Surg Tech. 2013;23(12):1–8.
13. Leeuwenburgh MM, Stockmann HB, Bouma WH, et al. A simple clinical decision rule to rule out appendicitis in patients with nondiagnostic ultrasound results. Acad Emerg Med. 2014;21:488–96.

MRI 诊断阑尾炎的价值：金标准还是作用有限的新兴技术？

77

Maria Dynin and David Carlberg

经验教训

- MRI 是诊断急性阑尾炎的安全、有效的影像学检查方法。
- MRI 无电离辐射。
- 不同于超声检查，MRI 可以观察到其他病变。
- CT 和 MRI 诊断阑尾炎的灵敏度和特异度相似。
- 与 CT 相比，MRI 检查耗时长、检查费用高。

阑尾炎常见于急诊医疗单位，只要有可能，医生应对其做出及时准确的诊断。最近 20 多年，先进影像技术应用日益增多，以致阴性阑尾切除率显著降低[1]。对于大多数成年人，计算机体层摄影（computed tomography，CT）是诊断阑尾炎的首选影像学检查方法，然而 CT 可释放电离辐射，因此有可能增加患癌风险[2]。因此，临床上对能够兼顾阑尾炎诊断的灵敏度和特异度的同时又避免辐射的影像学工具的需求日益增加。超声检查虽无辐射，但由于其不确定性结果的比例较高，在成年人应用中有局限性，尤其对于那些体型较大的患者[3]。磁共振成像（magnetic resonance imaging，MRI），在急诊医疗单位已经被较多应用，已被建议作为替代 CT 的无辐射工具用于急性阑尾炎的诊断。

因为 MRI 可同时观察腹腔内和腹腔外的结构，所以它有能力发现急性阑尾炎和潜在的其他病变。对阑尾炎进行评价时，MRI 检查常不需要使用钆（gadolinium），这意味着它可用于妊娠和肾病患者。在非增强 MRI 不能进行诊断时，可加用静脉注射钆的方法来进行增强检查[4]。

一篇 MRI 诊断阑尾炎的荟萃分析报道，其灵敏度为 96%（95% CI 为 95%~97%）、特异度为 96%（95% CI 为 95%~97%）[5]。比较而言，一篇评估 CT 诊断阑尾炎的荟萃分析报道，CT 的灵敏度为 95%（95% CI 为 95%~97%）、特异度为 96%（95% CI 为 93%~97%）[6]。因此，CT 和 MRI 诊断急性阑尾炎的准确性都非常高，也非常接近。

MRI 的缺憾之一是其诊断的准确性可能依赖于读片人员的水平。一项研究报道，普通放射专业医生读片时，MRI 的灵敏度为 89%，而由 MRI 专家读片时，其灵敏度则为 97%[7]。MRI 的另一个缺陷是其存在不能做出诊断的风险。一项评估 MRI 寻找正常阑尾的 T1 自旋回波序列影像的研究显示，在随机选择的 71 例患者中，22% 未观察到阑尾[4]。然而，Kearl 等发现，即使在 MRI 未观察到阑尾炎的情况下，如果也未见到阑尾炎的间接征象，则排除急性阑尾炎的诊断的准确性达 100%[8]。此外，随着 MRI 的应用日益增多，影像学医生有可能可以更自信地通过它诊断阑尾炎，并且在未来的研究中 MRI 的显影、诊断的灵敏度和特异度也有可能得到改进[9]。

在急诊医疗场所，严重限制 MRI 用于阑尾炎诊断的三个因素是检查费用、可及性和检查耗时[10]。一项研究发现三级医疗中心一次超声、CT 和 MRI 检查的技术成本分别为 $50、$112 和 $267[11]。MRI 检查不适于体内有金属异物或植入医疗装置的患者。此外，完成全腹 MRI 需要耗时约 1 小时，这对处于疼痛中的急性病患者或有幽闭恐惧症（claustrophobia）的患者而言可能是困难的。不过，缩短检查耗时的方案已经建立。许多单位在对阑尾炎进行评估时，将 MRI 影像集中在右下腹部，这种具有针对性的 MRI 检查耗时已降至 10~20 分钟[12]。

虽然 MRI 常常用于评估儿童和妊娠期潜在的阑尾炎患者，但尚未成为非妊娠成年人的标准检查方法。其广泛应用目前受制于检查费用、可及性和检查耗时。如果上述问题得到改善，MRI 最终可能替代 CT 用于阑尾炎的诊断检查，因为 MRI 有类似于 CT 的诊断准确性，同时又无电离辐射。目前，在急诊医疗单位如果有 MRI 且能够由经过培训的腹部 MRI 影像专家读片时，MRI 是合理的 CT 替代检查方法。

（高宏凯 译，刘清源 校）

推荐资源

- Kearl YL, Claudius I, Behar S, Cooper J, et al. Accuracy of Magnetic Resonance Imaging and Ultrasound for Appendicitis in Diagnostic and Nondiagnostic Studies. Acad Emerg Med. 2016 Feb;23(2):179–85.
- Kulaylat AN, Moore MM, Engbrecht BW, et al. An implemented MRI program to eliminate radiation from the evaluation of pediatric appendicitis. J Pediatr Surg. 2015;50(8):1359–63.

参考文献

1. Lu Y, Friedlander S, Lee SL. Negative appendectomy: clinical and economic implications. Am Surg. 2016;82(10):1018–22.

2. Smith MP, Katz DS, Lalani T, Carucci LR, Cash BD, Kim DH, Piorkowski RJ, Small WC, Spottswood SE, Tulchinsky M, Yaghmai V, Yee J, Rosen MP. ACR appropriateness criteria®right lower quadrant pain--suspected appendicitis. Ultrasound Q. 2015;31(2):85–91.

3. Mallin M, Craven P, Ockerse P, Steenblik J, Forbes B, Boehm K, Youngquist S. Diagnosis of appendicitis by bedside ultrasound in the ED. Am J Emerg Med. 2015;33(3):430–2.

4. Nikolaidis P, Hammond N, Marko J, et al. Incidence of visualization of the normal appendix on different MRI sequences. Emerg Radiol. 2006;12:223.

5. Duke E, Kalb B, Arif-Tiwari H, Daye ZJ, Gilbertson-Dahdal D, Keim SM, Martin DR. A systematic review and meta-analysis of diagnostic performance of MRI for evaluation of acute appendicitis. AJR Am J Roentgenol. 2016;206(3):508–17.

6. Dahabreh IJ, Adam GP, Halladay CW, Steele DW, Daiello LA. Diagnosis of right lower quadrant pain and suspected acute appendicitis [internet]. AHRQ Comparative Effectiveness Reviews. 2015;Report No: 15(16)-EHC025-EF.

7. Leeuwenburgh MMN, Wiarda BM, Jensch S, van Es HW, Stockmann HBAC, Gratama JWC, Cobben LPJ, Bossuyt PMM, Boermeester MA, Stoker J. Accuracy and interobserver agreement between MR-non-expert radiologists and MR-experts in reading MRI for suspected appendicitis. Eur J Radiol. 2015;83(1):103–10.

8. Kearl YL, Claudius I, Behar S, Cooper J, et al. Accuracy of magnetic resonance imaging and ultrasound for appendicitis in diagnostic and nondiagnostic studies. Acad Emerg Med. 2016;23(2):179–85.

9. Leeuwenburgh MMN, Wiarda BM, Bipat S, Yung Nio C, Bollen TL, Joost Kardux J, Jensch S, Bossuyt PMM, Boermeester MA, Stoker J. Acute appendicitis on abdominal MR images: training readers to improve diagnostic accuracy. Radiology. 2012;264(2):455–63.

10. Leeuwenburgh MM, Laméris W, van Randen A, Bossuyt PM, Boermeester MA, Stoker J. Optimizing imaging in suspected appendicitis (OPTIMAP-study): a multicenter diagnostic accuracy study of MRI in patients with suspected acute appendicitis. Study protocol. BMC Emerg Med. 2010;10:19. https://doi.org/10.1186/1471-227X-10-19.

11. Saini S, Seltzer SE, Bramson RT, et al. Technical cost of radiologic examinations: analysis across imaging modalities. Radiology. 2000;216(1):269–72.

12. Kulaylat AN, Moore MM, Engbrecht BW, et al. An implemented MRI program to eliminate radiation from the evaluation of pediatric appendicitis. J Pediatr Surg. 2015;50(8):1359–63.

阑尾炎和妊娠的关系怎么样：是否有省时、辐射少和大家普遍满意的系统方法？

Philippa N. Soskin

经验教训

- 随着阑尾炎破裂，胎儿死亡的风险显著增加。阴性阑尾切除术对胎儿也有风险。
- 超声诊断阑尾炎的特异度高，但不能看到阑尾的概率也高，特别是随着妊娠发展。
- 推荐超声和 MRI 作为首诊检查手段。
- 标准腹部/盆腔 CT 的辐射暴露剂量约为 14mSv。尚未发现暴露于这种水平的辐射会增加胎儿死亡、畸形或智力发育受损的风险。
- 随着子宫内辐射暴露，童年期恶性肿瘤的风险会倍增。不过，这种风险远远低于阑尾炎破裂带来的胎儿死亡风险。

阑尾炎和妊娠的关系如何？

阑尾炎是最常见的妊娠期非产科外科急症（surgical emergency）。鉴于腹痛的可能病因较多、因妊娠进展所致的潜在阑尾移位以及孕期包括发热和白细胞升高在内临床应用的指标数据差异，妊娠期阑尾炎的临床诊断可能具有挑战性[1-5]。

有关妊娠期胎儿病死率（fetal mortality）的数据差异很大，研究显示在单纯型阑尾炎（uncomplicated appendicitis）孕妇中，胎儿的死亡风险为 1.5%~9%，在阑尾炎破裂（ruptured appendicitis）时，风险上升至 36%[6-12]。阴性阑尾切除术也与胎儿死亡风险的增加相关[13]。

是否有省时、辐射少并且大家普遍满意的系统评估方法？

阑尾炎和阴性阑尾切除术对临床诊断极具挑战且它们会增加胎儿死亡的风险，因此及时和准确的术前诊断至关重要。做出准确诊断的同时必须权衡子宫内辐射暴露对胎儿的潜在危害。来自产科和放射学文献的指南都推荐超声（ultrasound, US）和磁共振成像（magnetic resonance imaging, MRI）作为首选的影像学诊断方法[14-17]。图 78.1 描述了评价妊娠期阑尾炎的推荐程序。

超声

鉴于超声检查的安全性高、费用低和可及性，它已经成为妊娠期右下腹痛的首选诊断方法。研究显示其灵敏度可低至 18%，或高达 100%；特异度普遍较高，约为 80%~100%[18-20]。超声检查中，观察不到阑尾的比例可能较高，随着妊娠进展，观察不到阑尾的概率会越来越高。因此，如果无确定性的检查结果或未观察到阑尾，则需进行进一步的诊断检查[21-23]。此外，即使在观察到阑尾并且其影像判读为正常时，也会出现假阴性的结果。因此，如果对阑尾炎的诊断仍有怀疑，尽管超声检查呈阴性，也应继续进行针对阑尾炎的诊断检查[24]。

磁共振成像

MRI 检查对胎儿的辐射风险最低，是一种有效的影像学诊断技术，与超声检查相比，MRI 的阑尾不显影率较低，并且灵敏度（60%~100%）和特异度（93%~100%）均普遍较高[18,19,25,26]。尽管在诊断上 MRI 优于超声，但考虑到 MRI 缺乏可及性并且检查费用高，它作为首选检查方法可能并不切合实际。MRI 用于诊断妊娠期阑尾炎时，不需要钆类对比剂。由于钆类对比剂在妊娠期间不建议使用，因此只有预期能极大改进孕妇和胎儿的结局时才应使用[15]。

计算机体层摄影

CT 被视为诊断普通人群阑尾炎的影像检查方法的金标准。然而，鉴于子宫内辐射暴露的致畸（teratogenesis）和致癌（carcinogenesis）风险，当其他可选择的方法不能获得或无确定性结果时才推荐采用 CT 进行检查[14,15]。儿童期恶性肿瘤的基线发生风险为 0.2%~0.3%。暴露于 10mSv 的辐射则将这种风险增加到 0.3%~0.7%[14,27]。尽管这种暴露使相对风险翻倍，但总的风险仍远远低于阑尾炎破裂的风险，阑尾炎破裂的胎儿病死率高达 36%[6-12]。

尚未发现诊断性影像学检查的子宫内辐射暴露会增加胎儿死亡、畸形或中枢神经系统障碍的风险。孕 0~2 周和孕 18~27 周时，未发现暴露于 50~100mSv 的辐射的有害效应。尚不确定相应辐射暴露对孕 3~18 周时胎儿的影响，可能因为效应太小，临床上检测不到。暴露于 100mSv 以上的辐射，可增加自然流产、畸形和 IQ 下降的可能性[27]。这种程度的暴露显著高于大多数诊断性影像学检查的辐射剂量。单次腹部/盆腔 CT 的辐射剂量约为 14mSv。

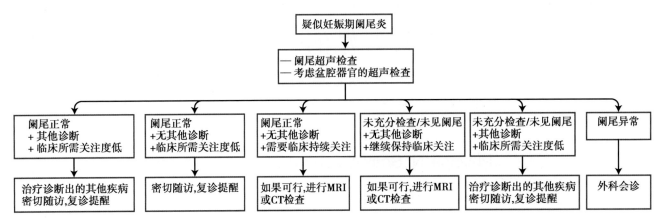

图78.1　评价疑似妊娠期阑尾炎患者的流程

（高宏凯　译，王伟岸　校）

推荐资源
- EM:RAP. RLQ pain in the pregnant patient. Episode 123. (December 2011: https://www.emrap.org/epi-sode/december2011/rlqpaininthe?emrap=ekp5qfv2go7mnqhh2ktts67vn7).
- ERCAST. RLQ pain in pregnancy. (November 11, 2011: http://blog.ercast.org/rlq-pain-in-pregnancy/).

参考文献

1. Cardall T, Glasser J, Guss D. Clinical value of the total white blood cell count and temperature in the evaluation of patients with suspected appendicitis. Acad Emerg Med. 2004;11(10):1021–7.
2. Erkek A, Anik Ilhan G, Yildizhan B, Aktan A. Location of the appendix at the third trimester of pregnancy: a new approach to old dilemma. J Obstet Gynaecol. 2015;35(7):688–90.
3. House J, Bourne C, Seymour H, Brewer K. Location of the appendix in the gravid patient. J Emerg Med. 2014;46(5):741–4.
4. Mourad J, Elliott J, Erickson L, Lisboa L. Appendicitis in pregnancy: new information that contradicts long-held clinical beliefs. Am J Obstet Gynecol. 2000;182(5):1027–9.
5. Theilen L, Mellnick V, Shanks A, Tuuli M, Odibo A, Macones G, Cahill A. Acute appendicitis in pregnancy: predictive clinical factors and pregnancy outcomes. Am J Perinatol. 2017;34(6):523–8.
6. Al-Fozan H, Tulandi T. Safety and risks of laparoscopy in pregnancy. Curr Opin Obstet Gynecol. 2002;14(4):375–9.
7. Al-Mulhim A. Acute appendicitis in pregnancy. A review of 52 cases. Int Surg. 1996;81(3):295–7.
8. Mazze R, Källén B. Appendectomy during pregnancy: a Swedish registry study of 778 cases. Obstet Gynecol. 1991;77(6):835–40.
9. Hée P, Viktrup L. The diagnosis of appendicitis during pregnancy and maternal and fetal outcome after appendectomy. Int J Gynecol Obstet. 1999;65(2):129–35.
10. Ueberrueck T, Koch A, Meyer L, Hinkel M, Gastinger I. Ninety-four appendectomies for suspected acute appendicitis during pregnancy. World J Surg. 2004;28(5):508–11.
11. Yilmaz II, Akgun Y, Bac B, Celik Y. Acute appendicitis in pregnancy — risk factors associated with principal outcomes: a case control study. Int J Surg. 2007;5(3):192–7.
12. Zhang Y, Zhao Y, Qiao J, Ye R, Wei Y. O1050 the diagnosis of appendicitis during pregnancy and perinatal outcome in late pregnancy. Int J Gynecol Obstet. 2009;107:S392.
13. McGory M, Zingmond D, Tillou A, Hiatt J, Ko C, Cryer H. Negative appendectomy in pregnant women is associated with a substantial risk of fetal loss. J Am Coll Surg. 2007;205(4):534–40.
14. ACR-SPR practice parameter for imaging pregnant or potentially pregnant adolescents and women with ionizing radiation. Revised 2013 (Resolution 48). [cited 2017 Sep 23] Available from: http://www.acr.org/~/media/9e2ed55531fc4b4fa53ef3b6d3b25df8.pdf.
15. Guidelines for diagnostic imaging during pregnancy and lactation. Committee opinion no. 723. American College of Obstetricians and Gynecologists. Obstet Gynecol. 2017;130:e210–6.
16. Patel S, Reede D, Katz D, Subramaniam R, Amorosa J. Imaging the pregnant patient for nonobstetric conditions: algorithms and radiation dose considerations. Radiographics. 2007;27(6):1705–22.
17. Smith M, Katz D, Lalani T, Carucci L, Cash B, Kim D, et al. ACR appropriateness criteria® right lower quadrant pain—suspected appendicitis. Ultrasound Q. 2015;31(2):85–91.
18. Israel G, Malguria N, McCarthy S, Copel J, Weinreb J. MRI vs. ultrasound for suspected appendicitis during pregnancy. J Magn Reson Imaging. 2008;28(2):428–33.
19. Konrad J, Grand D, Lourenco A. MRI: first-line imaging modality for pregnant patients with suspected appendicitis. Abdom Imaging. 2015;40(8):3359–64.
20. Lim H, Bae S, Seo G. Diagnosis of acute appendicitis in pregnant women: value of sonography. Am J Roentgenol. 1992;159(3):539–42.
21. Lehnert B, Gross J, Linnau K, Moshiri M. Utility of ultrasound for evaluating the appendix during the second and third trimester of pregnancy. Emerg Radiol. 2012;19(4):293–9.
22. Tamir IL, Bongard FS, Klein SR. Acute appendicitis in the pregnant patient. Am J Surg. 1990;160(6):575–6.
23. Theilen L, Mellnick V, Longman R, Tuuli M, Odibo A, Macones G, et al. Utility of magnetic resonance imaging for suspected appendicitis in pregnant women. Am J Obstet Gynecol. 2015;212(3):345.e1–345.e6
24. Leeuwenburgh MM, Stockmann HB, Bouma WH, et al. A simple clinical decision rule to rule out appendicitis in patients with nondiagnostic ultrasound results. Acad Emerg Med. 2014;21:488–96.
25. Kereshi B, Lee K, Siewert B, Mortele K. Clinical utility of magnetic resonance imaging in the evaluation of pregnant females with suspected acute appendicitis. Abdom Radiol. 2017;43:1446. https://doi.org/10.1007/s00261-017-1300-7.
26. Patel D, Fingard J, Winters S, Low G. Clinical use of MRI for the evaluation of acute appendicitis during pregnancy. Abdom Radiol. 2017;42(7):1857–63.
27. International commission on radiological protection. Biological effects after prenatal irradiation (embryo and fetus). Bethesda: ICRP Publication; 2003. vol 90. p. 1–200.

79

阑尾炎和儿童的关系怎样?儿童患者是按体型小的成年人处理还是有不同的方法?

Meredith C. Thompson and David Carlberg

经验教训

- 儿童阑尾的外形与成人相似,1~2岁儿童易患阑尾炎。
- 脐周痛并转移到右下腹,伴有发热,这一经典描述来自成年人的研究,事实上不足一半的儿童有上述症状。
- 儿童阑尾穿孔的风险大体上随病程进展呈线性增高。
- 对儿童阑尾炎患者进行评估时,应考虑在进行影像学检查之前将患者转诊到儿科中心。

尽管在腹痛儿童的评估中常常会考虑到阑尾炎,但其诊断仍具有挑战性,并且在这一多样化的年龄和发育阶段的人群中往往需要复杂的评估和细化的临床决策。

通常,阑尾炎发生是由于阑尾腔堵塞所致,典型的病因是粪石(fecalith)或淋巴样增生(lymphoid hyperplasia)。婴儿期阑尾炎罕见,其原因是这一阶段依赖流质饮食、很少患病且该阶段阑尾呈漏斗状。不过,1~2岁年龄段的儿童的阑尾与成年人形状相同,易患阑尾炎[1]。随着淋巴滤泡(lymphoid follicular)逐渐增大,青春期达到高峰,相应地,这一年龄段也是阑尾炎发病率最高的时期[1]。

诊断的挑战性

转移到右下腹(right lower quadrant,RLQ)的脐周痛,伴呕吐和发热,这一经典病史源自成年人的研究,仅有不足一半的儿童阑尾炎患者有这些表现[2]。

相反,不典型的临床表现常见。一项对诊断为阑尾炎的儿童的研究发现,不典型表现包括无发热(83%)、右下腹压痛不明显(32%)和腹泻(16%)。44%的患儿有多种不典型表现[2]。另一项研究警告说,对腹痛同时并发呼吸道感染的儿童,排除阑尾炎必须慎之又慎。在23%的首诊时漏诊的阑尾炎儿童同时伴有上呼吸道症状。同一研究发现高达30%的漏诊阑尾炎儿童存在尿液分析结果异常,其原因是阑尾炎症刺激输尿管,导致脓尿和/或排尿困难[3]。

儿童阑尾炎(pediatric appendicitis)的误诊或延迟诊断,发生率为28%~57%,与阑尾穿孔、发病率和病死率风险增加有关[1,3]。成年人阑尾破裂的风险在发病后36小时仅5%,相比

之下,儿童患者穿孔的风险随病程延长呈线性升高,阑尾破裂的风险从发病后24小时的7.7%升至36小时的44%[4]。80%的4岁以下患儿表现为穿孔[1]。因此,在涉及急诊科的常见儿科医疗事故索赔案件中,阑尾炎紧随脑膜炎(meningitis)之后就不足为奇了[5]。

实验室检查和决策规则

许多研究试图归纳临床和实验室检查的特征,用于协助儿科阑尾炎的诊断。一篇大规模的荟萃分析发现,如果存在所谓的阑尾炎特征,那么发热就是提示阑尾炎的最有价值的单一指标[1]。虽然几项研究表明,白细胞计数正常或炎症标志物阴性均可以降低阑尾炎的可能性,但是这些指标单独鉴别力弱,不应单独用于诊断或排除阑尾炎[1,2]。临床决策规则(如Alvarado评分、儿童阑尾炎评分)业已制定,可是,由于预测价值低、变化不定的评分者间信度(interrater reliability)以及与临床判断相似的表现,随后的研究已对其有效性提出了质疑[6-8]。

计算机体层摄影

鉴于根据病史和临床检查进行诊断存在高误诊风险,并且有时病史和临床检查方法的应用受限,医生常常必须转而求助于影像学检查来协助诊断或排除阑尾炎。尽管计算机体层摄影(computed tomography,CT)诊断儿童阑尾炎的灵敏度和特异度高,但因CT会将儿童暴露于电离辐射,所以它不是理想的首选影像学检查方法。在幼儿每1000例次CT检查中,就可发生一例致命性癌[9,10]。

超声

超声(ultrasound,US)已经成为儿童患者首选的影像学检查方法,主要由于它无电离辐射[9,11,12]。可惜的是,超声在排除阑尾炎方面确实有一些局限性。最大的挑战在于超声检查高度依赖操作者的技术水平,一项研究报道,75.6%的患儿阑尾未显影[13]。儿科超声检查工作者比其他科的超声检查工作者更善于识别阑尾[13]。报道中超声诊断阑尾炎的灵敏度差异很大,阑尾完全显影率为81.7%~99.5%[12,14,15]。因为超声检查有假阴性可能,如果对阑尾炎仍有高度的临床怀疑,临床医

生应考虑进行进一步观察或采用其他影像学检查。对于看起来健康、检查结果良好的儿童,超声检查阴性足以排除阑尾炎,安排病人出院并给予严格的复诊提醒及密切随访观察是恰当的。如果超声检查结果阳性,并有相关的临床表现,应安排进行急性阑尾炎的外科会诊和治疗。

磁共振成像

目前美国放射学会给出的建议是,在超声检查不能做出诊断时,应进行 CT 检查,但有证据表明磁共振成像(magnetic resonance imaging,MRI)可能是更好的次选影像学检查方法。MRI 诊断阑尾炎的灵敏度和特异度与 CT 相当,但无电离辐射[11,16]。

转诊和确定性处理

在超声检查结果模棱两可时,由于临床决策可能会非常复杂,所以一些学者主张,任何疑似阑尾炎的患儿都应尽早转往儿科中心进行影像学检查[17]。

由小儿外科医生收治患者并进行系列临床检查,仍是安全可取的处置决策。

阑尾切除手术是儿科阑尾炎的主要治疗方法。尽管有单纯使用抗生素治疗无并发症阑尾炎患儿的证据,但这种方法缺乏前瞻性研究和随机对照研究,限制了其推广应用[18,19]。

(叶道斌 译,王伟岸 校)

推荐资源
- Bundy DG, Byerley JS, Liles EA, Perrin EM, Katznelson J, Rice HE. Does this child have appendicitis? JAMA. 2007;298(4):438–51.
- Pediatric EM. Morsels. Appendicitis clinical decision rules. (October 2014: http://pedemmorsels.com/appendicitis-clinical-decision-rules/).

参考文献

1. Bundy DG, Byerley JS, Liles EA, Perring EM, Katznelson J, Rice HE. Does this child have appendicitis? JAMA. 2007;298(4):438–51.
2. Becker T, Kharbanda A, Bachur R. Atypical clinical features of pediatric appendicitis. Acad Emerg Med. 2007;14(2):124–9.
3. Rothrock SG, Skeoch G, Rush JJ, Johnson NE. Clinical features of misdiagnosed appendicitis in children. Ann Emerg Med. 1991;20(1):45–50.
4. Narsule CK, Kahle EJ, Kim DS, Anderson AC, Luks FI. Effect of delay in presentation on rate of perforation in children with appendicitis. Am J Emerg Med. 2011;29(8):890–3.
5. Selbst SM, Friedman MJ, Singh SB. Epidemiology and etiology of malpractice lawsuits involving children in US emergency departments and urgent care centers. Pediatr Emerg Care. 2005;21(3):165–9.
6. Mandeville K, Pottker T, Bulloch B, Liu J. Using appendicitis scores in the pediatric ED. Am J Emerg Med. 2011;29(9):972–7.
7. Ebell MH, Shinholser J. What are the most clinically useful cutoffs for the alvarado and pediatric appendicitis scores? A systematic review. Ann Emerg Med. 2014;64(4):365–72.
8. Kharbanda AB. Appendicitis: do clinical scores matter? Ann Emerg Med. 2014;64(4):373–5.
9. Doria AS, Moineddin R, Kellenberger CJ, Epelman M, Beyene J, Schuh S, Babyn PS, Dick PT. US or CT for diagnosis of appendicitis in children and adults? A Meta-Analysis. Radiology. 2006;241(1):83–94.
10. Rice HE, Frush DP, Farmer D, Waldhausen JH, APSA Education Committee. Review of radiation risks from computed tomography: essentials for the pediatric surgeon. J Pediatr Surg. 2007;42(4):603–7.
11. Smith MP, Katz DS, Lalani T, Carucci LR, Cash PD, Kim DH, Piorkowski RJ, Small WC, Spottswood SE, Tulchinski M, Yaghmai V, Yee J, Rosen MP. ACR appropriateness criteria® right lower quadrant pain--suspected appendicitis. Ultrasound Q. 2015;31(2):85–91.
12. Pacham P, Ying J, Linam LE, Brody AS, Babcock DS. Sonography in the evaluation of acute appendicitis: are negative sonographic findings good enough? J Ultrasound Med. 2010;29(12):1749–55.
13. Trout AT, Sanchez R, Ladino-Torres MF, et al. A critical evaluation of US for the diagnosis of pediatric acute appendicitis in a real-life setting: how can we improve the diagnostic value of sonography? Pediatr Radiol. 2012;42:813–23.
14. D'Souza N, D'Souza C, Grant D, et al. The value of ultrasonography in the diagnosis of appendicitis. Int J Surg. 2015;13:165–9.
15. Ross MJ, Liu H, Netherton SJ, Eccles R, et al. Outcomes of children with suspected appendicitis and incompletely visualized appendix on ultrasound. Acad Emerg Med. 2014;21:538–42.
16. Kim JR, Suh CH, Yoon HM, Jung AY, Lee JS, Kim JH, Lee JY, Cho YA. Performance of MRI for suspected appendicitis in pediatric patients and negative appendectomy rate: a systematic review and meta-analysis. J Magn Reson Imaging. 2018;47(3):767–78.
17. Badru F, Piening N, To A, Xu P, Fitzpatrick C, Chatoorgoon K, Villalona G, Greespon J. Imaging for acute appendicitis at non-pediatric centers exposes children to excess radiation. J Surg Res 2017;216:201–06.
18. Bachur RG, Lipsett SC, Monuteaux MC. Outcomes of nonoperative management of uncomplicated appendicitis. Pediatrics. 2017;140(1):e20170048.
19. Georgiou R, Eaton S, Stanton MP, et al. Efficacy and safety of nonoperative treatment for acute appendicitis: a meta-analysis. Pediatrics. 2017;139(3):e20163003.

内科处理在急性阑尾炎治疗中起作用吗?

80

Jonathan Watson and David Carlberg

经验教训

- 研究表明,用抗生素治疗急性阑尾炎可以改善患者生活质量、降低医疗费用并且帮助患者较早恢复正常生活。
- 接受抗生素治疗的患者阑尾炎复发的风险较高。
- 目前尚未确定更有效的单纯抗生素治疗方案(药物、给药途径和疗程)。
- 需要进一步的研究来确定哪些患者会在内科处理中最大获益以及内科处理方法治疗成功的最大可能性。

急性阑尾炎(acute appendicitis)是北美洲和欧洲急诊科中急腹症(acute abdomen)的最常见病因,终生风险为 6.7% ~ 8.6%[1]。阑尾切除手术(appendectomy)一直是急性阑尾炎治疗的金标准,但它也会有一些不良结局,例如阴性阑尾切除术(切除时阑尾无病变)、术后发生粘连和手术切口感染。新的证据显示,不是所有的单纯型阑尾炎(uncomplicated appendicitis)都会发展为穿孔,自发缓解较为常见。这对经典的教义提出了挑战,即阑尾切除术可以用于预防不可避免的阑尾穿孔和/或脓肿[2]。因此,抗生素治疗作为急性阑尾炎的无创性治疗替代方法越来越引起人们的关注。尽管一直有"抗生素优先(antibiotics-first)"策略成功用于复杂性阑尾炎(complicated appendicitis)(有阑尾穿孔、脓肿或蜂窝织炎的证据)治疗的报道[3],但目前人们更普遍接受的复杂性阑尾炎的治疗方法是外科手术方法和/或介入放射学方法[4]。因此,本章将聚焦于单纯型阑尾炎的诊治。

JAMA 杂志 2015 年发表的一项随机对照试验(randomized controlled trial,RCT)对经腹部 CT 确诊的 530 例单纯型阑尾炎患者进行研究,测定接受抗生素治疗的患者的抗生素治疗失败率和并发症发生率。在 257 例接受抗生素治疗[厄他培南(ertapenem)静脉治疗 3 天,随后口服左氧氟沙星(levofloxacin)和甲硝唑(metronidazole)治疗 7 天]的患者中,在 1 年的随访期间,73%的患者不需要进一步治疗,但 27%的患者需要进行阑尾切除手术。在这组中,没有患者发生腹腔脓肿或其他严重并发症。而随机分入外科治疗组的患者的腹痛、切口痛、手术切口感染出现得更多,并且病假较多。外科治疗组患者的急性并发症发生率为 20.5%,而非外科治疗组的急性并发症发生率仅为 2.8%[5]。

非手术治疗急性阑尾炎的疗效研究(non-operative treatment for acute appendicitis study)表明,入组的 159 例疑似阑尾炎的患者中 1 周随访期间阑尾炎初步缓解率为 88.1%。这些患者出院并在门诊用阿莫西林/克拉维酸(amoxicillin/clavulanate)治疗 7 天。2 年后,急性阑尾炎的总体复发率为 13.8%。在 22 例复发性阑尾炎患者中,其中有 14 例(63.6%)再次通过抗生素治疗成功[6]。

一篇 2017 年发表于急诊医学年鉴杂志(*Annals of Emergency Medicine*)的 RCT 文章,随机将 15 例经 CT 证实的阑尾炎患者分入抗生素治疗组(静脉注射厄他培南 2 次,随后口服抗生素 8 天)。2 例患者在 30 天随访期内复发,1 例行阑尾切除手术,另 1 例进一步抗生素治疗后症状缓解。非手术治疗组无痛天数更多、更快恢复日常生活,并且误工较少。这是唯一的一项随机试验研究,其中患者仅在门诊治疗,起初患者在急诊科给予首次静脉抗生素治疗,随后出院[7]。对这项研究的批评主要包括它的单中心实验设计、样本量小和随访期短[8]。以前的研究已经表明在 2 年的随访期中仅抗生素治疗的失败率较高[6]。

一项针对儿科患者的研究也报道了类似的结果。研究要求患儿的家长在非手术治疗和急诊阑尾切除术之间进行选择。非手术治疗组在随访 30 天时和 1 年时的治疗成功率分别为 89.2%和 75.7%。非手术治疗患儿的失能天数较少,并且阑尾炎相关的医疗费用较低[9]。

越来越多的证据表明,单用抗生素的方法治疗急性阑尾炎有前提条件。用抗生素治疗阑尾炎的决策应根据特定患者的意愿、病史和现有的医疗条件而定,应遵循个体化的原则。如果患者因个人意愿希望避免手术,或有其他合并症,或在治疗失败(如果已出院)时能够很容易复诊,或有恰当的密切随访(如果出院)以及愿意接受治疗失败的风险,那么他们适合先用抗生素治疗[10,11]。

今后的挑战是确定哪些患者和抗生素方案/剂量最有可能产生持久的治愈效果。还需要专门针对老年人、免疫功能受损者以及其他不适合外科治疗者开展相应的研究,来探讨仅用抗生素治疗的效果。

(**高宏凯 译,王伟岸 校**)

推荐资源
- EM:RAP Paper Chase 3: Antibiotics for appendicitis. (December 2014: https://www.emrap.org/episode/december2014/paperchase3)
- R.E.B.E.L. EM Episode 35: Nonoperative treatment of appendicitis (April 2017: http://rebelem.com/episode-35-non-operative-treatment-of-appendicitis-nota/)

参考文献

1. Addis D, Shaffer N, Fowler B, Tauxe R. The epidemiology of appendicitis and appendectomy in the United States. Am J Epidemiol. 1990;132(5):910–25.
2. Andersson R. The natural history and traditional management of appendicitis revisited: spontaneous resolution and predominance of prehospital perforations imply that a correct diagnosis is more important than an early diagnosis. World J Surg. 2006;31(1):86–92.
3. Aranda-Narváez J, González-Sánchez A, Marín-Camero N, Montiel-Casado C, López-Ruiz P, Sánchez-Pérez B, et al. Conservative approach versus urgent appendectomy in surgical management of acute appendicitis with abscess or phlegmon. Rev Esp Enfer Dig. 2010;102(11):648–52.
4. Simillis C, Symeonides P, Shorthouse A, Tekkis P. A meta-analysis comparing conservative treatment versus acute appendectomy for complicated appendicitis (abscess or phlegmon). Surgery. 2010;147(6):818–29.
5. Salminen P, Paajanen H, Rautio T, Nordström P, Aarnio M, Rantanen T, et al. Antibiotic therapy vs appendectomy for treatment of uncomplicated acute appendicitis. JAMA. 2015;313(23):2340.
6. Di Saverio S, Sibilio A, Giorgini E, Biscardi A, Villani S, Coccolini F, et al. The NOTA study (non operative treatment for acute appendicitis). Ann Surg. 2014;260(1):109–17.
7. Talan D, Saltzman D, Mower W, Krishnadasan A, Jude C, Amii R, et al. Antibiotics-first versus surgery for appendicitis: a US pilot randomized controlled trial allowing outpatient antibiotic management. Ann Emerg Med. 2017;70(1):1–11.
8. Kharbanda A, Schmeling D. Are antibiotics a feasible therapeutic option for appendicitis? Ann Emerg Med. 2017;70(1):15–7.
9. Minneci P, Mahida J, Lodwick D, Sulkowski J, Nacion K, Cooper J, et al. Effectiveness of patient choice in nonoperative vs surgical management of pediatric uncomplicated acute appendicitis. JAMA Surg. 2016;151(5):408–15.
10. Flum D. Acute appendicitis — appendectomy or the "antibiotics first" strategy. N Engl J Med. 2015;372(20):1937–43.
11. Di Saverio S, Birindelli A, Kelly M, Catena F, Weber D, Sartelli M, et al. WSES Jerusalem guidelines for diagnosis and treatment of acute appendicitis. World J Emerg Surg. 2016;11(1):34.

阑尾炎外科治疗的迫切程度？

81

Jonathan L. Hansen

经验教训

- 成年患者如果无阑尾穿孔或其他并发症的风险，单纯型急性阑尾炎的外科治疗可推迟 12~24 小时。
- 对单纯型阑尾炎的儿童患者而言，短暂推迟外科治疗也是允许的，尽管一些学者建议延迟不超过 9 小时。
- 阑尾炎症状发作到就诊的时间间隔延长与阑尾穿孔可能有较密切的关系，因此可能需要更及时的干预。
- 对于术后医疗照顾而言，"门诊阑尾切除术（outpatient appendectomy）"是一种可行的治疗方法。

传统观点认为，随着病程的延长，急性阑尾炎演变为阑尾穿孔（appendiceal perforation）不可避免，所以紧急外科切除（emergent surgical resection）是其主要的治疗方法。最近这一信条受到挑战，特别是在单纯型阑尾炎（uncomplicated appendicitis）的治疗中。人们更多地认识到，短暂推迟阑尾切除术的风险可以抵消包括医疗资源有限和外科医生疲倦在内的"加班（after-hours）"工作带来的风险[1]。

因为现在的共识仍然是较为复杂的阑尾炎需要更及时的干预，因此有关外科治疗（surgical treatment）的权宜问题主要集中在单纯型阑尾炎患者，这些患者无腹膜炎和阑尾穿孔的体征[1]。关于阑尾脓肿（appendiceal abscess）和蜂窝织炎（phlegmon）患者的外科治疗的最佳时机已有较多研究，将在下一章详细讨论。

一些研究表明，成年人单纯型阑尾炎患者从发病到外科干预之间可以容许一定程度的延迟。两项大规模的队列研究发现，如果在发病 24~48 小时内实施手术，穿孔的风险并不增加，但当手术推迟超过 48 小时时，手术部位感染（surgical site infection）和其他术后并发症的风险明显升高[1,2]。无独有偶，一篇收录 8 858 例患者参与的 11 项非随机研究的荟萃分析表明，手术延迟 12~24 小时不增加并发症的风险[1]。

在儿科患者也观察到类似的结果，但建议首次病情评估和手术干预之间延迟时间更短。一篇包含 248 例儿童病例的回顾性总结显示，如果在发病后 9 小时内实施手术，则没有患者有阑尾穿孔；如果在发病 9~24 小时内实施手术，则阑尾穿孔率升至 21%；如果超过 24 小时，则穿孔率为 41%[3]。与之相反，另一篇纳入 484 例患者的回顾性队列研究发现，尽管大多数患者在住院后 12 小时内进入手术室，仅少数患者（1.7%）延迟超过 24 小时，但阑尾穿孔和其他手术并发症的发生率并无差异[4]。最近，一项 995 例儿童参加的前瞻性多中心横断面研究表明，手术时机与穿孔之间没有明显关系，尽管应注意到该研究将延迟超过 24 小时的患者排除在外[5]。

鉴于患者就诊时机和阑尾穿孔之间缺乏明显的关联，大家又研究了其他潜在的相关因素。不论是在成年患者还是儿童患者，症状持续时间都与阑尾穿孔的发生相关，因此一些学者建议阑尾切除手术应在症状出现后 36 小时内实施[5,6]。与穿孔相关的其他因素包括高龄、男性、无医疗保险以及相关合并症[冠心病（coronary artery disease）、哮喘（asthma）、糖尿病（diabetes mellitus）、人类免疫缺陷病毒（human immunodeficiency virus）感染和血肌酐（serum creatinine）升高在内的不少于 3 种合并症][7]。

总之，对大多数单纯型阑尾炎患者而言，最长 24 小时的院内短暂延迟是允许的。一些研究指出，儿科患者更适合较短的手术延迟。此外，在制定外科治疗方案时，也应当考虑其他因素，如症状持续时间和合并症情况。

最后，术后护理的时间和环境也已成为最近研究的方向。已有研究提出，将"门诊阑尾切除术（outpatient appendectomy）"作为可行的治疗策略，虽然应指出"门诊"指的是阑尾切除术后医疗关怀的地点。然而，睿智的医生应了解这种治疗选择，因为不论是对成年患者还是儿科患者，这种治疗的发病率、再住院率都较低，并且可以显著降低医疗费用[8-10]。

（高宏凯 译，王伟岸 校）

推荐资源

- Bhangu A, Søreide K, Di Saverio S, Assarsson H, Thurston Drake F. Acute appendicitis: modern understanding of pathogenesis, diagnosis, and management. Lancet. 2015;386:1278–87.

参考文献

1. Bhangu A. Safety of short, in-hospital delays before surgery for acute appendicitis: multicentre cohort study, systematic review, and meta-analysis. Ann Surg. 2014;259:894–903.
2. Fair BA, Kubasiak JC, Janssen I, et al. The impact of operative timing on outcomes of appendicitis: a national surgical quality

improvement project analysis. Am J Surg. 2015;209:498–502.

3. Bonadio W, Brazg J, Telt N, et al. Impact of in-hospital timing to appendectomy on perforation rates in children with appendicitis. J Emerg Med. 2015;49(5):597–604.

4. Gurien LA, Wyrick DL, Smith SD, et al. Optimal timing of appendectomy in the pediatric population. J Surg Res. 2016;202:126–31.

5. Stevenson MD, Dyan PS, Dudley NC, et al. Time from emergency department evaluation to operation and appendiceal perforation. Pediatrics. 2017;139(6):e20160742.

6. Kim M, Kim SJ, Cho HJ. Effect of surgical timing and outcomes for appendicitis severity. Ann Surg Treat Res. 2016;91(2):85–9.

7. Drake FT, Mottey NE, Farrokhi ET, et al. Time to appendectomy and risk of perforation in acute appendicitis. JAMA Surg. 2014;149(8):837–44.

8. Litz CN, Stone L, Alessi R, et al. Impact of outpatient management following appendectomy for acute appendicitis: An ACS NSQIP-P analysis. J Pediatr Surg. 2017; https://doi.org/10.1016/j.jpedsurg.2017.06.023. [Article In Press].

9. Frazee R, Burlew CC, Regnar J, et al. Outpatient laparoscopic appendectomy can be successfully performed for uncomplicated appendicitis: a Southwestern Surgical Congress multicenter trial. Am J Surg. 2017; https://doi.org/10.1016/j.amjsurg.2017.08.029. [Article In Press].

10. Gurien LA, Burford JM, Bonasso PC, et al. Resource savings and outcomes associated with outpatient laparoscopic appendectomy for nonperforated appendicitis. J Pediatr Surg. 2017; https://doi.org/10.1016/j.jpedsurg.2017.03.039. [Article In Press].

阑尾炎穿孔伴脓肿应紧急手术干预吗？

82

Kerrie Lind

经验教训

- 高达10%的阑尾炎会发生脓肿。
- 保守治疗通常是安全的,尤其是在介入放射学方法可以获得的情况下。
- 紧急手术干预可能伴随着发病率增加,这种治疗方法通常在介入放射学方法无法获得、患者病情严重、有肠腔阑尾粪石或界限不清的巨大脓肿时才会应用。
- 需要更多的研究比较手术干预和保守治疗对合并脓肿的阑尾炎的疗效。

阑尾炎破裂(ruptured appendicitis)合并脓肿占阑尾炎病例的2%～10%[1-4]。虽然通常认为紧急手术是单纯型阑尾炎(uncomplicated appendicitis)患者的标准治疗方法,但是接受急诊手术干预的阑尾炎破裂合并脓肿的患者,将面临伤口延迟愈合、脓毒症(sepsis)和腹腔粘连等术后并发症的风险[2]。

虽然有关阑尾炎相关的腹腔脓肿(abdominal abscess)处理的研究并未提供手术干预时机的结论性证据,但倾向于支持先进行非手术治疗的处理方法。许多学者建议初步治疗采用静脉注射抗生素和介入放射学(interventional radiology, IR)引导的经皮穿刺引流方法。这些患者通常在数周后行间隔期阑尾切除术(interval appendectomy)[5-7]。有腹膜炎、腔外阑尾粪石或界限不清的巨大脓肿的患者可能有较强的早期阑尾切除术的指征[5]。

最近3项研究显示,在阑尾穿孔和脓肿形成患者中,早期阑尾切除术和延迟阑尾切除术之间的疗效无明显差异。Duggan等在比较儿童早期阑尾切除术和间隔期阑尾切除术的荟萃分析中未发现不良结局和再住院率的差异[8]。Cheng等利用循证医学数据库比较了早期和延迟阑尾切除术的结局,发现在住院时间、恢复正常活动或生活质量方面两者无明显差异[1]。Kim等在比较紧急阑尾切除术和间隔期阑尾切除术的效果时,未发现治疗效果和术后并发症之间的差异[2]。

然而,其他研究发现患者可受益于开始的非手术治疗和间隔期阑尾切除术的处理方法。Jamieson和Marin等都报道了采用CT引导下的脓肿引流和静脉注射抗生素治疗阑尾脓肿的处理方法,治疗的成功率约为90%[9,10]。Erdogan等[11]评价了阑尾炎破裂的儿童,发现急诊手术的并发症发生率可达26%。外科手术的急性并发症是由于包裹性感染灶的扩散、继发性瘘管

的形成、炎症向腹腔其他部位的扩散以及由于炎症引起的解剖结构改变而导致的术中技术难题所致[2,12]。

一项研究确实发现早期手术治疗的益处,即在住院时间可比的情况下,早期手术减少了再入院的风险,简化了干预措施[13]。

总体来说,现有文献的治疗倾向是最初先用抗生素进行保守治疗(conservative management)和/或经皮穿刺引流(percutaneous drainage),随后进行间隔期阑尾切除术治疗。合理的抗生素选择应覆盖革兰氏阴性需氧菌(aerobic Gram-negative bacteria)和厌氧菌(anaerobic bacteria)[12]。

选择超声还是CT引导下经皮脓肿引流的决策需要考虑多种相关因素。超声避免了电离辐射(ionizing radiation)暴露,并且可以实时观察操作全过程。如果脓肿邻近重要结构或被其遮挡,则首选CT。较小的脓肿也首选CT[5]。

还需要更多的研究比较直接手术干预和先保守治疗再进行间隔期阑尾切除术这两种处理方式之间的疗效。

（高宏凯 译,王晓枫 校）

推荐资源

- Emergency medicine cases: appendicitis controversies. Episode 43. https://emergencymedicinecases.com/episode-43-appendicitis-controversies/.
- EM:RAP: EMA January 1999 Abstract 23. Perforated Appendicitis: is it truly a surgical urgency?

参考文献

1. Cheng Y, Xiong X, Lu J, Wu S, Zhou R, Cheng N. Early versus delayed appendicectomy for appendiceal phlegmon or abscess. Cochrane Database Syst Rev. 2017;2:6. https://doi.org/10.1002/14651858.CD011670.pub2.
2. Kim J, Ryoo S, Oh H, Kim J, Shin R, Choe E, Jeong S, Park K. Management of Appendicitis Presenting with abscess or mass. J Korean Soc Coloproctology. 2010;26(6):413–9. https://doi.org/10.3393/jksc.2010.26.6.413.
3. Sartelli M. The management of intra-abdominal infections from a global perspective: 2017 WSES guidelines for management of intra-abdominal infections. World J Emerg Surg. 2017;12:29. https://doi.org/10.1186/s13017-017-0141-6.

4. Andersson R, Petzold M. Nonsurgical treatment of appendiceal abscess or phlegmon: a systematic review and meta-analysis. Ann Surg. 2007;246(5):741–8.

5. Amin P, Cheng D. Management of complicated appendicitis in the pediatric population: when surgery doesn't cut it. Semin Intervent Radiol. 2012;29(3):231–6. https://doi.org/10.1055/s-0032-1326934.

6. Craig S. Appendicitis treatment and management. Medscape [Internet] 2017, January 19. Available from: http://emedicine.medscape.com/article/773895-treatment.

7. Marin D, Ho M, Barnhart H, Neville M, White R, Paulson E. Percutaneous abscess drainage in patients with perforated acute appendicitis: effectiveness, safety, and prediction of outcome. AJR Am J Roentgenol. 2010;194(2):422–9. https://doi.org/10.2214/AJR.09.3098.

8. Duggan E, Marshall A, Weaver K, St Peter S, Tice J, Wang L, Choi L, Blakely M. A systematic review and individual patient data meta-analysis of published randomized clinical trials comparing early versus interval appendectomy for children with perforated appendicitis. Pediatr Surg Int. 2016;32(7):649–55. https://doi.org/10.1007/s00383-016-3897-y.

9. Jamieson D. Interventional drainage of appendiceal abscesses in children. AJR Am J Roentgenol. 1997;169(6):1619–22.

10. Marin D. Percutaneous abscess drainage in patients with perforated acute appendicitis: effectiveness, safety, and prediction of outcome. AJR Am J Roentgenol. 2010;194(2):422–9.

11. Erdogan D. Comparison of two methods for the management of appendicular mass in children. Pediatr Surg Int. 2005;21(2):81–3.

12. Salari A. Perforated appendicitis, current concepts in colonic disorders. INTECH. 2012. Available from: http://www.intechopen.com/books/current-concepts-incolonic-disorders/perforated-appendicitis. ISBN: 978-953-307-957-8.

13. Mentula P, Sammalkorpi H, Leppaniemi A. Laparoscopic surgery or conservative treatment for appendiceal abscess in adults? A randomized controlled trial. Ann Surg. 2015;262(2):237–42. https://doi.org/10.1097/SLA.0000000000001200.

83

咨询专栏：阑尾炎

Shawna Kettyle and Patrick G. Jackson

经验教训

- 与典型的阑尾炎相比，恶性肿瘤相关的阑尾疾病通常表现为更为迁延的亚急性症状。可能无白细胞增多。
- 超过半数的6岁以下急性阑尾炎患儿有阑尾穿孔。
- 虽然所有阑尾炎患者开始都应进行复苏治疗和经验性抗生素治疗，但阑尾蜂窝织炎/脓肿患者应采用非手术的抗生素治疗方法，并且条件合适时应进行经皮穿刺引流。伴脓毒症的全腹化脓性腹膜炎患者需要在复苏后立即手术探查。
- 阑尾炎的非手术治疗方法一直备受争议，对优化其应用的相关观念仍在不断发展。
- 有穿孔的儿童应行间隔期阑尾切除术。在成年人间隔期阑尾切除术的发病率很高，因此许多外科医生建议阑尾切除术仅限于应用在复发性阑尾炎。

咨询专家介绍

Patrick G. Jackson, MD, FACS, 获得普外科专业委员会资格认证，是乔治敦大学医院/华盛顿中心医院普外科住院医师项目主任。他是 MedStar 乔治城大学医院普外科主任。Dr. Jackson 完成了高级腹腔镜外科的基础研究和临床项目。Shawna Kettyle, MD, MedStar 华盛顿中心医院的高级外科住院医师。Dr. Jackson 和 Dr. Kettyle 均执业于华盛顿特区的一家大型的城市接受转诊的三级医院，并定期参与急诊外科患者的评估。

关键临床问题解答

1. 何时建议外科医师会诊，在什么时间段进行会诊？

临床上高度怀疑急性阑尾炎时，应尽早安排外科会诊。尽管最近的文献表明，阑尾炎是一种紧急（urgent）的外科疾病［而不是突发性（emergent）外科疾病］，需要在发病后12~24小时这一时间段内进行外科治疗[1-3]。从急诊就诊到外科会诊和干预延迟超过12~18小时，就伴随着较高的晚期疾病发病率[4]、较长的住院时间和较高的医疗费用[5,6]。

2. 对阑尾炎患者进行评估时，有哪些经验可分享给急诊医务人员？

尽管阑尾切除手术是全世界最常开展的急诊外科手术，但

它的诊断和治疗仍然是个挑战，特别是在阑尾炎的早期阶段。阑尾炎的诊断取决于病史和体格检查的结果。

Alvarado 评分低于5分可能有助于排除阑尾炎，尤其是对于男性患者而言。该评分可能不太适用于妇女和儿童[7]。如果用 Alvarado 评分排除阑尾炎，应密切随访患者，并制定严格的复诊提醒措施。

女性患者可能有类似于急性阑尾炎的妇科疾病，例如附件扭转（adnexal torsion）、盆腔炎症疾病（pelvic inflammatory disease）和异位妊娠（ectopic pregnancy）。为最大程度减少非治疗性阑尾切除术的发生率，必须排除上述疾病。

3. 在阑尾炎患者的处理中，您认为哪些概念是关键？

所有阑尾炎患者开始都应进行液体复苏和覆盖革兰氏阴性菌和厌氧菌的经验性抗生素治疗，之后必须马上做外科评估。

4. 在这类患者中，您担心哪些并发症？

延迟就诊或手术干预明显延误的患者有阑尾穿孔的风险，这可能导致伴蜂窝织炎/脓肿形成的局限性腹膜炎或伴脓毒症的弥漫性化脓性腹膜炎（较少见）。虽然所有的患者都应采用复苏并开始经验性抗生素治疗，但有蜂窝织炎/脓肿的患者应在适当的条件下给予抗生素等非手术治疗，并尽早进行经皮穿刺引流。伴脓毒症的弥漫性化脓性腹膜炎患者需要在液体复苏的基础上尽快进行手术探查。

脓毒症和脓毒症休克（septic shock）可能是急性阑尾炎的最初表现，尤其对于高危人群，如老年人和免疫功能减退者。这些患者应像其他脓毒症休克患者一样接受液体复苏和广谱抗生素治疗。如果诊断不清楚，他们更有可能需要手术探查。

隐匿性恶性肿瘤可能存在于亚急性病程的患者中。这可能会使手术干预和术后管理变得更为复杂。

5. 哪些患者会有阑尾炎的非典型表现？会有哪些非典型表现？

妊娠，尤其临近分娩时，因为妊娠子宫将阑尾从典型的解剖部位向上推移，以致阑尾炎的诊断更为困难。此外，在妊娠期，生理性白细胞增多也很常见。孕妇可能会有胃灼热、排便无规律、胃肠胀气、腹部不适感和/或腹泻等症状[8,9]。症状发作后外科干预延误超过24小时就会增加阑尾穿孔的风险，进而增加胎儿流产和早产的风险[10]。

先天性中肠畸形的患者，如中肠旋转不良（midgut malrotation）和内脏转位（situs inversus）的患者，可表现为阑尾炎的非典型症状，因为阑尾通常位于左侧腹而不是右下腹[11,12]。

罕见的是,阑尾恶性肿瘤患者可表现为腹痛和 CT 影像中阑尾扩张。与典型阑尾炎相比,恶性肿瘤相关的阑尾疾病常常伴有更为迁延的亚急性症状,可能没有白细胞增多。

6. 放射影像学检查:何时患者可不用 CT 进行检查? Alvarado 评分、超声检查的作用如何?

有典型病史和体格检查结果的年轻男性患者在保持较低的非治疗性阑尾切除率的同时,还应尽量免于电离辐射。Alvarado 评分系统有助于识别阑尾炎可能性高的患者。这些患者可能不需要进行影像学检查而直接考虑进行阑尾切除术。

超声检查应视为儿童首选的初步影像学检查方法,因为每单位剂量电离辐射对儿童施加的致癌风险较高,并且这种效应将影响终身[13,14]。

7. MRI:是金标准还是作用有限的新技术?

MRI 在急性阑尾炎的诊断中仍然作用有限。虽然它可以使患者避免电离辐射,并且可能有与 CT 相当的诊断准确性,但与超声和 CT 相比,它不易随时检查,并且耗时长、费用高。此外,MRI 诊断阑尾炎的经验较少,这可能是 MRI 中有 20%~40%的正常阑尾观察不到的原因[15]。

8. 阑尾炎和妊娠的关系如何? 是否省时、辐射少和普遍令人满意的系统治疗方案?

如果超声检查见到增厚而不能压缩的阑尾,就可以作出阑尾炎的诊断。然而,在妊娠期患者,常常观察不到阑尾。MRI 在孕妇有较高的灵敏度和特异度,可作为后续检查手段[16]。如果无条件做 MRI 检查,并且仍诊断不清,可选择对胎儿不良效应风险小的小剂量 CT 检查[17]。

值得注意的是,妊娠期非治疗性阑尾切除术会增加早产和胎儿死亡的风险,延迟诊断也是如此。因此,准确、及时识别或排除阑尾炎是对孕妇和胎儿都有益的事。

9. 儿童和阑尾炎的关系如何? 是按体型小的成年人治疗还是有不同的处理方法?

阑尾炎是儿童期腹部急诊手术最常见的指征,最常见于 10~20 岁的儿童。6 岁以下的儿童患者中,有超过一半的患儿合并阑尾穿孔,最有可能的是非特异性症状所致[18]。儿童阑尾炎的鉴别诊断包括肠扭转(继发于中肠旋转不良)和肠套叠,这两种疾病在成年人中不太常见。其他的鉴别诊断还应包括卵巢和睾丸扭转、肠梗阻和异位妊娠。

儿童阑尾炎的治疗方法实际上与成年人相同,包括液体复苏、抗生素治疗,如无穿孔则应尽早手术治疗。

10. 内科治疗阑尾炎有效吗?

阑尾炎的非手术治疗方法备受争议,对优化非手术治疗方法的认识仍在不断加深。一篇循证医学综述表明单用抗生素治疗的患者在诊断后 2 周时治愈的可能性小,并且复发率较高,但是该综述尚无最终结论[19],且该项目所纳入的研究质量为低至中等。患者可能愿意接受采用抗生素治疗带来的较高的治疗失败的风险和复发率较高的现实,希望有一个合理的选择来避免外科手术。

11. 阑尾炎破裂伴脓肿必须紧急手术干预吗?

不必须,通常阑尾炎破裂采用抗生素等非手术方法治疗,并且通常在条件许可的情况下进行经皮穿刺脓肿引流。与非手术治疗相比,立即手术治疗伴随的并发症的发病率会增加 3 倍,相应的不良情况包括转为开放手术、进行更广泛的肠切除

术和术后感染。

在某些罕见的情况下,阑尾炎破裂会伴随着弥漫性腹膜炎和脓毒症,这种情况应进行手术探查治疗。

阑尾穿孔的患儿应采用间隔期阑尾切除术。在成年患者中,间隔期阑尾切除术的使用仍有争议。因为该手术伴随的并发症发生率明显较高,所以许多外科医生建议阑尾切除术只适用于复发性阑尾炎[20,21]。

(高宏凯 译,王伟岸 校)

参考文献

1. Yardeni D, et al. Delayed versus immediate surgery in acute appendicitis: do we need to operate during the night? J Pediatr Surg. 2003;39(3):464–9.
2. Rajendra S, Feargal Q, Prem P. Is it necessary to perform appendicectomy in the middle of the night in children? BMJ. 1993;306(6886):1168.
3. Ingraham AM, et al. Effect of delay to operation on outcomes in adults. Arch Surg. 2010;145(9):886–92.
4. Ditillo MF, Dziura JD, Rabinovici R. Is it safe to delay appendectomy in adults with acute appendicitis. Ann Surg. 2006;244:656–60.
5. Eko FN, et al. Ideal timing of surgery for acute uncomplicated appendicitis. N Am J Med Sci. 2013;5:22–7.
6. Jeon BG, et al. Appendectomy: should it be performed so quickly? Am Surg. 2016;82(1):65–74.
7. Ohle R, et al. The Alvarado score for predicting acute appendicitis: a systematic review. BMC Med. 2011;9:139–52.
8. Pates JA, et al. The appendix in pregnancy: confirming historical observations with a contemporary modality. Obstet Gynecol. 2009;114(4):805–8.
9. Mahmoodian S. Appendicitis complicating pregnancy. South Med J. 1992;85(1):19–24.
10. McGory ML, et al. Negative appendectomy in pregnant women is associated with a substantial risk of fetal loss. J Am Coll Surg. 2007;205(4):534–40.
11. Birnbaum DJ, et al. Left side appendicitis with midgut malrotation in an adult. J Surg Tech Case Rep. 2013;5(1):38–40.
12. Akbukut S, et al. Left-sided appendicitis: review of 95 published cases and a case report. World J Gastroenterol. 2010;16(44):5598–602.
13. Kessler N, et al. Appendicitis: evaluation of sensitivity, specificity, and predictive values of US, Doppler US, and laboratory findings. Radiology. 2004;230(2):472–8.
14. Keyzer C, et al. Comparison of US and unenhanced multi-detector row CT in patients suspected of having acute appendicitis. Radiology. 2005;236(2):527–34.
15. Barger RL, Nandalur KR. Diagnostic performance of magnetic resonance imaging in the detection of appendicitis in adults: a meta-analysis. Acad Radiol. 2010;17(10):1211–6.
16. Burke LM, Bashir MR, et al. Magnetic resonance imaging of acute appendicitis in pregnancy: a 5-year multiinstitutional study. Am J Obstet Gynecol. 2015;213(5):693.e1–6.
17. Hurwitz LM, et al. Radiation dose to the fetus from body MDCT during early gestation. Am J Roentgenol. 2006;186(3):871–6.
18. Rothrock SG, Pagane J. Acute appendicitis in children: emergency department diagnosis and management. Ann Emerg Med. 2000;36(1):39–51.
19. Wilms IM, et al. Appendectomy versus antibiotic treatment for acute appendicitis. Cochrane Database Syst Rev 11. 2011;
20. Quartey B. Interval appendectomy in adults: a necessary evil? J Emerg Trauma Shock. 2012;5(3):213–6.
21. Sakorafas GH, et al. Interval routine appendectomy following conservative treatment of acute appendicitis: is it really needed. World J Gastrointest Surg. 2012;4(4):83–6.

第十一部分
憩室炎

84 憩室炎的诊断：权衡诊断费用、效率和安全性。可以单凭临床评估诊断吗？影像学检查有什么作用？

Elaine Bromberek and Autumn Graham

经验教训

- 急性憩室炎的 3 个最强预测指标是：仅限于左下腹的压痛、无呕吐症状和 C 反应蛋白>50mg/L。
- 临床决策工具的误诊率高并且依赖于 CT 检查对风险评估、治疗和处置的证实，因此转过来临床决策工具应用率，依赖于临床诊断。

憩室炎（diverticulitis）是急诊科常见的出院诊断（discharge diagnosis）。美国全国急诊科样本库（Nationwide Emergency Department Sample）是面向美国公众开放的、最大的付费数据库，对其分析发现，2013 年憩室炎患者急诊就诊量在 36 万人次以上，与 2006 年相比发病率增加了 34%[1]。在这同一时期（2006—2013 年），急诊科住院的人数有所减少（从 58% 降为 47%），外科治疗的病例数有所下降（降低 11%），每十万名住院患者死亡人数也有所减少（减 42%）[1]。2013 年，与憩室炎有

关的急诊科就诊的全国的总体费用超过 16 亿美元[1]。急性憩室炎（acute diverticulitis）患者数量巨大，并且处理模式发生了明显变化。以上都证明，想要为患者提供安全有效的诊疗条件，医生必须提高对憩室炎这种疾病的了解和认识。

单凭临床评估能做出诊断吗？

临床评估的准确性

憩室炎通常表现为左下腹痛，可能伴有排便习惯的改变（腹泻和便秘都有报道）、发热、缺乏食欲、恶心以及膀胱刺激引起的尿频等症状（表 84.1）。在亚裔或乙状结肠过长的患者中，右侧腹痛可能占优势[4]。体格检查时，可能有左侧腹部压痛、发热、腹部膨胀或可触及的肿块。实验室检查通常会发现白细胞增多（leukocytosis）、CRP 升高或无菌性脓尿（sterile pyuria）[4]。

表 84.1 憩室炎和非特异性腹痛患者体征和症状的比较[2,3]

Laurell 等.（2007）			Andeweg 等（2011）	
体征/症状	憩室炎（$n=145$）	NSAP（$n=1\,142$）	体征/症状	优势比（95%CI）
平均年龄	62 岁	37 岁	年龄 41~50 岁	2.08（0.85~5.11）
			年龄>50 岁	3.99（1.99~8.03）
既往发作史	54%	40%	1 次或多次发作	7.60（3.72~15.52）
病程	49h	35h	>4 天	1.58（0.81~3.07）
左侧腹压痛	37%	7%	左下腹痛	3.43（1.98~5.92）
右侧腹压痛	7%	19%	右下腹痛	0.25（0.11~0.61）
全腹压痛	12%	19%	弥漫性腹痛	1.00（reference）
			随运动加重	2.97（1.83~4.83）
			食欲减退	0.71（0.44~1.13）
呕吐	14%	27%	呕吐	0.49（0.59~0.86）
腹泻	17%	14%	腹泻	1.35（0.76~2.40）

续表

Laurell 等. (2007)			Andeweg 等(2011)	
便秘	26%	12%		
体温	37.7℃	37.2℃	发热>38.5℃	2.00(1.06~3.78)
反跳痛	45%	24%	反跳痛	2.92(1.80~4.74)
白细胞	12.1(×10⁹/L)	10.1(×10⁹/L)	白细胞 10～12(×10⁹/L)	2.53(1.32~4.85)
			白细胞 10～12(×10⁹/L)	2.45(1.26~4.76)
CRP	73mg/L	20mg/L	CRP>50mg/L	3.78(1.92~7.43)

NSAP,非特异性腹痛。

2014 年美国结直肠外科医生学会(American Society of Colon and Rectal Surgeons)临床指南指出:"在进行针对性的病史采集和体格检查后通常可做出急性憩室炎的诊断,尤其是在以前已确诊的复发性憩室炎(recurrent diverticulitis)患者中"[5]。然而,单纯有关临床诊断准确性的文献资料有限,已发表的研究显示这样做的误诊率较高。早期研究估计的误诊率为 34%~67%[2]。近十年来发表的几项研究证实,憩室炎的临床诊断灵敏度低,但特异度较高。

- Laurell 等(2007)报道,对 145 例疑似憩室炎的住院患者和 1 145 例因非特异性腹痛住院的患者进行对比研究,发现憩室炎的单纯临床诊断灵敏度为 64%,特异度为 97%。其中,其他最终诊断(final diagnoses)包括恶性肿瘤、阑尾炎、妇科疾病、尿路感染和主动脉瘤[2]。
- Toorenvliet 等(2010)对 802 例连续就诊到急诊科的腹痛患者进行了前瞻性研究,发现 57 例患者最终诊断为憩室炎。再次证实,单纯临床诊断的灵敏度仅为 68%,但特异度较高,达 98%。憩室炎临床诊断的阳性预测值(positive predictive value,PPV)为 0.65,阴性预测值(negative predictive value,NPV)为 0.98。加用计算机体层摄影(computed tomography,CT)检查后,PPV 增加到 0.95,NPV 为 0.99[6]。
- Andeweg 等(2011)对 4 年间因腹痛住院的 1 290 例者进行了评估,在初步评估中疑似憩室炎的 287 例患者中,124 例(43%)患者经 CT 检查证实为憩室炎,其余 163 例(57%)患者有其他的最终诊断[3]。

憩室炎的临床决策规则能有助于证实诊断和安全地处置患者吗？

为了帮助临床医生在临床上诊断急性憩室炎,已报道几项临床决策规则(clinical decision rules)。

Andeweg 等确定了急性憩室炎的 7 个独立预测指标。这些预测指标包括:年龄大于 50 岁,曾有过憩室炎发作经历,左下腹痛,左下腹压痛,症状随运动加剧,CRP>50mg/L,无呕吐(表 84.1)。虽然这些指标每个都不能单独预测急性憩室炎,但这 7 个预测指标结合起来,预测憩室炎的准确率为 86%(内部验证

后为 84%)[3]。

Lameris 等利用急性憩室炎的 3 个最强预测指标,即仅限于左下腹的直接压痛、无呕吐和 C 反应蛋白>50mg/L,制定了一套临床决策规则。在一项对 1 021 例急诊科急性腹痛患者进行的前瞻性研究中,有 112 例患者被诊断为憩室炎。其中存在 3 种预测指标的有 24% 的患者,对应的诊断憩室炎的似然比为 97%。在 3 个指标没有同时存在的 96 例患者中,45 例(47%)无憩室炎[7]。

虽然这些临床预测指标在急性憩室炎的诊断中有可能能够解释临床评估的高特异性,但其误诊率高和依赖 CT 对风险评估、治疗和处置的证实的缺点,使得这些决策工具转化为临床应用的可能性较低。

影像学检查起什么作用？

影像学检查是对憩室炎患者进行危险分层、治疗和处置评估的有用工具。CT、超声和磁共振成像(magnetic resonance imaging,MRI)都能诊断憩室炎,但不能提供恒定的信息[8,9]。结肠镜检查(colonoscopy)可以对急性憩室炎进行诊断,但由于在憩室炎急性发作时进行结肠镜检查有肠穿孔的危险,因此并不推荐急性期做该项检查。此外,结肠镜检查不能识别脓肿或广泛区域的结肠周围脂肪组织条索状改变(stranding)和炎症,降低了对患者风险分层的能力[8,9]。

计算机体层摄影(CT)

CT 易于获得,并且能够提供其他影像检查无法获得的重要信息,包括炎症的程度和位置、脓肿形成情况和肠穿孔情况[8,9]。无论是否进行造影,CT 诊断急性憩室炎的准确性都非常高。在一项究中,CT 诊断憩室炎的灵敏度和特异度分别为 97% 和 98%[10]。这与 CT 诊断憩室炎的总体准确率 99% 相一致[11]。美国放射学会(American College of Radiology)适用性标准推荐进行静脉注射对比剂的腹部和盆腔增强 CT 检查,但同时添加了"口服和/或结肠给予对比剂可能有助于肠腔显影"的说明[11]。然而,一项回顾性研究发现,增强 CT 检查与普通 CT

检查在诊断急性腹腔病变的能力上无显著差异,急性憩室炎也包括在内。最常用的对比策略是单独静脉造影,因为与普通CT相比,它可能有助于更好地鉴别憩室炎的并发症[12]。已探讨了小剂量对比剂增强CT检查的作用,并证实其灵敏度和特异度类似于标准剂量的CT检查,但在广泛应用之前还需要进行更多的研究,因为在对疑似憩室炎的患者进行影像学检查时,通常还要考虑其他潜在的诊断[11]。

超声检查

对于一部分患者,超声检查(ultrasonography)可以准确诊断憩室炎,但提供的有关憩室炎并发症的信息较少。据报道,逐级加压超声检查(graded compression sonography)诊断憩室炎的灵敏度为77%~98%,特异度为80%~99%[11]。在一项比较超声和CT检查诊断憩室炎的荟萃分析中,超声诊断憩室炎的灵敏度和特异度分别为92%和90%,相应的CT分别为94%和99%[13]。然而,在鉴别其他病因方面,超声诊断其他疾病的概率为33%~78%,而CT为50%~100%[13]。

磁共振成像(MRI)

MRI可提供与CT相似的信息,并且可以提供与憩室炎相关的软组织结构的详细信息,但是检查耗时较长。有特殊起搏器和金属植入物的患者无法进行这项检查[4]。研究表明,在对憩室炎进行评估的左下腹痛患者中,MRI的灵敏度为86%~94%,特异度为88%~92%[11]。

（刘亚华　译,王伟岸　校）

推荐资源

- FOAMcast, episode 45 – Diverticulitis, foamcast.org/2016/03/04/episode-45-diverticulitis/.
- McNamara, M. and Panel of Gastrointestinal Imaging (2014). ACR appropriateness criteria. [online] American College of Radiology. Available at: https://www.acr.org/Clinical-Resources/ACR-Appropriateness-Criteria. Accessed 20 Jan 2018.

参考文献

1. Bollom A, Austrie J, Hirsch W, Friedlander D, Ellingson K, Cheng V, Lembo A. Emergency department burden of diverticulitis in the USA, 2006 – 2013. Dig Dis Sci. 2017;62:2694–703. [PMID: 28332105]
2. Laurell H, Hansson LE, Gunnarsson U. Acute diverticulitis—clinical presentation and differential diagnostics. Color Dis. 2007;9:496–501.
3. Andeweg C, Knobben L, Hendricks J, Bleichrodt R, van Goor H. How to diagnose left sided colonic diverticulitis: proposal for a clinical scoring system. Ann Surg. 2011;253(5):940–6.
4. Deery SA, Hodin RA. Management of diverticulitis in 2017. J Gastroinest Surg. 2017; https://doi.org/10.1007/s11605-017-3404-3.
5. Feingold D, Steele S, Lee S, Kaiser A, Boushey R, Buie D, Rafferty J. Practice parameters for the treatment of sigmoid diverticulitis. Dis Colon Rectum. 2014;57:284–94.
6. Toorenvliet BR, Bakker RF, Breslau PJ, et al. Colonic diverticulitis: a prospective analysis of diagnostic accuracy and clinical decision making. Color Dis. 2009;12(3):179–86.
7. Lameris W, van Randen A, van Gulik T, et al. A clinical decision rule to establish the diagnosis of acute diverticulitis at the emergency department. Dis Colon Rectum. 2010;53(6):896–904.
8. Feurstein J, Falchuk K. Diverticulosis and diverticulitis. Mayo Clin Proc. 2016;1(8):1094–104.
9. Stollman N, Smalley W, Hirano I, AGA Institute Clinical Guidelines Committee. American Gastroenterological association institute guideline on the management of acute diverticulitis. Gastroenterology. 2015;149:1944–9. http://www.gastro.org/guidelines/acute-diverticulitis#sec1.10.
10. Werner A, Diehl SJ, Farag-Soliman M, Duber C. Multi-slice spiral CT in routine diagnosis of suspected acute left-sided colonic diverticulitis: a prospective study of 120 patients. Eur Radiol. 2003;13(12):2596–603.
11. McNamara, M. and Panel of Gastrointestinal Imaging (2014). ACR appropriateness criteria. [online] American College of Radiology. Available at: https://www.acr.org/Clinical-Resources/ACR-Appropriateness-Criteria. Accessed 20 Jan 2018.
12. Hill BC, Johnson SC, Owens EK, Gerber JL, Senagore AJ. CT scan for suspected acute abdominal process: impact of combinations of IV, oral, and rectal contrast. World J Surg. 2010;34(4):699–703.
13. Lameris W, van Randen A, Bipat S, Bossuyt P, Boermeester M, Stoker J. Graded compression ultrasonography and computed tomography in acute colonic diverticulitis: meta-analysis of test accuracy. Eur Radiol. 2008;18(11):2498–511.

内科处理：如何优化单纯型憩室炎的治疗方案？是否能够舍弃抗生素治疗方案？

Traci Thoureen and Sara Scott

经验教训

- 长期使用非甾体抗炎药或阿片类药物与肠穿孔的发生相关。
- 不限制饮食似乎并不会影响急性憩室炎的治疗效果及病程。
- 多项研究表明，急性单纯型憩室炎患者不用抗生素治疗时，并发症并不增加。

随着患者年龄的增长，憩室病（diverticulosis）越来越常见，耄耋之年的老年人患病率为 10%~66%[1]。在无症状的憩室病患者中，多达四分之一的患者会发展为症状性憩室炎（diverticulitis）[2]。

通常把憩室炎分类为单纯型和复杂型两类。考虑到有 6 种分类系统对憩室炎进行分期（例如 Hinchey、改良的 Hinchey、Ambrosetti、Hansen/Stock、Koehler 以及 Siewert 等系统），这种将憩室炎分为两类的方法可能过于简单化。疾病的严重性是根据临床和放射影像学检查结果来分类的。单纯型憩室炎（uncomplicated diverticulitis）的放射影像学上的定义为，结肠壁增厚和出现结肠壁周围炎症性改变，可能包括蜂窝织炎（phlegmon）或小脓肿。复杂型憩室炎（complicated diverticulitis）伴有巨大或远处脓肿、脓毒症（sepsis）、肠梗阻、狭窄、瘘管或内脏穿孔[3]。在住院的憩室炎患者中，80% 为单纯型[4]。那些可耐受经口摄入的单纯型憩室炎患者，可以在门诊进行治疗。

内科治疗：如何优化单纯型憩室炎的治疗方案？

传统意义的内科治疗包括抗生素治疗、肠道休息和止痛。

镇痛

包括非甾体抗炎药（nonsteroidal anti-inflammatory drug, NSAID）（OR 4.0）和阿片类药物（opioid）（OR 1.8）在内的镇痛药物的长期使用，一直认为与肠穿孔的发生有关[5,6]。然而，诊断憩室炎后，尚无证据表明这些药物对其病程有不良影响[7]。

饮食

目前尚缺乏急性憩室炎（acute diverticulitis）患者发作期间有关饮食注意事项的共识。清液（clear fluid）和肠道休息（bowel rest）的老方法（common adage）几乎没有证据基础。荷兰的临床指南指出："无证据表明卧床休息（bed rest）、饮食限制（dietary restrictions）或通便剂能改善急性结肠憩室炎（acute colonic diverticulitis）的疗效"[7]。根据一项对 86 例诊断后出院的急性憩室炎患者的前瞻性队列研究，无限制性饮食是安全的。该项研究发现，在诊断后 3 天内恢复正常饮食的患者中，8% 出现不良事件（例如，再入院和/或进行手术），这些患者中无死亡病例。门诊治疗的并发症发生率为 10%，与该研究结果相似[8]。

抗生素

抗生素（antibiotics）一直是急性憩室炎治疗的主要药物。美国传染病协会（Infectious Diseases Society of America, IDSA）推荐使用覆盖革兰氏阴性菌和厌氧菌（anaerobic bacteria）的广谱抗生素（broad-spectrum antibiotics）进行治疗。常见的憩室炎分离出的细菌包括大肠杆菌（Escherichia coli）、拟杆菌（Bacteroides）和梭状芽孢杆菌（Clostridia）（抗生素治疗建议见表 85.1）[9]。

IDSA 和美国外科感染学会（Surgical Infection Society）的临床指南建议，持续使用抗菌疗法（antimicrobial therapy）直到"临床体征（clinical signs）"（如疼痛、发热和白细胞增多）消失[9]。虽然传统上推荐的疗程为 7~10 天，但是最近对住院患者的研究表明，缩短疗程也是可行的。一项对静脉注射厄他培南（ertapenam）治疗的住院患者的研究报道，静脉注射抗生素治疗的 4 天疗程与 7 天疗程一样有效[10]。随着研究的进展和对抗生素管理的重视，抗生素治疗的疗程有可能缩短到 4~5 天，但如果感染的症状或体征持续存在，应继续使用抗生素到 7~10 天。

表 85.1 抗生素治疗总结

单纯型急性憩室炎,口服抗生素治疗(5~7 天)	复杂型急性憩室炎,静脉注射抗生素治疗
环丙沙星(500mg,3 次/d)+甲硝唑(500mg,3 次/d)	环丙沙星+甲硝唑
阿莫西林-克拉维酸盐(875mg,2 次/d)	哌拉西林他唑巴坦(3.375~4.5g,每 6h 静脉注射 1 次)
莫西沙星(400mg,1 次/d)	亚胺培南西司他丁(500mg,每 6h 静脉注射 1 次)
头孢西丁	左氧氟沙星(500mg,每 24h 静脉注射 1 次)+甲硝唑(500mg,每 8h 静脉注射 1 次)
头孢菌素(头孢唑啉,头孢呋辛)+甲硝唑	头孢曲松(1g,每 24h 静脉注射 1 次)+甲硝唑(500mg,每 8h 静脉注射 1 次)
左氧氟沙星+甲硝唑	头孢噻肟+甲硝唑
	头孢他啶+甲硝唑
	替卡西林-克拉维酸盐

美国传染病学会(IDSA)和外科感染协会 Surgical Infection Society(SIS)推荐(courtesy of Brandon Ruderman and Sreeja Natesan)。

是否能够舍弃抗生素治疗方案?

最近,憩室炎的发病机制的范式转移(paradigm shift)已从感染性疾病(infectious process)转为以炎性疾病(inflammatory disease)为主的疾病,从而减少了对抗生素的需求[11]。美国胃肠病学会(American Gastroenterological Association, AGA)2015年建议,抗生素用于憩室炎的治疗应有所选择,而非常规应用[12]。但认为支持这一建议的证据质量较低,因为这一建议只是根据 2 项随机对照试验(RCT)和 2 项回顾性研究的结果给出的,并且随机试验还存在偏倚和误差的风险[13]。

AGA 在 2015 年推荐中引用的唯一全文发表的随机对照试验是 AVOD(Antibiotika Vid Okomplicerad Divertikulit)研究,这项对 623 例经 CT 确诊的单纯型憩室炎住院患者进行的多中心研究,设立了两个组进行比较,即无抗生素治疗组和抗生素治疗组,对两组患者在 48 小时的疼痛或发热症状改善情况、住院天数以及 30 天随访时的症状进行了对比,发现两组间均没有差异[14]。两组的并发症发生率都很低,抗生素组为 1%(3 例穿孔),未用抗生素组为 2%(3 例穿孔和 3 例脓肿)[14]。在随访分析中发现,抗生素治疗并不能降低有症状的憩室病患者的手术率(未用抗生素组 6 例,抗生素组 2 例)或复发率。该研究者指出,在这项研究中,不能够得出两组之间的统计学差异。此外,该研究并非盲法设计,缺乏严格的患者招募标准,以致未能招募合格患者。这可能是由于临床医生具有的自行决定权,因而可能产生所研究的患者队列的选择偏倚[14]。

AGA 在 2015 年推荐中引用的其他 RCT 在 AGA 指南发表时仅能以摘要形式获得,但是随后该文章已全文发表,从而提高了证据水平。DIABOLO(diverticulitis: antibiotics or close observation,憩室炎:抗生素治疗还是密切观察)试验是一项 522 例急性憩室炎患者参加的前瞻性多中心随机对照研究,结果显示与抗生素治疗组相比,密切观察组的疗效并不差。在恢复时间(14 天 vs 12 天)、并发症发生率(3.8% vs 2.6%)、复发性疾病(3.4% vs 3.0%)、手术(3.8% vs 2.3%)、不良反应事件(48.5% vs 54%)、再入院情况(18% vs 12%)和病死率(1.1% vs 0.4%)方面观

组和抗生素组之间无显著差异[15]。这项研究仅纳入首次发病的轻度憩室炎患者,即按改良 Hinchey 分类为 Ⅰa~Ⅰb 期,按 Ambrosetti 分类为轻度憩室疾病。目前尚不清楚这些结果是否可推广到更为严重的疾病患者中,因为参与研究的患者中 90%以上为改良 Hinchey 分类的 Ⅰa 期患者。实际上,该研究的作者认为,在获得进一步的证据之前,该研究结果不能改变有小脓肿(改良 Hinchey Ⅰb 期)的患者的处理策略。

越来越多的证据表明,并非所有的急性单纯型憩室炎患者都需要抗生素治疗。已有多项回顾性研究分析接受保守治疗的急性单纯型憩室炎患者的治疗效果。2016 年瑞典的一项研究表明,保守治疗对患者的再入院率或复发率无明显影响[16]。挪威的一项回顾性队列研究发现,未经抗生素治疗的单纯型憩室炎患者的并发症发生率无明显增加。然而,与抗生素组相比,保守治疗组的复发和治疗失败的概率确实有所增加[17]。

不断增多的研究正在引导一些欧洲国家如丹麦[18]、意大利[19]、德国[20]和荷兰[7]等中憩室炎治疗的范式转移,它们都推出了支持单纯型憩室炎患者限制使用抗生素的指南。将来,单纯型憩室炎可能会加入不再需要抗生素治疗的疾病清单中,目前这一清单正在不断变长。

(刘亚华 译,王伟岸 校)

推荐资源

- Diverticulitis 2016 [October 20, 2017]. Available from: http://foamcast.org/2016/03/04/episode-45-diverticulitis/.
- Radecki RP. Antibiotics, Hospital admission may not help uncomplicated diverticulitis 2016. Available from: http://www.acepnow.com/article/antibiotics-hospital-admission-may-not-help-uncomplicated-diverticulitis/3/.
- Shahedi K, Chudasama Y, Dea S, Suraweera D. Diverticulitis. Updated August. 2017;15. Available from: https://emedicine.medscape.com/article/173388-overview. Accessed 20 Oct 2017.

参考文献

1. Unlu C, Korte N, Lidewine D, Consten EC, Cuesta MA, Gerhards M, et al. A multicenter randomized clinical trial investigating the cost-effectiveness of treatment strategies with or without antibiotics for uncomplicated acute diverticulitis (DIABOLO trial). BMC Surg. 2010;10(23):1–10.

2. Jacobs DO. Diverticulitis. N Engl J Med. 2007;357(20):2057–66.

3. Klarenbeek BR, de Korte N, van der Peet DL, Cuesta MA. Review of current classifications for diverticular disease and a translation into clinical practice. Int J Color Dis. 2012;27(2):207–14.

4. Anaya DA, Flum DR. Risk of emergency colectomy and colostomy in patients with diverticular disease. Arch Surg. 2005;140(7):681–5.

5. Morris CR, Harvey IM, Stebbings WS, Speakman CT, Kennedy H. Anti-inflammatory drugs, analgesics and the risk of perforated colonic diverticular disease. Br J Surg. 2003;90:1267–72.

6. Wilson RG, Smith AN, Macintyre IM. Complications of diverticular disease and non-steroidal anti-inflammatory drugs: a prospective study. Br J Surg. 1990;77:1103–4.

7. Andeweg CS, Mulder IM, Felt-Bersma RJ, Verbon A, van der Wilt GJ, van Goor H, et al. Guidelines of diagnostics and treatment of acute left-sided colonic diverticulitis. Dig Surg. 2013;30(4–6):278–92.

8. Stam M, Draaisma W, van de Wall B, Bolkenstein H, Consten C, Broeders I. An unrestricted diet for uncomplicated diverticulitis is safe: results of a prospective diverticulitis diet study. Color Dis. 2016;19:372–7.

9. Solomkin JS, Mazuski JE, Bradley JS, et al. Diagnosis and management of complicated intra-abdominal infection in adults and children: guidelines by the Surgical Infection Society and the Infectious Diseases Society of America. Clin Infect Dis. 2010;50:133.

10. Basoli A, Chirletti P, Cirino E, D'Ovidio N, Giulini S, Malizia A, Taffurelli M, Petrovic J, Ecari M. A prospective, double blinded, multicenter, randomized trial comparing ertapenem 3 versus > 5 days in community acquired intraabdominal infection. J Gastrointest Surg. 2008;12:592–600.

11. Floch M. A hypothesis: is diverticulitis a type of inflammatory bowel disease? J Clin Gastroenterol. 2006;40(Suppl 3):S121–S5.

12. Strate LL, Peery AF, Neumann I. American Gastroenterological Association Institute technical review on the management of acute diverticulitis. Gastroenterology. 2015;149(7):1950–76. e12

13. Stollman N, Smalley W, Hirano I. American Gastroenterological Association Institute guideline on the management of acute diverticulitis. Gastroenterology. 2015;149(7):1944–9.

14. Chabok A, Pahlman L, Hjern F, Haapaniemi S, Smedh K, Group AS. Randomized clinical trial of antibiotics in acute uncomplicated diverticulitis. Br J Surg. 2012;99(4):532–9.

15. Daniels L, Unlu C, de Korte N, van Dieren S, Stockmann HB, Vrouenraets BC, et al. Randomized clinical trial of observational versus antibiotic treatment for a first episode of CT-proven uncomplicated acute diverticulitis. Br J Surg. 2017;104(1):52–61.

16. Isacson D, Andreasson K, Nikberg M, Smedh K, Chabok A. No antibiotics in acute uncomplicated diverticulitis: does it work? Scan J Gastroenterol. 2014;49:1–6.

17. Brochmann ND, Schultz JK, Jakobsen GS, Oresland T. Management of acute uncomplicated diverticulitis without antibiotics: a single-centre cohort study. Color Dis. 2016;18(11):1101–7.

18. Andersen JC, Bundgaard L, Elbrond H, Laurberg S, Walker LR, Stovring J. Danish national guidelines for treatment of diverticular disease. Dan Med J. 2012;59(5):C4453.

19. Cuomo R, Barbara G, Pace F, Annese V, Bassotti G, Binda GA, et al. Italian consensus conference for colonic diverticulosis and diverticular disease. United European Gastroenterol J. 2014;2(5):413–42.

20. Kruis W, Germer CT, Leifeld L. Diverticular disease: guidelines of the german society for gastroenterology, digestive and metabolic diseases and the german society for general and visceral surgery. Digestion. 2014;90(3):190–207.

86 急性憩室炎的会诊和处置：哪些患者需要住院或外科会诊？

Brandon Ruderman and Sreeja Natesan

经验教训

- 12.5%的经 CT 诊断的单纯型急性憩室炎出院患者需要再次住院。
- 所有复杂型憩室炎患者都应住院接受静脉注射抗生素治疗和临床观察。
- 约6%的憩室炎急诊患者需要手术治疗，通常是腹腔镜手术。
- 紧急外科会诊的指征是有腹膜炎、严重脓毒症、肠穿孔及脓肿形成的征象。

憩室炎(diverticulitis)是急诊科经常遇到的疾病诊断，美国每年因此有超过 15 万人住院[1,2]。憩室炎的处理方法差异很大，从门诊内科治疗到住院治疗和手术干预都会采用。近年来，急性憩室炎的急诊入院率和手术率一直在下降[3]。最近的一项研究表明，单纯型憩室炎(uncomplicated diverticulitis)可以安全出院回家治疗[2]。此外，一项随机试验表明，单纯型憩室炎患者出院回家口服抗生素治疗与住院静脉注射抗生素治疗相比，治疗失败率无显著差异(4.5%比 6.1%)，而出院患者的总医疗费用更少[4]。

住院标准(表 86.1)

Hinchey 分类：复杂型与单纯型憩室炎

为了对憩室炎的严重性进行分级，医务人员已经开发了多种分类系统(classification system)和标准[9,10]。改良 Hinchey 分类(图 86.1)和对应的 CT 征象有助于鉴别单纯型憩室炎(0, Ⅰa)和复杂型憩室炎(Ⅰb, Ⅱ~Ⅳ)[11]。

高危临床特征和实验室检查异常

研究发现，一些重要的临床因素影响患者的住院决策，包括年龄>70 岁、不能耐受经口摄入、有合并症、处于免疫功能受损状态、存在脓毒症征象或无法居家生活自理[12]。除了这些临床因素和影像学征象外，C 反应蛋白(C-reactive protein，CRP)和白细胞(white blood cell，WBC)计数等实验室检查结果也有助于预测是否存在复杂型憩室炎(complicated)，并评估患者的住院需求。复杂型憩室炎患者的 CRP 平均水平接近 186mg/L，而

表 86.1 处置方法

适合门诊治疗+/−抗生素治疗
CT 证实的单纯型憩室炎
轻度至中度体征和症状
不伴腹部膨胀
无呕吐，能够耐受流食和口服药物
能够通过口服药物控制疼痛
能够在 2~3 天内进行医师随访
能够居家生活自理

住院治疗
复杂型憩室炎(蜂窝织炎、脓肿、穿孔、瘘管、狭窄、梗阻)
高危患者

并发症或治疗失败的高危因素

临床风险因素	诊断性风险因素	发展为复杂型憩室炎的 CT 征象风险因素
年龄>70 岁 发热 呕吐/不能耐受口服药物及食物 随访差或生活无法居家自理 多种合并症(ASA ≥2) 免疫功能受损 使用皮质类固醇 营养不良 活动性恶性肿瘤 长期使用阿片类药物	全腹痛/压痛，限于左下腹 白细胞增多症，WBC 为 11×10⁹/L(灵敏度为 82%，特异度为 45%) CRP > 90mg/L(灵敏度为 88%，特异度为 75%) 脓毒症征象	游离液体或液体积聚(通常在直肠前方) 炎症侵袭的结肠段较长(可能发展为复杂型憩室炎的侵袭长度为 86mm，单纯型憩室炎的侵袭长度为 65mm) 炎性憩室在 2cm 以上

Bolkenstein et al.[5]；Lorimer and Doumit[6]；Van Diijk et al.[7]；Etzioni et al.[8]；Adapted by Autumn Graham, MD from Chap. 87.

WBC 平均为 14.4×10⁹/L[13]。荟萃分析显示，平均来看，约79%的患者为单纯型憩室炎，21%的患者为复杂型憩室炎[13]。

发展为复杂型憩室炎的 CT 预测指标

CT 检查结果也可能有助于预测哪些患者处于从单纯型憩室炎进展到复杂型憩室炎的最高风险之中。"漏粪(spilled feces)"征，定义为肠腔外类似于粪便的含气泡无定形包块影像，

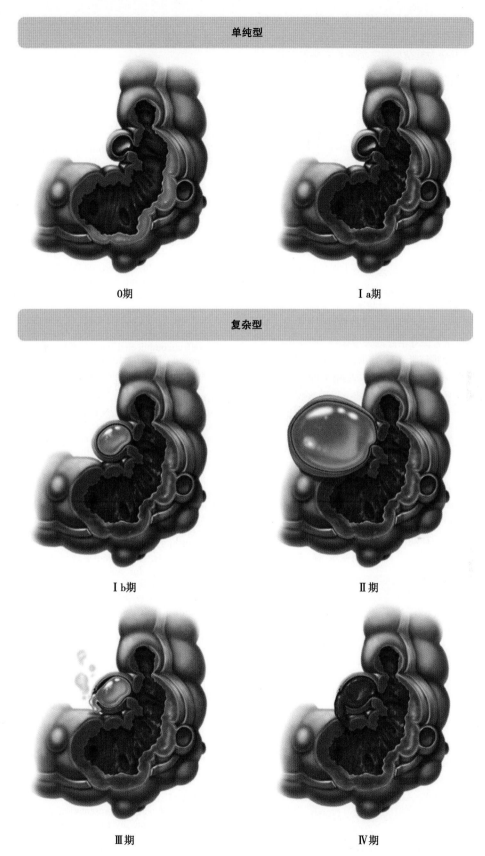

图 86.1 改良的 Hinchey 分类法。0 期:轻度临床憩室炎;Ⅰa 期:存在局限于结肠周围的炎症或蜂窝织炎;Ⅰb 期:结肠周围或结肠系膜脓肿;Ⅱ 期:盆腔、远处腹内或腹膜后脓肿;Ⅲ 期:广泛化脓性腹膜炎;Ⅳ 期:广泛粪性腹膜炎。(Illustrated by Megan Llewellyn,MSMI;copyright Duke University;with permission under a CCBY-ND 4.0 license)

与需要手术治疗显著相关[14]。结肠周围积液、瘘管形成、肠梗阻和炎症侵袭较长结肠段(发展为复杂型憩室炎的为 86mm,不发展的为 65mm)都是发展为复杂型憩室炎的重要征象[15,16]。

外科会诊

根据最近的回顾性研究资料,我们发现只有很少的一部分患者需要外科手术,这部分患者约有 6%[17,18]。有紧急手术的适应证需要外科会诊的情况,包括肠穿孔、严重脓毒症、弥漫性腹膜炎(diffuse peritonitis)或初始复苏治疗失败。鉴于急性复杂型憩室炎的紧急手术治疗伴有明显的致病率,最近的治疗方案一直有转向内科治疗的倾向,甚至在严重的复杂型憩室炎患者的治疗中也是如此。复杂型憩室炎的术后并发症发生率平均约为 18%,包括吻合口漏(anastomotic leak)、伤口感染和急性肾损伤(acute kidney injury)[19]。

约 20% 的急性复杂型憩室炎住院患者会表现为脓肿[20]。对脓肿较小(小于 4~5cm)的患者而言,抗生素保守治疗的成功率通常高达 73%[21]。然而,多项研究表明,对脓肿大于 5cm 的患者,应尝试经皮穿刺引流,因为保守治疗失败的风险较高[20,21]。无脓肿或穿孔的单纯型憩室炎患者保守治疗的失败率约为 7%,相比之下,约 22% 的脓肿患者需要进行紧急手术切除结肠[20]。

乙状结肠憩室炎穿孔是致命的情况,其相关的病死率为 2.6%~7.3%,需要进行紧急外科手术,传统上采取哈特曼手术(Hartmann procedure)[22,23]。有越来越多的证据表明,无论是进行紧急手术还是择期行结肠切除术,腹腔镜手术(laparoscopic surgery)的病死率和并发症发生率都较低,从而使该手术成为越来越常用的方法[22-24]。首次诊断后 5 年内憩室炎的复发率可接近 20%[17]。因此,美国结直肠外科医生学会(American Society of Colon and Rectal Surgeons)建议,单纯型憩室炎患者可根据个人情况行择期乙状结肠切除术(sigmoid colectomy),而复杂型憩室炎患者通常应在治疗恢复后择期行结肠切除术[25,26]。

(刘亚华 译,王寰 校)

推荐资源

- EM@3AM: diverticulitis. Sept 2017. http://www.emdocs.net/em3am-diverticulitis/.
- EMDocs: diverticulitis – questioning current clinical practice. Apr 2015. http://www.emdocs.net/diverticulitis-questioning-current-practice/.
- Chabok A, Pahlman L, Hjern F, et al. Randomized clinical trial of antibiotics in acute uncomplicated diverticulitis. Br J Surg. 2012;99:532–9.
- Core EM: Antibiotics vs observation in uncomplicated diverticulitis. (December 2016: https://coreem.net/journal-reviews/abx-in-diverticulitis/).
- Horn AE, Ufberg JW. Appendicitis, diverticulitis, and colitis. Em Med Clin North Am. 2011;29:347–68.
- Stollman N, Smalley W, Hirano I, et al. American gastroenterology association institute guidelines on management of acute diverticulitis. Gastroenterology. 2015;149:1944–9.

参考文献

1. Etzioni D, Mack T, Beart R, Kaiser A. Diverticulitis in the United States: 1998–2005. Ann Surg. 2009;249(2):210–7.
2. Sirany A, Gaertner W, Madoff R, Kwaan M. Diverticulitis diagnosed in the emergency room: is it safe to discharge home? J Am Coll Surg. 2017;225(1):21–5.
3. Greenwood-Ericksen M, Havens J, Ma J, Weissman J, Schuur J. Trends in hospital admission and surgical procedures following ED visits for diverticulitis. West J Emerg Med. 2016;17(4):409–17.
4. Biondo S, Golda T, Kreisler E, Espin E, Vallribera F, Oteiza F, et al. Outpatient versus hospitalization management for uncomplicated diverticulitis: a prospective, multicenter randomized clinical trial (DIVER trial). Ann Surg. 2014;259(1):38–44.
5. Bolkenstein HE, Van de Wall BJ, Consten E, Broeders A, Draaisma W. Risk factors for complicated diverticulitis: systemic review and meta-analysis. Int J Colorectal Dis. 2017;32:1375–83.
6. Lorimer JW, Doumit G. Comorbidity is a major determinant of severity in acute diverticulitis. Am J Surg. 2007;193:681. [PMID: 17512276].
7. Van Diijk S, Daniels L, Nio C, Somers I, Van Geloven A, Boermeester M. Predictive factors on CT imaging for progression of uncomplicated into complicated acute diverticulitis. Int J Colorectal Dis. 2017;32:1693–8.
8. Etzioni D, Chiu Y, Cannom R, et al. Outpatient treatment of acute diverticulitis: rates and predictors of failure. Dis Colon Rectum. 2010;53:861–5.
9. Jacobs D. Diverticulitis. N Engl J Med. 2007;357:2057–66.
10. Sartelli M, Catena F, Ansaloni L, Coccolini F, Griffiths E, Abu-Zidan F, et al. WSES guidelines for the management of acute left sided colonic diverticulitis in the emergency setting. World J Emerg Surg. 2016;11(37):1–15.
11. Klarenbeek B, de Korte N, van der Peet D, Meijerink W, Cuesta M. Review of current classifications for diverticular disease and a translation into clinical practice. Int J Color Dis. 2012;27(4):207–14.
12. Jackson J, Hammond T. Systematic review: outpatient management of acute uncomplicated diverticulitis. Int J Color Dis. 2014;29(7):775–81.
13. Bolkenstein H, van de Wall B, Consten E, Broeders A, Draaisma W. Risk factors for complicated diverticulitis: systematic review and meta-analysis. Int J Color Dis. 2017;32(10):1375–83.
14. Kim D, Kim H, Jang S, Yeon J, Shin K. CT predictors of unfavorable clinical outcomes of acute right colonic diverticulitis. AJR. 2017;209:1263–71.
15. Van Dijk S, Daniels L, Nio C, Somers I, van Geloven A, Boemeester M. Predictive factors on CT imaging for progression of uncomplicated into complicated acute diverticulitis. Int J Color Dis. 2017;32:1693–8.
16. Bates D, Fernandez M, Ponchiardi C, von Plato M, Teich J, Narsule C, et al. Surgical management in acute diverticulitis and its association with multi-detector CT, modified Hinchey classification, and clinical parameters. Abdom Radiol. 2017:1–6.
17. Stollman N, Smalley W, Hirano I, AGA Institute Clinical Committee. American Gastroenterology Association Institute guidelines on management of acute diverticulitis. Gastroenterology. 2015;149:1944–9.
18. Schneider E, Singh A, Sung J, Hassid B, Selvarajah S, Fang S, et al. Emergency department presentation, admission, and surgical intervention for colonic diverticulitis in the United States. Am J Surg. 2015;210(2):404–7.
19. Rosen D, Hwang G, Ault G, Ortega A, Cologne K. Operative management of diverticulitis in a tertiary care center. Am J Surg. 2017;214(1):37–41.
20. Kaiser A, Jiang J, Lake J, Ault G, Artinyan A, Gonzalez-Ruiz C, et al. The management of complicated diverticulitis and the role of computed tomography. Am J Gastroenterol. 2005;100:910–7.

21. Andeweg C, Mulder I, Felt-Bersma R, Verbon A, van der Wilt G, van Goor H, et al. Guidelines of diagnostic and treatment of acute left-sided colonic diverticulitis. Dig Surg. 2013;30:278–92.
22. Stocchi L. Current indications and role of surgery in the management of sigmoid diverticulitis. World J Gastroenterol. 2010;16(7):804–17.
23. Biondo S, Lopez Borao J, Millan M, Kreisler E, Jaurrieta E. Current status of the treatment of acute colonic diverticulitis: a systematic review. Color Dis. 2012;14(1):e1–e11.
24. Klarenbeek B, Veenhof A, Bergamaschi R, van der Peet D, van den Broek W, de Lange E, et al. Laparoscopic sigmoid resection for diverticulitis decreases major morbidity rates: a randomized controlled trial. Ann Surg. 2009;249(1):39–44.
25. Feingold D, Steele S, Lee S, Kaiser A, Boushey R, Buie W, et al. Practice parameters for the treatment of sigmoid diverticulitis. Dis Colon Rectum. 2014;57(3):284–94.
26. Deery S, Hodin R. Management of diverticulitis in 2017. J Gastrointest Surg. 2017;21:1732–41.

87 哪些憩室炎患者可安全出院回家? 可以给憩室炎患者哪些出院指导?

Elaine Bromberek and Autumn Graham

患者能安全出院回家吗?

在比较急性憩室炎(acute diverticulitis)患者住院和门诊诊疗(outpatient care)的研究中发现,两组在并发症发生率、疼痛、发热和外科手术需求上无显著的统计学差异,证实急性憩室炎患者进行门诊治疗是安全的,其治疗失败率与住院治疗相当[1-3]。

在一项对 Kaiser Permanente 系统中的 693 例出院回家的憩室炎患者的回顾性研究中发现,94% 的患者在门诊治疗成功。门诊治疗的处理方法包括进行 10~13 天的口服氟喹诺酮(fluoroquinolone)和甲硝唑(metronidazole)的抗生素治疗。其中有 39 例(6%)患者治疗失败(急诊科复诊或因相关症状非择期住院)。值得注意的是,88% 的患者经 CT 检查证实合并有憩室炎相关的蜂窝织炎(phlegmon)。腹部影像学检查发现腹腔积液与其治疗失败相关。然而,对选择偏倚的担心影响了这些发现的广泛应用[3]。

DIVER 试验是一项多中心前瞻性随机对照试验,132 例患者被分配至住院治疗或出院回家两组中。所有患者在急诊科都接受首剂静脉抗生素治疗,6 例患者(3 例在住院组,3 例在门诊组)治疗失败。该研究的作者认为"门诊治疗对选择的单纯型急性憩室炎患者而言安全有效"。值得注意的是,有 49 例患者因不愿继续在门诊治疗而拒绝参与试验。因此,患者守信是门诊治疗的关键[1]。

急性单纯型憩室炎患者的出院清单

☐ 经 CT 检查证实,患者为单纯型憩室炎
☐ 症状为轻度到中度,体征轻微
☐ 不伴有腹部膨胀
☐ 能够耐受饮水并服药
☐ 能够口服药物控制疼痛
☐ 能够在 2~3 天内进行医师随访,进行再次评估
☐ 能够居家生活自理
☐ 没有明显的疾病进展或严重病程的高危特征

高危特征

应收住院的单纯型憩室炎患者应包括免疫功能受损、老年患者以及那些严重感染、不能耐受经口摄入和存在明显合并症的患者[4]。缺乏社会支持以及不能随访的患者应考虑进行住院诊疗。需要住院的患者应进行液体复苏和抗生素治疗,并接受密切监测,以确保无疾病进展,包括疼痛加重、发热以及白细胞增多等。存在上述体征和症状发展的病例需要进行影像学复查评估出现并发症的可能性,包括脓肿形成或者穿孔。因为这些情况一旦发生,就需要进行外科手术[2,5]。

总的出院指征

通常,给予患者一个疗程的阿莫西林/克拉维酸盐(amoxicillin/clavulanate)、环丙沙星(ciprofloxacin)、甲硝唑(metronidazole)、莫西沙星(moxifloxacin)或甲氧苄啶/磺胺甲噁唑(trimethoprim/sulfamethoxazole)治疗。症状轻微且经 CT 检查证实为单纯型憩室炎的患者可能适合"观察等待(wait and see)"而不进行抗生素治疗的方式处理[6-9]。在开始治疗后的 3~4 天内,这些患者的症状就有望得到改善[5,10,11]。

对于出院回家的患者,需要为其制定严格的复诊预警,包括持续高热、疼痛加重、不能耐受经口摄入或总体症状加

重。这些出现上述情况的患者，可能发生了复杂型憩室炎。此时，患者可能需要住院进行抗生素治疗，并接受针对并发症的干预。这些患者回到急诊科时，必须对他们的相应症状（使他们复诊的症状）加以关注，应考虑进行影像学复查[5]。

饮食建议

有关从急诊出院的患者饮食调整的证据不多。高纤维素饮食在憩室病发病中的因果关系效应以及对急性憩室炎发病的影响尚未得到证实[12]。有些研究提供了矛盾的信息，很少有令人信服的证据[10]。没有证据表明摄入坚果、种子以及爆米花等食物与急性憩室炎的发生发展之间存在因果关系。实际上，与较少进食坚果相比，摄入坚果量较多与憩室炎发病率较低相关[13-15]。

益生菌

关于急性单纯型憩室炎患者益生菌（probiotics）治疗效果的证据仍缺少说服力。小样本研究提示益生菌的应用对憩室炎复发率的影响没有统计学意义[16,17]。美国胃肠病学会（American Gastroenterological Association）认为在这一领域还需进一步的研究，反对使用益生菌治疗单纯型憩室炎[18]。来自荷兰的指南认为使用益生菌联合抗炎药物治疗憩室炎的效果优于单用益生菌治疗的效果[19]。

门诊结肠镜检查

美国胃肠病学会指南

AGA建议，急性憩室炎消退后的患者，可考虑行结肠镜检查。如果患者近期尚未做过高质量的结肠检查，必须进行肿瘤筛查，以免误诊[18]。尽管患者可能已做过CT检查，诊断为急性憩室炎，但这并不足以排除结肠肿瘤的可能。在一项系统综述中显示，每67例诊断憩室炎的患者中，就有1例在进行结肠镜检查时发现存在潜在的肿瘤，并且肿瘤常常在憩室炎的同一部位[20]。

尚无正式推荐的结肠镜检查的理想时机，但是通常建议在疾病痊愈后的6~8周进行该项检查。在安排和计划结肠镜检查时，应考虑到近期疾病的严重性和病程情况。

荷兰的指南

在急性憩室炎发病后，尽管不对结肠镜检查进行常规推荐，但常常在疾病痊愈后约6周时进行该项检查[19]。结肠肿瘤的发生风险接近5%，通常并不认为急性单纯型憩室炎后肿瘤的发病率会增高。常规结肠镜检查并未发现大量的其他诊断的情况[21-23]（表87.1）。

表 87.1　处置方法

适合门诊治疗+/−抗生素治疗

CT检查证实的单纯型憩室炎

症状和体征为轻度到中度

不伴腹部膨胀

无呕吐，能够耐受流食和口服药物

能够通过口服药物缓解疼痛

能够在2~3天内进行医生随访

能够居家生活自理

住院治疗

复杂型憩室炎（蜂窝织炎、脓肿、穿孔、瘘、狭窄、梗阻）

高危患者

并发症或治疗失败的高危因素

临床风险因素	诊断风险因素	发展为复杂型憩室炎的CT征象风险因素
年龄>70岁 发热 呕吐/不能耐受经口摄入 随访差或无法居家生活自理 多种合并症（ASA≥2） 免疫功能受损 应用皮质类固醇 营养不良 活动性恶性肿瘤 长期使用阿片类药物	全腹痛/限于左下腹的压痛 白细胞增多（WBC 11×10^9/L，灵敏度为82%，特异度为45%） CRP>90mg/L（灵敏度为88%，特异度为75%） 脓毒症征象	游离液或液体积聚（通常在直肠前） 炎症侵袭较长结肠段（发展为复杂型憩室炎的侵袭长度为85mm，不发展的侵袭长度为65mm） 炎性憩室大于2cm

Adapted by Autumn Graham, MD.

（刘亚华　译，王伟岸　校）

推荐资源
- Diverticulitis podcast. http://foamcast.org/2016/03/04/episode-45-diverticulitis/.

参考文献

1. Paolillo C, Spallino I. Is it safe to send home an uncomplicated diverticulitis? DIVER Trial Intern Emerg Med. 2015;10:193–4. https://doi.org/10.1007/s11739-014-1162-8.
2. Sirany AM, Gaertner W, Madoff R, KWaan M. Diverticulitis diagnosed

in the emergency room: is it safe to discharge home? J Am Coll Surg. 2017;225(1):21–5. https://doi.org/10.1016/j.jamcollsurg.2017.02.016.

3. Etzioni D, Chiu Y, Cannom R, Burchette RJ, Haigh PI, Abbas MA. Outpatient treatment of acute diverticulitis: rates and predictors of failure. Dis Colon Rectum. 2010;53:861–5.

4. Joliat GR, Emery J, Demartines N, Hubner M, Yersin B, Hahnloser D. Antibiotic treatment for uncomplicated and mild complicated diverticulitis: outpatient treatment for everyone. Int J Color Dis. 2017;32:1313–9.

5. Morris A, Regenbogen S, Hardiman K, Hendren S. Sigmoid diverticulitis: a systematic review. JAMA. 2014;311(3):287–97. https://doi.org/10.1001/jama.2013.282025.

6. Deery SA, Hodin RA. Management of diverticulitis in 2017. J Gastroinest Surg. 2017;21(10):1732–41. https://doi.org/10.1007/s11605-017-3404-3.

7. Lue A, Laredo V, Lanas A. Medical treatment of diverticular disease: antibiotics. J Clin Gastroenterol. 2016;50:S57–9.

8. Chabok A, Pahlman A, Hjern R, Haapaniemi S, Smedh K, AVOD Study Group. Randomized clinical trial of antibiotics in acute uncomplicated diverticulitis. Br J Surg. 2012;99(4):532–9.

9. Daniels L, Unlu C, de Korte N, et al. Dutch diverticular disease (3D) collaborative study group. Randomized clinical trial of observational versus antibiotic treatment for a first episode of CT-proven uncomplicated acute diverticulitis. Br J Surg. 2017;104:52–61.

10. Stollman N, Smalley W, Hirano I, AGA Institute Clinical Guidelines Committee. American Gastroenterological Association Institute guideline on the management of acute diverticulitis. Gastroenterology. 2015;149:1944–9.

11. Feurstein J, Falchuk K. Diverticulosis and diverticulitis. Mayo Clin Proc. 2016;1(8):1094–104.

12. Carabotti M, Annibale B, Severi C, Lahner E. Role of fiber in symptomatic uncomplicated diverticular disease: a systematic review. Nutrients. 2017;9:161. https://doi.org/10.3390/nu9020161.

13. Tursi A. Dietary pattern and colonic diverticulosis. Curr Opin Clin Nutr Metab Care. 2017;20:409–13. https://doi.org/10.1097/MCO.0000000000000403.

14. Strate L, Liu Y, Syngal S, Aldoori WH, Giovannucci EL. Nut, corn, and popcorn consumption and the incidence of diverticular disease. JAMA. 2008;300(8):907–14. https://doi.org/10.1001/jama.300.8.907.

15. Strate L, Keeley B, Cao Y, Wu K, Giovannucci EL, Chan AT. Western dietary pattern increases, and prudent dietary pattern decreases, risk of incident diverticulitis in a prospective cohort study. Gastroenterology. 2017;152:1023–30.

16. Dughera L, Serra AM, Battaglia E, Tibaudi D, Navino M, Emanuelli G. Acute recurrent diverticulitis is prevented by oral administration of a polybacterial lysate suspension. Minerva Gastroenterol Dietol. 2004;50:149–53.

17. Tursi A, Brandimarte G, Daffina R. Long-term treatment with mesalazine and rifaximin versus rifaximin alone for patients with recurrent attacks of acute diverticulitis of colon. Dig Liver Dis. 2002;34:510–5.

18. Strate LL, Peery AF, Neumann I. American Gastroenterological Association Institute technical review on the management of acute diverticulitis. Gastroenterology. 2015;149(7):1950–76.

19. Andeweg CS, Mulder IM, Felt-Bersma RJF, Verbon A, van der Wilt GJ, van Goor H, et al. Guidelines of diagnostics and treatment of acute left-sided colonic diverticulitis. Dig Surg. 2013;30:278–92.

20. Daniels L, Unlu C, de Wijkerslooth TR, Dekker E, Boermeester MA. Routine colonoscopy after left-sided acute uncomplicated diverticulitis: a systematic review. Gastrointest Endosc. 2014;79:378–98.

21. Krones CJ, Klinge U, Butz N, Junge K, Stumpf M, Rosch R, et al. The rare epidemiologic coincidence of diverticular disease and advanced colonic neoplasia. Int J Color Dis. 2006;21:18–24.

22. Stefánsson T, Ekbom A, Sparèn P, Påhlman L. Association between sigmoid diverticulitis and left-sided colon cancer: a nested, population-based, case control study. Scand J Gastroenterol. 2004;39:743–7.

23. Meurs-Szojda MM, Terhaar sive Droste JS, Kuik DJ, Mulder CJ, Felt-Bersma RJ. Diverticulosis and diverticulitis form no risk for polyps and colorectal neoplasia in 4,241 colonoscopies. Int J Color Dis. 2008;23:979–84.

咨询专栏：憩室炎

Sandeep Nadella and Zone-En Lee

经验教训

- 憩室炎必须与急性腹痛的其他病因相鉴别。
- 憩室炎的初步处理应着重于把复杂型憩室炎从单纯型憩室炎中鉴别出来。
- 多学科会诊对复杂型憩室炎的处理至关重要。
- 憩室炎的并发症并不常见，但尽早识别至关重要。
- 轻度急性单纯型憩室炎可保守治疗。

咨询专家介绍

Dr. Nadella 是 MedStar 乔治敦大学医学医院（MGUH）的胃肠病学研究员。作为其研究项目的一部分，他在 3 家不同的医院开展临床工作，包括：MGUH、MedStar 华盛顿医院中心（MWHC）和华盛顿特区退伍军人医疗中心（DCVAMC）。MGUH 是一家有 609 张床位的学术型三级医学中心，是一家拥有包括肿瘤学、胃肠病学、移植和血管疾病在内的卓越中心。MWHC 是一家拥有 912 张床位的学术型三级医学中心，是一家拥有包括心血管病、创伤等学科在内的卓越中心。DCVAMC 是一家拥有 175 张床位的 1a 级医院，仅为退伍军人提供医疗服务。Dr. Nadella 主要专注于胰腺炎相关的临床研究，以及胰腺癌、纳米颗粒和膳食脂肪的基础科学研究。

Dr. Lee 是华盛顿特区最大的学术型三级医学中心——MWHC 的胃肠专科主任医师。Dr. Lee 是与乔治敦大学联合的胃肠病学研究项目的助理主任。她的学术方向包括消化道出血、女性胃肠道健康和结直肠癌筛查。作为胃肠病学研究团队的一员，Dr. Lee 除了要进行住院患者会诊服务外，还积极参与胃肠病学的门诊工作。

主要临床问题的解答

1. 何时请消化科医生/外科医生会诊？在什么时间范围内进行？

所有急性憩室炎的病例都建议请消化科医师会诊。会诊的时间取决于临床表现的严重程度。确诊的患者或怀疑患有复杂型憩室炎的患者，例如存在脓肿、瘘、梗阻、穿孔或存在诸如 SIRS 标准的严重临床征象的患者，应尽可能快地由消化科医师和外科医生等进行多学科评估。多学科的团队不仅可以通过静脉注射抗生素对这些病情复杂的患者进行优化治疗，同时也有助于确定理想的手术干预人选。临床症状较轻的单纯型憩室炎患者可转诊给胃肠专科医生进行非紧急会诊，为了排除潜在的结肠病变，应在急性发作后 1~3 个月内的随访中进行结肠镜检查[1,2]。

2. 单凭临床评估可做憩室炎的诊断吗？影像学检查起什么作用？

憩室炎的诊断是根据存在左下腹痛、发热、白细胞增多等典型的临床特征而做出的。然而，仅凭临床特征做出的诊断，临床误诊率差异很大，达 34%~68%[2]。因此，放射学评估可能有助于确定诊断、鉴别并发症并指导治疗。口服和静脉注射对比剂的 CT 是首选的检查方法，灵敏度约为 97%[3]。

3. 应关注憩室炎患者的哪些并发症？

尽管 80% 的憩室炎患者为单纯型憩室炎[4]，但急性憩室炎仍可能发生并发症，最常见的并发症是脓肿、瘘、梗阻和游离穿孔。多达 15% 的急性憩室炎患者可能出现脓肿[5]。脓肿可以是局限的（如蜂窝织炎，Hinchey Ⅰ 期），也可以是远处的（Hinchey Ⅱ 期），甚至还可以因破裂使病情进一步复杂化（Hinchey Ⅲ 期），还可能出现引发粪便性腹膜炎的穿孔（Hinchey Ⅳ 期）[6]。局限性脓肿破裂扩散到邻近器官时，可导致瘘。不到 5% 的急性憩室炎患者表现为瘘，其中有少数（20%）存在于需要手术治疗的憩室炎患者中。结肠膀胱瘘（colo-vesicular fistulae）最常见，继之为结肠阴道瘘（colo-vaginal fistula），较少见的依次是结肠小肠瘘、结肠子宫瘘和结肠皮肤瘘[6]。憩室炎发作时，结肠的炎症可能导致肠腔变窄，进而导致部分结肠梗阻。完全阻塞并不常见。持续性梗阻可能需要进行外科手术。憩室炎引起的游离穿孔是一种不能遗漏的急症，早期识别至关重要，不能明确诊断的患者可经 CT 检查来证实。尽早的抗生素治疗和支持性复苏等措施降低了这种疾病的病死率。

4. 憩室炎的最佳治疗方案是什么？目前可以不用抗生素治疗憩室炎吗？

急性憩室炎一旦诊断，其处理策略取决于患者的临床情况，包括支持治疗、静脉注射覆盖结肠菌群的抗生素治疗以及住院治疗。剧烈腹痛需要静脉注射镇痛药物的患者、腹膜炎患者、不能耐受经口摄入的患者、严重呕吐的患者、发热或门诊治疗无效的患者，都应收入病房[2]。

复杂型憩室炎患者的早期诊断以及危重患者的抗生素治疗是急性憩室炎治疗的基本原则。

不能耐受口摄入、严重呕吐、发热以及门诊治疗病情不能改善都是患者住院的指征。没有这些临床特征的患者可以在门诊治疗,成功率高达97%[7]。建议这类患者采取肠道休息的策略,并且口服覆盖革兰氏阴性菌和厌氧菌的抗生素治疗,疗程为7~10天[2]。2012年的一项多中心随机对照试验显示,使用或不使用抗生素治疗患者的住院期和复发性憩室炎的发生率均没有差异[8]。最近,来自荷兰的一项试验对原发性左侧单纯型憩室炎不用抗生素治疗的效果进行评估,获得类似的结果。该研究的主要终点指标是随访6个月期间患者的恢复时间,次要观察指标为再入院率、持续和复发性憩室炎的发生率、乙状结肠切除率和病死率,结果显示主要观察指标和次要观察指标都无差异[9]。这表明单纯型憩室炎患者可以进行密切观察,不需要进行抗生素治疗。

5. 哪些患者应该住院手术治疗,哪些患者最好经胃肠病学专科会诊住入内科?

患者理想的住院科室取决于其合并症情况。有多种需要同时进行内科处理的合并症的患者,包括但不限于糖尿病、高龄、谵妄(delirium)和脓毒症的患者,最好由内科团队管理。此外,老年患者应住入内科。那些复杂型憩室炎患者,如巨大脓肿和穿孔的患者,会受益于紧急外科会诊,如果需手术治疗,应住入外科病房。

6. 能够给憩室炎患者哪些出院指导?所有患者都需要进行消化科随访或门诊结肠镜检查吗?

应对出院回家接受抗生素治疗的憩室炎患者进行有关抗生素可能导致的并发症等相关问题的教育,如艰难梭菌结肠炎(Clostridium difficile colitis)以及抗生素与其他药物之间的相互作用等相关内容。近20%的憩室炎患者会在未来5年内发生复发性憩室炎(美国胃肠病学会指南)[1]。应让憩室炎患者了解其病情继续进展的风险,以及发生可能加重疼痛的潜在结肠

病变的风险。所有患者憩室炎首次发作后都应在发病后1~3个月进行结肠镜检查,以评估潜在的结肠病变。反复发作的单纯憩室炎患者应转诊进行外科评估,因为患者会受益于病变结肠的切除。

（刘亚华 译，王伟岸 校）

参考文献

1. Stollman N, Smalley W, Hirano I, Committee AGAICG. American Gastroenterological Association Institute guideline on the management of acute diverticulitis. Gastroenterology. 2015;149:1944–9.
2. Feingold D, Steele SR, Lee S, et al. Practice parameters for the treatment of sigmoid diverticulitis. Dis Colon Rectum. 2014;57:284–94.
3. Rao PM, Rhea JT, Novelline RA, et al. Helical CT with only colonic contrast material for diagnosing diverticulitis: prospective evaluation of 150 patients. AJR Am J Roentgenol. 1998;170:1445–9.
4. Stollman NH, Raskin JB. Diagnosis and management of diverticular disease of the colon in adults. Ad Hoc Practice Parameters Committee of the American College of Gastroenterology. Am J Gastroenterol. 1999;94:3110–21.
5. Bahadursingh AM, Virgo KS, Kaminski DL, Longo WE. Spectrum of disease and outcome of complicated diverticular disease. Am J Surg. 2003;186:696–701.
6. Taft P, Bhuket NHS. Diverticular disease of the colon. In: MFLS F, Brandt LJ, editors. Sleisinger and Fordtran's gastrointestinal and liver disease. 10th ed. Philadelphia: Saunders, Elsevier; 2016. p. 2123–38.
7. Abbas MA, Cannom RR, Chiu VY, et al. Triage of patients with acute diverticulitis: are some inpatients candidates for outpatient treatment? Color Dis. 2013;15:451–7.
8. Chabok A, Pahlman L, Hjern F, Haapaniemi S, Smedh K, Group AS. Randomized clinical trial of antibiotics in acute uncomplicated diverticulitis. Br J Surg. 2012;99:532–9.
9. Daniels L, Unlu C, de Korte N, et al. Randomized clinical trial of observational versus antibiotic treatment for a first episode of CT-proven uncomplicated acute diverticulitis. Br J Surg. 2017;104:52–61.

第十二部分
炎性肠病

89 哪些患者需要影像学检查，采用哪种方法进行检查？

Richard T. Griffey

经验教训

- 溃疡性结肠炎患者很少有影像学检查的指征。
- 如情况许可，病情稳定的炎性肠病患者尽量不要首选计算机体层摄影的检查方法，因为许多患者曾多次进行有电离辐射的影像学检查。
- 磁共振小肠造影（enterography）是疑似小肠克罗恩病病患者的理想影像学检查方法。
- 超声和磁共振成像可用于疑似肛周脓肿的克罗恩病患者。

影像学检查在炎性肠病（inflammatory bowel disease，IBD）的诊断和评估中起核心作用。IBD 患者被诊断时年纪较轻，因此一生中要经受无数次的影像学检查。影像学检查常常用计算机体层摄影（computerized tomography，CT），反复检查导致患者的电离辐射暴露增加。很大一部分患者接受的累积-有效辐射剂量超过 75mSv[1-10]。电离辐射生物学效应报告Ⅶ（Biological Effects of Ionizing Radiation Ⅶ，BEIR Ⅶ）的未经调整风险模型（unadjusted risk model）估计，1 次典型的腹腔盆腔 CT（大约 10mSv 的辐射）检查会增加患者癌症的终生归因风险 1/1 000[11]。这种风险又叠加了与 IBD 及其免疫调节剂治疗相关的本已增加的肠癌和淋巴瘤的基线风险[12,13]。

IBD 患者急诊评估的关键决策包括是否进行影像学检查（通常是指 CT 检查），以确定是否有紧急干预的指征。在基于急诊科的研究中，CT 发现梗阻（obstruction）、穿孔（perforation）、脓肿（abscess）和非 IBD 相关性急症（non-IBD-related emergency，OPAN）的收益率为 32.1%~38.7%[14-17]。然而，考虑到多次辐射暴露所带来的风险，医务人员应审慎选择哪些患者需要进行 CT 检查。另外，如有可能，选择没有辐射的影像学检查方法[2]。

尽管基于疾病严重性和表型（诊断时的年龄、主要病变部位和行为）的风险分层方案可能有助于指导临床决策，但这些方案在急诊环境下都不能预测 OPAN。虽然表型（特别是病变

部位）在短期内相对稳定，但克罗恩病（Crohn's disease，CD）在 5~20 年内有可能发展为狭窄或穿透性疾病[18-21]，高达 2/3 的患者需要进行外科手术治疗[22]。免疫调节和免疫抑制治疗都会影响体格检查、病史和实验室检查的价值。

当存在急腹症（acute abdomen）或临床高度怀疑 OPAN 时，患者应在急诊科进行紧急影像学检查，通常用 CT 检查。对于无急腹症的克罗恩病患者而言，影像学检查可推迟数小时，磁共振成像（magnetic resonance imaging，MRI）是合理的替代方法。磁共振小肠造影（magnetic resonance enterography，MRE）是评估克罗恩病的良好影像学方法。因为 MRE 需要口服对比剂，所以怀疑患者存在肠梗阻时，最好选择其他检查方法。逐级加压超声检查（graded compression ultrasonography）对发现和诊断累及小肠的病变[23-25]和小肠梗阻具有潜在的价值[26,27]。但其可靠性不如 CT 和 MR，在鉴别其他诊断上检查的范围更有限[28,29]。有时患者可住院进行内镜检查，而不需要进行急诊科影像学检查。

肛周克罗恩病的评价和处理面临着特殊的挑战。其症状包括伴随排便或坐姿的疼痛、引流物增多，但便血（hematochezia）罕见。MRI、超声检查以及麻醉下检查可用于评价肛周脓肿和液体积聚的情况，这些病变通常是慢性形成的，往往不需要急诊干预。超声可为引流提供实时影像引导。MRI 可提供有关瘘管及其与括约肌复合体相互关系的详细信息。这些信息有助于疾病的长期管理。

由于溃疡性结肠炎（ulcerative colitis，UC）以肠道远端黏膜病变为主的疾病模式，这些患者不太可能因该疾病而出现穿孔或脓肿形成。这类患者的影像学检查通常获益低，应保留给可能出现并发症或其他疼痛原因[例如穿孔或中毒性巨结肠（toxic megacolon）]的病例。首选内镜检查来确定结肠的疾病负荷。

表 89.1 总结了 IBD 患者可能需要影像学检查的临床情况、首选检查方法和相关的处理经验。

表 89.1 不同临床表现的 IBD 患者的影像学检查方法

临床情况	影像学考虑	重点
就诊于急诊科症状加重的 UC 患者	内镜检查是评估疾病严重性的最佳方法	症状对判定病情发作不准确 穿孔/脓肿罕见
就诊于急诊科有梗阻症状的 CD 患者	如果病情稳定,选择 MRE(或 CTE) 如果病情不稳定,选择常规 CT	静脉注射激素/保守治疗可有效治疗梗阻性症状 如有可能,应避免进行外科手术
存在疾病发作的非特异性症状/疼痛的 CD 患者	如果病情稳定,选择 MRE(或 CTE) 如果病情不稳定,选择常规 CT	在急诊科影像学检查可改变高达 1/3 患者的治疗方案 如有可能,建议避免放射影像学检查
存在肛周疼痛并担心有脓肿的 CD 患者	选择盆腔超声或 MRI 如果无其他检查手段,选择常规 CT	在急诊科对这些患者进行影像检查的主要目的是评估是否有可引流的脓肿 对于非紧急情况下瘘的评估最好用 MRI
表现为急腹症的 CD 或 UC 患者	选择常规 CT	CT 仍是病情不稳定或急性/可能有外科急腹症患者的最佳影像学检测方式
腹泻加重或排便习惯改变的 CD 或 UC 患者	影像学检查可能不适于急诊情况 MRE 是门诊疾病监测和治疗反应观察的良好选择	对患者进行有关疾病过程和症状的教育是必要的,这有助于指导治疗
有腹痛的妊娠期 CD 患者	选择超声评估胎儿情况 选择 MRI 或 MRE 用于评估肠道病变并排除其他疾病	怀孕期间,不用对比剂增强的 MRI 检查是安全的

Reproduced from Griffey et al.[30] with automatic permission from Elsevier under the STM signatory guidelines.

(王伟岸 译,潘国宗 校)

推荐资源

- Kerner C, Carey K, Baillie C, et al. Clinical predictors of urgent findings on abdominopelvic CT in emergency department patients with Crohn's disease. Inflamm Bowel Dis. 2013;19(6):1179–85.
- Kerner C, Carey K, Mills AM, et al. Use of abdominopelvic computed tomography in emergency departments and rates of urgent diagnoses in Crohn's disease. Clin Gastroenterol Hepatol. 2012;10(1):52–7.
- Griffey RT, Fowler KJ, Theilen A, Gutierrez A. Considerations in imaging among emergency department patients with inflammatory bowel disease. Ann Emerg Med. 2017;69(5):587–99.
- Satsangi J, Silverberg MS, Vermeire S, Colombel JF. The montreal classification of inflammatory bowel disease: controversies, consensus, and implications. Gut. 2006;55:749–53.

参考文献

1. Desmond AN, O'Regan K, Curran C, et al. Crohn's disease: factors associated with exposure to high levels of diagnostic radiation. Gut. 2008;57:1524–9.
2. Palmer L, Herfarth H, Porter CQ, Fordham LA, Sandler RS, Kappelman MD. Diagnostic ionizing radiation exposure in a population-based sample of children with inflammatory bowel diseases. Am J Gastroenterol. 2009;104:2816–23.
3. Levi Z, Fraser E, Krongrad R, et al. Factors associated with radiation exposure in patients with inflammatory bowel disease. Aliment Pharmacol Ther. 2009;30:1128–36.
4. Peloquin JM, Pardi DS, Sandborn WJ, et al. Diagnostic ionizing radiation exposure in a population-based cohort of patients with inflammatory bowel disease. Am J Gastroenterol. 2008;103:2015–22.
5. Chatu S, Poullis A, Holmes R, Greenhalgh R, Pollok RCG. Temporal trends in imaging and associated radiation exposure in inflammatory bowel disease. Int J Clin Pract. 2013;67:1057–65.
6. Chatu S, Subramanian V, Pollok RC. Meta-analysis: diagnostic medical radiation exposure in inflammatory bowel disease. Aliment Pharmacol Ther. 2012;35:529–39.
7. Kroeker KI, Lam S, Birchall I, Fedorak RN. Patients with IBD are exposed to high levels of ionizing radiation through CT scan diagnostic imaging: a five-year study. J Clin Gastroenterol. 2011;45:34–9.
8. Hou JSTHM. Effect of age, gender, and ethnicity on radiation exposure among a multi-ethnic IBD population of low socioeconomic status. San Antonio: American College of Gastroenterology Annual Meeting; 2010.
9. Israeli E, Ying S, Henderson B, Mottola J, Strome T, Bernstein CN. The impact of abdominal computed tomography in a tertiary referral Centre emergency department on the management of patients with inflammatory bowel disease. Aliment Pharmacol Ther. 2013;38:513–21.
10. Magro F, Coelho R, Guimaraes LS, et al. Ionizing radiation exposure is still increasing in Crohn's disease: who should be blamed? Scand J Gastroenterol. 2015;50:1214–25.
11. Committee to Assess Health Risks from Exposure to Low Levels of Ionizing Radiation; National Research Council. Health risks from exposure to low levels of ionizing radiation: BEIR VII, phase 2. Washington, DC: The National Academies Press; 2006.
12. Hemminki K, Li X, Sundquist J, Sundquist K. Cancer risks in Crohn disease patients. Annals Oncol. 2008;20:574–80.
13. Siegel CA, Marden SM, Persing SM, Larson RJ, Sands BE. Risk of lymphoma associated with combination anti-tumor necro-

sis factor and immunomodulator therapy for the treatment of Crohn's disease: a meta-analysis. Clin Gastroenterol Hepatol. 2009;7:874–81.

14. Fishman EK, Wolf EJ, Jones B, Bayless TM, Siegelman SS. CT evaluation of Crohn's disease: effect on patient management. AJR Am J Roentgenol. 1987;148:537–40.

15. Jung YS, Park DI, Hong SN, et al. Predictors of urgent findings on abdominopelvic CT in patients with Crohn's disease presenting to the emergency department. Dig Dis Sci. 2015;60:929–35.

16. Kerner C, Carey K, Mills AM, et al. Use of abdominopelvic computed tomography in emergency departments and rates of urgent diagnoses in Crohn's disease. Clin Gastroenterol Hepatol. 2012;10:52–7.

17. Kerner C, Carey K, Baillie C, et al. Clinical predictors of urgent findings on abdominopelvic CT in emergency department patients with Crohn's disease. Inflamm Bowel Dis. 2013;19:1179–85.

18. Satsangi J, Silverberg MS, Vermeire S, Colombel JF. The Montreal classification of inflammatory bowel disease: controversies, consensus, and implications. Gut. 2006;55:749–53.

19. Cosnes J, Cattan S, Blain A, et al. Long-term evolution of disease behavior of Crohn's disease. Inflamm Bowel Dis. 2002;8:244–50.

20. Magro F, Rodrigues-Pinto E, Coelho R, et al. Is it possible to change phenotype progression in Crohn's disease in the era of immunomodulators? Predictive factors of phenotype progression. Am J Gastroenterol. 2014;109:1026–36.

21. Chow DK, Leong RW, Lai LH, et al. Changes in Crohn's disease phenotype over time in the Chinese population: valida-tion of the Montreal classification system. Inflamm Bowel Dis. 2008;14:536–41.

22. Steele SR. Operative management of Crohn's disease of the colon including anorectal disease. Surg Clin North Am. 2007;87:611–31.

23. Rigazio C, Ercole E, Laudi C, et al. Abdominal bowel ultrasound can predict the risk of surgery in Crohn's disease: proposal of an ultrasonographic score. Scand J Gastroenterol. 2009;44:585–93.

24. Novak KL, Wilson SR. The role of ultrasound in the evaluation of inflammatory bowel disease. Semin Roentgenol. 2013;48:224–33.

25. Fraquelli M, Colli A, Casazza G, et al. Role of US in detection of Crohn disease: meta-analysis. Radiology. 2005;236:95–101.

26. Taylor MR, Lalani N. Adult small bowel obstruction. Acad Emerg Med Off J Soc Acad Emerg Med. 2013;20:528–44.

27. Carpenter CR, Pines JM. The end of X-rays for suspected small bowel obstruction? Using evidence-based diagnostics to inform best practices in emergency medicine. Acad Emerg Med Off J Soc Acad Emerg Med. 2013;20:618–20.

28. Panes J, Bouhnik Y, Reinisch W, et al. Imaging techniques for assessment of inflammatory bowel disease: joint ECCO and ESGAR evidence-based consensus guidelines. J Crohns Colitis. 2013;7:556–85.

29. Parente F, Greco S, Molteni M, et al. Role of early ultrasound in detecting inflammatory intestinal disorders and identifying their anatomical location within the bowel. Aliment Pharmacol Ther. 2003;18:1009–16.

30. Griffey RT, Fowler KJ, Theilen A, Gutierrez A. Considerations in imaging among emergency department patients with inflammatory bowel disease. Ann Emerg Med. 2017;69(5):587–99.

炎性肠病居家药物治疗的并发症有哪些？

90

Kathryn Voss

经验教训

- 通常,糖皮质激素的副作用是其存在剂量依赖性,即使是小剂量长期使用时也会产生不良反应。
- 氟喹诺酮类药物可引起 QT 间期延长,易诱发致命性心律失常。环丙沙星延长 QT 间期的作用小于其他氟喹诺酮类药物。
- 虽然柳氮磺吡啶和美沙拉秦都有副作用,但柳氮磺吡啶副作用更常见。20%~25%的患者因明显的副作用而中断柳氮磺吡啶的治疗。
- 对于曾有过脱髓鞘疾病或心力衰竭的患者,给予抗 TNF 药物治疗应极为谨慎。

炎性肠病(inflammatory bowel disease, IBD)的药物治疗对控制病情的急性恶化和降低长期发病都至关重要。这些药物的副作用广泛而明显,对于刚开始应用这些药物治疗的患者和正在应用这些药物治疗的患者进行评估时,临床医生都必须考虑其副作用。其中许多副作用都是药物种类特有的(表90.1)。

表 90.1　常用的 IBD 药物的不良反应

药物分类	明显不良反应	药物分类	明显不良反应
类固醇[a]	免疫缺陷 内分泌异常,包括高血糖症和肾上腺功能抑制 骨质减少	免疫调节剂	神经毒性 恶性肿瘤 感染 骨髓抑制 胃肠道反应
抗生素[b]	周围神经病变 QT 间期延长 艰难梭菌感染	抗 TNF 生物制剂	感染 过敏样反应 过敏反应 血清病样反应 肺纤维化 肝毒性 皮肤反应
氨基水杨酸盐	特异质反应 病情反常加重 胃肠道反应 中枢神经系统反应 血液系统反应		
免疫调节剂	肝毒性 肾毒性		

[a] 更完全的类固醇类副作用清单见表90.2。
[b] 更完全的抗生素副作用清单见表90.3。

糖皮质激素

　　全身性类固醇(steroid)在 IBD 的治疗中起重要作用,一般用于有严重症状或其他治疗无效的患者。其副作用通常是剂量依赖性的,即使是小剂量如长期使用也会产生不良反应[1]。糖皮质激素(glucocorticoid)在不同的器官系统都会引起广泛的副作用,其中部分见表90.2。

表 90.2 糖皮质激素的副作用

糖皮质激素的全身性副作用	
器官系统	副作用
皮肤	皮肤变薄,紫癜,皮肤癌
眼	白内障,青光眼
心血管	缺血性心脏病,心力衰竭
胃肠道	胃炎,溃疡,胃肠道出血
肌肉骨骼系统	骨质减少,肌无力
中枢神经系统/精神病	情绪障碍,精神病,记忆力减退
内分泌	高血糖症,肾上腺功能抑制
免疫系统	免疫缺陷,白细胞增多,中性粒细胞增多症
泌尿生殖系统	体液潴留,生殖力减弱

当局部使用糖皮质激素(直肠泡沫剂和灌肠剂)替代全身性类固醇性药物时,其副作用减少。有远端肠道症状的患者可考虑使用这些局部用糖皮质激素。

抗生素

IBD 患者常常用抗生素治疗,最常用的是环丙沙星(ciprofloxacin)、甲硝唑(metronidazole)、利福昔明(rifaximin)和克拉霉素(clarithromycin)。表 90.3 总结了这些药物的副作用。

表 90.3 IBD 患者常用抗生素的副作用

抗生素	副作用
环丙沙星	胃肠道反应 CNS 作用 肌腱病 QT 间期延长
甲硝唑	胃肠道反应 周围神经病变
利福昔明	周围神经病变 腹水
克拉霉素	胃肠道反应

环丙沙星和其他氟喹诺酮类抗生素最常引起的副作用是轻微的胃肠道(GI)反应,包括食欲减退、恶心和腹部不适。也可引起中枢神经系统(central nervous system,CNS)方面的副作用,包括头痛、头晕和周围神经病变[2]。服用环丙沙星的患者易于发生肌腱断裂(tendon rupture)。如果妊娠期间服用这类药物,可能出现胎儿软骨缺陷(cartilage defect)[3]。氟喹诺酮类药物可引起 QT 间期延长,易发致命性心律失常。环丙沙星延长 QT 间期的作用弱于其他氟喹诺酮类药物[4]。

甲硝唑可引起许多胃肠道副作用,包括食欲减退、恶心、味觉异常和双硫仑样反应(disulfiram-like reaction)。甲硝唑还与

永久性周围神经病变(permanent peripheral neuropathy)的发生有关,会使相关风险增加 4.3 倍[5]。

利福昔明是一种广谱抗生素,最常引起周围神经病变、头晕、恶心、疲劳和腹水。

克拉霉素最常见的副作用是胃肠道反应。

重要的是,抗生素因破坏正常的肠道菌群,使得艰难梭菌(Clostridium difficile,C. difficile)增殖且毒素产生增多,增加了艰难梭菌感染的风险。许多抗生素都易导致艰难梭菌感染,包括环丙沙星和甲硝唑[6]。

氨基水杨酸盐

氨基水杨酸盐(aminosalicylate,5-ASA),包括柳氮磺吡啶(sulfasalazine)和美沙拉秦(mesalamine),多数患者耐受性良好。美沙拉秦是一种非共轭结合的氨基水杨酸盐。柳氮磺吡啶包含一个磺胺吡啶(sulfapyridine)基团,这是该药许多副作用产生的原因。虽然这两种药物都会发生副作用,但副作用更常见于柳氮磺吡啶。事实上,20%~25%的患者因发生明显的副作用而停用柳氮磺吡啶[7]。

对氨基水杨酸盐的反应是一类重要的特异质反应(idiosyncratic reaction),因过敏反应或免疫介导反应而引起。对氨基水杨酸盐反应包括皮疹、肝炎、胰腺炎、肺炎、间质性肾炎(interstitial nephritis)、粒细胞缺乏症(agranulocytosis)和再生障碍性贫血(aplastic anemia)。当发生这些反应时,必须停药,也应避免使用其他氨基水杨酸盐类药物。虽然粒细胞缺乏症是一种罕见且致命的副作用,但使用这些药物引起的白细胞减少症(leukopenia)大多数表现轻微、短暂,并且一般发生在治疗的前 3 个月[8]。

少数口服 5-ASA 的患者会出现腹痛、出血和/或腹泻等症状的反常加重情况。对于这些患者,应考虑是否存在过敏反应,并予以停药[9]。

柳氮磺吡啶的剂量相关性效应包括胃肠道反应、中枢神经系统反应和轻度血液毒性,最常见的症状包括恶心、头痛、发热和皮疹。

免疫调节剂

通常用于治疗炎性肠病的免疫调节剂包括硫唑嘌呤(azathioprine)、6-巯基嘌呤(6-mercaptopurine)、氨甲蝶呤(methotrexate)和他克莫司(tacrolimus)。

6-巯基嘌呤是一种硫唑嘌呤的代谢产物,两者都归类为硫嘌呤类药物(thiopurine)。这两种药物在 9%~15%的患者中会引起副作用,副作用通常发生在服药后的第 1 个月。最常见的副作用是恶心、呕吐和食欲减退。剂量依赖性不良反应包括 1%~2%的骨髓抑制(bone marrow suppression)和 0.3%的肝功能障碍。其他剂量无关的反应包括胰腺炎(pancreatitis)、过敏反应(allergic reaction)、恶心和肺炎(pneumonitis)[10]。重要的是,服用硫嘌呤类药物的患者患癌的风险增加:风险增加最多的主要是淋巴瘤,但淋巴组织增殖性疾病(lymphoproliferative disorder)和非黑色素瘤皮肤癌(non-melanoma skin cancer)的风险也会增加[11]。

氨甲蝶呤最常见的副作用包括恶心和呕吐。肝毒性也可发生,且发生率与治疗剂量和疗程相关[12]。

他克莫司和环孢素(cyclosporine)偶尔可用于难治性炎性

肠病的治疗。两者的副作用类似，包括肾毒性（nephrotoxicity）、高血压、神经毒性（neurotoxicity）、感染和恶性肿瘤。肾毒性表现为急性可逆性肌酐升高或出现慢性进行性疾病[13]。高血压由肾血管收缩和钠潴留所引起，通常降低药物剂量可有效缓解这种副作用[14]。已报道这两种药物会引发多种可逆性神经系统副作用，包括震颤（tremor）、头痛、癫痫发作、缄默症（mutism）和疼痛综合征[15]。服用环孢素和他克莫司的患者细菌、病毒和真菌感染的风险增加[16]。这两种药物也与皮肤鳞状细胞癌和淋巴组织增殖性疾病的发病风险增加有关[17]。

生物疗法

生物疗法（biological therapy）通常应用于重症炎性肠病的患者。

在生物制品（biologics）中最常用的药物亚类是抗肿瘤坏死因子（antitumor necrosis factor，TNF）抗体，包括英夫利昔单抗（infliximab）、阿达木单抗（adalimumab）和培塞利珠单抗（certolizumab）。

目前认为使用抗 TNF 治疗的患者，感染的风险［特别是肺炎、带状疱疹（herpes zoster）、肺结核（tuberculosis）和条件致病菌］增加。不过，这种风险增加似乎受到其他药物和合并症的极大影响[18]。

急性反应（24h 内）和迟发性反应（1～14 天）两种输液反应都可发生。急性反应大多是过敏样反应（anaphylactoid），但也有一些是过敏反应（anaphylactic），两种反应的治疗方法相同。迟发性反应较少见，主要表现为发热、皮疹、肌肉疼痛和疲劳。这些迟发性反应类似于血清病（serum sickness）[19]。

尽管轻度中性粒细胞减少症（neutropenia）并非少见，但全血细胞减少症（pancytopenia）和再生障碍性贫血（aplastic anemia）罕见[20]。

TNF 抑制剂发生肺纤维化（pulmonary fibrosis）和肝毒性的可能性低，但后果较为严重。

TNF 抑制剂可引起多种皮肤反应，包括自身免疫性皮肤病和皮肤恶性肿瘤[21]。

研究认为抗 TNF 药物可诱发脱髓鞘疾病（demyelinating disease）和心力衰竭，但证据仍不足。然而，对于已有脱髓鞘疾病或心力衰竭的患者，应极为慎重地使用这些药物[22,23]。

（王伟岸 译，潘国宗 校）

推荐资源

- Overview of inflammatory bowel disease. Merck manual: professional version. http://www.merckmanuals.com/professional/gastrointestinal-disorders/inflammatory-bowel-disease-ibd/overview-of-inflammatory-bowel-disease.
- Management of inflammatory bowel disease flares in the emergency department. EB medicine. Nov 2017. https://www.ebmedicine.net/topics.php?paction=showTopic&topic_id=559.
- Bernstein CN. Treatment of IBD: where we are and where we are going. Am J Gastroenterol. 2015; 110:114–26.

参考文献

1. Curtis J. Population-based assessment of adverse events associated with long-term glucocorticoid use. Arthritis Rheum. 2006;55(3):420–6.
2. Etminan M. Oral fluoroquinolone use and risk of peripheral neuropathy: a pharmacoepidemiologic study. Neurology. 2014;83(14):1261.
3. Khaliq Y. Fluoroquinolone-associated tendinopathy: a critical review of the literature. Clin Infect Dis. 2003;36(11):1404.
4. Kang J. Interactions of a series of fluoroquinolone antibacterial drugs with the human cardiac K+ channel HERG. Mol Pharmacol. 2001;59(1):122–6.
5. Carroll M. Efficacy and safety of metronidazole for pulmonary multidrug-resistant tuberculosis. Antimicrob Agents Chemother. 2013;57(8):3903–9.
6. Deshpande A. Community-associated clostridium difficile infection and antibiotics: a meta-analysis. J Antimicrob Chemother. 2013;68(9):1951.
7. Box SA. Sulphasalazine in the treatment of rheumatoid arthritis. Br J Rheumatol. 1997;36(3):382–6.
8. Farr M. Side effect profile of 200 patients with inflammatory arthritides treated with sulphasalazine. Drugs. 1986;32(Suppl 1):49–53.
9. Schroeder K. Is mesalamine safe? Gastroenterol Hepatol (NY). 2007;3(11):878–9.
10. Chaparro M. Safety of thiopurine therapy in inflammatory bowel disease: long-term follow-up study of 3931 patients. Inflamm Bowel Dis. 2013;19(7):1404–10.
11. Beaugerie L. Lymphoproliferative disorders in patients receiving thiopurines for inflammatory bowel disease: a prospective observational cohort study. Lancet. 2009;374(9701):1617–25.
12. Te HS. Hepatic effects of long-term methotrexate use in treatment of inflammatory bowel disease. Am J Gastroenterol. 2000;95(11):3150.
13. Burdmann EA. Cyclosporine nephrotoxicity. Semin Nephrol. 2003;23(5):465–76.
14. Hoorn EJ. The cacineurin inhibitor tacrolimus activates the renal sodium chloride cotransporter to cause hypertension. Nat Med. 2011;17(10):1304–9.
15. Eidelman BH. Neurologic complications of FK 506. Transplant Proc. 1991;23(6):3175–8.
16. Randomized trial comparing tacrolimus (FK506) and cyclosporin in prevention of liver allograft rejection. European FK506 Multicentre Liver Study Group. Lancet. 1994;344(8920):423–8.
17. Hojo M. Cyclosporine induces cancer progression by a cell-autonomous mechanism. Nature. 1999;397(6719):530–4.
18. Strangfield A. Treatment benefit or survival of the fittest: what drives the time-dependent decrease in serious infection rates under TNF inhibition and what does this imply for the individual patient? Ann Rheum Dis. 2011;70(11):1914–20.
19. Cheifetz A. The incidence and management of infusion reactions to infliximab: a large center experience. Am J Gastroenerol. 2003;98(6):1315–24.
20. Hastings R. Neutropenia in patients receiving anti-tumor necrosis factor therapy. Arthritis Care Res (Hoboken). 2010;62(6):764.
21. Cleynen I. Characteristics of skin lesions associated with anti-tumor necrosis factor therapy in patients with inflammatory bowel disease: a cohort study. Ann Intern Med. 2016;164(1):10–22.
22. Gabriel SE. Tumor necrosis factor inhibition: a part of the solution or a part of the problem of heart failure in rheumatoid arthritis? Arthritis Rheum. 2008 Mar;58(3):637–40.
23. Dreyer L. Risk of multiple sclerosis during tumour necrosis factor inhibitor treatment for arthritis: a population-based study from DANBIO and the Danish multiple sclerosis registry. Ann Rheum Dis. 2016;75(4):785–6.

91 C反应蛋白和红细胞沉降率在急性IBD评估中有什么作用？

Richard T. Griffey

经验教训

- 虽然C反应蛋白和红细胞沉降率（ESR）与炎性肠病（IBD）的炎症发生有关，但其数值在正常值范围内并不能排除疾病并发症或疾病发作的可能。

- 虽然ESR是用于定义重症溃疡性结肠炎的经典风险分层模型的一部分，但其用于判断患者是否需要住院的价值有限。

- 基于急诊科研究建立的风险分层模型，除了使用其他变量外，还试图采用生物学标记来预测IBD的并发症发生情况，但这些模型都是根据价值有限的回顾性资料建立的，均未经过前瞻性研究验证。

红细胞沉降率（erythrocyte sedimentation rate，ESR）和C反应蛋白（C-reactive protein，CRP）是急性期反应的标志物，其水平随炎症的发生而升高，但其他疾病也可使其升高。

ESR是在特定条件下红细胞聚集并从血液中析出沉淀的速度。CRP是由肝脏在包括（但不限于）炎症在内的一定条件下，产生的一种五聚体蛋白质。

在炎性肠病（inflammatory bowel disease，IBD）中，CRP可能比ESR更为敏感，并且与疾病活动性的相关性更好。两者在克罗恩病（Crohn's disease，CD）中的应用价值可能比在溃疡性结肠炎（ulcerative colitis，UC）中更高。CRP和ESR有时用于跟踪疾病的活动性，但正常的ESR和CRP值并不能排除IBD并发症或疾病发作的可能[1-6]。

ESR>30mm/h是Truelove和Witts在1955年首次提出的经典指标中的一个要素，用于界定需要强制住院的重症溃疡性结肠炎患者[7]。这是最有效和使用最广泛的指标，但它和最近开发的其他分类方案一样，都有许多因素限制了它们在急诊情况下临床决策中的应用[8-11]。

许多以急诊科（ED）为基础的研究试图采用这些急性期反应物单独或与其他变量联合来预测包括疾病发作和/或梗阻、穿孔和非IBD相关的急症（OPAN）在内的并发症发生情况。这些研究都是回顾性的，有相应局限性，有的甚至存在实验室数据遗漏的情况。没有一项研究曾经过前瞻性验证。

- Yarur等确定了CRP>50mg/L、IBD手术史、黑色人种和低体重指数为OPAN的预测指标[12]。

- Jung等对韩国11个急诊科的克罗恩病患者进行了为期11年的研究，发现狭窄或穿透性疾病病史、缺乏生物制剂的使用、心率>100次/min、WBC>10×10⁹/L和CRP>25mg/L与OPAN相关[13]。

- Govani等采用ESR和CRP建立了一个预测克罗恩病患者是否需要CT检查的决策模型。虽然他们报道该模型能使40%以上的患者免于辐射暴露，但用于研究和验证的回顾性资料中，ESR或CRP的缺失率约为21%[14-16]。

随着新决策工具的进一步开发和现有决策工具的进一步验证，ESR和CRP在IBD的急性评估中的应用可能会变得更加明确。

（王伟岸 译，潘国宗 校）

参考文献

1. Fagan EA, Dyck RF, Maton PN, et al. Serum levels of C-reactive protein in Crohn's disease and ulcerative colitis. Eur J Clin Investig. 1982;12:351–9.
2. Vermeire S, Van Assche G, Rutgeerts P. Laboratory markers in IBD: useful, magic, or unnecessary toys? Gut. 2006;55:426–31.
3. Alper A, Zhang L, Pashankar DS. Correlation of erythrocyte sedimentation rate and C-reactive protein with pediatric inflammatory bowel disease activity. J Pediatr Gastroenterol Nutr. 2017;65:e25–e7.
4. Poullis AP, Zar S, Sundaram KK, et al. A new, highly sensitive assay for C-reactive protein can aid the differentiation of inflammatory bowel disorders from constipation- and diarrhoea-predominant functional bowel disorders. Eur J Gastroenterol Hepatol. 2002;14:409–12.
5. Shine B, Berghouse L, Jones JE, Landon J. C-reactive protein as an aid in the differentiation of functional and inflammatory bowel disorders. Clin Chim Acta. 1985;148:105–9.
6. Cappello M, Morreale GC. The role of laboratory tests in crohn's disease. Clin Med Insights Gastroenterol. 2016;9:51–62.
7. Truelove SC, Witts LJ. Cortisone in ulcerative colitis; final report on a therapeutic trial. Br Med J. 1955;2:1041–8.
8. Vilela EG, Torres HO, Martins FP, Ferrari Mde L, Andrade MM, Cunha AS. Evaluation of inflammatory activity in Crohn's disease and ulcerative colitis. World J Gastroenterol. 2012;18:872–81.
9. Kornbluth A, Sachar DB, Practice Parameters Committee of the American College of G. Ulcerative colitis practice guidelines in adults: American College of Gastroenterology, Practice Parameters Committee. Am J Gastroenterol. 2010;105:501–23. quiz 24
10. Dignass A, Eliakim R, Magro F, et al. Second European evidence-based consensus on the diagnosis and management of ulcerative colitis part 1: definitions and diagnosis. J Crohns Colitis. 2012;6:965–90.

11. Travis SP, Stange EF, Lemann M, et al. European evidence-based consensus on the management of ulcerative colitis: current management. J Crohns Colitis. 2008;2:24–62.
12. Yarur AJ, Mandalia AB, Dauer RM, et al. Predictive factors for clinically actionable computed tomography findings in inflammatory bowel disease patients seen in the emergency department with acute gastrointestinal symptoms. J Crohns Colitis. 2014;8:504–12.
13. Jung YS, Park DI, Hong SN, et al. Predictors of urgent findings on abdominopelvic CT in patients with crohn's disease presenting to the emergency department. Dig Dis Sci. 2015;60:929–35.
14. Govani SM, Guentner AS, Waljee AK, Higgins PD. Risk stratification of emergency department patients with Crohn's disease could reduce computed tomography use by nearly half. Clin Gastroenterol Hepatol. 2014;12:1702–7. e3
15. Abegunde AT. Computerized tomography of patients with Crohn's disease in the emergency department: the more you look, the less you see. Clin Gastroenterol Hepatol. 2015;13:1706.
16. Govani SM, Waljee AK, Kocher KE, Swoger JM, Saul M, Higgins PD. Validation of a tool predicting important findings on computed tomography among Crohn's disease patients. United European Gastroenterol J. 2017;5:270–5.

92 炎性肠病：哪些患者可以出院回家？哪些需要住院？

Mariana Martinez and Emily Rose

经验教训

- 急性炎性肠病（IBD）的发病常常难以与疾病并发症区分。
- 表现良好并耐受经口进食的患者通常病情稳定，适合出院并密切随访观察。
- 入院指征包括急性重症 IBD 发病、急性感染性并发症、药物反应和外科急症。需要急性输注免疫调节药物的患者一般也需要住院。
- 存在急腹症、临床或放射学考虑存在穿孔、中毒性巨结肠和/或脓肿的患者需要进行外科会诊。

急性炎性肠病（acute inflammatory bowel disease，IBD）的处理面临诸多挑战，包括确定哪些患者需要住院，哪些患者病情稳定适合出院进行专科随访。在做出这样的决策时，急诊医护人员应尽力鉴别这些患者症状的多种潜在来源。患者可能因疾病发作、疾病并发症、感染、药物不良反应和/或肠外表现而就诊。不同原因引起的症状常常重叠。感染性结肠炎（infectious colitis）、中毒性巨结肠（toxic megacolon）、肠梗阻和穿孔都可能出现类似的疾病发作表现。患者也可能同时存在不止一种表现，例如，疾病发作可能与肠梗阻同时发生。经常使用免疫抑制剂（immunosuppressant）和免疫调节剂（immunomodulator）可能掩盖感染性的并发症，增加了处置决策的复杂性。肠外并发症和药物的副作用可能是致命的。急诊医护人员应降低让相应专科医师参与对这些复杂患者处置和管理的门槛。

溃疡性结肠炎（ulcerative colitis，UC）和克罗恩病（Crohn's disease，CD）患者处置的最重要决定因素是疾病的严重性，这取决于患者的病史、生命体征、体格检查结果、实验室检查结果和影像学表现（如已获得）。能耐受经口摄食（PO）并且生命体征稳定、血化验检查令人放心并且影像学检查无相关发现的轻到中度发病患者适合出院门诊治疗。有关用药方案改变和/或添加药物的决策应和患者的胃肠专科医师讨论决定。急性重症发病的患者通常需要住院，进行免疫调节剂的药物干预，例如静脉输注皮质类固醇（corticosteroid）。并发症往往需要住院治疗，并且可能要求静脉注射抗生素治疗和/或外科干预。认识到每种疾病的独特表现及其并发症有助于 IBD 患者的处置。

溃疡性结肠炎

血性腹泻（bloody diarrhea）是溃疡性结肠炎发作的最常见症状。那些有轻/中度发病的患者，如果血便<6 次/d，不存在系统毒性（systemic toxicity）征象，应安全出院，随后转入密切的门诊胃肠专科随访[1]。

系统毒性的征象包括：

1. 生命体征异常（最常见的是心动过速或发热）
2. 体格检查所见异常（明显的压痛或腹膜炎体征）
3. 存在炎症改变或贫血的实验室证据

白细胞计数、C 反应蛋白和红细胞沉降率测定可能有助于指导医学决策，并且可能提示疾病加重和/或感染。

急性重症发病患者需要住院使用静脉输注皮质类固醇治疗，并且监测外科疾病发展的可能性。早期、积极处理可显著降低急性溃疡性结肠炎发病患者的病死率[2]。那些有更晚期或难治性疾病的患者可能需要在住院期间给予其他免疫调节剂治疗[3]。其他住院期间的重要干预措施包括恢复体液和电解质平衡。此外，应考虑停用促进结肠扩张的药物，例如阿片制剂（opioid），尤其对于那些存在中毒性巨结肠风险的患者[4]。有明显系统毒性征象或疑似感染的患者应接受抗生素治疗。如有可能，因重病住院的患者应请胃肠病学专家会诊，并根据需要进行外科会诊。

溃疡性结肠炎使患者处于中毒性巨结肠和肠穿孔的风险之中。中毒性巨结肠是一种与系统毒性相关的非梗阻性结肠扩张，是外科急症。患者通常表现为剧烈腹痛，表情痛苦。诊断标准是横结肠扩张≥6cm，可在腹部平片上观察到。疑诊中毒性巨结肠时，应迅速进行外科会诊并开始广谱抗生素治疗（broad-spectrum antibiotics）。

克罗恩病

鉴于克罗恩病表现形式的多样性，其发病的严重性的评估可能更为复杂。已开发了不同的分级系统来定义其严重性，但它们的临床应用价值有限[5,6]。医务人员可利用患者的疾病表型（disease phenotype）（诊断时的年龄、主要病变部位和疾病行为）进行临床决策。最常见的克罗恩病表现是腹痛、腹泻、恶心和腹部膨胀。一般而言，能耐受经口进食、表现良好和血流动力学稳定的患者为轻到中度发病，这些患者通常可安全出院，进行胃肠病学专科随访治疗。病情不稳定的患者、不能耐受经口进食的患者以及有急性外科并发症的患者需要住院治疗[7]。

克罗恩病的透壁性使这些患者特别易于发生瘘、狭窄和脓肿，这些可能需要紧急外科处理和结直肠外科会诊[2]。有时这些并发症可在门诊处理。

克罗恩病患者经常发生肠梗阻，如果保守治疗失败，可能需要进行外科手术。

药物副作用和肠外症状

对于 IBD 患者，急诊医护人员必须考虑肠外症状或用药相关的症状。这些并发症例如葡萄膜炎（uveitis）和病理性骨折，大多不是致命性的，并且可以进行检查和治疗，最终出院。与普通人群相比，IBD 患者胆管疾病、肺栓塞（pulmonary embolism）、深静脉血栓形成（deep vein thrombosis）和冠心病（coronary artery disease）的发病率较高[8]。

医务人员应注意，有些表现看似与 IBD 无关的 IBD 患者常常比其他患者的预后更差。例如，与无 IBD 的患者相比，有尿路结石的 IBD 患者更有可能合并脓毒症、肾衰竭和泌尿系统感染[9]。

在对有肠外症状的患者进行评估和安排出院时，必须慎重。

IBD 的急性处理方法是复杂而有争议的，对急诊医护人员和富有经验的专家而言都是不小的临床挑战。由于 IBD 的潜在发病率和病死率，医务人员应降低会诊医师参与这些患者管理的门槛。

（王伟岸 译，潘国宗 校）

推荐资源
- Burg MD, Riccoboni ST. Management of inflammatory bowel disease flares in the emergency department. Emerg Med Pract. 2017;19(11):1–20.
- Carlberg DJ, Lee SD, Dubin JS. Lower abdominal pain. Emerg Med Clin North Am. 2016;34(2):229–49.
- Huang M, Rose E. Pediatric inflammatory bowel disease in the emergency department: managing flares and long-term complications. Pediatr Emerg Med Pract. 2014;11(7):1–16.

参考文献

1. Truelove SC, Witts LJ. Cortisone in ulcerative colitis; final report on a therapeutic trial. Br Med J. 1955;2:1041e8.
2. Mowat C, Cole A, Windsor A, et al. Guidelines for the management of inflammatory bowel disease in adults. Gut. 2011;60:571.
3. Burger D, Travis S. Conventional medical management of inflammatory bowel disease. Gastroenterology. 2011;140:1827–37.
4. Kedia S, Ahuja V, Tandon R. Management of acute severe ulcerative colitis. World J Gastrointest Pathophysiol. 2014;5(4):579–88.
5. Lichtenstein GR, Hanauer SB, Sandborn WJ, Practice Parameters Committee of American College of Gastroenterology. Management of Crohn's disease in adults. Am J Gastroenterol. 2009;104:465.
6. Harvey RF, Bradshaw JM. A simple index of Crohn's-disease activity. Lancet. 1980;1:514.
7. Carlberg DJ, Lee SD, Dubin JS. Lower abdominal pain. Emerg Med Clin North Am. 2016;34(2):229–49.
8. Burg MD, Riccoboni ST. Management of inflammatory bowel disease flares in the emergency department. Emerg Med Pract. 2017;19(11):1–20.
9. Varda BK, McNabb-Baltar J, Sood A, Ghani KR, Kibel AS, Letendre J, Menon M, Sammon JD, Schmid M, Sun M, Trinh QD, Bhojani N. Urolithiasis and urinary tract infection among patients with inflammatory bowel disease: a review of US emergency department visits between 2006 and 2009. Urology. 2015;85(4):764–70.

93 类固醇激素、抗生素、生物制剂、免疫调节剂：哪种是炎性肠病患者的最佳出院带药？

Jonathan Wagner and Daniel Eum

经验教训

- 溃疡性结肠炎和克罗恩病是不同的疾病,并且治疗方法不同。
- 详尽的既往用药史可能是患者出院后用药的最重要决策因素。
- 如果未与胃肠专科医师讨论而更改出院后用药,建议患者进行密切的胃肠病学专科随访,医师应为患者制定严格的复诊提醒。

炎性肠病(inflammatory bowel disease,IBD),包括溃疡性结肠炎(ulcerative colitis,UC)和克罗恩病(Crohn's disease,CD),美国有 150 万人患有炎性肠病[1]。由于 IBD 的诊断需要内镜检查和活检,因此每个诊断为 IBD 的患者都要就诊于胃肠专科医师。许多 IBD 患者因疾病发作就诊于急诊医疗机构,有时是在失去随访后又去就诊的。本章将重点讨论对于那些可以安全出院但需要优化药物治疗的患者的管理。所提供的信息将有助于规范与胃肠病学专科医师讨论有关出院用药的问题。不便于与胃肠病学专科医师讨论时,这也有助于进行出院用药的管理。

IBD 是表型多样的疾病,药物的疗效因人而异。大多数 IBD 患者都曾经历过疾病发作,许多患者知道过去哪种药物治疗方案有效。了解以前成功的治疗模式,将帮助医务人员根据患者的生理条件制定患者专门的用药方案,并有助于提高成功处理疾病发作的可能性。具体参见表 93.1。

表 93.1　用于治疗急性 IBD 发作的常用药物

美沙拉秦	类固醇激素	抗生素	生物制剂和免疫调节剂
-用于 UC,而非 CD -口服和局部治疗最好 -每天总剂量可达 4g	-如果患者可能有急性感染性病因,应避免使用 -布地奈德 9mg 1 次/d(副作用较少) -泼尼松 40mg 1 次/d(更有效)	-如果怀疑存在急性感染性病因,应住院治疗 -CD 患者使用利福昔明 800mg 2 次/d 口服 -不推荐用于 UC 患者	在急诊医疗机构很少会用到,只用于有胃肠专科医师会诊建议的患者

美沙拉秦

美沙拉秦(mesalamine),是一种 5-氨基水杨酸盐(5-aminosalicylate,5-ASA)制剂,用于溃疡性结肠炎的维持治疗(maintenance therapy),也是溃疡性结肠炎发病的第一线治疗药物。然而,用美沙拉秦在疾病发作中进行治疗时,患者可能在治疗 6 周后才能感觉症状有所改善。

美沙拉秦能够迅速从小肠吸收入血,进而失效。所以,通常使用肠衣美沙拉秦,以便药物能达到结肠。其在结肠内通常难以吸收,因此保留在结肠腔内,并对邻近的结肠黏膜发挥其抗炎作用[2]。

在口服美沙拉秦方案中加入美沙拉秦灌肠或栓剂直接局部治疗的方法后,某些溃疡性结肠炎患者的病情得到明显改善[3]。不过,当黏膜炎症向结肠更近端扩展时,灌肠和栓剂的作用就不像在远端那么明显了。

美沙拉秦的剂量主要受限于其胃肠道的副作用,但其疗效也是剂量依赖性的。

尽管已有美沙拉秦加重 IBD 发病的病例报道,但大多数胃肠专科医师依然建议在轻到中度发病的患者中使用它。在疾病发作期间,应把美沙拉秦增加至每天 4g 的最大剂量,分为口服和直肠给药。

美沙拉秦在克罗恩病的治疗中作用不大,因为克罗恩病的病变通常发生于结肠近端。有证据表明,对这些患者而言。它并不比安慰剂有效[4]。

类固醇激素

布地奈德(budesonide)是治疗 IBD 发病的首选类固醇激素。与泼尼松(prednisone)相比,它肝脏首过代谢效应较强(90%),可减少激素的全身性暴露,从而引起较少的不良反应[2,5]。可是,泼尼松的总缓解率较高[5]。对于不能耐受大剂量泼尼松（例如，存在不受控制的高血糖、骨质减少或肾上腺功能抑制病史）的患者，医务人员应考虑使用布地奈德。泼尼松应用于布地奈德治疗无效的患者中。

布地奈德的剂量通常为每天9mg口服，疗程为8周，而泼尼松的剂量通常为每天40mg口服，疗程为8周。这些用药应在门诊由胃肠专科医师指导逐渐减量后再停用。泼尼松的每日剂量范围为20~60mg，具体剂量取决于疗效所需的最小剂量和患者既往经历的副作用程度。

抗生素

如前所述，只有无中毒表现的患者才应考虑出院。怀疑存在明显的急性感染性病变时，在将患者收住院并进行胃肠专科会诊的同时，应给予肠外抗生素（antibiotic）治疗。话虽如此，但历史上一直将抗生素用于溃疡性结肠炎和克罗恩病的治疗，是因为肠道菌群的异常反应可能在IBD的病理生理学过程中起作用[6]。在缺乏肠道细菌的情况下，大鼠结肠炎模型没有发现肠道炎症反应[6]。

目前的证据表明，利福昔明（rifaximin）800mg每天2次口服可以提高克罗恩病患者的诱导缓解率[6]。有关溃疡性结肠炎的结果不太令人信服，因此不推荐用抗生素进行治疗。

生物制剂

英夫利昔单抗（infliximab）和阿达木单抗（adalimumab）都是肿瘤坏死因子（tumor necrosis factor，TNF）抑制剂，是IBD患者诱导和维持缓解治疗的相对新的药物。它们有效节省了类固醇激素类药物的使用[7,8]。然而，它们是肠外使用的药物，要在数周内给药治疗。不应在急诊医疗机构开始这类药物的治疗。

免疫调节剂

氨甲蝶呤

氨甲蝶呤（methotrexate）较为常用，但它用于IBD的治疗时，通常需要静脉给药，因此在急诊医疗机构不启动该药的门诊用药方案[2]。

硫嘌呤类药物（thiopurines）

硫唑嘌呤（azathioprine）和6-巯基嘌呤（6-mercaptopurine）常常用于IBD患者的治疗之中。然而，这些药物与多种错综复杂的反应有关，因此，这类药物的治疗不太适合在急诊医疗机构进行。许多胃肠专科医师在准备用药前会对结核（tuberculosis）、乙型肝炎（hepatitis B）和丙型肝炎（hepatitis C）病原进行筛查，以避免这些病原体的复活。此外，由于这些药物代谢存在遗传多态性，某些患者可能面临毒性增加的风险（如骨髓抑制和肝毒性）[2]。最后，这些药物起效缓慢，不建议用于急性发病的治疗[2]。

结语

在确定IBD发病患者可以安全出院后，重要的是，要仔细采集患者的用药史，了解过去哪种治疗方案有效，哪种无效。这一信息可能有助于优化门诊处理。

对存在溃疡性结肠炎的患者而言，在患者耐受的情况下，美沙拉秦可以应用至每天4g（分为口服和直肠给药）的最大剂量。如果需要，医务人员应考虑加用布地奈德每天9mg口服给药。如果患者无感染，不推荐用抗生素来控制溃疡性结肠炎的急性发病。

对克罗恩病患者而言，开始时应每天口服布地奈德9mg。如果布地奈德以前无效，应改用泼尼松。泼尼松剂量为每天20~60mg，口服给药，给药时应采用以前所需要的最小剂量。如果患者以前对类固醇激素不敏感，则医务人员应考虑加用利福昔明800mg每天2次口服给药进行治疗。不推荐使用美沙拉秦治疗克罗恩病的急性发病。

（王伟岸 译，潘国宗 校）

推荐资源

- Carter MJ, Lobo AJ, Travis SPL. Guidelines for the management of inflammatory bowel disease in adults. Gut. 2004;53(Suppl 5(suppl_5)):v16. (9).
- Chang S, Hanauer S. Optimizing pharmacologic management of inflammatory bowel disease. Expert Rev Clin Pharmacol. 2017;10(6):595–607.
- Gomollón F, Dignass A, Annese V, et al. 3rd european evidence-based consensus on the diagnosis and management of crohn's disease 2016: part 1: diagnosis and medical management. J Crohns Colitis. 2017;11(1):3–25. (10).

参考文献

1. Ananthakrishnan AN. Epidemiology and risk factors for IBD. Nat Rev Gastroenterol Hepatol. 2015;12(4):205–17.
2. Chang S, Hanauer S. Optimizing pharmacologic management of inflammatory bowel disease. Expert Rev Clin Pharmacol. 2017;10(6):595–607.
3. Ford AC, Khan KJ, Achkar J, Moayyedi P. Efficacy of oral vs. topical, or combined oral and topical 5-aminosalicylates, in ulcerative colitis: systematic review and meta-analysis. Am J Gastroenterol. 2012;107(2):176. author reply 177.
4. Moja L, Danese S, Fiorino G, Del Giovane C, Bonovas S. Systematic review with network meta-analysis: comparative efficacy and safety of budesonide and mesalazine (mesalamine) for Crohn's disease. Aliment Pharmacol Ther. 2015;41(11):1055–65.
5. Ford AC, Bernstein CN, Khan KJ, Abreu MT, Marshall JK, Talley NJ, et al. Glucocorticosteroid therapy in inflammatory bowel disease: systematic review and meta-analysis. Am J Gastroenterol. 2011;106(4):599. quiz 600
6. Khan KJ, Ullman TA, Ford AC, Abreu MT, Abadir A, Abadir A, et al. Antibiotic therapy in inflammatory bowel disease: a systematic review and meta-analysis. Am J Gastroenterol. 2011;106(4):661–73.
7. Rutgeerts P, Sandborn WJ, Feagan BG, Reinisch W, Olson A, Johanns J, et al. Infliximab for induction and maintenance therapy for ulcerative colitis. N Engl J Med. 2005;353(23):2462–76.
8. Sandborn WJ, van Assche G, Reinisch W, Colombel J, D'Haens G, Wolf DC, et al. Adalimumab induces and maintains clinical remission in patients with moderate-to-severe ulcerative colitis. Gastroenterology. 2012;142(2):265.e3.

94 在急诊医疗机构何时应怀疑患者存在未确诊的炎性肠病？如何处理新的疑似炎性肠病患者？

Ghady Rahhal and Mark Levine

在急诊医疗机构，何时应怀疑患者存在未确诊的炎性肠病？

腹痛、呕吐、腹泻和胀气（bloating）都是急诊医疗机构患者的常见症状。尽管所有这些主诉都无特异性，但在一部分患者中，它们可能提示患者存在未确诊的炎性肠病（inflammatory bowel disease，IBD）。因而，对有这样主诉的患者，医务人员应把未确诊的 IBD 放在鉴别诊断中。

对于某些患者，溃疡性结肠炎（ulcerative colitis，UC）和克罗恩病（Crohn's disease，CD）的流行病学特征可能会引导医务人员怀疑 IBD。溃疡性结肠炎多见于男性和不抽烟者，而克罗恩病更多见于女性和吸烟者。溃疡性结肠炎和克罗恩病两者通常都发生于青年人，不过，溃疡性结肠炎的发病年龄呈双峰分布（bimodal distribution），发病高峰在 15~30 岁和 50~70 岁两个年龄段[1,2]。

会增加临床医师对未确诊 IBD 怀疑的特异性主诉包括慢性腹泻（chronic diarrhea）、反复发作的腹泻、慢性腹痛、反复发作的腹痛和疲劳（fatigue）。此外，低热（low-grade fever）和血便也可能提示 IBD。但这些症状也发生于感染性腹泻（infectious diarrhea）和缺血性肠病（ischemic bowel disease），因此也要对这些疾病进行鉴别诊断。虽然多数 IBD 的症状无特异性，但一些病史和体征，如阿弗他溃疡（aphthous ulcer）、吞咽痛和胆结石，可能增加存在 IBD 的可能性。肠外表现或病史的存在，例如游走性多关节炎（migratory polyarthritis）、结节性红斑（erythema nodosum）、坏疽性脓皮病（pyoderma gangrenosum）和葡萄膜炎

（uveitis），应进一步增加对 IBD 的怀疑。有 IBD 家族史的患者更有可能发生 IBD[3]。

有时计算机体层摄影（computed tomography，CT）结果可能提示 IBD 的可能性。CT 所见的病变可能不易察觉，例如：

1. 影像上存在从直肠向近端扩展的结肠炎症
2. 影像上存在限于一个小肠袢的局灶性肠炎（enteritis）

这些 CT 影像表现常常被放射科医师判读为"感染性或炎性"病变。CT 征象也可能有高度的提示性，包括存在一个或多个小肠袢内的活动性炎症，伴有一个或多个部位的狭窄。末端回肠存在炎症、瘘、无法解释的蜂窝织炎和/或无法解释的脓肿也提示有 IBD 的可能性。

如何处理新的疑诊的炎性肠病？

因为 IBD 是一种富有挑战性并且复杂的慢性疾病，所以在急诊医疗机构是不需要一定做出确定性诊断的。在许多方面，评估和处理 IBD 相关症状的目的与其他腹部急性症状的评估和处理相重叠。急诊医师在努力识别需要紧急干预的病变的同时，应缓解患者的症状。

当对未确诊的 IBD 高度怀疑时，临床医师可尝试确定其疾病严重性，因为这可能有助于指导进一步的处理。尽管尚无普遍公认的有关轻、中和重度 IBD 定义的共识，但常用的严重性分类系统包括溃疡性结肠炎 Mayo 评分（表 94.1）、溃疡性结肠炎（表 94.2）和克罗恩病（表 94.3）的蒙特利尔分类（Montreal classification）[4,5]。根据经验，体格检查正常的患者为轻度 IBD，那些检查异常有全身性症状的患者为中或重度 IBD。

实验室检查

实验室检查可能有用。全血细胞计数（complete blood count）可以评估贫血和白细胞计数升高情况，基础代谢指标可以评估电解质异常情况。红细胞沉降率（erythrocyte sedimentation rate）和 C 反应蛋白是衡量全身性炎症的指标，在急性 IBD 发作中常常升高。尽管这些指标的升高有提示性作用，但它们既不能对 IBD 做诊断，也不能排除 IBD。为对肠外表现进行评估，根据临床情况，也应包括其他化验指标，例如肝功能指标（为评估肝胆病变，包括原发性硬化性胆管炎）、D-二聚体（由于 IBD 血栓栓塞风险增加）和维生素 B_{12} 水平（由于克罗恩病有维生素 B_{12} 缺乏的风险）。对于腹泻和疑似溃疡性结肠炎的患者，应考虑对艰难梭菌进行检测。

表 94.1　溃疡性结肠炎 Mayo 评分/疾病活动性指数(DAI)

指标	评分	解读
排便频率(每天)	0	排便次数正常
	1	比正常多 1~2 次
	2	比正常多 3~4 次
	3	比正常多 5 次以上
直肠出血	0	未见出血
	1	不到一半的时间可见便中混有血液
	2	大部分时间可见便中明显混有血液
	3	便血
内镜检查所见	0	正常或无活动性疾病
	1	轻微病变
	2	中度病变
	3	重度病变
医生的总体评价	0	正常
	1	轻度疾病
	2	中度疾病
	3	重度疾病

评分 0~2 表示缓解，3~5 表示轻度疾病，6~10 表示中度疾病，11~12 表示重度疾病。

表 94.2　溃疡性结肠炎的蒙特利尔分类

严重性	定义
S0 临床缓解	无症状
S1 轻度 UC	每天排遍 ≤4 次，无全身性疾病，红细胞沉降率(ESR)正常
S2 中度 UC	每天排遍 >4 次，存在轻微全身性疾病征象
S3 重度 UC	每天至少 6 次血便，脉搏 >90 次/min，体温 ≥37.5℃，Hb<10.5g/dl，ESR≥30mm/h

表 94.3　克罗恩病的蒙特利尔分类

指标	定义
诊断时年龄	A1 16 岁及以下
	A2 17~40 岁
	A3 40 岁以上
部位	L1 回肠
	L2 结肠
	L3 回结肠
	L4 单纯上消化道疾病
疾病行为	B1 非狭窄性、非穿透性
	B2 狭窄性
	B3 穿透性
	p 肛周疾病

患者会在诊断时年龄、部位和疾病行为的每个分类中获得一个分级。例如，患者被分类为 A2,L3,或 B2p 级。

影像学检查

应根据主要症状安排影像学检查。仅以评估是否有 IBD 为目的的影像学检查通常没有指征，但在某些情况下对疑似 IBD 的并发症进行影像学评估可能是必要的。腹部平片可能有助于肠梗阻、穿孔和中毒性巨结肠的评估。用于评估 IBD 患者的常规 CT 检查通常应限于需要干预的疑似并发症患者，因为多数患者完全没有可干预的并发症，并且部分 IBD 患者一生中会接受多次 CT 检查[6,7]。溃疡性结肠炎患者不太可能出现穿孔或脓肿，而且影像学检查可能只显示炎症的范围。CT 发现的潜在可干预的克罗恩病并发症包括梗阻、包块、感染、炎症和脓肿[8]。为评估其他潜在病变情况(例如，阑尾炎)，应进行 CT 检查。

处理

当怀疑患者有未确诊的 IBD 时，治疗应按需补充水和电解质。

一项回顾性研究显示，克罗恩病患者术前使用麻醉性镇痛药(narcotic)与较长的住院时间和较多的术后并发症相关[9]。

对于血性腹泻患者，经验性抗生素治疗可能是必要的，因为这是感染性结肠炎常见的表现。虽然以前认为抗生素在 IBD 治疗中发挥有益的作用，但对照试验的结果对这种观点提出了质疑[10]。

在急诊医疗机构，对于尚未确诊但推测是 IBD 的患者，应尽可能避免使用 IBD 特异性药物(如类固醇激素、免疫调节剂)进行治疗，而应把患者转诊到将对其进行随访的胃肠专科医师处进行进一步处理。

一般而言，症状轻微、生命体征正常、体格检查结果良好且血化验结果令人安心的患者，在有规律地随访和适当的预防措施下出院是安全的。急诊医护人员应将中、高危患者转诊到胃肠病学专科进行进一步检查并做出最终诊断。低危患者由能监测患者症状并在必要时能将患者转诊到胃肠病学专科的初级保健医务人员随访即可。

存在腹膜炎、肠梗阻、肠穿孔、中毒性巨结肠或出血等急性并发症的患者，应住院并接受适当的会诊。

（王伟岸 译，潘国宗 校）

推荐资源

- Berg DF, Bahadursingh AM, Kaminski DL, Longo WE. Acute surgical emergencies in inflammatory bowel disease. Am J Surg. 2002;184:45–51.
- El-Chammas K, Majeskie A, Simpson P, Sood M, Miranda A. Red flags in children with chronic abdominal pain and Crohn's disease-a single center experience. J Pediatr. 2013;162:783–7.
- Griffey RT, Fowler KJ, Theilen A, et al. Considerations in imaging among emergency department patients with inflammatory bowel disease. Ann Emerg Med. 2017;69:587–99.

参考文献

1. Epidemiology of the IBD. Centers for disease control and prevention, centers for disease control and prevention, 31 Mar 2015. www.cdc.gov/ibd/ibd-epidemiology.htm.
2. Cioffi M, et al. Laboratory markers in ulcerative colitis: current insights and future advances. World J Gastrointest Pathophysiol. 2015;6(1):13. https://doi.org/10.4291/wjgp.v6.i1.13.
3. Khor B, Gardet A, Xavier RJ. Genetics and pathogenesis of inflammatory bowel disease. Nature. 2011;474:307–17.
4. Peyrin-Biroulet L, Panés J, Sandborn WJ, Vermeire S, Danese S, Feagan BG, et al. Defining disease severity in inflammatory bowel diseases: current and future directions. Clin Gastroenterol Hepatol. 2016;14(3):458–354.
5. Satsangi J, Silverberg MS, Vermeire S, Colombel JF. The Montreal classification of inflammatory bowel disease: controversies, consensus, and implications. Gut. 2006;55(6):749–53. https://doi.org/10.1136/gut.2005.082909.
6. Gashin L, Villafuerte-Galvez J, Leffler DA, Obuch J, Cheifetz AS. Utility of CT in the emergency department in patients with ulcerative colitis. Inflamm Bowel Dis. 2015;21(4):793–800.
7. Govani SM, Guentner AS, Waljee AK, Higgins PD. Risk stratification of emergency department patients with Crohn's disease could reduce computed tomography use by nearly half. Clin Gastroenterol Hepatol. 2014;12(10):1702–7.
8. Griffey RT, Fowler KJ, Theilen A, et al. Considerations in imaging among emergency department patients with inflammatory bowel disease. Ann Emerg Med. 2017;69(5):587–99.
9. Srinath AI, Walter C, Newara MC, Szigethy EM. Pain management in patients with inflammatory bowel disease: insights for the clinician. Ther Adv Gastroenterol. 2012;5(5):339–57.
10. Travis S, Stange E, Lémann M, Øresland T, Bemelman W, Chowers Y, et al. European evidence-based consensus on the management of ulcerative colitis: current management. J Crohns Colitis. 2008;2(1):24–62.

Nidhi Malhotra and I. David Shocket

经验教训
- 炎性肠病的急症不常见，但有时可能致命。
- 在溃疡性结肠炎中，暴发性结肠炎和中毒性巨结肠是最常见的两种外科急症。
- 在克罗恩病中，脓肿形成（腹腔或肛周）、肠穿孔和肠梗阻是三种最常见的急症。
- 每天排便 6 次以上、发热、心动过速、血红蛋白低于 100g/L 和 C 反应蛋白高于 10mg/L 的患者应考虑入院治疗。
- 腹腔脓肿难以与克罗恩病加重相鉴别，因为两者都可表现为腹痛、恶心、白细胞增多和低热。不过，高于 38.6℃（101.5℉）的发热通常与腹腔脓肿相关。
- 肛周脓肿反复切开引流会导致慢性大便失禁。有 IBD 处理经验的外科医师会诊可能会降低这种风险。

咨询专家介绍

Nidhi Malhotra 和 I. David Shocket 二位医学博士都在 MedStar 华盛顿医院中心胃肠科任职。Dr. Malhotra 已经完成了炎性肠病（IBD）的亚专科培训。她积极参与 IBD 的专科培训和研究。Dr. Shocket 作为 Medstar 华盛顿医院中心胃肠科主任，其临床专长之一为治疗 IBD 患者。两人都对该专题进行授课。Medstar 华盛顿医院中心是位于华盛顿特区的一家大型城市接受转诊的三级医院。

关键临床问题的解答

1. **对有潜在并发症的炎性肠病患者进行评估时，有哪些经验可传授给急诊医务人员？**

炎性肠病（inflammatory bowel disease, IBD）患者通常由胃肠专科医师进行诊治，但患者常常因轻微不适进展到复杂的表现而就诊于急诊。在评估时，需要把可以安全出院的患者从需要进行紧急药物治疗或外科会诊并住院的患者区分开。识别这类患者可能是挑战，因为急诊并发症并不常见。不过，这些并发症可能会导致终末器官损伤（end-organ injury），常常是致命性的[1]。

2. **炎性肠病患者，担心出现哪些并发症，处理这些患者的关键概念是什么？**

溃疡性结肠炎

溃疡性结肠炎（ulcerativecolitis, UC）中，暴发性结肠炎（fulminant colitis）、中毒性巨结肠（toxic megacolon）和难治性出血（refractory bleeding）是最常见的急症。

有高达 30% 的溃疡性结肠炎病例，最先表现为暴发性结肠炎。暴发性结肠炎的总体发病率约为 10%[3]。暴发性结肠炎，炎症超出结肠黏膜时，可能触发全身炎症反应综合征（systemic inflammatory response syndrome, SIRS）。除了疾病发作的常见症状，如腹痛、血性腹泻、直肠急迫和里急后重，暴发性结肠炎还可表现出 SIRS 的征象。暴发性结肠炎患者需要密切监视，进行紧急胃肠病学和外科会诊。如果不做计算机体层摄影（CT），应进行腹部平片检查，以排除中毒性巨结肠的可能。应做粪便检查，包括艰难梭菌检测。排除肠道感染后，可以通过静脉输注环孢素、英夫利昔单抗或类固醇激素，对患者症状进行缓解。然而，对于这些患者进行的药物治疗常常失败，通常需要进行结肠次全切除术（sub-total colectomy）。

中毒性巨结肠定义为影像学检查发现的结肠扩张，可以是节段性扩张也可以是全结肠扩张。晚期中毒性巨结肠的特征为结肠肠壁积气（pneumatosis coli）征、腹膜征、梗阻和代谢性酸中毒（metabolic acidosis），晚期中毒性巨结肠可能需要紧急手术[4]。在中毒性巨结肠患者中，禁用止泻药，并且一些胃肠专科医师建议避免使用阿片制剂（opiate），因为这样可能掩盖腹膜炎的发生情况。有必要请专长于 IBD 的外科医师进行紧急会诊，以评估是否和/或何时必须行直肠与结肠切除术。肠穿孔、腹膜炎、难治性出血和影像学检查显示结肠持续性扩张是紧急结肠切除术的适应证。

克罗恩病

在克罗恩病（Crohn's disease, CD）中，伴有脓毒症（sepsis）的脓肿形成（腹内或会阴）、肠穿孔和肠梗阻是最常见的急症，并且常常需要进行外科手术[2]。

有穿孔或瘘形成的克罗恩病患者中高达 25% 的患者在临床病程的一些时间点会出现腹腔脓肿（intra-abdominal abscess）[5]。腹腔脓肿难以与克罗恩病加重相鉴别，因为两者都可表现为腹痛、恶心、白细胞增多和低热。然而，高于 38.6 ℃ 的发热通常与腹腔脓肿有关。应用类固醇激素治疗可能会减弱机体对感染的典型反应。

虽然克罗恩病相关的并发症常常需要 CT 检查进行诊断，但患者应尽可能避免暴露于电离辐射。例如，处理肛周脓肿（perianal abscess）时，医务人员在影像学检查前可考虑先进行外科会诊，因为 MRI 或直肠内镜超声（endoscopic ultrasound, EUS）可更好地显示脓肿，而无辐射风险。

克罗恩病的脓肿常常需要引流、抗生素治疗和住院治疗。大多数大的腹腔脓肿可以通过介入放射学经皮穿刺引流（percutaneous drainage）。小于 2cm 的脓肿常常可以用药物治疗[5]。然而，最初接受内科治疗的患者中超过 50% 的患者最终需要外科手术切除受累肠段，因为脓肿很有可能起因于肠穿孔（intestinal perforation）。

肛周脓肿（perianal abscess）需要充分引流，并且常常也需要留置挂线（seton）。挂线是放置在肛周瘘管内的丝线或乳胶条，便于相关脓肿的长期引流，并有助于瘘道从内向外愈合。肛周脓肿在急诊医疗机构往往易于引流，可以计划好门诊抗生素治疗的时间，进行密切随访。

肛周脓肿的反复切开引流可能引起大便失禁，并可能对患者终生的生活质量造成极大的影响。在这种情况下，通过有 IBD 专长的外科医师会诊可降低这种风险。

肛周瘘（perianal fistulas）可能需要引流和抗生素治疗。它们常常是胃肠专科医师进行生物治疗（biologic therapy）的适应证。

穿孔是外科急症。克罗恩病中的游离性穿孔（free perforation）往往罕见，发生于 1%~3% 的患者中[6]。肠穿孔的最常见部位为回肠，结肠穿孔也可见[6]，空肠穿孔较少见，上消化道穿孔更为罕见[6,7]。大多数克罗恩病的穿孔往往发展缓慢，表现为小肠-小肠瘘（entero-enteric fistulae）和腹腔脓肿。在可行的情况下，通常先用药物治疗瘘和脓肿，随后在间期进行肠切除术（interval intestinal resection）。但如果存在腹腔游离气体和/或脓毒症，则提示需要进行紧急外科手术[8]。在这些情况下，往往不可能一期吻合（primary anastomosis），需要端侧吻合术（end ileostomy）或转流性回肠造口术（diverting ileostomy）。

在克罗恩病中，肠梗阻（intestinal obstruction）是最常见的并发症，发生于多达 50% 的患者中。梗阻常常起因于急性炎症，这些急性炎症往往叠加于已有一定程度的纤维狭窄性疾病的基础之上。梗阻的初步处理方法通常是药物治疗，最开始通过给予类固醇激素来减轻急性炎症。然而，外科手术是针对狭窄的唯一确定性治疗方法。手术之后应开始进行药物治疗（生物制剂、免疫调节剂或联合治疗，目的在于避免长期使用类固醇激素进行治疗）[9]。

3. IBD：哪些患者可出院回家？哪些应住院治疗？

每天排便 6 次以上、发热、心动过速、血红蛋白低于 100g/L 和 C 反应蛋白高于 10mg/L 的患者应考虑入院治疗。合并有脓毒症（sepsis）的脓肿形成（腹内或会阴）、肠穿孔或肠梗阻的克罗恩病患者和合并有暴发性结肠炎（fulminant colitis）或中毒性巨结肠（toxic megacolon）的溃疡性结肠炎患者应住院治疗。

如果患者能够自行吃喝、控制疼痛，并且在 1 周内有合适的胃肠专科医师随访，那么在其症状轻微的情况下可安全出院。

4. 类固醇激素、抗生素、生物制剂、免疫调节剂：哪种药物是 IBD 患者的最佳出院带药？

出院回家的 IBD 患者中，轻度发病者常常应给予短疗程的布地奈德（budesonide）治疗，而轻到中度发病者应给予泼尼松（prednisone）治疗。除非有明确的感染证据，否则即将出院的 IBD 患者一般无抗生素的应用指征。

5. 在急诊医疗机构何时应怀疑未确诊的炎性肠病？如何处理新疑似炎性肠病患者？

当医务人员怀疑即将出院的患者有未确诊的 IBD 时，应进行粪便培养、艰难梭菌测定和粪便钙防卫蛋白（calprotectin）水平检测，以帮助随访中接诊患者的胃肠专科医师进行诊疗。CT 检查中发现有回肠炎或结肠炎表现的可疑但未确诊的 IBD 患者，出院时应给予抗生素而非类固醇激素治疗，因为许多患者最后可能被诊断为感染而不是 IBD。

（王伟岸　译，潘国宗　校）

推荐资源

- Colombel JF, Mahadevan U. Inflammatory bowel disease 2017: innovations and changing paradigms. Gastroenterology. 2017;152:309–12.
- Maddu KK, Mittal P, Shuaib W, Tewari A, Ibraheem O, Khosa F. Colorectal emergencies and related complications: a comprehensive imaging review-imaging of colitis and complications. AJR Am J Roentgenol. 2014;203(6):1205–16.
- Nguyen GC, Seow CH, Maxwell C, et al. The Toronto consensus statements for the management of inflammatory bowel disease in pregnancy. Gastroenterology. 2016;150(3):734–57.

参考文献

1. Cheung O, Regueiro MD. Inflammatory bowel disease emergencies. Gastroenterol Clin N Am. 2003;32(4):1269–88.
2. Berg DF, Bahadursingh AM, Kaminski DL, Longo WE. Acute surgical emergencies in inflammatory bowel disease. Am J Surg. 2002;184:45–51.
3. Roy MA. Inflammatory bowel disease. Surg Clin North Am. 1997;77:1419–31.
4. Knechtle SJ, Davidoff AM, Rice RP. Pneumatosis intestinalis: surgical management and clinical outcome. Ann Surg. 1990;212(2):160.
5. Cellini C, Safar B, Fleshman J. Surgical management of pyogenic complications of Crohn's disease. Inflamm Bowel Dis. 2010;16(3):512–7.
6. Bundred NJ, Dixon JM, Lumsden AB, Gilmour HM, Davies GC. Free perforation in Crohn's colitis: a ten year review. Dis Colon Rectum. 1985;28:35–7.
7. Katz S, Schulman N, Levin L. Free perforation in Crohn's disease: a report of 33 cases and review of literature. Am J Gastroenterol. 1986;81(1):38–43.
8. Ananthakrishnan AN, McGinley EL. Treatment of intra-abdominal abscesses in Crohn's disease: a nationwide analysis of patterns and outcomes of care. Dig Dis Sci. 2013;58(7):2013–8.
9. Mao R, Chen BL, He Y, Cui Y, Zeng ZR, Chen MH. Factors associated with progression to surgery in Crohn's disease patients with endoscopic stricture. Endoscopy. 2014;46(11):956–62.

第十三部分

腹泻

96 如何处理腹泻患者？关键的病史、体格检查和诊断注意事项

Alexa R. Gale and Matthew Wilson

经验教训

- 采用考虑5个关键问题的系统性方法，有助于缩小腹泻的鉴别诊断范围，方便进行针对性临床处理。
- 急性腹泻的大多数病因是病毒，因此不需要广泛的诊断检查或抗生素治疗。
- 细菌性腹泻或严重病程的高危临床特征包括极端年龄、免疫功能受损、最近有国际旅行经历或抗生素治疗、职业暴露（例如，日间护理、生肉/未消毒牛奶、医疗保健）或原水

暴露。
- 血清碳酸氢盐水平低于13mmol/L提示儿科患者可能无法在门诊补液。
- 如果临床上强烈怀疑或明确诊断霍乱弧菌、肠出血性大肠埃希菌、李斯特菌、沙门菌和志贺菌感染，CDC建议通知当地卫生部门。因此熟悉当地和专业学会的感染控制政策和报告制度是有益的（表96.1）。

表96.1 临床上腹泻患者的重要病史和体征

病史特征	临床意义
病程	急性<14天 持续性>14天，但<4周 慢性>4周
流行病学	旅游史 新近的疾病流行 农村或城市家庭环境 饮用水来源
医源性因素	药物:抑酸药、抗酸剂（例如，镁）、抗生素、消炎药、草药、秋水仙碱、茶碱 放射诊疗 外科手术
全身性疾病	糖尿病 HIV/AIDS 胶原血管性疾病 淋巴瘤
腹泻的量	频繁、小量、排便时疼痛:左（远端）结肠 无痛、大量粪便:小肠或右结肠病因
粪便特征	水样:渗透性或分泌性病变 含脂肪:乳糖不耐受、乳糜泻、胆管闭锁、克罗恩病 血性:侵袭性细菌感染、炎性肠病或恶性肿瘤 多屁:小肠难以吸收的碳水化合物
体格检查	色素沉着过多:艾迪生病 淋巴结病:HIV、淋巴瘤、癌 肌萎缩、水肿:营养不良
高危险素	极端年龄 免疫功能受损 最近的旅游或抗生素治疗史 职业暴露，例如，进行日间护理、医疗保健 饮用原水

Schiller L, Sellin J. Diarrhea. Sleisenger and Fordtran's Gastrointestinal and Liver Disease. Chapter 16, 221-241. e5.

美国每年急性胃肠炎（acute gastroenteritis）的门诊就诊量达 1.79 亿人次，每年近 50 万人住院，超过 5 000 人死亡[1]。对腹泻进行评估时需要根据全面病史，来确定可能的病因，针对性地制定初步处理方法，随之仔细进行体格检查，评估患者脱水的严重程度，确定患者对支持疗法的需求，并细化诊断检查方案。我们推荐按 Sweetser 等人在 2012 年概括的 5 个问题进行询问[2]，以帮助缩小腹泻的鉴别诊断范围。

"Sweetser 2012 年提出的 5 项简化的问题方法"[2]及风险评估

患者有腹泻吗？

腹泻（diarrhea）定义为每天排便 3 次及以上，或每天粪便量超过 250g。患者可能会将排便频次增多与大便失禁（fecal incontinence）或嵌塞（impaction）导致的粪便从嵌塞部位周围溢出相混淆[3]。

排除引起腹泻的药物原因

药物性腹泻（drug-induced diarrhea）很常见。确定用药和频繁排便之间的时间关系是关键。引起腹泻的常见药物包括咖啡因（caffeine）、草药/维生素补充剂和抗酸剂，尤其是那些含有镁的药物[2]。抗生素和质子泵抑制剂（proton pump inhibitor）等抑酸药因改变结肠菌群而与艰难梭菌（C. difficile）感染相关。非甾体抗炎药因激发肠道炎症而引起腹泻。化疗药物除减弱水吸收外，还会通过破坏小肠和结肠隐窝导致腹泻。

是急性腹泻还是慢性腹泻？

急性腹泻（acute diarrhea）的病程少于 14 天[3]，而持续性腹泻（persistent diarrhea）排便频次增加状态超过 14 天。腹泻持续超过 30 天称为慢性腹泻（chronic diarrhea）[4]。绝大多数急性腹泻病是病毒性的自限性疾病，很少需要评估或治疗。美国疾病控制与预防中心（Centers for Disease Control and Prevention，CDC）通过对粪便培养物的分析，确认沙门菌（Salmonella）（16.1 例每 10 万例次）、弯曲杆菌（campylobacter）（13.4 例每 10 万例次）、志贺菌（Shigella）（10.3 例每 10 万例次）、大肠埃希菌（Escherichia coli，E. coli）O157∶H7（1.7 例每 10 万例次）等细菌和隐孢子虫（Cryptosporidium）（1.4 例每 10 万例次）都是极少导致腹泻的病因[3]。然而，隐孢子虫病（cryptosporidiosis）病例会在社区游泳池暴露增加而增加[5]。慢性腹泻应该进行门诊检查、胃肠病专科会诊，以便系统地对其广泛的鉴别诊断进行评估。

究竟是炎症性腹泻、脂肪泻还是水样腹泻？

水样腹泻（watery diarrhea）可归因于渗透性或分泌性病因。渗透性腹泻（osmotic diarrhea）是由难以吸收的渗透性活性物质（如，乳果糖）所致，可通过患者对进食的反应与更为常见的分泌性腹泻鉴别开。因细菌毒素、肠道吸收表面积减少（如肠切

除）、泻药、药物和肠功能受损而致小肠电解质吸收减少时，就会发生分泌性腹泻（secretory diarrhea）[6]。虽然因内源性分泌降低患者的粪便量可能减少，但禁食期间仍会继续腹泻。渗透性腹泻患者会因禁食而症状缓解[6]。渗透性腹泻患者的电解质吸收不受影响，而分泌性腹泻患者钠和钾吸收受损，同时伴有阴离子吸收障碍[6]。

炎症性腹泻（inflammatory diarrhea）通常表现为频繁、少量排出带血的粪便。患者也可能有发热、腹痛和里急后重。炎症性腹泻提示肠道黏膜受损，其鉴别诊断包括缺血性结肠炎（ischemic colitis）、炎症肠病（inflammatory bowel disease）[例如，克罗恩病（Crohn's disease）和溃疡性结肠炎（ulcerative colitis）]和侵袭性感染[如艰难梭菌、溶组织内阿米巴（Entamoeba histolytica）、E. coli]。疑似炎症性腹泻患者可能应该给予抗生素治疗，并择期进行结肠镜检查。

脂肪性粪便（fatty stool）常常以油性或大块状粪便以及如厕时马桶中漂浮油脂为特征，常伴有体重减轻。漂浮粪便与脂肪泻（steatorrhea）无关，但通常表明结肠细菌的产气量增加[7]。脂肪吸收不良可发生于乳糜泻（celiac disease）、胰腺外分泌功能不全（pancreatic exocrine insufficiency）（如胰腺炎、胰腺肿块）、小肠细菌过度生长（small intestinal bacterial overgrowth，SIBO）或肝硬化（cirrhosis）。进一步的门诊检查可能包括苏丹红染色（Sudan stain）以评估是否有过多的粪便脂肪、内镜下进行小肠活检、计算机体层摄影（computed tomography，CT）检查评估潜在的胰腺和肝脏病变以及氢呼气试验（hydrogen breath test）判断小肠细菌过度生长情况。小肠细菌过多的情况下，就会发生 SIBO，表现为慢性腹泻、吸收不良、营养缺乏、骨质疏松（osteoporosis）和体重减轻[6]。

人为腹泻：泻药摄入所致？

泻药分为五大类：

- 容积性泻药（bulk-forming agent）[如纤维素、车前草（psyllium）]：与安慰剂相比，已证实可增加排便频次。
- 刺激性泻药（stimulant）[如番泻叶（senna）、比沙可啶（bisacodyl）]：与肌间神经丛结合，从而刺激肠道蠕动。副作用包括腹部不适、痉挛，在某些情况下会出现电解质异常。根据现有证据，不太可能引起泻药性结肠（cathartic colon）[8]。
- 渗透性泻药（osmotic laxative）[如乳果糖（lactulose）、聚乙二醇（polyethylene glycol，PEG）、甘油（glycerin）、山梨糖醇（sorbitol）]：应用广泛。研究表明，聚乙二醇比乳果糖疗效好，而且胃肠胀气和腹胀等副作用少[8]。
- 粪便软化剂（stool softener）[如多库酯钠（docusate）]：是经常使用的处方药，但不是非常有效的便秘治疗药物。
- 促分泌性泻剂（pro-secretory）[如鲁比前列酮（lubiprostone）、利那洛肽（linaclotide）]：分别通过刺激前列腺素（prostaglandin）E1 或鸟苷酸环化酶（guanylate cyclase）2c 激动剂通路发挥作用。

风险评估

侵袭性细菌病因或有复杂病程的病史的危险因素包括：极

端年龄(65岁以上)、免疫功能受损、最近有国际旅行或抗生素治疗史、伴有剧烈腹痛、发热、粪便带血、明确诊断或疑似炎性肠病、职业暴露(例如,日间护理、生肉/未消毒的乳制品、医疗保健)或原水暴露[4]。这些高危患者应考虑进行经验性抗生素治疗。例如,李斯特菌(listeria)感染的孕妇除需要多学科会诊外,还可能需要进行抗生素治疗。

诊断注意事项

单纯型急性腹泻不需要进行实验室检查来评估病情。在没有脱水或电解质紊乱等临床之虞的情况下,基础代谢指标的结果不太可能影响患者的处置。BUN监测已用于评估容量状态,但对预测儿童脱水既不敏感也不特异。尿液分析中的尿比重测定也不能准确评估腹泻的脱水程度[9]。然而,研究发现血清碳酸氢盐(bicarbonate)水平可以预测临床进程。血清碳酸氢盐水平正常表明患儿目前没有脱水,似然比在 0.18(95% CI,0.08~0.37)和 0.22(95% CI,0.12~0.43)之间[8]。血清碳酸氢盐水平低于13mmol/L,表明患儿可能无法在门诊补液治疗[10,11]。

美国传染病协会(Infectious Diseases Society of America,IDSA)建议对伴有发热、血便或黏液样便、腹部剧烈绞痛或压痛或有脓毒症(sepsis)征象的腹泻患者进行粪便检测,但可能需要时间等化验结果,因此这些患者需要门诊密切随访[4]。对于社区获得性腹泻或旅行者腹泻(traveler's diarrhea),如果伴有发热或粪便带血症状,沙门菌、志贺菌、弯曲杆菌、大肠杆菌 O157:H7 和艰难梭菌的粪便培养可能对诊断有帮助。对医院性或最近采用抗生素/化疗治疗的患者而言,有艰难梭菌毒素试验检测的指征。对于持续性腹泻(14天)患者,粪便寄生虫[贾第鞭毛虫(Giardia)、隐孢子虫、环孢子虫(Cyclospora)、贝氏等孢球虫(Isospora belli)]的检测可以指导治疗[4]。因为这些结果最终可能由患者的初级保健医生来管理,所以急诊医务人员应将粪便检查结果转给其初级保健医生。

美国CDC建议,如果强烈怀疑或明确诊断下列细菌性腹泻病,应向当地卫生部门报告:霍乱弧菌(cholera)、肠出血性大肠杆菌(enterohemorrhagic E. coli)、李斯特菌(listeria)、沙门菌(Salmonella)和志贺菌(Shigella)等。

对于典型的腹泻病,无放射影像学检查的指征。除了将腹泻的主诉作为提示严重外科疾病的一系列症状或体征的一部分,还应该看这些疾病是否伴有全身症状(发热、出血或体重减轻)、腹痛和体格检查时腹部压痛。如果有,则应进行放射检查。为了鉴别肠梗阻、粪便嵌塞、肠缺血、胃旁路术后吸收不良或肿块,可进行腹部平片或计算机体层摄影检查。

(施英瑛 吴丽莎 译,王伟岸 校)

推荐资源
- FoodNet – CDC surveillance of foodborne diseases. https://www.cdc.gov/foodnet/surveillance.html.
- National Outbreak Reporting System (NORS) – web based platform used by local, state, and territorial health departments to report waterborne and foodborne disease outbreaks and enteric disease outbreaks. https://www.cdc.gov/nors/index.html.
- Schiller LR, Sellin JH. Diarrhea. In: Feldman M, Friedman LS, Brandt LJ, editors. Sleisenger and Fordtran's gastrointestinal and liver disease. Philadelphia: Saunders Elsevier; 2010. p. 211–32.
- Shane A, Mody R, Crump J, Tarr P, Steiner T, Kotloff K, et al. 2017 Infectious Diseases Society of America clinical practice guidelines for the diagnosis and management of infectious diarrhea. Clin Infect Dis. 2017;65(12):e45–80.
- Thielman NM, Guerrant RL. Acute infectious diarrhea. N Engl J Med. 2004;350:38–47.

参考文献

1. Scallan E, Griffin PM, Angulo FJ, Tauxe RV, Hoekstra R. Foodborne illness acquired in the United States – unspecified agents. Emerg Infect Dis. 2011;17:16–22.
2. Sweetser S. Evaluating the patient with diarrhea: a case based approach. Mayo Clin Proc. 2012;87(6):596–602.
3. Thielman NM, Guerrant RL. Acute infectious diarrhea. N Engl J Med. 2004;350:38–47.
4. Guerrant RL, Van Gilder T, Steiner TS, Thielman NM, Slutsker L, Tauxe RV, et al. Practice guidelines for the management of infectious diarrhea. Clin Infect Dis. 2001;32:331–50.
5. Crawford C. Cryptosporidiosis outbreaks on the rise, CDC warns [document on the Internet]. AAFP News, American Academy of Family Physicians; 2015 July 1. Available from: https://www.aafp.org/news/health-of-the-public/20150701cryptooutbreaks.html.
6. Schiller LR, Sellin JH. Diarrhea. In: Feldman M, Friedman LS, Brandt LJ, editors. Sleisenger and Fordtran's gastrointestinal and liver disease. Philadelphia: Saunders Elsevier; 2010. p. 211–32.
7. Bardhan PK, Beltinger J, Beltinger RW, Hossain A, Mahalanabis D, Gyr K. Screening of patients with acute infectious diarrhoea: Evaluation of clinical features, faecal microscopy, and faecal occult blood testing. Scan J Gastroenterol. 2000;3591:54–60.
8. Rhodes F, Carty E. Laxatives: a rational approach to prescribing. Br J Hospital Med. 2014;75(8):C114–8.
9. Churgay CA, Aflab Z. Gastroenteritis in children: part I. Diagn Am Fam Physician. 2012;85(11):11.
10. Steiner MJ, DeWalt DA, Byerley JS. Is this child dehydrated? JAMA. 2004;291(22):2746–54.
11. Teach SJ, Yates EW, Feld LG. Laboratory predictors of fluid deficit in acutely dehydrated children. Clin Pediatr (Phila). 1997;36(7):395–400.

腹泻患者的抗生素管理：哪些患者需要抗生素？应选择哪种抗生素？

Alexa R. Gale and Matthew Wilson

经验教训

- 粪便细菌培养阳性罕见。
- 在发达国家，弯曲杆菌感染占 3%，沙门菌感染占 2%，而其他细菌（ETEC、其他 *E.coli*、志贺菌和霍乱弧菌）感染都低于 0.2%。
- 在对大肠杆菌 O157:H7、志贺菌或含 O157:H7 噬菌体的弯曲杆菌抗生素治疗后发现，产志贺氏毒素大肠杆菌（STEC）与溶血性尿毒综合征（HUS）相关。
- 根据病史或体征，提示侵袭性细菌疾病的患者可以按 IDSA 推荐的方案给予抗生素治疗。
- 经验性抗生素治疗应根据患者的风险情况针对常见病因或最可能的细菌性病因来进行。

哪些患者需要抗生素治疗？

抗生素（antibiotics）对大多数腹泻患者无益，病程少于 5 天的单纯型腹泻患者不应给予抗生素治疗。粪便细菌培养很少呈阳性[1]。在发达国家，引起腹泻的细菌病原体中弯曲杆菌（*Campylobacter*）占 3%，沙门菌（*Salmonella*）占 2%，其他细菌病原体（ETEC、其他 *E.coli*、志贺菌和霍乱弧菌）均占不到 0.2%[2]。大多数急性腹泻是病毒性的。具体来说，诺如病毒（norovirus）是急性腹泻的常见病因，与邮轮和托儿所/学校的腹泻性疾病的暴发有关。轮状病毒（rotavirus）也是常见的病毒性病因。随着轮状病毒疫苗的应用，季节相关腹泻暴发流行的发病率和严重程度都有所下降[3]。

应忠告患者，经验性抗生素治疗（empiric antibiotics）不仅不会让大多数急性腹泻患者受益，而且还会对患者的肠道菌群产生短期和长期的有害影响[4]。抗菌剂（antibacterial agent）的严重副作用包括抗微生物药耐药性（antimicrobial resistance）的发生、药物费用增加、根除肠道正常菌群以及喹诺酮类药物

（quinolones）诱导志贺毒素噬菌体（Shiga toxin phage）产生[1]。

即使确定了细菌来源，抗生素的价值也可能有限。几项研究表明抗生素治疗后，弯曲杆菌感染症状的持续时间只是略有缩短。这些研究的荟萃分析显示，与安慰剂相比，抗生素治疗[氟喹诺酮（fluoroquinolone）或阿奇霉素（azithromycin）]的患者在 1 天内症状改善，两组患者的症状都是自限性的[5]。研究证实，抗微生物治疗（antimicrobial treatment）对明确的沙门菌感染性腹泻无效[5]。

在大肠杆菌（*Escherichia coli*）O157:H7、志贺菌或含 O157:H7 噬菌体（phage）的弯曲杆菌感染中应用抗生素治疗后，产志贺毒素大肠杆菌（shiga toxin-producing *E.coli*，STEC）与溶血性尿毒综合征（hemolytic-uremic syndrome，HUS）发生相关。在危险因素的前瞻性评估中，抗生素与溶血性尿毒综合征的发生独立相关[6]。溶血性尿毒综合征可导致微血管病性溶血性贫血（microangiopathic hemolytic anemia）、急性肾损伤（acute kidney injury）和血小板减少症（thrombocytopenia）。血管内皮损伤可能是致命的，也可能导致需要透析（dialysis）的急性肾损伤。研究表明，腹泻期间静脉输液可以降低儿童的急性肾损伤风险[5]。STEC 通常表现为无发热的血性腹泻（bloody diarrhea），无血性腹泻史的患者只有 10% 发生溶血性尿毒综合征[5]，近 65% 的 STEC 患者白细胞增多（leukocytosis）$>10\times10^9/L$[5]。虽然 PCR 已用于志贺毒素噬菌体（shiga toxin phage）快速诊断的研究，但尚未广泛开展，推荐采用 STEC O157 和志贺毒素试验（shiga toxin test）进行检测。在明确病原菌鉴定前，临床医生不得不谨慎对待抗生素治疗。

选择哪种抗生素治疗？

在急诊机构，具体致病菌通常来说不能及时培养确定，用于急诊决策和管理。病史或体征提示侵袭性细菌疾病的患者，可以按 IDSA 推荐的方案给予抗生素治疗（antibiotic treatment）。经验性抗生素治疗应针对常见病因或根据最有可能的病原菌进行（表 97.1）。

表 97.1　疑似的细菌病因学和建议的抗生素治疗方案

临床特征	病因	治疗
疑似细菌性病因	不明	• 环丙沙星 500mg,口服,2 次/d,服用 1~3 天 • 左氧氟沙星 500mg,口服,1 次/d,服用 1~3 天 • 阿奇霉素 500mg,口服,1 次/d,服用 3 天 • 复方磺胺甲噁唑,口服,2 次/d,服用 5 天 <3 个月龄婴儿 　• 第三代头孢菌素(按体重给药) 　• 阿奇霉素(按体重给药) 疑似弯曲杆菌 　• 阿奇霉素 500mg,口服,1 次/d,服用 3 天
旅行者腹泻:国际旅游后出现急性腹泻,常常有腹部绞痛、里急后重、恶心、呕吐	ETEC、诺如病毒、轮状病毒、沙门菌、弯曲杆菌、志贺菌、气单胞菌、拟杆菌和弧菌	• 阿奇霉素 1 000mg,口服,单次剂量 • 环丙沙星 500mg,口服,2 次/d,服用 3 天 • 复方磺胺甲噁唑,口服,2 次/d,服用 3 天 治疗可缩短病程 2~3 天
发热/侵袭:严重痢疾,有发热/血性腹泻;传染性强	弯曲杆菌、沙门菌、志贺菌和耶尔森菌	• 环丙沙星 500mg,口服,2 次/d,服用 3 天 • 复方磺胺甲噁唑,口服,2 次/d,服用 3 天 治疗可缩短细菌脱落的时间
原水暴露后持续性腹泻	贾第鞭毛虫	• 甲硝唑 500mg,口服,3 次/d,服用 7~10 天
血性腹泻、腹痛,无发热	疑似 STEC	• 不用抗菌药物,因为可增加 HUS 的风险,而不改善病情
"米汤样腹泻";霍乱肠毒素引起的严重脱水性分泌性腹泻,在美国只发生在海湾沿岸疫区	霍乱弧菌	• 多西环素 300mg,口服,单次剂量 • 复方磺胺甲噁唑,口服,2 次/d,服用 3 天 或 • 环丙沙星 500mg,口服 3 天 • 阿奇霉素 1 000mg,口服,单次剂量
严重痢疾,伴发热/血性腹泻;传染性强	志贺菌	• 复方磺胺甲噁唑,口服,2 次/d,服用 3 天 • 环丙沙星/左氧氟沙星,500mg,口服,2 次/d,服用 3 天 治疗可降低细菌消除的时间,并缩短病程
急性水样泻;伴有"假性阑尾炎"	耶尔森菌	• 抗生素治疗通常只有免疫功能受损患者需要
急性水样泻;有家禽传染源,与吉兰-巴雷综合征、反应性关节炎和 IBD 相关	弯曲杆菌	• 红霉素 500mg,口服,2 次/d,服用 5 天
发展中国家中食源性、旅行性或儿童腹泻;多个菌株	大肠杆菌	ETEC: • 复方磺胺甲噁唑,口服,2 次/d,服用 3 天 或 • 环丙沙星/左氧氟沙星 500mg,口服,2 次/d,服用 3 天
全身性(发热,躯体痛、颈强直);人传人(伤寒型)	沙门菌	• 不常规推荐抗生素治疗,除非患者存在免疫功能受损、极端年龄、心脏瓣膜病或持续性症状 • 复方磺胺甲噁唑,口服,2 次/d,服用 5~7 天 或 • 环丙沙星/左氧氟沙星 500mg,口服,2 次/d,服用 5~7 天
轻度全身性症状(发热、躯体痛),在孕妇和免疫功能受损患者为严重侵袭性疾病	李斯特菌	• 不常规推荐抗生素治疗,除非免疫功能受损或妊娠,在这种情况下可选用氨苄西林

Adapted from Guerrant(Ref.[1]),Lubbert(Ref.[4]),Shane(Ref.[5]).

经验性抗生素治疗

IDSA 推荐[5]

（a）<3 个月龄婴儿,疑似细菌性感染

（b）推测因志贺菌感染而有发热(医疗机构记录的)、腹痛、血性腹泻和细菌性痢疾(血性粪便不常见、发热、腹部绞痛、里急后重)的具有免疫能力的患者

（c）最近进行国际旅游的患者,体温≥38.5℃

（d）脓毒症征象(伤寒患者也应进行血培养)

高危患者在等待粪便检测结果时应根据临床表现确定患者是否需要经验性抗生素治疗。高危因素包括:

- 免疫功能受损
- 极端年龄
- 便中带血或便潜血阳性(细菌性病因可能性较高)
- 高危暴露(当地疾病暴发资料、职业暴露、原水水源暴露)

（施英瑛 译,王伟岸 校）

推荐资源

- Shane AL, Mody RK, Crump JA, Tarr PI, Steiner TS, Kotloff K, Langley JM, Wanke C, Warren CA, Cheng AC, Cantey J, Pickering LK. 2017 Infectious Diseases Society of America clinical practice guidelines for the diagnosis and management of infectious diarrhea. Clin Infect Dis. 2017;65(12):e45–80. https://doi.org/10.1093/cid/cix669

参考文献

1. Guerrant RL, Van Gilder T, Steiner TS, Thielman NM, Slutsker L, Tauxe RV, et al. Practice guidelines for the management of infectious diarrhea. Clin Infect Dis. 2001;32:331–50.
2. Fletcher SM, McLaws ML, Ellis JT. Prevalence of gastrointestinal pathogens in developed and developing countries: systematic review and meta-analysis. J Public Health Res. 2013;2(1):42–53.
3. Centers for disease control and prevention. Reduction in rotavirus after vaccine introduction – United States, 2000–2009. MMWR Morb Mortal Wkly Rep. 2009;58(41):1146–9.
4. Lübbert C. Antimicrobial therapy of acute diarrhoea: a clinical review. Expert Rev Anti-Infect Ther. 2016;14(2):193–206. https://doi.org/10.1586/14787210.2016.1128824.
5. Shane AL, Mody RK, Crump JA, Tarr PI, Steiner TS, Kotloff K, et al. 2017 infectious diseases society of America clinical practice guidelines for the diagnosis and management of infectious diarrhea. Clin Infect Dis. 2017;65(12):1963–73. https://doi.org/10.1093/cid/cix669.
6. Wong CS, Jelacic S, Habeeb RL, Watkins SL, Tarr PI. The risk of the hemolytic-uremic syndrome after antibiotic treatment of Escherichia coli O157:H7 infections. N Engl J Med. 2000;342(26):1930.

关于口服补液、补锌、饮食、益生
菌和抑制动力药，应给予哪些出院
指导？

Alexa R. Gale and Matthew Wilson

表 98.1 腹泻的治疗建议总结

分类	建议
补液、电解质、营养物	Pedialyte、Infalyte、WHO-ORT 低渗溶液等补充电解质 补锌
饮食	尽早开始正常饮食 继续给予婴儿和儿童奶制品 成年人限制奶制品摄入，因为担心一过性乳糖不耐受
益生菌	可以使用，不会产生伤害，可能有帮助
抑制胃肠运动药物	可以使用，用于旅行者腹泻和分泌性腹泻 可能可用于侵袭性腹泻 如果怀疑 C. difficile 或 STEC 感染，应慎重

口服补液治疗

因为大多数腹泻病会持续 7~14 天，补充水分、电解质和营养物是治疗的关键。对于轻度至中度脱水患者，建议采用口服补液疗法（oral rehydration therapy，ORT）治疗，它是一种安全、经济有效的液体和电解质的替代品。口服补液疗法是 40 年前开发应用的。当时发展中国家霍乱（cholera）暴发，出现了大量患者。口服补液疗法是当时无菌性静脉补液的替代品。口服补液疗法是一种"添加碱基的含葡萄糖-电解质的等渗溶液［如，世界卫生组织（World Health Organization，WHO）的 ORT 中

加入了柠檬酸盐］，旨在纠正脱水和代谢性酸中毒（metabolic acidosis）"[1]。按照过度活跃的肠道可以承受的量将钠、葡萄糖和碳酸氢钠进行配比，配制成口服补盐液，确保其浓度足以补充腹泻导致的电解质丢失[2]。

标准 WHO-ORT 补盐液（渗透压 311mmol/L）有局限性，如不能降低非霍乱性腹泻患者腹泻的严重程度，并有产生高钠血症（hypernatremia）的风险。2002 年，世卫组织推荐了一种渗透压<250mmol/L 的低渗口服补盐液。一项比较标准 WHO-ORT 补盐液和低渗性口服补盐液（hypotonic oral rehydration solution，ORS）对患儿疗效的荟萃分析显示，低渗性 ORS 治疗组儿童的排便量和呕吐次数减少[3]。然而，对儿童和成年人疗效的联合分析发现低渗性 ORS 治疗组的低钠血症（hyponatremia）发生率较高，但没有严重的预后差异[4]。

一项对来自 11 个国家的 16 项研究的荟萃分析，共纳入 1 545 例儿童，发现与静脉补液相比，口服补液伴随的主要不良事件少（相对风险 0.36，95% CI，0.14~0.89）、住院时间短（平均 21 小时；95% CI，8~35 小时）。口服补液的失败率为 4%（95% CI，3%~5%）[5]。随后 2006 年循证医学综述证实，静脉补液与口服补液在补液失败率、24 小时内总补液量、低钠/高钠血症发生率或腹泻病程方面没有差异[6]。

含糖量高的运动饮料也是可以接受的补盐液，但在 2 岁以下的儿童应慎用。苏打水和果汁含糖量高，可加重腹泻和脱水[7]。清液（clear liquid）（例如，水、苏打水、鸡汤和苹果汁）也应避免，因为它们往往是低渗的，不足以补充钾和钠[2]。

2004 年，世界卫生组织和联合国儿童基金会（United Nation's Children Fund，UNICEF）建议为<5 岁的急性腹泻儿童补充锌。包含 18 822 例<5 岁腹泻儿童病例的系统综述中，有 9 460 例患儿补锌治疗，9 353 例患儿未补锌治疗。研究发现，补锌治疗的儿童"病程缩短、排便量降低、排便频率降低、住院时间缩短且发病持续时间超过 3~7 天的比例下降"[8]。研究发现补锌治疗儿童腹泻的病程超过 3~7 天的总降低率为 26%。锌的剂量似乎对结果无显著影响[8]。

饮食治疗

饮食方面，患者不应再像过去提倡的那样只吃香蕉、米饭、苹果酱和土司面包（toast），而是应健康饮食来促进肠上皮细胞的恢复。比较开始补液后早期恢复进食（<12h）和晚期恢复进

食（>12h）的 RCT 试验发现，两组间在呕吐、持续性腹泻发生、对静脉补液的需求或住院时间上没有差异。但两组患者的腹泻病程差异很大，有关重新进食策略对腹泻病程的影响尚未得出结论[9]。因为腹泻后常常出现短暂的乳糖不耐受（lactose intolerance），所以含乳糖（lactose）的食物可能难以消化。然而，IDSA 指南建议："在腹泻发病期间婴儿和儿童应继续母乳喂养，补液期间或补液完成后立即恢复适合年龄段的普通饮食"[10]。

益生菌

益生菌（probiotics）可缩短腹泻的病程。根据最近一项对 63 项研究的循证医学综述，益生菌治疗急性腹泻没有不良事件，并且会使腹泻病程缩短（4 555 例患者，35 项试验，平均差异 24. 76 小时；95%CI 15. 9~33. 6 小时）[11]。最后，在门诊按耐受程度逐渐恢复正常饮食后，应继续关注以电解质为基础的液体复苏情况，以促进肠上皮细胞的持续恢复。

抑制胃肠运动药物

洛哌丁胺（loperamide）是一种阿片受体激动剂，作用于肠道局部，除抑制液体和电解质分泌外，还可以减弱肠壁运动。适用于非特异性腹泻、轻度旅行者腹泻、肠易激综合征、肠切除后或炎性肠病引起的慢性腹泻以及化疗引起的腹泻。2 岁以下儿童禁用洛哌丁胺，12 岁以下儿童应慎用该药。

治疗剂量下，洛哌丁胺是安全的，但大剂量应用会出现心脏不良事件。在所报告的 48 例不良事件中，大多数与自我治疗中阿片药物的戒断症状或为获得欣快感而故意滥用有关。已报道的心电图异常包括 QT 间期延长、QRS 波群宽大和室性心律失常[12]。研究表明，洛哌丁胺在开始治疗后 24 小时和 48 小时可减轻腹泻，并缩短症状的病程[10]。抗生素与抑制胃肠运动药物同时合用治疗旅行者腹泻的作用已经明确。研究表明，在旅行者腹泻患者中，洛哌丁胺可以减少排便量、缩短症状持续时间，而不良事件没有增加[13]。

过去如果怀疑为侵袭性病原体（invasive pathogen），如沙门菌、志贺菌和侵袭性 E. Coli，则不鼓励使用抑制胃肠运动药物，这种观点很大程度上是根据动物试验和观察研究的报告形成的。然而，多项研究证实洛哌丁胺治疗旅行者腹泻能够改善患者症状而无不良事件，基于这一事实，上述陈规受到质疑。对产气荚膜梭菌（Clostridium perfringens）和产志贺氏毒素大肠杆菌（Shigella toxin E. Coli，STEC）的感染一直都非常关注，前者是因为有发生中毒性巨结肠（toxic megacolon）的风险，而后者有发生溶血性尿毒综合征（hemolytic uremic syndrome，HUS）的风险。在一项对纳入 55 例患者的 20 篇抑制胃肠运动药物治疗艰难梭菌感染的病例报告的分析中发现，"有并发症或死亡的患者是那些最初只给予抑制胃肠运动药而未给予恰当抗生素治疗的患者"[14]。据报道，甲硝唑（metronidazole）或万古霉素（vancomycin）联合抑制胃肠运动药物治疗的患者没有并发症[14]。基于上述研究，作者认为他们的"系统文献综述对如下

假设并不支持，即用于治疗艰难梭菌腹泻和结肠炎的抑制胃肠运动药物通过增加继发于肠道淤滞或微生物定植的局部毒素效应而加重病情"[14]。然而，鉴于抑制胃肠运动药物——洛哌丁胺治疗艰难梭菌感染会恶化其临床病程的共识建议和病例报告，应避免使用洛哌丁胺治疗艰难梭菌感染或侵袭性细菌感染。

（施英瑛 译，王伟岸 校）

推荐资源
- Binder HJ, Brown I, Ramakrishna BS, Young GP. Oral rehydration therapy in the second decade of the twenty-first century. Curr Gastroenterol Rep. 2014;16:376.

参考文献

1. Binder HJ, Brown I, Ramakrishna BS, Young GP. Oral rehydration therapy in the second decade of the twenty-first century. Curr Gastroenterol Rep. 2014;16(3):376.
2. Churgay CA, Aftab Z. Gastroenteritis in children: part I. Diagn Am Fam Physician. 2012;85(11):1059–62.
3. Hahn S, Kim S, Garner P. Reduced osmolarity oral rehydration solution for treating dehydration caused by acute diarrhea in children. Cochrane Database Sys Rev. 2002;1:CD002847.
4. Muskiwa A, Vomink J. Oral rehydration salt solution for treating cholera: <270 mOsm/L solutions vs > 310 mOsm/L solutions. Cochrane Database Sys Rev. 2009;2:CD003754.
5. Fonseca BK, Holdgate A, Craig JC. Enteral vs intravenous rehydration therapy for children with gastroenteritis: a meta-analysis of randomized controlled trials. Arch Pediatr Adolesc Med. 2004;158(5):483–90.
6. Hartling L, Bellemare S, Wiebe N, Russell K, Klassen TP, Craig W. Oral versus intravenous rehydration caused by acute diarrhea in children. Cochrane Database Syst Rev. 2006;3:CD004390.
7. Pillow MT, Porter E, Hostetler MA, ACEP. Now focus on: current management of gastroenteritis in children. ACEP News. 2008:9.
8. Lamberti LM, Walker CL, Chan KY, Jian WY, Black RE. Oral zinc supplementation for the treatment of acute diarrhea in children: a systematic review and meta-analysis. Nutrients. 2013; 5(11):4715–40.
9. Gregorio G, Dans L, Silvestre M. Early versus delayed refeeding for children with acute diarrhea. Cochrane Database Sys Rev. 2011;7:CD007296.
10. Shane AL, Mody RK, Crump JA, Tarr PI, Steiner TS, Kotloff K, Langley JM, et al. 2017 Infectious Diseases Society of America clinical practice guidelines for the diagnosis and management of infectious diarrhea. Clin Infect Dis. 2017;65(12):e45–80.
11. Allen SJ, Martinez EG, Gregorio GV, Dans LF. Probiotics for treating acute infectious diarrhoea. Cochrane Database Syst Rev. 2010;11:CD003048.
12. Wu PE, Juurlink DN. Clinical Review: loperamide toxicity. Ann Emerg Med. 2017;70(2):245–52.
13. Riddle MS, Connor BA, Beeching NJ, DuPont HL, Hamer DH, Kozarsky P, et al. Guidelines for the prevention and treatment of travelers' diarrhea: a graded expert panel report. J Travel Med. 2017;24(suppl_1):S63–80.
14. Koo HL, Koo DC, Musher DM, DuPont HL. Antimotility agents for the treatment of Clostridium difficile diarrhea and colitis. Clin Infect Dis. 2009;48(5):598–605.

99 旅行者腹泻

Alexa R. Gale and Matthew Wilson

经验教训
- 轻度旅行者腹泻不干扰患者的生活,仅需对症治疗而不需要抗生素治疗。
- 中度旅行者腹泻干扰患者的正常活动,需要用抑制胃肠运动药物和抗生素治疗。
- 重度旅行者腹泻令患者痛苦,抗生素是一线治疗药物。
- 持续性旅行者腹泻可能是原虫或寄生虫引起的。

对多数人而言,国际旅行方便易行。旅行者腹泻(traveler's diarrhea,TD)是一种在旅行两周内发生腹泻、腹痛、发热、呕吐和血性腹泻的临床综合征。美国 CDC 估计,旅行者腹泻发病率为 30% ~ 70%[1]。旅行者腹泻风险最高的地区是亚洲、中东、非洲、北美洲的墨西哥、中美洲和南美洲。细菌性病原体占旅行者腹泻病例的 80% ~ 90%[1]。流行病学上,旅行者腹泻的发病率在性别和年龄上是相同的。然而,婴幼儿的病情可能更为严重,需要住院治疗[2]。虽然大多数旅行者腹泻病例是自限性的,但病程可能会因存在长期后遗症而复杂化,常见的后遗症如吉兰-巴雷综合征(Guillain-Barre syndrome)、反应性关节炎(reactive arthritis)、肠易激综合征(irritable bowel syndrome)和慢性腹泻[1]。

详细的病史和体格检查是旅行者腹泻处理的第一步。旅行者腹泻在很大程度上以症状对日常生活活动的功能影响为特征。警报征象,例如腹部膨胀或剧烈腹痛,提示应进行更广泛的鉴别诊断。重要的是,要记录患者的旅行史、出发前的疫苗接种情况以及食用的食物类型等。例如,虽然大多数旅行者腹泻由细菌引起,但乘坐游轮旅行的患者诺如病毒的发病率较高。最常见的细菌病原体是产肠毒素大肠杆菌(enterotoxigenic *Escherichia coli*,ETEC)、肠聚集性大肠杆菌(enteroaggregative *E. Coli*)、弥漫黏附性大肠杆菌(diffusely adherent *E. Coli*)、诺如病毒(norovirus)、轮状病毒(rotavirus)、沙门菌(*Salmonella* species)、空肠弯曲菌(*Campylobacter jejuni*)、志贺菌(*Shigella*)、气单胞菌(*Aeromonas* species)、脆弱拟杆菌(*Bacteroides fragilis*)和弧菌(*Vibrio* species)[2]。

在处理脱水后,治疗取决于病情的严重程度和症状的持续时间。根据腹泻的功能影响而非腹泻量对旅行者腹泻严重程度进行分类(表 99.1)。持续性腹泻(persistent diarrhea),即症状超过 14 天,应进行进一步检查和治疗。

表 99.1 旅行者腹泻的主要类型[8,9]

旅行者腹泻分类	治疗建议
预防治疗	抗微生物预防治疗用于存在高危并发症的旅行者 利福昔明,200mg,口服,3 次/d,服用 3 天,推荐用于预防 氟喹诺酮类药物不推荐用于预防 次水杨酸铋(具有高水平证据)
轻度 可耐受的腹泻,不令人痛苦,不干扰既定活动	不推荐抗生素治疗 洛哌丁胺开始口服 4mg,随后每次不适排便后 2mg,最大剂量 16mg/d 或 次水杨酸铋 2 片或 30ml 口服,每 30 ~ 60min 1 次,最高 8 次/d,至多 2 天
中度 令人痛苦或干扰既定活动的腹泻	阿奇霉素 1g,单次剂量口服(具有高水平证据) 左氧氟沙星 500mg,单次剂量口服 环丙沙星 500mg,单次剂量口服 氟喹诺酮类药物(注意:在亚洲可能耐药,可能产生不良的生态失调后遗症和肌肉骨骼后果) 洛哌丁胺辅助治疗或不用抗生素的单一疗法(具有高水平证据)
重度 不能进行既定活动或完全妨碍既定活动的腹泻,所有痢疾均视为重度	应采用抗生素治疗(具有高水平证据) 阿奇霉素是首选抗生素(具有中等水平证据) 氟喹诺酮类可用于治疗重度、非痢疾性旅行者腹泻 利福昔明可用于治疗重度、非痢疾性旅行者腹泻 可采用单次剂量抗生素方案(具有高水平证据)

轻度旅行者腹泻

定义:可以忍受的腹泻,不令人痛苦,也不干扰既定活动。

对于轻度旅行者腹泻，推荐洛哌丁胺（loperamide）而非抗生素治疗。在一项对310例旅行者腹泻成年患者的研究中，患者随机分到3组，分别为：接受利福昔明（rifaximin）200mg，每天3次，疗程3天；洛哌丁胺（loperamide）开始4mg，随后每次大便不成形后服用2mg；利福昔明和洛哌丁胺合用。单独使用利福昔明和洛哌丁胺的治疗组观察期间分别有6.2和6.7次不成形便。利福昔明和洛哌丁胺联合治疗组患者在旅行者腹泻发作期间有4.0次不成形便。在这项研究中，与单用利福昔明组（33小时）及联合治疗组（27小时）相比，单用洛哌丁胺治疗组腹泻病程较长（69小时）。单用洛哌丁胺治疗组中患者都不需要抗生素治疗。每个治疗组的患者结局都无差异[3]。

中度旅行者腹泻

定义：令人痛苦或干扰既定活动的腹泻。

对中度旅行者腹泻而言，抗生素治疗可以缩短腹泻病程近1.5天，加用洛哌丁胺可以缩短0.5天[4]。已证明单次剂量（single-dose）抗生素治疗方案有效，并且耐受性好。2017年发表的旅行者腹泻门诊治疗评价试验（Trial Evaluating Ambulatory Therapy of Traveler's Diarrhea，TrEAT TD）研究对美国和英国的急性水样腹泻的患者进行了比较，随机将患者分为单次剂量阿奇霉素（azithromycin）（500mg）、左氧氟沙星（levofloxacin）（500mg）或利福昔明（rifaximin）（1 650mg），三组均联合洛哌丁胺进行治疗。24小时的组间临床治愈率是可比的：左氧氟沙星为81%，阿奇霉素为78%，利福昔明为75%。与左氧氟沙星相比，阿奇霉素效果并不逊色（P=0.01）。48小时和72小时时报道的所有方案的疗效相似。各组治疗失败率均较低：阿奇霉素为3.8%，左氧氟沙星为4.4%，利福昔明为1.9%[5]。

在来自东南亚的旅行者中，阿奇霉素是一种较好的治疗选择，因为患者可能已暴露于氟喹诺酮耐药的弯曲菌中[6]。目前对氟喹诺酮（fluoroquinolone）类药物相关的周围神经病变、肌肉骨骼问题以及心脏毒性效应的担心日益增多，这促使临床医师改变了对旅行者腹泻抗生素治疗的临床建议。旅行者腹泻的抗生素治疗也与无症状患者产超广谱β-内酰胺酶肠杆菌科（extended spectrum beta-lactamase-producing Enterobacteriaceae，ESBL-PE）的定植有关[7]。

重度旅行者腹泻

定义：不能或完全妨碍既定活动的腹泻，所有的痢疾（dysentery）都视为重度。

用阿奇霉素进行一线治疗（1g单次剂量口服，或每天500mg疗程3天）在临床治愈率方面优于左氧氟沙星（每天500mg口服，疗程3天），尤其在亚洲氟喹诺酮耐药弯曲杆菌感染的可能性增加，对志贺菌、肠侵袭性大肠杆菌（enteroinvasive E. Coli）和小肠结肠炎耶尔森菌（Yersinia enterocolitica）的疗效有限的情况下[6]。

持续性旅行者腹泻

持续性旅行者腹泻（persistent traveler's diarrhea）（腹泻>

14天）通常归因于持续感染（persistent infection）、与第二种病原体共同感染（coinfection）或感染后病程。大多数细菌性感染的腹泻会持续3~7天，而病毒性腹泻平均持续2~3天。原虫寄生虫潜伏期为1~2周，症状可持续数周。最常见的原虫感染（protozoan infection）是贾第鞭毛虫（Giardia），当上消化道症状突出时，应给予高度怀疑。其他旅行者腹泻的寄生虫病原体（parasitic pathogen）包括隐孢子虫（Cryptosporidium）、环孢子虫（Cyclospora cayetanensis）和溶组织内阿米巴（Entamoeba histolytica）。抗微生物药疗法（antimicrobial therapy）治疗寄生虫感染可能有效。出现持续性旅行者腹泻时也可以考虑热带口炎性腹泻（tropical sprue）和布雷纳德腹泻（Brainerd diarrhea），但这两种疾病非常罕见，为了做出诊断，可能需要传染病专家会诊[1]。

（施英瑛　译，王伟岸　校）

推荐资源
- Binder HJ, Brown I, Ramakrishna BS, Young GP. Oral rehydration therapy in the second decade of the twenty-first century. Curr Gastroenterol Rep. 2014;16:376.

参考文献

1. Connor B. Travelers' health [document on internet]. 2017 June 13 [cited 2018 January 16]. Available from https://wwwnc.cdc.gov/travel/yellowbook/2018/the-pre-travel-consultation/travelers-diarrhea.
2. Steffen R, Hill DR, Dupont HL. Traveler's diarrhea. A clinical review. JAMA. 2015;313(1):71–80.
3. Dupont HL, Jiang ZD, Belkind-Gerson J, Okhuysen PC, Ericsson CD, Ke S, et al. Treatment of traveler's diarrhea: randomized trial comparing rifaximin, rifaximin plus loperamide and loperamide alone. Clin Gastroenterol Hepatol. 2007;5(4):451–6.
4. Dupont HL, Ericsson C, Farthing M, Gorbach S, Pickering LK, Rombo L, et al. Expert review of the evidence base for self-therapy of traveler's diarrhea. J Travel Med. 2009;16(3):161–71.
5. Riddle MS, Connor P, Fraser J, Porter CK, Swierczewski B, Hutley EJ, et al. Trial evaluating ambulatory therapy of travelers' diarrhea (TrEAT TD) study: a randomized controlled trial comparing 3 single-dose antibiotic regimens with loperamide. Clin Infect Dis. 2017;65(12):2008–17.
6. Tribble DR, Sanders JW, Pang LW, Mason C, Pitarangsi C, Bagar S, et al. Traveler's diarrhea in Thailand: randomized, double-blind trial comparing single-dose and 3-day azithromycin- based regimens with a 3-day levofloxacin regimen. Clin Infect Dis. 2007;44(3):338–46.
7. Woerther P, Andremont A, Kantele A. Travel acquired ESBL-producing enterobacteriaceae: impact of colonization at individual and community level. J Travel Med. 2017;24(1):S29–34.
8. Connor B. Travelers' Health. 2017. Retrieved January 16, 2018, from https://wwwnc.cdc.gov/travel/yellowbook/2018/the-pre-travel-consultation/travelers-diarrhea.
9. Riddle MS, Connor BA, Beeching NJ, DuPont HL, Hamer DH, Kozarsky P, Libman M, Steffen R, Taylor D, Tribble DR, Vila J, Zanger P, Charles D. Ericsson; Guidelines for the prevention and treatment of travelers' diarrhea: a graded expert panel report. J Travel Med. 2017;24(suppl_1):S63–80. https://doi-org.proxy.library.georgetown.edu/10.1093/jtm/tax026

100 慢性腹泻

Alexa R. Gale and Matthew Wilson

经验教训
- 持续性腹泻定义为症状持续超过 2 周的腹泻,而慢性腹泻的症状往往持续超过 30 天。
- 兰伯贾第鞭毛虫(*Giardia lamblia*)是慢性腹泻最常见的寄生虫原因。
- 近期曾去卫生条件差的国家旅游的患者易患肠阿米巴病。

持续性或慢性腹泻(chronic diarrhea)在急诊医疗机构的诊断可能具有挑战性。持续性腹泻(persistent diarrhea)定义为症状持续 2 周以上的腹泻,而慢性腹泻(chronic diarrhea)往往症状持续 30 天以上。其评估应与初级保健医师和胃肠病专科随访协调进行,以确保能够准确诊断。确诊前的治疗主要是缓解症状。

总体考虑

慢性腹泻可分为多个亚型,包括外科原因、内分泌原因、HIV、细菌、寄生虫、慢性疾病和药物治疗。可表现为慢性腹泻的急性外科疾病包括肠缺血、部分肠梗阻(partial bowel obstruction)、粪便嵌塞(fecal impaction)和癌。这些表现需要及时的外科评估。术后后遗症可见于进行过肠切除术或胃旁路术(gastric bypass)等减重手术后发生吸收不良综合征(malabsorption syndromes)的患者。内分泌异常引起的分泌性腹泻是具有挑战性的诊断,因为该病的表现类似于其他更常见的病因。例如,艾迪生病(Addison's disease)最初可能表现为模糊的腹痛和腹泻。这些非特异性症状使临床医生很难解决潜在的系统性疾病。虽然在急诊医疗机构可能无法确诊艾迪生病、VIPomas 或甲状腺功能亢进(hyperthyroidism),但临床医生可以安排进一步化验检查和门诊随访。

寄生虫病

慢性腹泻有为数众多的寄生虫病因,包括隐孢子虫(*Cryptosporidium*)、贾第鞭毛虫(*Giardia*)和内阿米巴(*Entamoeba*)。

应详细询问患者最近的旅游史或先前疾病的病史,这可能有助于缩小医生对于潜在病因的考虑范围。例如,隐孢子虫的暴发流行除了与尼泊尔和俄罗斯的国际旅行史有关之外,还和进行日间护理和去水上公园有关[1,2]。

隐孢子虫感染是一种原虫感染,每年在美国引起多达 60 000 例次的腹泻[3,4]。其暴发流行可归因于卫生条件差。2012 年,在一处娱乐性水上设施感染隐孢子虫的患者近 2 000 例,其中 95 例住院,该情况报告给了美国 CDC[2]。原虫对传统的水处理方法耐受性极强,如氯[2]。此外,由于隐孢子虫感染的潜伏期长(7~10 天),疫情可能很难确定。感染的症状包括水样腹泻、吸收不良、严重脱水和电解质异常[3-5]。虽然大多数病例是自限的,但持续腹泻患者需要补液和硝唑尼特(视年龄而定,100~500mg,每天 2 次,疗程 3 天)治疗[6,7]。易患更严重感染因而需要更密切监测的患者包括年轻人、孕妇和 HIV 阳性患者。

蓝氏贾第鞭毛虫(*Giardia lamblia*)是慢性腹泻最常见的寄生虫病因[8]。贾第鞭毛虫的包囊对治疗有抵抗力,而且传染性很强,因为它很容易通过受污染的食物和水源传播。肠道上皮对寄生虫的炎症反应会导致吸收不良性腹泻,进而引起贾第虫综合征(giardiasis syndrome)———典型的腹胀、腹部绞痛和脂肪痢疾三联征。症状可能非常严重,以至于患者体重严重下降[9,10]。治疗包括甲硝唑(500 毫克,3 次每天,疗程 7~10 天)。一些患者与贾第鞭毛虫相关的脱水和电解质异常可能需要住院治疗[11]。

与国际旅游相关的慢性腹泻

到卫生条件差的国家旅游易患肠阿米巴病(intestinal amoebiasis)。溶组织内阿米巴(*Entamoeba histolytica*)通过污染的水源和食物传播。主要影响发展中国家的儿童,每年登记病例为 3 500 万~5 000 万人次[12]。在西班牙,溶组织内阿米巴是男性同性恋的新发性传播疾病(sexually transmitted disease),尤其在 HIV 阳性患者中[13]。诊断需要连续 3 天采集粪便标本来确定[1]。这种寄生虫具有细胞毒性,如同贾第鞭毛虫,需要甲硝唑治疗一个疗程。

自身免疫性腹泻

虽然感染性病因在欠发达国家更有可能存在,但自身免疫性疾病(例如,乳糜泻)的发病率在发展中国家也有所增加。在美国,超过 200 万人被诊断为乳糜泻(celiac disease)[9]。大多数患者表现为慢性腹泻和体重减轻。随后的实验室检查结果显示患者存在电解质紊乱和维生素缺乏症(vitamin deficiency)(铁、叶酸、维生素 B_{12} 和脂溶性维生素)[14]。存在于小麦、大麦和黑麦的谷蛋白可引起肠道炎症反应,导致吸收不良性腹泻。诊断的金标准是肠黏膜活检发现转谷氨酰胺酶(transglutaminase)或抗肌内膜抗体。

药物相关性腹泻

由于药物的副作用,患者会有慢性腹泻。泻药滥用(laxative abuse)表现为腹泻。除艰难梭菌过度生长外,抗生素相关性腹泻(antibiotic-associated diarrhea)也很常见。其他与腹泻有关的药物包括非甾体抗炎药(nonsteroidal anti-inflammatory drug, NSAID)、蛋白酶抑制剂(protease inhibitor)、二甲双胍(metformin)和抗肿瘤药物。

(施英瑛 译,王伟岸 校)

推荐资源
- Juckett G, Trivedi R. Evaluation of chronic diarrhea. Am Fam Physician. 2011;84:10.

参考文献

1. DuPont AU. Guidelines on acute infectious diarrhea in adults. The Practice Parameters Committee of the American College of Gastroenterology. Am J Gastroenterol. 1997;92(11):1962.
2. Crawford, C. Cryptosporidiosis outbreaks on the rise, CDC Warns [document on the Internet]. Home, American Academy of Family Physicians; 1 July 2015. Available from: www.aafp.org/news/health-of-the-public/20150701cryptooutbreaks.html.
3. Dikman AE, Schonfeld E, Srisarajivakul NC, Poles MA. Human immunodeficiency virus-associated diarrhea: still an issue in the era of antiretroviral therapy. Dig Dis Sci. 2015;60(8):2236–45.
4. Scallan E, Hoekstra RM, Angulo FJ, Tauxe RV, Hoekstra RM. Foodborne illness acquired in the United States—major pathogens. Emerg Infect Dis. 2011;17(1):7–15.
5. Lew EA, Poles MA, Dieterich DT. Diarrheal diseases associated with HIV infection. Gastroenterol Clin N Am. 1997;26(2):259–90.
6. Treatment. Centers for disease control and prevention, centers for disease control and prevention [document on the Internet]. 2015 February 20. Available from: www.cdc.gov/parasites/crypto/treatment.html.
7. Parasites – Cryptosporidium (Also Known as 'Crypto')." Centers for disease control and prevention, centers for disease control and prevention, 20 Feb 2015. Available from: https://www.cdc.gov/parasites/crypto/index.html.
8. Juckett G, Trivedi R. Evaluation of chronic diarrhea. Am Fam Physician. 2011;84(10):1119–26.
9. Bartelt LA, Sartor RB. Advances in understanding Giardia: determinants and mechanisms of chronic sequelae. F1000Prime Rep. 2015;7:62.
10. Buret AG. Mechanisms of epithelial dysfunction in giardiasis. Gut. 2007;56(3):316–7.
11. Guerrant RL, Van Gilder T, Steiner TS, Thielman NM, Slutsker L, Tauxe RV, et al. Practice guidelines for the management of infectious diarrhea. Clin Infect Dis. 2001;32(3):331–50.
12. Ralston KS, Petri WA. Tissue destruction and invasion by Entamoeba histolytica. Trends Parasitol. 2011;27(6):254–63.
13. Escolà-Vergé, L, Arando M, Vall M, Rovira R, Espasa M, Sulleiro E, et al. Eurosurveillance – view article. Eurosurveillance banner, European centre for disease prevention and control2.2017 July 27. Available from: www.eurosurveillance.org/ViewArticle.aspx?ArticleId=22843.
14. Murray JA, Rubio-Tapia A. Diarrhoea due to small bowel diseases. Best Pract Res Clin Gastroenterol. 2012;26(5):581–600.

101 艰难梭菌

Alexa R. Gale and Matthew Wilson

经验教训
- 大多 CDI 患者腹泻后 1 个月内用抗生素治疗过。
- 通常,患者开始抗生素治疗或暴露于医疗保健环境 7~10 天后出现大量水样腹泻。
- 发展为症状性疾病的危险因素包括质子泵抑制剂、高龄(>65 岁)、抗生素治疗和医疗保健暴露。

美国疾病预防控制中心 2011 年的数据显示,美国艰难梭菌(Clostridium difficile, C. difficile)的发病人数近 50 万人次,其中 29 000 人死于艰难梭菌感染(C. difficile infection, CDI)。三分之一(66%)的艰难梭菌感染与医疗保健相关[1]。艰难梭菌感染的发病率和病死率部分归咎于新出现的强毒株(virulent strains),例如 NAP1/027/BI,这些强毒株与较高的复发率和病死率相关[2]。正常人群艰难梭菌无症状定植的患病率尚不清楚,但近 21%~48% 的新生儿、婴儿和幼儿感染艰难梭菌。据信,这种情况在成年后会消失。研究发现,住院患者的艰难梭菌定植率为 4%~23%,有明显的地理差异[3]。

危险因素

最初认为艰难梭菌感染发生在克林霉素(clindamycin)治疗后[4],现在认识到,由于正常肠道菌群的破坏,大多数抗生素都会促发艰难梭菌的定植和过度生长。近 85% 的艰难梭菌感染患者报告在腹泻后 1 个月内使用过抗生素[5]。艰难梭菌感染与第二代/第三代头孢菌素(cephalosporin)、β-内酰胺/β-内酰胺酶抑制剂(β-lactam/β-lactamase inhibitor)、克林霉素和喹诺酮类药物(quinolones)关系密切[5]。发展为症状性疾病的危险因素包括质子泵抑制剂(proton pump inhibitor)[6]、高龄(>65 岁)、抗生素治疗、化学治疗药物(chemotherapeutic agent)和医疗保健暴露。

免疫功能受损患者艰难梭菌感染的风险较高,并且一旦发病,往往临床症状严重。炎性肠病(inflammatory bowel disease),尤其是溃疡性结肠炎(ulcerative colitis),除增加艰难梭菌感染的严重性和病死率外,还提高其发病率。溃疡性结肠炎诊断后 5 年内艰难梭菌感染的可能性大于 3%,溃疡性结肠炎患者复发的可能性增加 33%[7]。实体器官移植患者艰难梭菌感染的总患病率为 7.4%。多个实体器官移植(solid organ transplant)的患者艰难梭菌感染的风险最大,其他依次为肺、肝、肠、肾和胰腺移

植[7]。与普通住院患者相比,慢性肾脏病(chronic kidney disease)患者和终末期肾病(end-stage renal disease)患者艰难梭菌感染风险增加 2~2.5 倍,严重病程的风险增加 1.5 倍[7]。

近些年来,随着社区获得性艰难梭菌感染的增多,其流行病学数据不断发生变化。在社区获得性艰难梭菌感染(community-acquired C. difficile infection, CA CDI)中,医疗保健暴露仍是主要危险因素。艰难梭菌感染诊断后 12 周内暴露于门诊医疗保健,尤其是去急诊科就诊的 CDI 患者达 82%,而对照组为 58%(调整后的匹配优势比为 17.37; 95% CI 为 1.99 ~ 151.22)[8]。在另一项对社区获得性艰难梭菌感染的研究中,36% 的患者报告过去 3 个月内没有抗生素暴露,这其中 31% 的患者在艰难梭菌感染诊断前服用质子泵抑制剂。这一现象可能强调了健康肠道菌群在疾病预防中的重要性[9]。

临床表现和并发症

通常,患者在开始抗生素治疗或暴露于医疗保健环境 7~10 天后发生大量水样腹泻。同时常见痉挛性腹痛和低热[10]。出现白细胞增多大于 $15 \times 10^6/L$、肾功能不全和乳酸水平升高预示重度艰难梭菌感染,发病率和病死率均增加[11]。结肠镜检查的经典表现为假膜性结肠炎(pseudomembranous colitis),黄色斑块集中在右半结肠。重症艰难梭菌感染患者可发展为中毒性巨结肠(toxic megacolon),表现为剧烈腹痛和腹部膨胀。中毒性巨结肠与高龄(>70 岁)、白细胞增多(>$15 \times 10^6/L$)、肌酐高于 1.5 倍基线上限或白蛋白低于 30g/L 相关。这些患者需要进行外科会诊,因为内科治疗往往无效,并且常见肠穿孔[11]。

处理

与所有腹泻的病因一样,评估患者的脱水程度也很重要。这可以通过体格检查(即皮肤充盈程度)或化验检查(如果必要,根据患者的临床表现选择合适的检查方式)来完成。为了跟上大量腹泻液体丢失的步伐,可能需要静脉液体复苏(intravenous fluid resuscitation)。应停用可能触发艰难梭菌感染的不必要抗生素[12]。

然而,艰难梭菌感染治疗的基石是抗生素治疗(antibiotic therapy)(表 101.1)。抗生素的选择是根据艰难梭菌感染的分类,即轻/中度和重度来进行的。严重疾病的特征指标不多。我们将已报道的不良预后的特征,总结于表 101.2 中[12]。

表101.1 艰难梭菌的抗生素治疗方案

	轻度疾病	重度疾病
初次发病	（1）万古霉素 125mg，口服，每 6 小时 1 次，疗程 10 天[a] （2）非达霉素 200mg，口服，每 12 小时 1 次，疗程 10 天[b] 替代方案： （3）甲硝唑 500mg，口服/静脉注射，每 8 小时 1 次，疗程 10 天	（1）万古霉素 125mg 口服，每 6 小时 1 次，疗程 10 天 如果口服抗生素不能达到结肠段，可考虑加用万古霉素 500mg 溶入 100~500ml 生理盐水灌肠，每 6 小时 1 次 （2）非达霉素 200mg，口服，每 12 小时 1 次，疗程 10 天 替代方案： （3）甲硝唑 500mg，口服/静脉注射，每 8 小时 1 次，疗程 10 天
重症、暴发性麻痹性肠梗阻、脓毒症、低血压、休克	万古霉素 500mg，口服/鼻胃管，每 6 小时 1 次 +甲硝唑 500mg 静脉注射，每 8 小时 1 次 +万古霉素 500mg 灌肠，每 6 小时 1 次	
儿科	按 7.5mg/kg 剂量甲硝唑，口服，每 8 小时 1 次，疗程 10 天（最大剂量 500mg，4 次每天） 按 10mg/kg 剂量万古霉素，口服，每 6 小时 1 次，疗程 10 天（最大剂量 125mg，4 次每天）	按 10mg/kg 剂量万古霉素，口服/灌肠，每 6 小时 1 次，疗程 10 天（最大剂量 125mg，4 次每天） +/-按 7.5mg/kg 剂量甲硝唑/静脉注射，每 8 小时 1 次，疗程 10 天（最大剂量 500mg，4 次每天）
首次复发初治后 8 周内症状复发	如果以前用过甲硝唑，则万古霉素 125mg，口服，每 6 小时 1 次，疗程 10 天 如果以前用过万古霉素，则非达霉素 200mg，口服，每 12 小时 1 次，疗程 10 天 IDSA/SHEA/WSES 推荐如初次发病一样治疗	
第二次复发	非达霉素 200mg，口服，每 12 小时 1 次，疗程 10 天 给予脉冲剂量万古霉素 （1）125mg，口服，每 6 小时 1 次，疗程 7~14 天 （2）125mg，口服，每 12 小时 1 次，疗程 7 天 （3）125mg，口服，每 24 小时 1 次，疗程 7 天 （4）125mg，口服，每隔 1 天 1 次，共 7 天 （5）125mg，口服，每 3 天 1 次，共 14 天 复发或严重疾病：考虑肠道菌群移植	

Adapted from Feher and Mensa[12]，Clifford McDonald et al.[13]
[a] 多种来源数据推荐万古霉素为一线药物，尤其是复发高危患者。
[b] 2011 年开始上市，价格不菲。
IDSA，美国传染病协会；SHEA，美国卫生保健流行病学学会；WSES，世界急诊外科学会。

表 101.2 复杂病程的艰难梭菌感染高危因素

重度艰难梭菌感染

体征和症状	化验检查警报指标	并发症	其他因素
发热>38.5° 寒颤 腹部压痛 精神状态改变 呼吸衰竭 血流动力学不稳定	WBC>15×10^6/L 肌酐>1.5 倍正常值上限（肾衰竭） 白蛋白<30g/L 乳酸>2.2mmol/L	麻痹性肠梗阻 结肠壁变厚 结肠周围脂肪模糊 腹膜炎 肠穿孔 假膜性结肠炎 中毒性巨结肠	入住 ICU 需要手术 高龄 严重合并症 免疫受损 慢性肾病 恶性肿瘤 糖尿病 炎性肠病（IBD） 肝硬化 心肺疾病

Adapted from Feher and Mensa.[12]

一线抗生素的选择随着研究的进展而改变。虽然最初的研究表明甲硝唑（metronidazole）和万古霉素（vancomycin）的疗效无差异，但最近的随机对照试验发现口服万古霉素比甲硝唑更有效。在一项研究中，万古霉素的临床治愈率为97%，而甲硝唑为84%[7]。非达霉素（fidaxomicin）于2011年引入艰难梭菌感染的治疗之中，其应用受限于费用和不明确的疗效。然而，最近的研究认为，由于非达霉素对环境传播的影响，其对艰难梭菌感染的复发病例，甚至在原发病例，都可能是经济有效的[12]。两项随机对照试验比较了口服万古霉素和非达霉素的疗效。在纳入的1 105例患者中，万古霉素和非达霉素的腹泻缓解率相似，分别为86%和88%。与万古霉素治疗后25天的复发率57%相比，非达霉素治疗患者复发率较高，为71%[7]。

对于未经微生物证实的疑似CDI，经验性抗生素治疗的指南各不相同。欧洲临床微生物学和传染病学会（European Society for Clinical Microbiology and Infectious Diseases，ESCMID）建议轻度疾病患者停用致病抗生素后采取"观望（wait and see）"48小时的策略。而美国肠胃病学会（American College of Gastroenterology，ACG）建议，如果强烈怀疑CDI（即使微生物检测阴性），也应立即进行治疗，并完成抗生素疗程。研究表明，经验性抗生素治疗1天和3天后微生物学试验假阴性率分别为14%和45%[12]。

大多数患者经过10天疗程的抗生素治疗症状会消退，但对于有持续症状的患者，尤其是接受甲硝唑治疗的患者，将治疗延长至14天可能会改善治疗效果[7]。

（施英瑛 译，王伟岸 校）

推荐资源

- Bartlett J. Clostridium difficile infection. Infect Dis Clin N Am. 2017;31:489–95.
- Clifford McDonald L, Gerding DN, Johnson S, Bakken JS, Carroll KC, Coffin SE, Dubberke ER, Garey KW, Gould CV, Kelly C, Loo V, Sammons JS, Sandora TJ, Wilcox MH. Clinical practice guidelines for Clostridium difficile infection in adults and children: 2017 update by the Infectious Diseases Society of America (IDSA) and Society for Healthcare Epidemiology of America (SHEA). Clin Infect Dis. 2018 https://doi.org/10.1093/cid/cix1085

参考文献

1. Lessa FC, Bamberg WM, Beldavs ZF, et al. Burden of clostridium difficile infection in the United States. NEJM. 2015;372:825–34.
2. Warny M, Pepin J, Fang A, Killgore G, Thompson A, Brazier J, et al. Toxin production by an emerging strain of Clostridium difficile associated with outbreaks of severe disease in North America and Europe. Lancet. 2005;366:1079–84.
3. Hung Y, Lee J, Lin H, Liu H, Wu Y, Tsai P, et al. Clinical impact of Clostridium difficile colonization. J Microbiol Immunol Infect. 2015;48:241–8.
4. Bartlett JG. Narrative review: the new epidemic of clostridium difficile–associated enteric disease. Ann Intern Med. 2006;145:758–64.
5. Shane AL, Mody RK, Crump JA, Tarr PI, Steiner TS, Kotloff K, et al. 2017 Infectious Diseases Society of America clinical practice guidelines for the diagnosis and management of infectious diarrhea. Clin Infect Dis. 2017;65(12):1963–73.
6. Trifan A, Stanciu C, Girleanu I, Stoica OC, Singeap AM, Maxim R, et al. Proton pump inhibitors therapy and risk of Clostridium difficile infection: systematic review and meta-analysis. World J Gastroenterol. 2017;23(35):6500–15.
7. McDonald LC, Gerding DN, Johnson S, Bakken JS, Carroll KC, Coffin SE, et al. Clinical practice guidelines for Clostridium difficile infection in adults and children: 2017 update by the Infectious Diseases Society of America (IDSA) and Society for Healthcare Epidemiology of America (SHEA). Clin Infect Dis. 2018;66(7):987–94.
8. Guh A, Adkins SH, Li Q, Bulens SN, Farley MM, Smith Z, et al. Risk factors of community-associated Clostridium difficile infection in adults: a case control study. Open Forum Infect Dis. 2017;4(4):1–8. https://doi.org/10.1093/ofid/ofx171.
9. Chitnis A, Holzbauer S, Belflower R, Winston LG, Bamberg WM, Lyons C, et al. Epidemiology of community associated Clostridium difficile infection, 2009–2011. JAMA Intern Med. 2013;173(14):1359–67.
10. Hensgens MP, Goorhuis A, Dekkers OM, Kuijper EJ. Time interval of increased risk for Clostridium difficile infection after exposure to antibiotics. J Antimicrob Chemother. 2012;67(3):742–8.
11. Bartlett J. Clostridium difficile infection. Infect Dis Clin N Am. 2017;31:489–95.
12. Feher C, Mensa J. A comparison of current guidelines of five international societies on Clostridium difficile infection management. Infect Dis Ther. 2016;5(3):207–30.
13. Clifford McDonald L, Gerding DN, Johnson S, Bakken JS, Carroll KC, Coffin SE, Dubberke ER, Garey KW, Gould CV, Kelly C, Loo V, Sammons JS, Sandora TJ, Wilcox MH. Clinical practice guidelines for *Clostridium difficile* infection in adults and children: 2017 update by the Infectious Diseases Society of America (IDSA) and Society for Healthcare Epidemiology of America (SHEA). Clin Infect Dis. 2018 https://doi.org/10.1093/cid/cix1085

腹泻和 AIDS

Alexa R. Gale and Matthew Wilson

经验教训
- 蛋白酶抑制剂降低感染性腹泻的风险。
- 在 HIV/AIDS 患者中,隐孢子虫病是难以处理的疾病。
- 没有感染性病因的患者,也可用抑制运动和分泌的药物对症治疗。

HIV/AIDS 影响全世界人数达 3 000 多万人,HIV 阳性患者的腹泻发病率为 28%~60%[1,2]。CD4 细胞计数低(低于 350/ml)的患者非常容易罹患一系列机会性感染(opportunistic infection)。约半数以腹泻为表现的 HIV/AIDS 患者为感染性病因。非感染性病因包括抗逆转录病毒(antiretroviral,ART)药物治疗的副作用、胃肠道淋巴组织(gastrointestinal lymphoid tissue)中 CD4 T 淋巴细胞耗竭(depletion of CD4 T-cell lymphocyte)引起的肠病(enteropathy)、慢性病引起的吸收不良以及 HIV 感染发展为 AIDS 引起的恶性肿瘤[2-7]。由于 CD4 T 淋巴细胞的破坏,患者更易发生严重脱水和吸收不良。

HIV 感染患者腹泻的感染性因素

HIV 阳性患者腹泻的常见病原菌包括弯曲杆菌、志贺菌、沙门菌、大肠杆菌和艰难梭菌。尽管在非 HIV 阳性患者中,这些病原体也常常是腹泻的病因,但 HIV 阳性患者的临床病程往往迁延不愈,并且更为严重。表 102.1 概要总结了 HIV 感染患者腹泻的常见感染性病因及其治疗方法。

表 102.1   HIV/AIDS 患者腹泻的常见病因

常见病因	
性病性淋巴肉芽肿	可导致严重的直肠结肠炎,之后可能发生直肠周围脓肿、狭窄和瘘 治疗:多西环素 100mg 口服,2 次/d,疗程 21 天
艰难梭菌	晚期 AIDS 腹泻的最常见病因[8] 风险:PCP 肺炎的抗生素治疗和预防性治疗[9] 治疗:万古霉素口服
巨细胞病毒	AIDS 患者最常见的胃肠道病毒感染[10,11] 症状:直肠出血、腹痛、发热和体重减轻[10,12] 治疗:更昔洛韦,膦甲酸和缬更昔洛韦[13]
隐孢子虫	每年美国有 60 000 例原虫感染[10] 风险:卫生条件差 症状:水样泻、吸收不良、严重脱水、电解质异常[10,12] 治疗:支持疗法,用硝唑尼特或利福平治疗[13]
微孢子虫	感染小肠的原虫[10] 症状:在免疫功能正常的患者引起吸收不良[10] 治疗:如阿苯达唑治疗失败,其他治疗方法包括甲硝唑、阿奇霉素和多西环素
溶组织内阿米巴	症状:结肠炎、溃疡形成、便血和中毒性巨结肠[10] 治疗:甲硝唑
鸟分枝杆菌复合群(MAC)	存在于日常环境中 通过吸入或摄入传播 症状:发热和体重减轻[10] 治疗:克拉霉素和阿奇霉素联合治疗[13]。对于严重免疫受损患者(CD4<50/ml)另外的治疗药物包括阿米卡星和链霉素

隐孢子虫病(cryptosporidiosis)是 HIV/AIDS 患者中难以处理的疾病。研究表明,与安慰剂相比,硝唑尼特(nitazoxanide)治疗并无获益[14]。尽管使用较大剂量和较长的疗程可能会获益,但 FDA 尚未批准大剂量使用[14]。一篇循证医学综述除强调硝唑尼特在 HAART 免疫重建中的重要性外,还支持将其单独或与其他抗微生物药联合使用[15]。

非感染性腹泻的治疗

没有感染性病因的患者也可采用抑制胃肠运动的药物[例如,洛哌丁胺、地芬诺酯(diphenoxylate)、阿片制剂(opiate)]和抗分泌药物(anti-secretory agent)治疗。然而,重要的是,要劝告因服用蛋白酶抑制剂(protease inhibitor)而罹患腹泻的患者继续用药。蛋白酶抑制剂可以将感染性腹泻的风险从 53% 降低到 13%[9,10]。HAART 引起的慢性腹泻患者应与其传染病医生密切协商,以减轻治疗的副作用。

(施英瑛 译,王伟岸 校)

推荐资源
- Logan C, Beadsworth M, Beeching N. HIV and diarrhea: what is new? Curr Opin Infect Dis. 2016;29(5):486–94.

参考文献

1. Logan C, Beadsworth M, Beeching N. HIV and diarrhea: what is new? Curr Opin Infect Dis. 2016;29(5):486–94.
2. Nwachukwu CE, Okebe JU. Antimotility agents for chronic diarrhoea in people with HIV/AIDS. Cochrane Database Syst Rev. 2008;4:CD005644.
3. O'Brien ME, Clark RA, Besch CL, Myers L, Kissinger P. Patterns and correlates of discontinuation of the initial HAART regimen in an urban outpatient cohort. J Acquir Immune Defic Syndr. 2003;34(4):407–14.
4. Carcamo C, Hooton T, Wener MH, Weiss NS, Gilman R, Arevalo J, et al. Etiologies and manifestations of persistent diarrhoea in adults with HIV-1 infection: a case-control study in Lima. Peru J Infect Dis. 2005;191(1):11–9.
5. Silverberg MJ, Gore ME, French AL, Gandhi M, Glebsy MJ, Kovacs A, et al. Prevalence of clinical symptoms associated with highly active antiretroviral therapy in the women's interagency HIV Study. Clin Infect Dis. 2004;5(1):19–24.
6. Moyle GJ, Youle M, Higgs C, Monaghan J, Prince W, Chapman S, et al. Safety, pharmacokinetics and antiretroviral activity of the poten, specific human immunodeficiency virus protease inhibitor nelfinavir: results of a phase I/II trial and an extended follow-up in patients infected with human immunodeficiency virus. J Clin Pharmacol. 1998;38:736–43.
7. Carr A, Cooper DA. Adverse effects of antiretroviral therapy. Lancet. 2000;356:1423–30.
8. DuPont AU, Guidelines on acute infectious diarrhea in adults. The Practice Parameters Committee of the American College of Gastroenterol. 1997;92(11):1962.
9. Call SA, Heudebert G, Saag M, Wilcox CM. The changing etiology of chronic diarrhea in HIV infected patients with CD4 cell counts less than 200 cells/mm3. Amer J Gastroenterol. 2000;95(11):3142–6.
10. Dikman AE, Schonfeld E, Srisarajivakul NC, Poles MA. Human immunodeficiency virus-associated diarrhea: still an issue in the era of antiretroviral therapy. Dig Dis Sci. 2015;60(8):2236–45.
11. Cello JP, Day LW. Idiopathic AID enteropathy and treatment of gastrointestinal opportunistic pathogens. Gastroenterology. 2009;136:1952–65.
12. Lew EA, Poles MA, Dieterich DT. Diarrheal diseases associated with HIV infection. Gastroenterol Clin N Am. 1997;26:259–90.
13. Thoden J, Potthoff A, Bogner JR, et al. Therapy and prophylaxis of opportunistic infections in HIV-infected patients: a guideline by the German and Austrian AIDS societies (DAIG/ÖAG) (AWMF 055/066). Infection. 2013;41(Suppl 2):91–115.
14. Fox LM, Saravolatz LD. Nitazoxanide: a new thiazolide antiparasitic agent. Clin Infect Dis. 2005;40(8):1173–80.
15. Abubakar I, Aliyu SH, Arumugam C, Hunter PR, Usman NK. Prevention and treatment of cryptosporidiosis in immunocompromised patients. Cochrane Database Syst Rev. 2007;1:CD004932.

Ahnika Kline and Krishna Dass

咨询专家介绍

Ahnika Kline，MD，PhD，是美国国立卫生研究院（National Institutes of Health，NIH）的传染病研究员。她在 NIH 诊治的患者中许多是免疫功能严重受损、易于发生罕见感染和不典型腹泻表现的患者。

Krishna Dass，MD，是一名经专科学会认证的传染病专家，在以下 3 家担任私人顾问医生，即 Medstar 华盛顿医院中心（华盛顿特区的一家大型城市接受转诊的三级医院）、Medstar 国家康复医院（一家亚急性疾病康复医院）和 Bridgepoint 医院（一家亚急性疾病护理机构）。他是 Bridgepoint 医院感染控制部门的委员长，曾因教学（针对医学生和住院医师）而多次获奖，曾被《华盛顿》杂志评为顶级医生，并撰写了许多研究论文。

关键临床问题的解答

1. 在急诊医疗机构，何时建议进行传染病专家会诊，哪个时间段合适？

通常，就诊于急诊科的急性腹泻患者无传染病专科会诊的指征。虽然可能经常有传染病患者需要而且也应该寻求会诊协助的情形（例如，可能感染李斯特菌的免疫功能受损患者或孕妇），但会诊往往可等到住院后进行。当然，例外的情况是返乡游客的腹泻。

在个人诊所，可能需要联系传染病管理机构获得抗生素使用许可和/或申请隔离防护措施。传染病专科会诊也可能协助医生判断是否为可报告的疾病。许多腹泻性疾病需要立刻向当地卫生部门报告，有时还要向疾控中心（CDC）报告。实验室会向有关部门报告疾病情况，作为治疗医生不需要报告的假设是不正确的。例如，如果患者疑似霍乱（cholera），需要立即向相关机构报告，其他类似的情况也是如此。

2. 对于返乡旅客，应考虑哪些高危腹泻性感染？

腹泻和呕吐可能是疟疾（malaria）患者的主诉，尤其是儿童。确定疟疾的可能病原种类、寄生虫载量，并把疾病分为重症或轻症，在疾病的早期处理中至关重要。在这种情况下，传染病医生可能有助于协调血液学实验室测定寄生虫载量和病原种类。如果需要青蒿琥酯（artesunate）治疗重症疟疾，传染病医生可以帮忙与 CDC 协调，获得该药物。重要的是，在等待青蒿琥酯时，要给予奎尼丁（quinidine）治疗[在前 1~2h 内按 10mg/kg 给予，随后按 0.02mg/(kg·min^{-1})连续输注]，并合用多西环素（doxycycline）（100mg 静脉注射或口服，每 12 小时 1 次）或克林霉素（clindamycin）（先按 10mg/kg 静脉注射，之后再按 5mg/kg，每 8 小时 1 次给药）治疗。

埃博拉病毒（Ebola virus）通常在暴露后 9~11 天发病，首先表现为发热、寒颤、乏力和肌痛等非特异性前驱症状（prodrome），随后通常是水样泻和呕吐。如果担心患者有埃博拉病毒病（Ebola virus disease），除立即报告所在医院的相应部门外，还应立即与传染病专家讨论相关处理方法。美国 CDC 不再建议所有医疗机构对所有患者进行埃博拉病毒病的常规筛查，但建议在分诊时询问所有发热的返乡旅客最近旅游去过的国家。从西非，特别是几内亚、利比里亚及塞拉利昂返回的任何患者都应考虑到埃博拉病毒感染的可能。

3. 对有腹泻的免疫受损患者进行评估时，有什么经验传授给急诊医务人员？

免疫功能受损患者常常存在罕见病因的腹泻。具体情况取决于免疫功能受损的性质和严重性，潜在的病因包括寄生虫感染、持续性病毒感染或药物副作用。在器官移植患者中，麦考酚酯（mycophenolate）是腹泻的常见病因。对于这类患者，临床医生常常需要确定是否有 CMV 或药物的副作用引起的腹泻。这些患者往往需要住院做 EGD，以确定其病因。

4. 对有腹泻的 HIV 感染患者进行评估时，哪些经验可传授给急诊医务人员？

对于 HIV 感染患者，尤其 CD4 细胞计数小于 200/ml（AIDS）的患者，有许多罕见的腹泻病因，包括微孢子虫、等孢球虫和隐孢子虫感染。乐于肛交的患者可能有继发于志贺菌直肠炎的腹泻，而乐于口交者可能将配偶置于贾第鞭毛虫感染增加的风险之中。

5. 哪些概念是腹泻患者诊断和处理的关键？

腹泻诊断检查的关键是详细的暴露史，除患者正在使用的药物外，还包括旅行、暴露于罕见的食物或不洁水源的情况。例如，移植后饮用井水的患者与最近从国外旅行归来的健康人或从非危险地区来的急性中毒性腹泻的正常人相比，会存在不同的鉴别诊断。

6. 在有腹泻的免疫受损患者中，所担心的并发症有哪些？

某些免疫功能受损的病因可能会使腹泻的评估更为困难，例如，中性粒细胞减少的患者不应做直肠检查，因为可能会导致细菌病原体移位。此外，一些免疫缺陷可能引起慢性腹泻。例如 HIV 感染患者如果感染了隐孢子虫，在免疫重建（immune reconstitution）之前，似乎再多的硝唑尼特（nitazoxanide）也不能治疗这种感染。某些罕见的免疫缺陷［例如，GATA2 缺乏症和慢性肉芽肿病（chronic granulomatous disease）］易使患者发生慢性诺如病毒感染。一般而言，有腹泻和其他任何全身炎症症状（白细胞增多、心动过速或发热）的免疫功能受损患者可能都需要入院进行进一步检查。

7. 腹泻诊断检查的进展有哪些？

腹泻的诊断正在不断改进。快速诊断工具（rapid diagnostic tool）尽管可能价格昂贵，但其应用越来越普遍。目前，有 3 种 FDA 批准上市的用于胃肠道病原体检测的多重测定方法。Luminex x-tag GPP 是 FDA 于 2013 年批准的第一个检测方法，可同时鉴定粪便标本中的 6 种细菌、2 种细菌毒素、3 种病毒和 3 种寄生虫。随后被 FDA 批准的是 BioFire Diagnostics 的 FilmArray，可鉴定 11 种细菌、2 种细菌毒素、5 种病毒和 4 种寄生虫。在 2014 年，FDA 还批准了 Verigene Nanosphere，它可鉴定 5 种细菌、2 种细菌毒素和 2 种病毒。这些快速诊断工具有一些显著的优点，即数小时内可获得检测结果，有助于针对性治疗，并且灵敏度高。但是由于存在许多过去未常规鉴定的微生物，例如沙波病毒（sapovirus）、肠致病性 E. coli 和肠聚集性 E. coli，以致尚未建立对这些微生物的诊疗标准。

如果临床医师怀疑患者有耶尔森菌、弯曲杆菌或弧菌感染，应向相关卫生部门报告，并与微生物学实验室讨论，因为这些微生物不能在常规粪便培养中鉴定。如果有这些细菌感染，可能预示着食源性和水源性疾病的暴发流行。

（施英瑛 译，王伟岸 校）

推荐资源

- Danila RN, Laine ES, Livinston F, Como-Sabetti K, Lamers L, Johnson K, Barry AM. Legal authority for infectious disease reporting in the United States: case study of the 2009 H1N1 influenza pandemic. Am J Public Health. 2015;105(1):13–8.

第十四部分
腹痛和妊娠患者

妊娠期间发生非产科腹部急症的可能性有多大？腹部急症会增加妊娠的什么风险？

Elizabeth Pontius

经验教训
- 每 500 名孕妇中就有 1 名患急腹症,有多达 1% 的妇女在怀孕期间因非产科急腹症进行手术治疗。
- 妊娠期间正常的解剖和生理变化可改变非产科腹部急症的典型表现。
- 阑尾炎是妊娠期最常见的非产科腹部外科急症。
- 妊娠期间非产科腹部急症可能导致母婴发病率和病死率增加,尤其是在治疗延迟的情况下。

妊娠期间发生非产科腹部急症的可能性有多大？

妊娠期间腹痛(abdominal pain)的鉴别诊断非常多,包括产科和非产科病因。每 500 名孕妇中就有 1 人发生急腹症(acute abdomen),0.2% ~ 1% 的妇女在妊娠期间会因非产科腹部急症(abdominal emergency)而需要手术[1-3]。

有几个因素可能会妨碍临床医生对各种腹部急症的诊断。妊娠期的生理和解剖变化会改变各种疾病的临床表现,临床医生常常因为担心孕妇受到电离辐射(ionizing radiation)而犹豫进行放射学检查。然而,延误诊断可能会对母亲和胎儿都造成伤害[1]。

妊娠期非产科腹部急症可能源自胃肠系统、泌尿生殖系统和妇科系统[2,3]。

在对有腹痛的孕妇进行评估时,应考虑妊娠期的解剖和生理变化。随着妊娠子宫(gravid uterus)的增大,它会将诸如阑尾(appendix)的腹部器官从其典型位置移开,导致相应部位出现问题时发生不典型的局部疼痛。当腹壁肌肉组织被拉紧时,腹膜刺激征可能被掩盖或延迟出现[1,3]。由于妊娠期的生理性白细胞增多(physiologic leukocytosis),用白细胞计数升高作为病理学标志是不可靠的[2,3]。

胃肠道病因

急性腹痛(acute abdominal pain)的胃肠道病因较多,从胃灼热(heartburn)和便秘(constipation)到憩室炎(diverticulitis)和炎性肠病(inflammatory bowel disease)恶化,再到阑尾炎(ap-

pendicitis)和胆囊炎(cholecystitis)等外科急症都有可能导致急性腹痛[1,2,4]。胃肠动力减弱和空腔脏器结构受子宫挤压引起胃灼热和便秘,在妊娠期间更常发生。30% ~ 85% 的孕妇会罹患胃食管反流病(gastroesophageal reflux disease),高达 40% 的孕妇有便秘[2-4]。

阑尾炎(appendicitis)是妊娠期间最常见的非产科外科急症,孕妇的罹患率为 1/500 ~ 1/3 000,占妊娠期间非产科外科手术的 1/4。阑尾炎在妊娠中期(second trimester)最常见,40% 的病例发生在此期[1,2,4,5]。妊娠期间的阑尾炎发病率与非妊娠妇女相同。可是,孕妇中阑尾破裂(ruptured appendix)的发病率是非孕妇的 2 ~ 4 倍[2,4,5]。阑尾穿孔(perforated appendix)将胎儿的病死率从 0 ~ 1.5% 提高到 20% ~ 35%[1,2,5]。手术干预延迟会导致产妇并发症的发生,如脓毒症休克(septic shock)、腹膜炎(peritonitis)和静脉血栓栓塞(venous thromboembolism)[2]。

孕妇的胆囊炎(cholecystitis)罹患率为 1/10 000 ~ 1/1 600。它是妊娠期间第二种最常见的非产科外科急症[1-3,5]。妊娠期间因为雌激素(estrogen)和黄体酮(progesterone)水平升高,会出现胆汁淤积(bile stasis)。孕妇胆石病(cholelithiasis)和胆囊炎的发病率较高[1,2,5]。胆囊炎可以通过补液和给予抗生素进行保守治疗,但是这种疗法将自然流产(spontaneous abortion)率从外科处理的 0 ~ 2% 提高到保守处理的 0 ~ 12%[2,3]。

孕妇的肠梗阻(intestinal obstruction)发病率为 1/16 000 ~ 1/1 500[1-3]。梗阻可能由粘连、肠套叠(intussusception)、疝、癌或乙状结肠扭转(sigmoid volvulus)所引起,也可由迅速增大的子宫引起[1,2]。孕妇平均病死率为 6%,但在妊娠晚期(third trimester)可高达 20%。胎儿病死率为 26%[1]。有些病例可保守治疗,而其他病例可能需要手术干预,尤其如果有穿孔、肠坏死(bowel necrosis)或腹膜炎时需要进行手术干预[2]。妊娠期间肠梗阻是非产科外科急诊的第三位最常见病因[3]。

妊娠期胰腺炎(pancreatitis)发生率为 1/3 300 ~ 1/1 000,其中超过 50% 的病例发生在妊娠晚期[2,3]。在 2/3 的妊娠患者中,胰腺炎由胆结石所致[2]。包括静脉补液、肠道休息和镇痛治疗在内的支持疗法是临床处理的基础[1,2]。妊娠患者胆石性胰腺炎(gallstone pancreatitis)的复发率为 70%,不同于非妊娠患者的 20% ~ 30%,因此应考虑外科会诊[2]。胆石性胰腺炎导致的胎儿病死率为 10% ~ 20%[5]。

泌尿道病因

在泌尿道，患者可能罹患泌尿道感染（urinary tract infection，UTI）和尿路结石（urolithiasis）。妊娠期间泌尿道感染包括无症状性细菌尿（bacteriuria）、膀胱炎（cystitis）和肾盂肾炎（pyelonephritis）。20%~30%的孕妇可从无症状细菌尿发展为肾盂肾炎，一旦发现就应给予治疗[2]。0.5%~2%的孕妇会发生肾盂肾炎，其中80%~90%的病例发生在妊娠中、晚期[2]。妊娠期尿路结石的发病率与普通人群相当。妊娠期尿路结石发病率为1/2 500~1/200，其中80%~90%发生在妊娠中、晚期[2]。因为在正常妊娠期间常见肾积水（hydronephrosis）[2]，所以尿路结石的诊断困难。诊断尿路结石的可能方法是对单侧肾积水进行初步的肾脏超声评估，如果诊断仍不明确，则随之进行MRI或超低剂量CT检查。50%~80%的妇女能够通过保守治疗排石。如果有顽固性疼痛或持续性梗阻，则需要外科治疗[2]。

妇科原因

附件扭转（adnexal torsion）是妊娠期间最常见的非子宫病变的妇科急症，孕妇发病率高达1/1 800，最常见于妊娠早期和中期。辅助生殖技术（assisted reproductive technology）常常使卵巢增大，这些患者卵巢扭转的发病率会增加到6%~16%[1,2]。早期手术干预对妊娠的维持和未来生育能力的保留至关重要[2]。

盆腔炎性疾病（pelvic inflammatory disease，PID）是存在于女性上生殖道的炎症和多种微生物感染。妊娠期急性盆腔炎性疾病罕见，最常发生于妊娠早期。盆腔炎性疾病可导致母体发病、早产（preterm delivery）和胎儿死亡[2]。

妊娠期间急性妇科腹痛的其他病因还包括卵巢囊肿（ovarian cyst）和子宫肌瘤（fibroid）[2]。

腹部急症会给妊娠带来哪些风险？

在美国，每年超过8 000名孕妇患者接受急诊外科手术[6]。Cohen-Kerem等2009年发表的一篇综述文章表明，术后总流产率为5.8%，但妊娠早期术后流产率为10.6%[6]。一项对47 000例妊娠期间接受非产科外科手术的患者进行的大规模观察性研究发现，手术导致较高的死产率和早产率[7]。然而，最近

另外一项研究显示，除增加剖宫产率外，非产科侵入性操作检查对患者的妊娠结局无显著性影响[8]。

（张嘉琪 译，胡卫红 校）

推荐资源

- Emergency medicine cases: medical and surgical emergencies in Pregnancy (August 2010: https://emergencymedicinecases.com/episode-7-medical-and-surgical-emergencies-in-pregnancy/).
- Emergency medicine clinics of North America: nonobstetric abdominal pain and surgical emergencies in pregnancy. Emerg Med Clin N Am. 2012;30:885–901.

参考文献

1. Diegelmann L. Nonobstetric abdominal pain and surgical emergencies in pregnancy. Emerg Med Clin N Am. 2012;30:885–901.
2. Shasteen M, Pontius E. Non-obstetric abdominal pain in pregnancy. In: Borhart J, editor. Emergency department management of obstetric complications. Switzerland: Springer International Publishing AG; 2017.
3. Bouyou J, Gaujoux S, Marcellin L, Leconte M, Goffinet F, Chapron C, Dousset B. Abdominal emergencies during pregnancy. J Visc Surg. 2015;152:S105–15.
4. Longo SA, Moore RC, Canzoneri BJ, Robichaux A. Gastrointestinal conditions during pregnancy. Clin Colon Rectal Surg. 2010;23(2):80–9.
5. Barber-Millet S, Lledo JB, Castro PG, Gavara IG, Pla NB, Dominguez RG. Update on the management of non-obstetric acute abdomen in pregnant patients. Cir Esp. 2016;94(5):257–65.
6. Cohen-Kerem R, Railton C, Oren D, Lishner M, Koren G. Pregnancy outcome following non-obstetric surgical intervention. Am J Surg. 2005;190:467–73.
7. Aylin P, Bennett P, Bottle A, Brett S, Sodhi V, Rivers A, Balinskaite V. Estimating the risk of adverse birth outcomes in pregnant women undergoing non-obstetric surgery using routinely collected NHS data: an observational study. Health Serv Deliv Res. 2016;29(4):1–76.
8. Schwarzman P, Baumfeld Y, Bar-Niv Z, Baron J, Mastrolia SA, Sheiner E, Mazor M, Hershkovitz R, Weintraub AY. The effect of non-obstetric invasive procedures during pregnancy on perinatal outcomes. Arch Gynecol Obstet. 2015;292:603–8.

105 电离辐射会给胎儿发育带来什么风险?

Diana Ladkany and Kerri Layman

经验教训
- 电离辐射暴露取决于检查的方法和所检查的解剖部位。
- 应遵循"在合理范围内应用最低照射量"的原则,尽量限制胎儿接触电离辐射的照射量。
- 胎儿的最易损期为孕 8~15 周。
- 辐射暴露<50mSv 后未发现流产或胎儿畸形发生。
- 超声和 MRI 检查是妊娠患者首选的影像学检查方式。

电离辐射(ionizing radiation)通常用于医学影像学检查(medical imaging),最常见的形式为 X 线片(X 射线)和计算机体层摄影(computed tomography,CT)。妊娠期间使用电离辐射的检查方法会使母体和胎儿都受到辐射暴露。辐射暴露的程度取决于检查方法的类型和其他几种因素,包括子宫接近扫描平面的解剖部位、患者的体型、检查技术以及利用铅板等保护性机制来屏蔽腹部和盆腔的情况。

电离辐射对胎儿有不同程度的临床影响,具体与暴露时的胎龄(gestational age)有关。在妊娠的早期(小于 4 周),由于细胞具有全能性,胚胎受到部分保护[1]。在这个早期阶段,胚胎受到辐射暴露后,可能会死亡,也可能不受影响。在孕 4~8 周受到辐射暴露,会给胎儿的生殖器、器官和骨骼的发育带来影响。胎儿最易损期(vulnerable period)为孕 8~15 周[2]。在这一器官形成期(organogenesis),较高的辐射剂量可引起严重的并发症,包括胎儿死亡和小头畸型(microcephaly)[3]。

辐射量也决定了对胎儿的临床影响。高于 100mSv 的辐射有致畸(teratogenesis)和流产的风险。不过,医学诊断检查发射的辐射剂量远远低于这个阈值。据报道,低于 50mSv 的辐射既不会引起胎儿畸形,也不会导致流产[4]。X 线是妊娠期间最常用的电离辐射形式。大多数 X 线检查的辐射剂量非常低(<0.1mSv),对胎儿基本上没有危害。辐射暴露最高的检查来自 CT 检查,特别是对胸部、腹部和盆腔的扫描(表 105.1)。对这些检查而言,大多数的辐射剂量仍远低于 50mSv。

胎儿子宫内暴露于电离辐射所致的未来恶性肿瘤的发生风险仍不清楚,但目前认为非常低。在利用电离辐射进行诊断性影像学检查时,辐射剂量应保持在尽可能低的水平(ALARA 原则)。

表 105.1 常用的放射性检查相关的胎儿辐射剂量

检查方法的类型	胎儿吸收剂量/mSv[a]
非常小的剂量(<0.1mSv)	
颈椎 X-线(AP 和侧位)	<0.001
四肢 X-线	<0.001
胸部 X-线(正侧位)	0.000 5~0.01
小到中等剂量(0~10mSv)	
射线照相术	
胸椎 X-线	0.003
腹部 X-线	0.1~3
腰椎 X-线	1~10
CT	
头、颈或四肢 CT[b]	0~10
胸部 CT 或 CT 肺血管造影	0.01~0.66
大剂量(10~50mSv)	
腹部 CT	1.3~35
盆腔 CT	10~50
腹部和盆腔 CT	13~25
胸、腹部和盆腔主动脉造影,用或不用对比剂	6.7~56
冠状动脉血管造影术	0.1~3
评估肾结石的腹部和盆腔非增强 CT	10~11

Adapted from Ladkany and Layman.[6]
[a] 胎儿剂量随胎龄、母体体型和确切的获得参数而变化。
[b] 据大多数作者报道,头、颈或四肢 CT 的胎儿剂量近乎为零。
CT,计算机体层摄影。

超声检查(ultrasonography)和磁共振成像(magnetic resonance imaging)是妊娠患者首选的影像学检查方法,因为这些检查无关乎电离辐射的风险。然而,美国妇产科医师学会(American College of Obstetricians and Gynecologists)强调,即使某项检查会存在电离辐射,妊娠患者也不应拒绝必要的诊断性检查[5]。

(胡卫红 译,王伟岸 校)

推荐资源

- Masselli G. Evaluating the acute abdomen in the pregnant patient. Radiol Clin N Am. 2015;53:1309.
- McCollough C, Schueler BA. Radiation exposure and pregnancy: when should we be concerned? Radiographics. 2007;27:909–17.
- McGahan J. Imaging non-obstetrical causes of abdominal pain in the pregnant patient. Appl Radiol. 2010;39:10–25.

参考文献

1. Goodman R. Medical imaging radiation safety for the female patient: rationale and implementation. Radio Graphics. 2012;32:1829–37.
2. Gomes M. Risks to the fetus from diagnostic imaging during pregnancy: review and proposal of a clinical protocol. Pediatr Radiol. 2015;45:1916–29.
3. Baysinger CL. Imaging during pregnancy. Anesth Analg. 2010;110:863–7.
4. American College of obstetricians and gynecologists. Committee opinion no. 656: guidelines for diagnostic imaging during pregnancy and lactation. Obstet Gynecol. 2016;127:e75–80.
5. American College of obstetricians and gynecologists. Committee opinion no. 723: guidelines for diagnostic imaging during pregnancy and lactation. Obstet Gynecol. 2017;130:e210–6.
6. Ladkany D, Layman K. Imaging considerations in pregnancy. In: Borhart J, editor. Emergency department management of obstetric complications. 1st ed. Gewerbestrasse (Switzerland): Springer International; 2017. p. 159–68.

106 妊娠期间多普勒超声检查会带来什么风险？

Maria Dynin and Joelle Borhart

经验教训

- 超声检查是安全的,被认为是妊娠患者的首选影像学检查方法。
- 超声波不会产生电离辐射,但确实会释放热量。
- 如果声波量过高,理论上对胎儿组织有热损伤的风险。
- 推荐尽可能采用 B 型和 M 型超声波对胎儿进行评估,而非多普勒超声波。

超声(ultrasound)是一项安全、有效并且易于获得的评估妊娠患者的工具。它常常是诊断病情不稳定的妊娠疾病的唯一的影像学方法,例如异位妊娠破裂(ruptured ectopic pregnancy)。同时,超声也是确定早期妊娠(early pregnancy)的位置以及评估其活性的一线方法。

超声利用高频声波(sound wave)产生图像。声波不会产生电离辐射,但确实会释放热量,如果声输出量过高,在理论上可引起组织的热损伤(thermal damage)。虽然标准 B 型超声波也有可能引起热损伤,但多普勒成像需要较高的声输出量,因此,具有更高的热损伤风险。

再者,多普勒成像可能有对胎儿组织产生机械效应的风险。脉冲式多普勒超声波(pulsed Doppler ultrasound wave)可引起胎肺或肠中气泡的压缩或空化(cavitation),理论上可损伤胎体器官或破坏松散束缚的胚胎组织(embryonic tissues)[1]。

尽管有这些理论上的顾虑,但还没有研究证实多普勒超声对胎儿的不良影响[2]。尽管如此,包括美国超声医学学会(American Institute of Ultrasound Medicine)和国际妇产科超声学会(International Society of Ultrasound in Obstetrics and Gynecology)在内的多个专业学会都建议在妊娠期间不要常规使用多普勒超声显像检查[3-5]。

值得一提的是,在有些情况下,妊娠期的多普勒成像检查是必要的。卵巢扭转(ovarian torsion)是一种发病率较高的急诊诊断,妊娠是卵巢扭转的危险因素。盆腔彩色多普勒超声是诊断卵巢扭转的首选影像学方法,因为它有助于确定卵巢血流的存在[6,7]。

超声是安全的影像学检查方法,被视为妊娠患者的首选方法。建议采用 B 型和 M 型超声波评估胎儿,而非多普勒超声。

（胡卫红 译,张梅 校）

推荐资源

- Gynecologists, The American College of Obstetricians and. Committee opinion no. 656: guidelines for diagnostic imaging during pregnancy and lactation. Committee opinion. Obstet Gynecol. 2016;127:e75–80.
- Ladkany D, Layman K. Imaging considerations in pregnancy. In: Borhart J, editor. Emergency department management of obstetric complications. 1st ed. Gewerbestrasse (Switzerland): Springer International; 2017. p. 159–68.
- Stratmeyer ME, Greenleaf JF, Dalecki D, Salvesen K. Fetal ultrasound: mechanical effects. J Ultrasound Med. 2008;27:597–605.

参考文献

1. Church CC, Carstensen EL, Nyborg WL, Carson PL, Frizzell LA, Bailey MR. The risk of exposure to diagnostic ultrasound in postnatal subjects: nonthermal mechanisms. J Ultrasound Med. 2008;27:565–92.
2. Gynecologists, The American College of Obstetricians and. Committee opinion no. 656: guidelines for diagnostic imaging during pregnancy and lactation. Committee opinion. Obstet Gynecol. 2016;127:e75–80.
3. American Institute of Ultrasound in Medicine. Official statement: statment on measurement of fetal heart rate. Approved Nov 5, 2011; Reapproved Oct 30, 2016. https://www.aium.org/officialStatements/43. Accessed Aug 27, 2018.
4. American Institute of Ultrasound in Medicine. Official statement: statment on the safe use of Doppler during the 11-14 week scans (or earlier in pregnancy). Approved 4/18/2011; Revised 3/21/16, 10/30/106. https://www.aium.org/officialStatements/42. Accessed Aug 27, 2018.
5. Salvesen K, Lees C, Abramowicz J, Brezinka C, Ter Har G, Marsal K. ISUOG statement on the safe use of Doppler in the 11 to 13+6-week fetal ultrasound examination. Ultrasound Obstet Gynecol. 2011;37:628.
6. Zucchini S, Marra E. Diagnosis of emergencies/urgencies in gynecology and during the first trimester of pregnancy. J Ultrasound. 2014;17(1):41–6.
7. Tsai H, Kuo T, Chung M, Lin M, Kang C, Tsai Y. Acute abdomen in early pregnancy due to ovarian torsion following successful in vitro fertilization treatment. Taiwan J Obstet Gynecol. 2015 Aug;54(4):438–41.

在子痫前期和 HELLP 综合征中，腹痛有什么意义？　107

Joelle Borhart and Caroline Massarelli

经验教训

- 子痫前期和 HELLP 综合征是孕妇发病率和病死率的主要原因。
- 孕龄大于 20 周的孕妇发生腹痛应引起对子痫前期和/或 HELLP 综合征的怀疑。
- 在子痫前期或 HELLP 综合征的患者中，腹痛是预示终末器官损害的不详征象。
- 任何出现子痫前期或 HELLP 综合征的症状和体征的孕妇，尤其是在出现腹痛时，应立即进行产科会诊。

定义

子痫前期(preeclampsia)和 HELLP 综合征是孕产妇和围生期发病率和病死率最高的两种疾病，并且近年来发病率呈上升趋势[1]。子痫前期定义为孕 20 周后出现的新发高血压(new onset hypertension)(收缩压≥140mmHg 和/或舒张≥90mmHg)，伴蛋白尿或列于表 107.1 的终末器官损伤的其他体征或症状。

表 107.1　终末器官损伤的体征/症状和子痫前期的严重性特征

持续性右上腹部或上腹部剧痛,药物治疗无效
肝功能异常(LFT 2 倍正常值)
血小板减少症(血小板计数<1×10⁵/μl)
肾功能不全[肌酐>97.24μmol/L(1.1mg/dl)或在无其他肾病时肌酐倍增]
肺水肿
新发脑功能或视觉障碍
收缩压>160mmHg 或舒张压>110mmHg

Adapted from the American College of Obstetricians and Gynecologists' Task Force on Hypertension in Pregnancy[11] and Olsen-Chen and Seligman[12].

LFT,肝功能试验。

虽然确切机制仍不清楚,但最近的研究表明,早期胎盘形成异常会导致胎盘功能不全(placental insufficiency),进而触发内皮功能障碍(endothelial dysfunction),从而出现子痫前期症状[2]。HELLP 综合征是由溶血(hemolysis)、肝酶升高(elevated liver enzymes)和血小板减少(low platelet)三种特征性症状的首字母拼写而成,是一种与子痫前期相关的综合征,可伴有或不伴有高血压[3]。HELLP 综合征的诊断标准列于表 107.2。

表 107.2　HELLP 综合征的诊断

溶血的证据
外周涂片上可见红细胞碎片
乳酸脱氢酶>600IU/L
总胆红素>20.52μmol/L(1.2mg/dl)
血小板减少症(血小板<100×10⁹/L)
天冬氨酸氨基转移酶升高(>70IU/L)

Adapted from Olsen-Chen and Seligman.[12]

临床影响

在子痫前期,腹痛可能是不祥之兆。持续性右上腹或上腹部痛是终末器官损害的征象。在 HELLP 综合征中,患者除有恶心和呕吐外,常常表现为右上腹或上腹部痛[4]。一项研究报道,90%的 HELLP 综合征患者有上腹或右上腹痛[5]。HELLP 综合征的腹痛被认为是由于门静脉周围坏死(periportal necrosis)、微血栓形成和肝窦状隙纤维蛋白沉积,引起肝脏炎症和随后格利森囊(Glisson's capsule)的扩张所导致的。腹痛可能剧烈且持续[6]。

诊断

任何孕龄大于 20 周的孕妇,如果有上腹或右上腹痛,都应评估子痫前期和 HELLP 综合征的可能性。实验室检查至少应包括全血细胞计数、全面的代谢谱检查和尿分析或尿蛋白/肌酐比值测定。这些化验检查评估与子痫前期和 HELLP 综合征相关的终末器官损害的临床表现相关。如果临床特征或化验检查结果提示可能有 HELLP 综合征(贫血、肝酶升高、血小板减少症),化验检查项目中就应包括乳酸脱氢酶(lactate dehydrogenase)的检测,以评估溶血的可能性。

治疗

子痫前期的急诊科治疗旨在控制血压,进行抽搐发作预防(seizure prophylaxis)以阻止病情发展为子痫(eclampsia),并联系进行产科紧急会诊。

血压应缓慢稳定在140/90mmHg左右,而非迅速恢复正常。最常用的抗高血压药(antihypertensive agent)包括拉贝洛尔(labetalol)、肼屈嗪(hydralazine)和硝苯地平(nifedipine)。所有这些药物都是一线治疗药物,在妊娠期应用是安全的[7]。

任何有子痫前期和腹痛的妇女都应预防抽搐发作,因为这是有严重特征的子痫前期的表现。硫酸镁(magnesium sulfate)是首选药物,建议剂量为硫酸镁4g静脉推注5分钟以上,随后按1g/h输注。已证明这种疗法可以将子痫(eclampsia)的风险降低50%[8]。如果抽搐发作,可再给予镁剂2~4g静脉推注5分钟以上,随后按2g/h输注[9]。

由于子痫前期和HELLP综合征的唯一确定性治疗都是分娩,因此应进行产科紧急会诊。子痫前期和HELLP综合征患者的病情会迅速恶化,可能需要高水平的多学科医疗关怀。如果临床机构不具备同时处理有严重特征的子痫前期患者和早产新生儿的能力,那么应该考虑将患者转诊到有能力处理的其他医疗机构[10]。

(胡卫红 译,张梅 校)

推荐资源
- Olsen-Chen C, Seligman NS. Hypertensive emergencies in pregnancy. Crit Care Clin. 2016;32:29–41.
- Core EM—Preeclampsia and Eclampsia. https://coreem.net/core/preeclampsia-and-eclampsia/.
- Sherman W, Descallar E, Borhart J. Hypertensive disorders of pregnancy. In: Borhart J, editor. Emergency department management of obstetric complications. 1st ed. Gewerbestrasse (Switzerland): Springer International; 2017. p. 41–51.

参考文献

1. Wallis AB, Saftlas AF, Hsia J, et al. Secular trends in the rates of preeclampsia, eclampsia, and gestational hypertension, United States, 1987–2004. Am J Hypertens. 2008;21:521–6.
2. Redman C. Preeclampsia: a complex and variable disease. Pregnancy Hypertens. 2014;3:241–2.
3. Haram K, Svendsen E, Abildgaard U. The HELLP syndrome: clinical issues and management: a review. BMC Pregnancy Childbirth. 2009;9:8.
4. Kennedy A. Assessment of acute abdominal pain in the pregnant patient. Semin Ultrasound CT MR. 2000;21(1):64–77.
5. Sibai BM, Ramadan MK, Usta I, Salama M, Mercer BM, Friedman SA. Maternal morbidity and mortality in 442 pregnancies with hemolysis, elevated liver enzymes, and low platelets (HELLP syndrome). Am J Obstet Gynecol. 1993;169:1000–6.
6. Dekker GA, Sibai BM. Etiology and pathogenesis of preeclampsia: current concepts. Am J Obstet Gynecol. 1998;179:1359–75.
7. American College of Obstetricians and Gynecologists. Committee opinion no 623: emergent therapy for acute-onset, severe hypertension during pregnancy and the postpartum period. Obstet Gynecol. 2015;125:521–5.
8. Duley L, Gulmezoglu AM, Henderson-Smart DJ, et al. Magnesium sulfate and other anticonvulsants for women with preeclampsia. Cochrane Database Syst Rev. 2010;11:CD000025.
9. Mol BW, Roberts CT, Thangaratinam S, et al. Preeclampsia. Lancet. 2016;387(10022):999–1011. https://doi.org/10.1016/S0140-6736(15)00070-7.
10. Repke JT, Norwitz ER. Management of eclampsia. In: Heazell A, Norwitz ER, Kenny LC, et al., editors. Hypertension in pregnancy. New York: Cambridge University Press; 2011. p. 141–58.
11. American College of Obstetricians and Gynecologists, Task Force on Hypertension in Pregnancy. Hypertension in pregnancy. Report of the American College of Obstetricians and Gynecologists' task force on hypertension in pregnancy. Obstet Gynecol. 2013;122:1122–11.
12. Olsen-Chen C, Seligman NS. Hypertensive emergencies in pregnancy. Crit Care Clin. 2016;32:29–41.

何谓妊娠期急性脂肪肝？

Jessica Palmer and Joelle Borhart

经验教训

- 妊娠期急性脂肪肝（AFLP）虽然罕见，但相关的孕妇及其胎儿发病率和病死率都很高。
- 3%的孕妇会发生不同程度的肝功能障碍。
- 子痫前期、子痫、HELLP 综合征及 AFLP 之间存在明显的重叠。
- AFLP 的急诊科处理方法是稳定孕妇病情并紧急进行产科会诊，确定性处理方法是分娩。

妊娠期急性脂肪肝（acute fatty liver of pregnancy，AFLP）是一种罕见的妊娠并发症，孕妇及其胎儿的发病率和病死率都很高。AFLP 多发于妊娠晚期，通常在孕 30~38 周[1,2]。

在 AFLP 中，肝细胞有微泡脂肪浸润（microvesicular fatty infiltration）。研究发现了几种使女性易患 AFLP 的遗传缺陷（genetic defects），其中最常见的是长链 3-羟酰辅酶 A 脱氢酶（long-chain 3-hydroxyacyl-coenzyme A dehydrogenase，LCHAD）缺乏症。这是一种常染色体隐性遗传性先天性代谢异常（inborn error of metabolism）疾病[3]。通常，有这种疾病的杂合子女性在怀孕前没有症状。然而，这些女性发生 AFLP 的风险可能会增加，尤其当她们怀的胎儿是 LCHAD 纯合子时。胎儿是 LCHAD 纯合子时，肝脏氧化长链脂肪酸（long-chain fatty acid）的能力降低。胎儿中未氧化的脂肪酸通过胎盘转运到母体。这会导致毒性代谢产物在母体肝脏的积聚[4]。这些毒性代谢产物，加上妊娠晚期的代谢应激（metabolic stress）和高脂饮食等环境应激源（environmental stressor），会导致 AFLP 的发生。没有 LCHAD 缺陷的情况下，也有发生 AFLP 的可能，提示该疾病存在其他可能的病因[5,6]。

AFLP 的表现包括一些非特异症状，如食欲减退（anorexia）、全身乏力（malaise）、恶心、呕吐和腹痛等，以及暴发性肝衰竭（fulminant liver failure）症状，如低血糖（hypoglycemia）、凝血功能障碍（coagulopathy）、黄疸（jaundice）和脑病（encephalopathy）[2,4,6]。随着疾病发展，患者可出现腹水（ascites）、胸腔积液（pleural effusions）、肾衰竭（renal failure）和呼吸衰竭（respiratory failure）[2]。据报道，AFLP 的产妇病死率为 18%，胎儿病死率为 23%[1]。

约 3%的孕妇会出现不同程度的肝功能障碍（liver dysfunc-

tion）[7]。诸如子痫前期、子痫、HELLP 综合征和 AFLP 等妊娠期肝脏并发症之间存在明显的临床表现的重叠，这些并发症之间的鉴别具有挑战性。Swansea 标准可用于协助诊断 AFLP（表 108.1）[8]。

表 108.1　妊娠期急性脂肪肝（AFLP）诊断的 Swansea 标准[8]

在没有其他诊断的情况下，出现以下 6 项或更多
呕吐
腹痛
多饮/多尿
脑病
胆红素升高
低血糖
尿酸升高
白细胞增多
超声显示腹水或光亮肝
转氨酶升高
血氨升高
肾功能受损
凝血功能障碍
肝活检呈微泡脂肪变性

对急诊医生而言，所有上述这 4 种疾病的处理方法都是一样的，即稳定孕妇病情，并进行紧急产科会诊。所有这 4 种疾病的确定性治疗都是分娩。

（胡卫红 译，王伟岸 校）

推荐资源

- Jawyyed SM, Blanda M, Kubina M. Acute fatty liver of pregnancy. J Emerg Med. 1999;17(4):673–7.
- Martin S. Fatty liver in pregnancy. MDEdge: Emergency Medicine. Accessed 12 Nov 2017. http://www.mdedge.com/emed-journal/dsm/7578/obstetrics/fatty-liver-pregnancy.
- Nickson C. Acute fatty liver of pregnancy. Life in the Fast Lane. Accessed 12 Nov 2017. https://lifeinthefastlane.com/ccc/acute-fatty-liver-of-pregnancy/.

参考文献

1. Ahmed KT, Almashhrawi AA, Rahman RN, et al. Liver diseases in pregnancy: diseases unique to pregnancy. World J Gastroenterol. 2013;19(43):7639–46.
2. Westbrook RH, Dusheiko G, Williamson C. Pregnancy and liver disease. J Hepatol. 2016;64:933–45.
3. Ibdah JA, Bennett MJ, Rinaldo P, et al. Fatty-acid oxidation disorder as a cause of liver disease in pregnant women. N Engl J Med. 1999;340(22):1723–31.
4. Greenes V, Williamson C. Liver disease in pregnancy. Best Pract Res Clin Obstet Gynecol. 2015;29:612–24.
5. Italian Association for the Study of the Liver. AISF position paper on liver disease and pregnancy. Dig Liver Dis. 2016;48(2):120–37.
6. Hammoud GM, Ibdah JA. Preeclampsia-induced liver dysfunction, HELLP syndrome, and acute fatty liver of pregnancy. Clin Liver Dis. 2014;4:69–73.
7. Minakami H, Morikawa M, Yamada T, Yamada T, Akaishi R, Nishida R. Differentiation of acute fatty liver of pregnancy from syndrome of hemolysis, elevated liver enzymes and low platelet counts. J Obstet Gynaecol Res. 2014;40:641–9.
8. Ch'ng CL, Morgan M, Hainsworth I, et al. Prospective study of liver dysfunction in pregnancy in Southwest Wales. Gut. 2002;51:876e80.

妊娠剧吐的最佳处理策略是什么？   109

Lindsey DeGeorge and Lauren Wiesner

妊娠期间恶心和呕吐(nausea and vomiting)是常见现象。早期治疗可预防妊娠剧吐(hyperemesis gravidarum,HG)等更严重的并发症发生。妊娠剧吐是妊娠期间最严重的恶心和呕吐形式，估计孕妇患病率为 0.5%~2%[1]，其特征为不停地恶心和呕吐。妊娠剧吐可能伴随的其他表现包括体重减轻超过妊娠前体重的 5%、脱水迹象、电解质紊乱和酮症(ketosis)[2]。

妊娠剧吐患者的实验室检查包括：评估尿比重和酮体的尿液分析以及评估低钠血症(hyponatremia)、低氯血症(hypochloremia)、低钾血症(hypokalemia)、酸中毒(acidosis)、血尿素氮(blood urea nitrogen)升高和肌酐(creatinine)升高的基础代谢检查。肝功能试验(liver function test)检查可能显示患者的 AST、ALT 和/或总胆红素(total bilirubin)升高。如果以前未行盆腔超声检查，则应进行该项检查来评估多胎妊娠(multiple gestation)或滋养层疾病(trophoblastic disease)的可能性，因为这些疾病与妊娠剧吐风险增加相关[3]。

妊娠剧吐处理的首要步骤是恢复正常血容量状态。大多数妊娠剧吐患者需要用 5%葡萄糖(dextrose)加入生理盐水(normal saline)或低张盐水(0.45%氯化钠溶液)中进行静脉液体复苏。应注意防止过快纠正低钠血症。在重症或迁延性症状患者中，输注葡萄糖前，应考虑先补充硫胺素(thiamine)和叶酸(folate)，以预防韦尼克脑病(Wernicke encephalopathy)[4]。

美国妇产科医师学会(American College of Obstetricians and Gynecologists,ACOG)建议将吡哆醇(pyridoxine)(维生素 B$_6$)或吡哆醇联合多西拉敏(doxylamine)作为妊娠期恶心和呕吐的第一线的药物治疗方法[5]。然而，由于起效缓慢和缺乏静脉制剂，这种疗法不能用于妊娠剧吐的急性症状控制。

妊娠剧吐的急性处理常用药物包括多巴胺能拮抗剂(dopamine antagonist)、选择性 5-羟色胺抑制药(selective serotonin inhibitor)和 H$_1$ 受体拮抗剂(H$_1$ antagonist)(表 109.1)。

表 109.1   妊娠剧吐治疗的推荐药物

治疗选择	临床考虑
多巴胺受体拮抗剂： 甲氧氯普胺 10mg 异丙嗪 25mg 每 4h 一次 丙氯拉嗪 10mg 每 6h 一次	甲氧氯普胺：FDA 妊娠 B 类，首选多巴胺拮抗剂 异丙嗪：FDA 妊娠 C 类，可直肠给药 丙氯拉嗪：研究不多 副作用：孕妇镇静，迟发性运动障碍，急性肌张力障碍反应
选择性 5-羟色胺受体拮抗剂： 昂丹司琼 4mg 每 8h 一次，最大剂量 16mg，静脉注射	昂丹司琼：FDA 妊娠 B 类，研究显示疗效好 静脉注射时考虑进行 ECG 和/或遥测，尤其并发电解质异常或联合使用会导致 QT 间期延长药物时 副作用：静脉制剂会导致孕妇 QT 间期延长，引起胎儿心脏间隔畸形
H$_1$ 受体拮抗剂： 苯海拉明 25mg 每 6h 一次 茶苯海明 50mg 每 6h 美克洛嗪 25mg 每 8h	FDA 妊娠 B 类 副作用：镇静、口干、尿潴留

用于妊娠剧吐症状治疗的多巴胺能拮抗剂包括甲氧氯普胺(metoclopramide)、异丙嗪(promethazine)和丙氯拉嗪(prochlorperazine）。一项大规模的回顾性队列研究对甲氧氯普胺进行了评价,发现在妊娠早期使用甲氧氯普胺不会导致不良的胎儿结局[6]。

昂丹司琼(ondansetron)是一种选择性 5-羟色胺受体拮抗剂。一项比较昂丹司琼和甲氧氯普胺的研究发现,两者疗效相似,但昂丹司琼的孕妇副作用较少。2 项评估昂丹司琼应用对胎儿安全性影响的大规模回顾性队列研究得出了矛盾的结果。一项研究发现昂丹司琼与流产、死产、重大出生缺陷(birth defect)、早产或低出生体重风险增加无关[7]。另一项大规模研究认为昂丹司琼的致畸风险低,但昂丹司琼的应用与相关胎儿心脏间隔缺损发病率增加有关[8]。

H_1 受体拮抗剂包括苯海拉明(diphenhydramine)、茶苯海明(dimenhydrinate)和美克洛嗪(meclizine)[9]。与甲氧氯普胺和昂丹司琼相比,这些药物普遍有更为明显的镇静作用,但是并没有证据表明它们有更明显的治疗优势。它们可用于持续症状的辅助治疗[10]。

使用类固醇激素(steroids)作为妊娠剧吐处理的方法存在争议,总体而言这种方法缺乏支持性证据。依照 ACOG 指南,鉴于甲泼尼龙(methylprednisolone)的风险及其与胎儿低出生体重(low birth weight)和包括唇腭裂(cleft lip and palate)在内的胎儿畸形的关联,应将视为难治性症状的最后治疗手段[5]。用激素治疗妊娠剧吐的决策应由产科医师会诊后做出。

对在急诊科症状得到充分控制和进行液体复苏的患者,出院并门诊产科随访是恰当的。患者应接受改变生活方式相关的教育,包括少食、多餐、清淡饮食,并避免接受触发症状的嗅觉刺激(olfactory stimuli)。患者会发现通过非药物治疗可缓解症状。可按生姜(ginger)补充剂 250mg 每天 4 次食用,几项小规模的研究显示该方法具有益处[11]。虽然吡哆醇联合多西拉敏对妊娠剧吐的急性治疗通常无效,但建议从急诊出院后使用,以减少症状复发的可能。

在急诊科治疗后仍不能耐受进食的持续恶心和呕吐的患者通常需要住院治疗。对那些严重脱水和有明显实验室检查异常需要纠正的患者,也建议住院治疗。

（胡卫红 译,王伟岸 校）

推荐资源

- American College of obstetricians and gynecologists practice bulletin summary no. 153. Obstet Gynecol. 2015;126(3):687–8.
- DeGeorge L, Wiesner L. Approach to the patient with nausea and vomiting in pregnancy. In: Borhart J, editor. Emergency department management of obstetric complications. 1st ed. Gewerbestrasse (Switzerland): Springer International; 2017. p. 31–40.
- McParlin C, O'Donnell A, Robson SC, et al. Treatments for hyperemesis gravidarum and nausea and vomiting in pregnancy: a systematic review. JAMA. 2016;316(13):1392–401.

参考文献

1. Sheehan P. Hyperemesis gravidarum – assessment and management. Aust Fam Physician. 2007;36(9):698–701.
2. World Health Organization. International classification of diseases: 10. Version: 2010. 2012. http://tinyurl.com/ctcuekp. Accessed 29 June 2016.
3. Kuscu NK, Koyuncu F. Hyperemesis Gravidarum: current concepts and management. Postgrad Med J. 2002;78(916):76–9.
4. Ismail SK, Kenny L. Review on hyperemesis gravidarum. Clin Gastroenterol. 2007;21(5):755–69.
5. American College of obstetricians and gynecologists practice bulletin summary no. 153. Obstet Gynecol. 2015;126(3):687–8.
6. Matok I, Gorodischer R, Koren G, Sheiner E, Wiznitzer A, Levy A. The safety of metoclopramide use in the first trimester of pregnancy. N Engl J Med. 2009;360(24):2528–35.
7. Pasternak B, Svanström H, Hvild A. Ondansetron in pregnancy and risk of adverse fetal outcomes. N Engl J Med. 2013;368:814–23. Erratum in N Engl J Med 2013;368:2146.
8. Danielsson B, Wikner BN, Källén B. Use of ondansetron during pregnancy and congenital malformations in the infant. Reprod Toxicol. 2014;50:134–7.
9. Abas MN, Tan PC, Azmi N, Omar SZ. Ondansetron compared with metoclopramide for hyperemesis gravidarum: a randomized controlled trial. Obstet Gynecol. 2014;123:1272–9.
10. Magee LA, Mazzotta P, Koren G. Evidence- based view of safety and effectiveness of pharmacologic therapy for nausea and vomiting of pregnancy (NVP). Am J Obstet Gynecol. 2002;186(5 Suppl Understanding):S256–61. 37.
11. Fischer-Rasmussen W, Kiaer SK, Dahl C, Asping U. Ginger treatment of hyperemesis gravidarum. Eur J Obstet Gynecol Reprod Biol. 1991;38(1):19–24.

咨询专栏：腹痛和妊娠患者

John Davitt，Anna Zelivianskaia，and John David Buek

经验教训

- 随着妊娠进展，妊娠子宫使内脏器官移位，影响体格检查。患者可能会没有反跳痛，并且阑尾炎疼痛可能不发生在麦克伯尼点。
- 妊娠期间黄体酮水平升高会导致平滑肌松弛，从而加剧 GERD、胀气和便秘的疼痛性症状。
- 黄体酮引起输尿管松弛，当与妊娠子宫的挤压结合在一起时，就会导致尿潴留，进而增加肾盂肾炎的风险。
- 肾盂肾炎会增加妊娠期间并发症的风险，包括急性呼吸窘迫综合征和早产。
- 如果腹痛是腹部直接外伤所致并且患者已经在孕 23 周以上，应立即进行产科/妇科会诊。

咨询专家介绍

John Davitt，MD 和 Anna Zelivianskaia，MD，目前正在 MedStar 乔治敦大学医院和 MedStar（华盛顿医院中心的妇产科完成其住院医训练。Dr. Zelivianskaia 计划在完成培训后成为一名全科妇产科医师。John D. Buek，MD，是 MedStar 妇产科的住院医师项目主任，并获得妇产科的专业认证。Dr. Davitt、Dr. Zelivianskaia 和 Dr. Buek 执业于华盛顿特区的一家大型城市接受转诊的三级医院，在此他们可以诊治各种妇产科疾病患者。

关键临床问题的解答

1. 何时建议进行妇产科会诊，在什么时限？

对妊娠早期腹痛（first trimester abdominal pain），尤其下腹部疼痛的患者，医务人员必须将妊娠并发症视为潜在病因。最令人担忧的妊娠早期腹痛相关病因是异位妊娠（ectopic pregnancy）。如果对异位妊娠有担忧，就有必要立即进行妇产科会诊。如果确定是子宫内妊娠（intrauterine pregnancy），那么一般早期流产会引起腹痛。随着妊娠期的进展，出现的令人担心的妊娠相关性腹痛的原因还包括早产（preterm labor）和胎盘早剥（placental abruption）。潜在异位妊娠的诊断程序和妊娠相关性腹痛的其他病因的评估超出了本章论述的范围，但如果医务人员怀疑患者存在妊娠相关的急症，应请妇产科会诊。

如果腹痛是腹部直接外伤所致，并且患者在孕 23 周以上，应立即进行妇产科会诊。

2. 对有腹痛的孕妇进行评估时，有什么经验可传授给急诊医务人员？

对于腹痛，急诊医护人员应考虑广泛的鉴别诊断，包括妊娠相关性疼痛以及疼痛处相关的肌肉骨骼、胃肠道、泌尿、妇科和神经等相关病因。在诊断时很容易把注意力集中在妊娠上而忽视其他潜在的病因。妊娠期间腹痛的潜在病因列于表110.1 中。

表 110.1　妊娠期腹痛的潜在病因，按妊娠期分列

早期妊娠	中期妊娠	晚期妊娠
早期流产	胃食管反流病（GERD）	GERD
不全流产	圆韧带痛	早产
异位妊娠	早产	UTI/肾盂肾炎
泌尿道感染（UTI）/肾盂肾炎	UTI/肾盂肾炎	子痫前期
其他胃肠道（GI）病因	子痫前期	HELLP 综合征
	HELLP 综合征	其他胃肠道病因
	其他胃肠道病因	

随着妊娠的发展,妊娠子宫占据了很大一部分腹腔,移位的内脏会影响典型的体格检查所见。患者可能会失去反跳痛的反应,并且阑尾炎疼痛可能不发生在麦克伯尼点。

尽管超声和磁共振成像是孕妇诊断性影像学检查的首选方法,但 X 线片、计算机体层摄影和核医学检查仍有应用,其辐射通常远低于与胎儿损害相关的辐射量。

3. 您认为哪些概念是处理有腹痛的孕妇的关键?

妊娠期间升高的黄体酮会引起平滑肌松弛,进而加重 GERD、胀气和便秘的疼痛性症状,所有这些都可导致明显腹痛。不过,这些都有相对简单的医学处理方法。

黄体酮也可引起输尿管松弛,当与妊娠子宫挤压作用结合起来,就会导致尿潴留,进而增加肾盂肾炎的风险,这种情况需要住院和静脉输注抗生素治疗。

应注意确保使用妊娠特有的实验室参考值,因为妊娠期间孕妇生理变化明显。

确保孕期健康的最好办法是保证孕妇的健康。

4. 对于这类患者,您担心哪些并发症?

肾盂肾炎——任何患有肾盂肾炎的孕妇都应住院接受静脉抗生素治疗,因为这会增加妊娠并发症的风险,包括急性呼吸窘迫综合征(acute respiratory distress syndrome)和早产。如果患者主诉呼吸急促,医务人员应考虑对患者进行胸部 X 线检查。

阑尾炎——妊娠期间仍可出现急性和严重的胃肠道病因的腹痛。应始终把阑尾炎列入腹痛孕妇的鉴别诊断之中。

子痫前期/HELLP 综合征——妊娠期高血压和 HELLP 综合征(溶血、肝酶升高和血小板减少)最初可能表现为良性的上腹部或腹部疼痛。子痫前期和 HELLP 综合征可快速发展为明显的终末器官损伤,因此对这些疾病有必要保持高度警惕。

(胡卫红 译,张梅 校)

推荐资源

- Committee Opinion: Guidelines for Diagnostic Imaging During Pregnancy and Lactation. American College of Obstetrics and Gynecology. Oct 2017. https://www.acog.org/-/media/Committee-Opinions/Committee-on-Obstetric-Practice/co723.pdf?dmc=1&ts=20180127T0150226583.
- Practice Bulletin: Early Pregnancy Loss. American College of Obstetrics and Gynecology. Published May 2015, reaffirmed 2017. https://www.acog.org/Resources-And-Publications/Practice-Bulletins/Committee-on-Practice-Bulletins-Gynecology/Early-Pregnancy-Loss.

第十五部分
腹痛和免疫功能受损患者

111 导论：患者有免疫功能受损吗？如何解读免疫功能受损患者的病史和体格检查的结果？免疫功能受损患者的检查结果如何？有哪些独特的风险和潜在的陷阱？

Mary Carroll Lee and Jack Perkins

经验教训
- 在可疑腹内病变的评估和处理中应考虑到患者会有不同程度的免疫功能受损的情况。
- 有严重腹内病变的患者可能不会出现发热、白细胞增多，甚至腹部检查也没有明显的异常。
- 有腹部症状的免疫功能受损者需要进行全面检查，并且强烈建议进行影像学检查，可能需要住院或观察。

对有腹痛（abdominal pain）的免疫功能受损患者（immunocompromised patient）进行评估，需要高度警惕严重性疾病。经常出现在患者已经有外科疾病的情况下，临床医师对患者的就诊仍然未给予足够关注的情况。急诊医学医务人员（emergency medicine provider，EP）依赖第一印象（first impression）、生命体征（vital sign）、体格检查和化验检查来确定疾病的严重性或出现严重疾病的可能性。然而，在免疫功能受损患者，急诊医学医务人员应预料到可能存在一些意料之外的情况。

本章将介绍如何处理有腹痛的免疫功能受损患者。我们首先将讨论患者的"免疫功能受损"意味着什么，以及这种情况会如何改变急诊医学医务人员的评估和处理。随后我们将探讨在处理这些患者的过程中可能存在的一些陷阱，以期改进对有腹痛的免疫功能受损患者的处理。在许多方面，急诊医学医务人员应像处理化疗（chemotherapy）中的发热性中性粒细胞减少（neutropenic fever）患者一样，以戒慎恐惧的态度和勤勉的行动来观察处理这些患者。

患者有免疫功能受损吗？

第一步是识别免疫功能受损患者（表 111.1）。尽管大多数医务人员能够认识到有腹痛的 AIDS 患者面临的固有风险，但急诊医学医务人员可能会忽视长期接受类固醇激素（steroid）治疗的 COPD 患者的免疫功能受损状态（immunocompromised status）。因而，这种识别始于最初的与患者接触的过程，并且急诊医学医务人员必须考虑患者是否有免疫功能受损以及受损的程度。

表 111.1　免疫功能受损的原因及分类

轻度到中度免疫抑制
糖尿病
系统性红斑狼疮（systemic lupus erythematosus，SLE）
高龄
CD4 细胞计数>200/ml 的 HIV 感染患者
移植后维持免疫抑制治疗的患者
重度免疫抑制
CD4 细胞计数<200/ml 的 HIV 感染患者
器官移植 60 天以内的患者
中性粒细胞减少症
导致免疫功能低下的药物
类固醇激素
环孢素
他克莫司
氨甲蝶呤

第二步是评估患者免疫功能受损的严重性。就像脓毒症（sepsis）一样，免疫功能受损（immune compromise）是一个与患者的发病率、病死率和严重病变可能性等方面不同程度相关的风险谱。患者面临的风险包括常见和非常见的感染性病原体（infectious pathogen）感染、手术伤口延迟愈合（delayed wound healing）和腹部病变的发生，这些情况在免疫系统正常的患者可能会有更为良好的病程[1]。例如，免疫功能受损患者处于憩室炎破裂（ruptured diverticulitis）、结肠炎伴发的小肠梗阻（small bowel obstruction）和阑尾炎（appendicitis）脓肿形成的较高风险之中[2]。需要记住的重要一点是，免疫功能受损患者可能直到病程晚期才会表现出外科病变的预期体征和症状。

如何解读免疫功能受损患者的病史和体格检查所见？

与其他患者一样，生命体征非常有助于评估疾病的严重程度。不幸的是，尽管免疫功能受损患者的病变已临近中晚期，但其生命体征可能依然正常或只有稍微异常。因此，对生命体征的细致观察至关重要。检别分类（triage）指标中，心率 102 次/min、口腔温度 37.7℃ 或血压 50/102mmHg，对这些患者而言可能是异常的,并预示严重疾病。由于口腔和腋窝的体温检测不太敏感,我们推荐测这些患者的体核温度(core temperature)(例如,如无中性粒细胞减少,则测直肠或膀胱温度)。此外,因为心率、血压或呼吸频率的动态变化可能有助于预测疾病病程,所以更为频繁地监测生命体征对这些患者很重要。

免疫功能受损患者的体格检查结果可能会有明显的误导性。抑制炎症标志物产生可减轻症状,具有免疫活力的患者(immunocompetent host)的体征(physical exam findings)更容易识别[1]。因此,免疫功能受损患者不大可能有局部疼痛(localized pain)。例如,阑尾炎(appendicitis)患者可能表现为泛发的腹部不适,而结肠炎(colitis)患者会有非特异性呕吐或腹泻。此外,免疫功能受损患者更可能有并发症,例如憩室炎(diverticulitis)引起的肠穿孔。尽管有外科病变,但患者可能仍看起来感觉相对良好。这些患者感受内脏性腹痛的能力也有所下降,因而患者主诉肩痛(shoulder pain)或胁腹痛(flank pain)可能代表其存在腹部外科病变。

谢化验、肝功能试验和脂肪酶)。应根据疑似病变选择附加化验项目,例如血培养(blood culture)、红细胞沉降率(erythrocyte sedimentation rate, ESR)、C 反应蛋白(C-reactive protein, CRP)和尿液分析(urinalysis)。然而,实验室检查也可能是免疫功能受损患者的诊断陷阱之源。由于炎症反应的能力降低,这些患者的白细胞增多(leukocytosis)症状可能延迟发生或不存在。即使有严重病变时,辅助性炎症标志物(例如,ESR 和 CRP)也可能正常或接近正常[3]。很遗憾,即使所有的炎症标志物都正常,也不能排除患者存在严重性疾病的可能。

免疫功能受损患者仍可出现乳酸酸中毒(lactic acidosis),但该试验的特异度会降低,因为许多免疫功能受损患者可能有基础的乳酸(lactic acid)升高情况[4]。例如,肝硬化(cirrhosis)患者和服用核苷逆转录酶抑制剂(nucleoside reverse transcriptase inhibitor)进行治疗的 HIV 感染患者,可能会因为治疗而导致基础乳酸升高[4]。

免疫功能受损患者的化验检查如何?

所有有腹痛的免疫功能受损患者应在急诊科就诊时进行最低限度的实验室检查(例如,全血细胞计数、基本的代

有哪些独特的风险和潜在的陷阱?

表 111.2 总结了免疫功能受损患者常见腹痛来源的特有风险和潜在陷阱。

表 111.2　免疫功能受损患者常见腹痛病因的风险和潜在隐患

疾病	具有免疫活力的患者	免疫功能受损患者	经验
憩室炎	合并症风险较低	穿孔、脓肿形成、脓毒症的风险较高	免疫功能受损者憩室炎的住院门槛低[5]
阑尾炎	合并症风险较低	需再次外科手术、延长住院治疗时间、脓肿形成、穿孔的风险较高	免疫功能受损者复杂性阑尾炎与 CMV 感染有关
结肠炎	风险较低,通常不需要手术	小肠结肠炎、梗阻的风险更高,需要剖腹探查;需进行典型和非典型的病原微生物的感染性病理学检查	中性粒细胞减少性小肠结肠炎是化疗后中性粒细胞减少、腹痛和发热三联征患者最常见的腹痛原因
肠系膜缺血	病死率高	病死率高,不太可能引起显著的白细胞增多	无乳酸酸中毒也不能排除存在该病的可能[6]
肾盂肾炎	通常病程简单,口服抗生素治疗	更可能有耐药菌感染、治疗失败、血行播散、慢性肾盂肾炎、肾脓肿和脓毒症;更可能是由非肠道细菌、需氧菌、革兰氏阴性杆菌和念珠菌引起的病变	常见于肾移植术后 2 个月内,继发于膀胱输尿管反流[7]
有肾结石的肾盂肾炎	有病程复杂的风险,但如果可行,仍可考虑门诊抗生素治疗	治疗失败、肾脓肿、肾皮质瘢痕形成和脓毒症的风险高	对于任何有脓毒症的肾盂肾炎患者,都推荐进行 CT 检查以评估肾结石情况
胆囊炎	通常进行简单的手术	存在感染性病原体的风险更高,可能继发于感染性胃肠炎[8]	免疫功能受损患者的表现可能更不典型

(高敏照　译,王伟岸　校)

推荐资源

- McKean J, Ronan-Bentl S. Abdominal pain in the immunocompromised patient—human immunodeficiency virus, transplant, cancer. Emerg Med Clin North Am. 2016;34(2):377–86. https://doi.org/10.1016/j.emc.2015.12.002.
- Spencer SP, Power N. The acute abdomen in the immune compromised host. Cancer Imaging. 2008;8(1):93–101. https://doi.org/10.1102/1470-7330.2008.0013.

参考文献

1. McKean J, Ronan-Bentl S. Abdominal pain in the immunocompromised patient—human immunodeficiency virus, transplant, cancer. Emerg Med Clin North Am. 2016;34(2):377–86. https://doi.org/10.1016/j.emc.2015.12.002.

2. Hardy A. Evaluation of the acute abdomen. In: Todd SR, editor. Common problems in acute care surgery. 1st ed. New York: Springer; 2013. p. 19–31.

3. Liu D, Ahmet A, Ward L, Krishnamoorthy P, Mandelcorn ED, Leigh R, Kim H. A practical guide to the monitoring and management of the complications of systemic corticosteroid therapy. Allergy Asthma Clin Immunol. 2013;9(1):30.

4. Arenas-Pinto A, Grant AD, Edwards S, Weller IV. Lactic acidosis in HIV infected patients: a systematic review of published cases. Sex Transm Infect. 2003;79:340–3.

5. Alby K, Nachamkin I. Gastrointestinal infections. Microbiol Spectr. 2016;4(3) https://doi.org/10.1128/microbiolspec.

6. Van den Heijkant TC, Aerts BA, Teijink JA, Buurman WA, Luyer MD. Challenges in diagnosing mesenteric ischemia. World J Gastroenterol. 2013;19(9):1338–4.

7. Ramakrishnan K, Scheid DC. Diagnosis and management of acute pyelonephritis in adults. Am Fam Physician. 2005;71(5):933–42.

8. Indar AA, Beckingham IJ. Acute cholecystitis. BMJ: Br Med J. 2002;325(7365):639–43.

哪些患者应进行影像学检查，何时检查？如果 CT 检查结果为阴性，应该怎么办？ 112

John B. Pierson and Michelle Clinton

免疫功能受损患者影像学检查的注意事项

大多数因腹痛就诊于急诊科（emergency department, ED）的

免疫功能受损患者将需要横断层面成像检查（cross-sectional imaging）[例如，CT 或磁共振成像（magnetic resonance imaging）]。应考虑到患者免疫系统功能受抑制的程度。在严重免疫抑制患者中，体格检查的结果不可靠。等到腹膜炎（peritonitis）或局限性压痛发生才进行影像学检查可能会明显延迟诊断。机会性感染（opportunistic infection）、术后并发症、癌的占位效应（mass effect）和典型腹部病变（如阑尾炎）的延迟表现是影像学检查协助评估免疫功能受损患者时的几个需要注意的因素[1]。

静脉注射对比剂适应于绝大多数病例，因为这将有助于识别腹内的炎症改变，特别是对没有大量脂肪组织的患者而言[2]。在有明显胃肠道出血或明确血管疾病的患者中，动脉期图像（例如，CT 血管造影）可能有助于确定需要干预治疗的部位。口服对比剂可能有助于鉴别肠壁增厚和脓肿，然而 CT 检查的延迟和患者可能不能耐受经口进食限制了其总体效用（表112.1）。

表 112.1　急诊科就诊的有腹痛的免疫功能受损患者不同的高级影像学检查方法适应证

建议的影像学方法	适应证
无对比剂的 CTAP	对比剂过敏 GFR<30ml/min 的急性肾损伤或慢性肾病 高度怀疑穿孔 急需即时诊断资料的患者 缺乏静脉给药通路
静脉注射对比剂的 CTAP	怀疑感染性病因 怀疑梗阻 怀疑与最近骨髓移植有关的移植物抗宿主病 胃肠道出血 怀疑血管性病因
静脉注射和口服对比剂的 CTAP	耐受口服液体并且做出诊断的时间不是太急迫 怀疑肠道炎症或部分梗阻 多次肠切除术（例如，复杂的解剖、肠改道手术）
磁共振成像（MRI）	年轻患者，特别担心电离辐射 妊娠患者 碘对比剂过敏 肺结核危险因素 以前影像学检查阴性而又高度怀疑有严重腹腔内病变
超声（US）	怀疑胆管病变 局限于右上腹部的疼痛 患者<50 岁，怀疑有肾结石 年轻患者，特别担心电离辐射

CTAP，门静脉造影。

机会性感染

机会性感染(opportunistic infection)常常引起 CT 图像上可识别的异常。这些感染包括播散性分枝杆菌病(disseminated mycobacterial disease)、巨细胞病毒(cytomegalovirus,CMV)感染、盲肠炎(typhlitis)[中性粒细胞减少性结肠炎(neutropenic colitis)]、隐孢子虫(Cryptosporidium)感染、假膜性结肠炎(pseudomembranous colitis,PMC)和阿米巴结肠炎(amebic colitis)。一项研究显示,因未分化腹痛(undifferentiated abdominal pain)就诊于急诊科的 HIV 感染患者中,有 10%最终诊断为机会性感染[3]。CT 在识别结肠壁增厚、结肠周围脂肪炎症改变征象(pericolic stranding)和腹水方面非常有效[2,4]。然而,正常的影像学表现并不能完全排除严重的腹内病变,高达 14%的假膜性结肠炎患者和 8%的 CMV 结肠炎患者 CT 检查的影像表现正常[4]。因此,如果患者发病或如果临床格式塔(gestalt)提示严重的腹内病变,住院或留观进行系列检查和监测是恰当的。住院患者可能需要 MRI 检查。

肠梗阻

肠梗阻(bowel obstruction)最可靠的检查方法是门静脉造影,门静脉造影可以检测出嵌顿性疝(incarcerated hernia)、术后粘连或癌症的并发症。另外,在有黄疸、总胆红素升高和右上腹压痛的患者中,应考虑胆管阻塞(biliary obstruction)的可能。疑似胆管病变的初步影像学检查应包括 US,如果超声检查不能做出诊断,应考虑进行 CT 检查。

腹部结核

腹部结核(abdominal tuberculosis)的发病率和病死率都很

高,有腹部症状的 HIV 感染和免疫功能受损患者都应予以考虑。这一点对于在结核的疫区和有特殊危险因素的患者尤其重要。CT 和 MRI 都可用于诊断腹部结核,均具有较高的灵敏度和特异度[5]。不过,MRI 的软组织分辨率较高,提高了腹部结核炎症和淋巴结炎(lymphadenitis)的检出率,而淋巴结炎是腹部结核的最常见表现。在适当的临床背景下,影像学表现为周边强化而中心相对衰减的淋巴结病变(adenopathy)可能提示结核病(tuberculosis)的诊断。静脉注射对比剂可提高 CT 和 MRI 对腹部结核的检出率。

移植物抗宿主病

在有骨髓移植(bone marrow transplant)病史的患者中,移植物抗宿主病(graft-versus-host disease,GVHD)应考虑为腹痛的病因之一[4]。CT 图像上 GVHD 的证据包括小肠壁变厚、肠系膜脂肪炎症改变(mesenteric stranding)、腹水(ascites)、大肠壁增厚或肝脏血管血栓形成(thrombosis)。GVHD 静脉闭塞性病(veno-occlusive disease)可发生在被微血栓堵塞的肝静脉(hepatic vein)的周围分支,并引起巴德-吉亚利样综合征(Budd-Chiari like syndrome)。在这种情况下,多普勒双功能超声检查(duplex Doppler ultrasonography)可发现肝静脉血流异常和肝实质的异质性[6]。

总结

在免疫功能明显受损而影像学检查阴性的患者中,应对严重腹内病变保持高度怀疑。对于有相关病史、症状、生命体征、腹部检查或实验室检查的患者尤其如此。强烈建议这些患者考虑住院或延长急诊科观察期,以便根据患者的临床表现和鉴别诊断,进行必要的腹部系统检查、实验室评估、额外的影像学检查或专科会诊(图 112.1)。

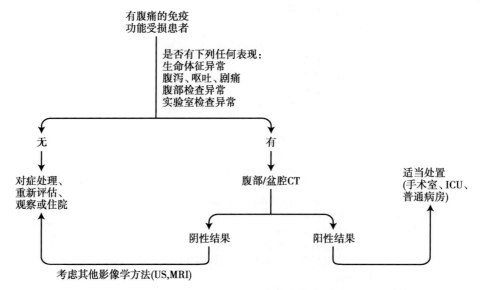

图 112.1　因腹痛就诊于急诊科的免疫功能受损患者的影像学检查程序

(叶道斌　高敏照 译,王伟岸 校)

参考文献

1. Abt PL, Abdullah I, Korenda K, Frank A, Peterman H, Stephenson GR, et al. Appendicitis among liver transplant recipients. Liver Transpl. 2005;11(10):1282–4.
2. Tonolini M, Bianco R. Acute HIV-related gastrointestinal disorders and complications in the antiretroviral era: spectrum of cross-sectional imaging findings. Abdom Imaging. 2013;38(5):994–1004.
3. Yoshida D, Caruso JM. Abdominal pain in the HIV infected patient. J Emerg Med. 2002;23(2):111–6.
4. Spencer SP, Power N, Reznek RH. Multidetector computed tomography of the acute abdomen in the immunocompromised host: a pictorial review. Curr Probl Diagn Radiol. 2009;38(4):145–55.
5. Joshi AR, Basantani AS, Patel TC. Role of CT and MRI in abdominal tuberculosis. Curr Radiol Rep. 2014;2:66.
6. Defalque D, Menu Y, Girard PM, Coulaud JP. Sonographic diagnosis of cholangitis in AIDS patients. Gastrointest Radiol. 1989;14(1):143–7.

113 哪些患者应住院？哪些可安全出院，有什么出院指导？

Timothy J. Fortuna and Zachary Shaub

经验教训

- 急诊科就诊的腹痛患者中，一大部分患者存在一定程度的免疫抑制。
- 需要考虑许多治疗引起的机会性感染和医源性并发症，例如免疫抑制治疗引起的巨细胞病毒（cytomegalovirus，CMV）结肠炎、鸟复合分枝杆菌（mycobacterium avium complex，MAC）肠炎、盲肠炎、消化性溃疡、胰腺炎和医源性并发症。
- 如无明确的诊断，有腹痛的免疫功能受损患者应住院进行系统的腹部检查和血流动力学监测。
- 缺乏可靠的体格检查所见和实验室标记物，以致对这类患者做出出院的处置更具有挑战性。

根据 2006 年美国全国医院门诊医疗调查（National Hospital Ambulatory Care Survey）的资料，腹痛是急诊科（emergency department，ED）就诊的最常见主诉，并且其中一部分患者有免疫功能受损[1]。免疫功能受损患者往往陷于真正的诊断困境。他们常常缺乏腹痛的"典型"症状和体格检查所见。在免疫功能受损患者中，平时有助于识别病变的实验室检查并不可靠。这些患者有易于忽视的独特的疾病风险。严重病变的可能性较高及缺乏可靠的临床征象和实验室标记物，这两者的结合显著增加了这些患者发病和病死的风险。因此，免疫功能受损患者常常需要住院治疗，除非有可以在门诊安全处理的明确的腹痛病因[2]。

免疫功能受损患者可能因多种原因出现免疫抑制，其免疫抑制的程度从轻度到重度不等（表 113.1）。免疫调节（immunomodulation）治疗所致的罕见机会性感染和并发症在这类患者中会引起腹痛，而在具有免疫活性的患者中通常不需要考虑这种情况（表 113.2）。免疫功能受损患者因为相关的体征、症状和实验室标记物的变化不够明显，不太可能确保做出诊断，急诊医务人员（emergency provider，EP）需要考虑辅助的影像学检查方法，以发现严重性病变。多数免疫功能受损患者可能需要计算机体层摄影（computed tomography，CT）或超声检查（ultrasonography，US）（或两者兼要）来确定诊断并指导治疗[3]。

表 113.1　免疫功能受损患者的分类

轻到中度免疫抑制
糖尿病
系统性红斑狼疮（systemic lupus erythematosus，SLE）
高龄
CD4 细胞计数>200/ml 的 HIV 感染患者
免疫抑制剂维持治疗的移植后患者
重度免疫抑制
CD4 细胞计数<200/ml 的 HIV 感染患者
60 天内进行过器官移植的患者
中性粒细胞减少症
导致患者免疫功能低下的药物
类固醇激素
环孢素
他克莫司
氨甲蝶呤

表 113.2　免疫功能受损患者急性腹痛的病因

机会性感染	假膜性结肠炎
	盲肠炎（中性粒细胞减少性结肠炎）
	巨细胞病毒（CMV）感染
	结肠炎/食管炎/胃炎
	分枝杆菌性肠炎
	隐孢子虫属胃炎
	AIDS 相关胆管炎
	化脓性或真菌性肝脾脓肿
治疗相关疾病	肠移植物抗宿主病（GVHD）
	消化性溃疡形成——激素、抗代谢药物
	胰腺炎——激素
	茚地那韦肾结石——HIV
	肝静脉闭塞性疾病——化疗药物
	放射治疗后炎性肠病/憩室病加重
原发病变的并发症（可能发生于淋巴结病或与 AIDS 相关的消化道肿瘤）	肠梗阻/肠套叠
	胃肠道出血
	胆管阻塞

处置

多数因腹痛就诊于急诊科的免疫功能受损患者要住院治疗。即使在急诊科未得出诊断，持续观察和连续检查也常常是明智之举。任何被认为有可能出院的患者，在出院前肯定需要认真考虑进行 CT/US 影像学检查。如有可能，应做腹部静脉注射对比剂 CT 检查，因为这有助于鉴别更为少见的病变，例如盲肠炎（typhlitis）和腹腔脓肿（intra-abdominalabscesses）。盲肠炎或中性粒细胞减少性小肠结肠炎（neutropenic enterocolitis）是一种中性粒细胞减少症患者的临床综合征，特征为发热和腹痛，最常见于右下腹部[4]。这种疾病被认为是由黏膜损伤［因白血病浸润（leukemic infiltration）或细胞毒药物（cytotoxic drug）引起］、中性粒细胞减少症（neutropenia）和对肠内细菌的宿主防御受损共同作用的结果[4]。影像学检查正常降低了腹部病变的可能性，但并不能排除它。

出院标准

如果腹痛的确切病因不能确定，并且患者在其他方面病情稳定（即生命体征正常，表现良好），可采用共同决策方法确定适合出院、密切随访的患者。相关标准如下：

- 患者必须参与出院回家观察的决策，并了解其免疫功能受损状态所增加的患病风险。
- 所有考虑要出院的患者都应能够耐受流食，并已控制恶心症状（如先前存在恶心症状）。
- 应尽一切努力联系患者的医生，确保其同意门诊医疗计划，并且保证能够立即进行随访。我们建议这种情况的患者在24h 内进行重新评估。

不幸的是，对于即将从急诊科出院的未分化腹痛患者而言，免疫抑制患者标准的复诊预警并不可靠。可能这些患者真

正病情恶化时，并不存在疼痛、发热、寒战、恶心和呕吐等症状恶化的指征，因此，可能并不能识别出恶化的临床病程。此外，化疗（chemotherapy）或其他治疗引起的恶心、呕吐和不适等症状可能已经存在。在缺乏明确诊断的患者或正在住院接受连续观察的患者，应强烈考虑使用广谱抗生素（broad-spectrum antibiotics）治疗，直到患者开始门诊随访[5]。

（高敏照 译，张杰 校）

推荐资源

- McKean J, Ronan-Bentle S. Abdominal pain in the immunocompromised patient—human immunodeficiency virus, transplant, cancer. Emerg Med Clin North Am. 2016;34(2):377–86.
- Spencer SP, Power N. The acute abdomen in the immune compromised host. Cancer Imaging. 2008;8(1):93–101.
- EM:RAP C3 HIV and AIDS – GI (Nov 2017: Chapter 4).

参考文献

1. Pitts SR, Niska RW, Xu J, Burt CW. National hospital ambulatory medical care survey: 2006 emergency department summary. Natl Health Stat Rep. 2008;7:1–38.
2. Spencer SP, Power N. The acute abdomen in the immune compromised host. Cancer Imaging. 2008;8(1):93–101. https://doi.org/10.1102/1470-7330.2008.0013.
3. Chen EH, Mills AM. Abdominal pain in special populations. Emerg Med Clin North Am. 2011;29(2):449–58.
4. Urbach DR, Rotstein OD. Typhlitis. Can J Surg. 1999;42:415–9.
5. McKean J, Ronan-Bentle S. Abdominal pain in the immunocompromised patient—human immunodeficiency virus, transplant, cancer. Emerg Med Clin North Am. 2016;34(2):377–86.

114 移植患者简介

Robert Loflin and Jack Perkins

因腹痛就诊于急诊科的肝脏和肾脏移植患者在诊断和处理上具有独特的挑战。除了常见的腹部病变外，急诊医务人员必须考虑与移植手术本身相关的解剖并发症、免疫抑制药物方案预期的不良反应以及器官排斥反应（organ rejection）所致的少见的腹痛病因。感染非常常见，但临床表现可能轻微。在这类患者，耐药菌（drug-resistant bacteria）以及病毒、真菌和寄生虫所致的感染风险比其他患者要高得多。确定与移植日期有关的就诊时机极为重要，因为这将影响鉴别诊断和指导抗微生物治疗（antimicrobial therapy）的关键决策。最后，与患者的移植团队或外科医师的尽早沟通对指导恰当的诊断检查和处置决策至关重要（表 114.1）。

表 114.1　常用的肝和肾脏移植药物及其潜在的不良反应

药物	机制	不良反应
环孢素	钙调神经蛋白抑制剂，降低 T 淋巴细胞活性和 IL-2 功能	急性或慢性肾毒性、电解质紊乱（高钾血症、低镁血症）、痛风、溶血性尿毒综合征、多毛症、牙龈增生、高血压、高脂血症
他克莫司	钙调神经蛋白抑制剂，抑制 T 淋巴细胞活性和 IL-2 功能	类似于上述的环孢素 神经毒性（头痛、震颤、感觉异常、癫痫发作）、高钾血症、脱发，高血压/高脂血症较少出现，无牙龈增生
硫唑嘌呤	阻断免疫细胞复制需要的核苷酸产生	骨髓抑制、大红细胞症、贫血、肝毒性、胰腺炎
吗替麦考酚酯	对 B 细胞和 T 细胞有抑制作用，通过抑制核苷酸的合成来减少细胞增殖	腹痛、食欲下降、恶心、呕吐、腹泻、贫血、白细胞减少、血小板减少症
皮质类固醇	吞噬细胞功能受损 促炎介质产生减少 T 细胞活性降低 细胞信号传导能力下降	体重增加、白内障、痤疮、皮肤变薄、易擦伤、骨质疏松症、胃肠道出血、高血糖症、高脂血症、心理效应、类 cushing 综合征外表
西罗莫司	阻断 mTOR 受体和免疫细胞信号传导通路，降低 B 细胞和 T 细胞活性	血小板减少症、白细胞减少/贫血（较少见）、高脂血症、黏膜刺激、口腔黏膜溃疡、腹泻、间质性肺炎
多克隆抗体（抗胸腺细胞内种球蛋白）	抗淋巴细胞抗体 用于肾毒性药物受限时的免疫抑制治疗 用于治疗皮质类固醇耐药的排斥反应	发热、血清病、过敏性反应、贫血、血小板减少症
单克隆抗体（抗人 T 细胞 CD3 鼠单抗、IL-2 受体抗体）	抗淋巴细胞抗体 用于预防治疗早期排斥反应 用于肾毒性药物受限时的免疫抑制治疗 用于治疗皮质类固醇耐药的排斥反应	抗人 T 细胞 CD3 鼠单抗：在治疗的前 3 天：可能有头痛、无菌性脑膜炎、脑病、癫痫发作、恶心、呕吐、腹泻、肺水肿、肾毒性 3 天后：不良反应出现的风险低 IL-2 受体抗体过敏反应等不良反应罕见

Adapted from Table 6 in Long B，Koyfman A. The emergency medicine approach to transplant complications. *Am J Emerg Med*. 2016. with automatic permission from Elsevier through the STM Signatory Guidelines.

（高敏照　译，刘清源　校）

对有腹痛的肝移植患者有哪些独特 115
的考虑？

Patrick Sandiford and Robert Loflin

关键概念/经验教训

- 在移植患者中，除感染外，发热可能还表明出现机械性并发症以及移植物排斥。
- 移植后时间可以指导经验性抗微生物治疗方案的选择。
- 右上腹部多普勒超声是评估血管并发症的最佳初步检查方法。
- 基于先前的肝硬化病因，移植患者可能会再发肝硬化。
- 免疫抑制药物的不良反应可能类似原有病变。
- 与移植外科医师早期沟通至关重要。

对有腹痛的肝移植患者有哪些特别的考虑？

腹痛和发热是就诊于急诊科的肝移植患者最常见的主诉。这些患者多数最终诊断为感染（infection）或胃肠道/泌尿生殖器的病变[1-3]。除了对腹痛患者的常见问题进行考虑外，肝移植患者还有特殊的诊断问题：①轻微的感染表现；②移植操作本身引起的独特的解剖并发症；③移植物排斥反应（graft rejection）；④免疫抑制剂的不良反应。

轻微的感染表现

在肝移植患者中，感染很常见。特定病原体感染的可能性与移植后时间和免疫抑制（immunosuppression）的程度有关（表 115.1）。不幸的是，不能依赖发热和白细胞增多（leukocytosis）来判断是否存在感染，因为高达半数有严重感染的移植患者可能没有这些表现[2]。除血和尿培养外，进一步诊断性检查应根据患者的表现、术后并发症、免疫抑制状态和原位肝移植（orthotopic liver transplantation，OLT）术后的时间段来选择。

在移植后的前 6 个月，经验性抗生素治疗（empiric antibiotics）应针对革兰氏阳性菌、包括铜绿假单胞菌（P. aeruginosa）在内的革兰氏阴性菌和厌氧菌进行。例如，万古霉素（vancomycin）联合哌拉西林/他唑巴坦（piperacillin/tazobactam）或头孢吡肟（cefepime）和甲硝唑（metronidazole），是合理的经验性抗生素治疗方案。添加棘球白素（echinocandin）类药物，例如卡泊芬净（caspofungin），可考虑用于抗真菌治疗。考虑到医源性、耐药菌（例如，VRE、MRSA 或 ESBL）、病毒、真菌和寄生虫感染很重要，可以根据这些考虑扩大治疗范围[4,5]。在 OLT 病史久远的患者中，会发生社区获得性感染（community-acquired infection），典型的针对性抗生素治疗是合适的。如有可能，建议获得并重新翻阅患者以前的细菌培养资料，并了解所就诊医疗单位的抗微生物药物的耐药情况，进行感染性疾病专科会诊。

表 115.1　参考移植后时间的潜在感染性病因[7]

移植期	感染	
早期 移植后 30 天以内	组织供者来源	MRSA（耐甲氧西林金黄色葡萄球菌） VRE（耐万古霉素肠球菌） 结核 真菌（念珠菌） 寄生虫（弓形体病，美洲锥虫病）
	医源性/外科相关性	吸入性肺炎 外科部位伤口感染（SSI） 泌尿道感染 移植组织的重叠感染 血管通路感染 艰难梭菌结肠炎

移植期	感染		
中期 移植后 1~6 个月	机会性感染（风险最高）	耶氏肺孢子虫组织胞浆菌 球孢子菌 隐球菌 乙型/丙型肝炎 BK 多瘤病毒 卡波西肉瘤 巨细胞病毒（CMV） 结核 EB 病毒（EBV）	
	外科相关性	外科伤口部位感染	
	休眠的宿主感染复活	CMV 带状疱疹病毒 EBV	
晚期 移植后超过 6 个月	社区获得性感染	呼吸道病毒 肺炎球菌 军团菌 李斯特菌 流行性感冒 EBV	

独特的解剖并发症

在原位肝移植时,要做5种关键的吻合术——肝上 IVC、肝下 IVC、肝动脉、门静脉和胆管,病变可直接或间接发生于这些部位[6]。

- 血管并发症包括血栓形成和血管吻合口狭窄。最重要的是肝动脉血栓形成（hepatic artery thrombosis,HAT）和门静脉血栓形成（portal vein thrombosis,PVT）。5%~10%的移植患者会发生肝动脉血栓形成（hepatic artery thrombosis）,以致出现移植物坏死（graft necrosis）、坏疽（gangrene）和胆漏/狭窄/胆汁瘤（biliomas）。最好的初步诊断检查是右上腹部多普勒超声（RUQ U/S）,其可以评估肝动脉、肝静脉和门静脉的通畅性。

- 胆管并发症包括由于狭窄、结石、淤泥引起的梗阻以及漏和液体积聚。10%~30%的肝移植患者会发生胆管狭窄,应将胆管狭窄纳入移植物功能障碍（graft dysfunction）患者的鉴别诊断之中。诸如 ERCP、MRCP、T 管探查或经皮经肝胆管造影（percutaneous transhepatic cholangiogram）等检查对诊断和治疗胆管狭窄可能是必要的。如有必要,CT 检查可用于评估液体积聚并引导经皮引流（percutaneous drainage）[6]（表 115.2）。

表 115.2　肝移植患者腹痛的特殊原因[10]

诊断	时间	体征/症状	实验室检查	诊断性影像学检测
肝动脉血栓形成（HAT）	最常发生于第一个月,但可发生于与排斥反应有关的任何时间	RUQ 疼痛、高热、黄疸,可迅速发展为肝衰竭	AST/ALT、TB 升高,INR 延长	1. RUQ 多普勒超声检测:评估动脉血流、胆管、肝脓肿、梗死情况 2. 结果不明确:动脉造影
门静脉血栓形成（PVT）	最常发生于第一个月,但可发生于与排斥反应有关的任何时间	呕血（静脉曲张出血）,腹痛,腹水	非特异性肝功能试验异常肝酶升高罕见	1. RUQ 多普勒超声 2. 如果实验室检测结果为阳性或阴性,高度怀疑该病因:有门静脉期的动脉造影
胆管阻塞/狭窄	任何时间,常常在 T 管拔管后	对胆管炎（高热、黄疸、脓毒症）无特异性,常无腹痛	TB、AP、GGT 升高 AST/ALT 升高较少见	1. RUQ 多普勒超声:排除 HAT,评估胆管扩张情况 2. T 管胆管造影 3. ERCP 或 PTC

续表

诊断	时间	体征/症状	实验室检查	诊断性影像学检测
胆漏	任何时间	腹痛,发热,常常出现腹膜炎	非特异性肝功能试验异常	1. RUQ 多普勒超声 2. 螺旋 CT
急性排斥反应	在前 6 个月,尤其前 2 周,但可发生在任何时间	通常表现为低热、全身乏力、黄疸、RUQ 疼痛,有时无症状	早期:AP、GGT 升高;AST/ALT 轻度升高 重症:AST/ALT(通常 < 1 000)和 TB 升高	1. RUQ 多普勒超声:排除 HAT、胆管阻塞 2. 肝活检
慢性排斥反应	通常在移植后 3 ~ 6 个月	通常表现为全腹痛、乏力、发热、腹泻、进行性黄疸,黏土样便,深色尿	AST/ALT、TB 持续性升高,INR 延长	1. RUQ 多普勒超声:排除 HAT、胆管阻塞 2. 肝活检

Adapted from Levitsky and Cohen[10]. Permission automatically granted by Elsevier through the STM signatory guidelines.

RUQ,右上腹部;CT,计算机体层摄影;AST,天冬氨酸氨基转移酶;ALT,丙氨酸氨基转移酶;TB,总胆红素;AP,碱性磷酸酶;GGT,γ 谷氨酰转移酶;INR,国际标准化比;U/S,超声;ERCP,内镜逆行胰胆管造影;PTC,经皮肝胆管造影。

移植物排斥反应

移植物排斥是免疫介导的过程,并且是肝移植(liver transplantation)后一种严重问题。急性排斥反应(acute rejection)发生在移植后的前 6 个月,通常在前 2 周。它可表现为非特异性症状,包括乏力、黄疸(jaundice)、RUQ 疼痛和发热,也可能只有转氨酶(transaminase)轻微升高而无症状。慢性排斥反应(chronic rejection)的表现类似,但发生于移植后数月到数年。诊断排斥反应的确定性试验是肝活检(liver biopsy)[6,7]。初始诊断检查包括 LFT、胆红素和 RUQ 多普勒超声。

免疫抑制药物的不良反应

为尽量减小移植物排斥的风险,所有患者都接受免疫抑制剂治疗(immunosuppressive therapy)。不幸的是,这将导致感染的易感性,且增加药物副作用发生的可能性。EB 病毒(Epstein-Barr virus)诱发的移植后淋巴增生性疾病(posttransplant lymphoproliferative disease,PTLD)是由于器官移植(organ transplantation)后治疗性免疫抑制(therapeutic immunosuppression)引起的 EBV 感染引起的 B 细胞不受限制地生长[8]。在肝移植患者其发病率为 3% ~ 12%,表现为发热、体重减轻、颈淋巴结病(cervical lymphadenopathy)、咽炎(pharyngitis)、肝脾大(hepatosplenomegaly)、非典型的淋巴细胞增多(lymphocytosis),同样也有器官特异性症状,例如肝炎(hepatitis)、肺炎(pneumonitis)和胃肠道症状[8]。在肝移植患者,它通常局限于肝脏[8]。肝活检是诊断的金标准,但计算机体层摄影有助于做出初步诊断(initial diagnosis)。治疗应从减弱免疫抑制开始。

最常用于肝移植的药物是他克莫司(tacrolimus)、环孢素(ciclosporin)、吗替麦考酚酯(mycophenolate mofetil)和泼尼松(prednisone)。已知吗替麦考酚酯会引起腹痛、恶心、呕吐和腹泻,这可能导致摄食减少和脱水[9]。众所周知,他克莫司可引起高血糖症(hyperglycemia)、新发糖尿病(new-onset diabetes)以及代谢障碍,如高钾血症(hyperkalemia)和低镁血症(hypomagnesemia),这些都可能导致移植患者出现胃肠道症状。临床医生应询问患者使用的具体的免疫抑制药物和最近对治疗方案的改变,以及任何预防性抗菌药物(如 TMP/SMX)、抗真菌药物[如氟康唑(fluconazole)]和抗病毒药物[如阿昔洛韦(acyclovir)]的处方。如有可能,咨询急诊药剂师,有助于避免药物与药物的相互作用。

总结

因腹痛就诊于急诊科的肝移植患者往往需要广泛的诊断检查和住院全面检查[1-3]。在所有患者中,早期与患者的移植团队或外科医师沟通,对指导恰当的检查和安全的处置至关重要。

(高敏照 译,张杰 校)

推荐资源
- http://www.emdocs.net/transplant-emergencies-part-i-infection-rejection-and-medication-effects/.
- http://www.emdocs.net/transplant-emergencies-part-ii-organ-specific-complications/.
- http://epmonthly.com/article/fear-rejection-managing-transplant-patient-ed/.

参考文献

1. Turtay MG, Oguzturk H, Aydin C, Colak C, Isik B, Yilmaz S. A descriptive analysis of 188 liver transplant visits to an emergency department. Eur Rev Med Pharmacol Sci. 2012;16(Suppl 1):3–7.

2. Savitsky EA, Votey SR, Mebust DP, Schwartz E, Uner AB, McCain S. A descriptive analysis of 290 liver transplant patient visits to an emergency department. Acad Emerg Med. 2000;7:898–905.

3. Unterman S, Zimmerman M, Tyo C, Sterk E, Gehm L, Edison M, Benedetti E, Orsay EM. A descriptive analysis of 1251 solid organ transplant visits to the emergency department. West J Emerg Med. 2009;10:48–54.

4. Trzeciak S, Sharer R, Piper D, Chan T, Kessler C, Dellinger RP, et al. Infections and severe sepsis in solid-organ transplant patients admitted from a university-based ED. Am J Emerg Med. 2004;22:530–3.

5. O'Shea DT, Humar A. Life-threatening infection in transplant recipients. Crit Care Clin. 2013;29(4):953 73.

6. Savitsky EA, Uner AB, Votey SR. Evaluation of orthotopic liver transplant recipients presenting to the emergency department. Ann Emerg Med. 1998;31:507–17.

7. Long B, Koyfman A. The emergency medicine approach to transplant complications. Am J Emerg Med. 2016;34:2200–8.

8. Nijland ML, Kersten MJ, Pals ST, Bemelman FJ, Ten Berge IJ. Epstein-Barr virus–positive posttransplant lymphoproliferative disease after solid organ transplantation: pathogenesis, clinical manifestations, diagnosis, and management. Transplant Direct. 2015;2(1):e48. https://doi.org/10.1097/TXD.0000000000000557.

9. Moini M, Schilsky ML, Tichy EM. Review on immunosuppression in liver transplantation. World J Hepatol. 2015;7(10):1355–68.

10. Levitsky J, Cohen SM. The liver transplant recipient: what you need to know for long-term care. J Fam Pract. 2006;55:136–44.

116

对于有腹痛的肾移植患者有哪些特别考虑？

Kenneth Potter and Jordan B. Schooler

经验教训
- 与肾移植有关的发病率和病死率相对少见。
- 对这些患者的腹痛应进行广泛的鉴别诊断，移植肾可能不是问题所在。
- 急性肾损伤或少尿应通过多普勒超声来评估。
- 免疫抑制可能改变临床表现并直接引发并发症。
- 如果另有适应证，静脉注射对比剂可用于移植的肾脏。

自 1954 年肾移植术（renal transplantation）问世以来，移植的效果稳步改进。移植后第一年死亡风险现在已低至3%[1]。第一年的移植失败（graft loss）率已降至 7%~12%，这主要取决于移植肾是来自活体的还是死后捐赠[2]。虽然仍有24%的患者会在第一年发生急性排斥反应，但移植肾的半衰期（half-life）已经增加至 19.5 年（尸体）或 35.9 年（活体）。这表明肾移植患者的许多腹痛表现与移植肾本身无关。因此，这些患者的鉴别诊断应包括与其他类型患者一样的许多疾病。

虽然如此，但是腹痛的诊断在肾移植背景下可能具有独特的挑战。免疫抑制可能掩盖相应症状。免疫抑制还增加感染性并发症和其他药物相关影响的风险。移植相关性并发症的患病率随移植后时间段不同而不同[3,4]。

移植后 1 个月以内

术后早期（最长 1 个月）以外科并发症（surgical complication）和医院获得性感染（hospital-acquired infection）为主。外科并发症可能是血管性的，例如移植肾扭转（graft torsion）、肾动脉血栓形成（renal artery thrombosis）或肾静脉血栓形成（renal vein thrombosis）。这些疾病可能没有疼痛的表现，因为移植肾无神经支配，突发少尿（oliguria）可能是唯一征象。移植肾的双功能超声是最佳的初步影像学检查方法[5,6]。泌尿系统并发症包括输尿管吻合口漏及随后可能形成的尿性囊肿（urinoma）。这种情况发生在 1%~6.5%的患者，可表现为疼痛、少尿或急性肾损伤（acute kidney injury，AKI）[6]。尽管在超声影像上可观察到液体积聚，但鉴别血清肿（seroma）、血肿（hematoma）或淋

巴囊肿（lymphocele）通常需要病变积液的取样化验、对比剂增强计算机体层摄影（computed tomography，CT）或磁共振成像（magnetic resonance imaging，MRI）。对任何可疑的外科并发症，都建议移植团队的早期会诊。

第一个月的感染通常是医院获得性的，与伤口、导管或其他装置有关[3,7]。经验性抗微生物治疗选择应考虑到覆盖抗甲氧西林金黄色葡萄球菌（methicillin-resistant *Staphylococcus aureus*）、万古霉素耐药性肠球菌属（vancomycin-resistant *Enterococcus*）和念珠菌（*Candida* species）的可能性。尽管在移植前进行了严格的筛查，但病毒感染（viral infection）仍可由供体传播而来。罕见的病毒感染例如淋巴细胞性脉络丛脑膜炎（lymphocytic choriomeningitis）、狂犬病和西尼罗（West Nile）病毒感染已有报道[3]。

移植 1 个月后

总体而言，移植肾动脉狭窄（transplant renal artery stenosis）是最常见的并发症，通常见于移植后 3 个月到 3 年[5,8]。这种情况见于 1%~25%的患者，常常表现为移植肾功能障碍（少尿或 AKI）和难治性高血压。超声是首选的影像学检查方法，但应咨询移植团队，因为急性或慢性排斥反应也可有相同表现。这一时期的其他外科并发症包括肾动脉瘤（renal artery aneurysm）、输尿管梗阻（ureteral obstruction）或狭窄。输尿管狭窄（ureteral stricture）发生于 2%~10%的患者，表现为无痛性 AKI或绞痛[5,8]。

术后中期（术后 1 个月到 1 年）感染的变化取决于对巨细胞病毒（cytomegalovirus，CMV）和 PJP 等机会致病菌（opportunistic pathogen）的预防措施。如果采取预防措施，腺病毒（adenovirus）和多瘤病毒属（polyomavirus）BK 株等其他病毒种类感染就更为常见。也可出现隐球菌属（*Cryptococcus*）、丙型肝炎病毒（hepatitis C virus）、结核杆菌（tuberculosis）和艰难梭菌（*Clostridium difficile*）感染[3]。

移植 6 个月后

在 6 个月后，免疫抑制方案通常稳定下来，往往采用较小剂量的免疫抑制剂。因而，机会性感染更为少见。所以，大多

数感染是社区获得性的[3]。长期使用免疫抑制剂本身可能引起腹痛。在免疫抑制治疗中已观察到有胰腺炎(pancreatitis)和胆管结石(biliary calculi)发生[4]。吗替麦考酚酯与空肠憩室穿孔发生有关[9]。移植后淋巴增生性疾病(posttransplant lymphoproliferative disorder,PTLD)是一种淋巴瘤(lymphoma),发生于0.8%~2.5%的肾移植患者[10]。其发病机制常常与 EB 病毒(Epstein-Barr virus)有关。其表现差异大,可包括全身症状、单器官功能衰竭(single organ failure)或多器官功能衰竭(multiple organ failure)。

诊断评价

　　与无移植的患者一样,腹痛的评价首先应以病史和体格检查为基础。实验室检查至少应包括尿液分析、全血细胞计数、基础代谢指标测定、肝功能试验,如可行应考虑检测免疫抑制药物血浓度。免疫抑制治疗可能掩盖感染的典型表现,因此影像学检查的指征界限应下调。计算机体层摄影是非常有用的检查方法。如果有指征,在肾功能正常的移植患者静脉注射对比剂可能是安全的[11,12]。近年来,出现了大量的证据表明对比剂肾病(contrast nephropathy)是一种附带现象(epiphenomenon)。对比剂可引起暂时性血肌酐升高,但无实际上的肾损伤或长期肾衰竭发病率增加[13-15]。然而,这仍有争议。目前,在肾功能降低的患者中避免使用对比剂可能是明智的,除非有紧急指征,例如怀疑存在活动性出血。

（高敏照 译,张杰 校）

推荐资源

- Lopez-Ruiz A, Chandrashekar K, Juncos LA. Changing paradigms in contrast nephropathy. J Am Soc Nephrol. 2017;28:397–9.
- Moreno CC, Mittal PK, Ghonge NP, et al. Imaging complications of renal transplantation. Radiol Clin N Am. 2016;54:235–49.

参考文献

1. Farrugia D, Cheshire J, Begaj I, Khosla S, Ray D, Sharif A. Death within the first year after kidney transplantation--an observational cohort study. Transpl Int. 2014;27:262–70.
2. Hariharan S, Johnson CP, Bresnahan BA, Taranto SE, McIntosh MJ, Stablein D. Improved graft survival after renal transplantation in the United States, 1988 to 1996. N Engl J Med. 2000;342:605–12.
3. Fishman JA. Infection in solid-organ transplant recipients. N Engl J Med. 2007;357:2601–14.
4. Fontana F, Gianni C. Acute pancreatitis associated with everolimus after kidney transplantation: a case report. BMC Nephrol. 2016;17:163–6.
5. Haberal M, Boyvat F, Akdur A, Kirnap M, Özçelik Ü, Yarbuğ KF. Surgical complications after kidney transplantation. Exp Clin Transplant. 2016;14:587–95.
6. Moreno CC, Mittal PK, Ghonge NP, Bhargava P, Heller MT. Imaging complications of renal transplantation. Radiol Clin N Am. 2016;54:235–49.
7. Briggs JD. Causes of death after renal transplantation. Nephrol Dial Transplant. 2001;16:1545–9.
8. Dimitroulis D, Bokos J, Zavos G, Nikiteas N, Karidis NP, Katsaronis P, et al. Vascular complications in renal transplantation: a single-center experience in 1367 renal transplantations and review of the literature. Transplant Proc. 2009;41:1609–14.
9. Thongprayoon C, Cheungpasitporn W, Edmonds PJ, Thamcharoen N. Perforated jejunal diverticulum in the use of mycophenolate mofetil. N Am J Med Sci. 2014;6:599–600.
10. Dierickx D, Habermann TM. Post-transplantation lymphoproliferative disorders in adults. N Engl J Med. 2018;378:549–62.
11. Cheungpasitporn W, Thongprayoon C, Mao MA, Mao SA, D'Costa MR, Kittanamongkolchai W, et al. Contrast-induced acute kidney injury in kidney transplant recipients: a systematic review and meta-analysis. World J Transplant. 2017;7(1):81–8.
12. Haider M, Yessayan L, Venkat KK, Goggins M, Patel A, Karthikeyan V. Incidence of contrast-induced nephropathy in kidney transplant recipients. Transplant Proc. 2015;47:379–83.
13. Wilhelm-Leen E, Montez-Rath ME, Chertow G. Estimating the risk of radiocontrast-associated nephropathy. J Am Soc Nephrol. 2017;28:653–9.
14. McDonald RJ, McDonald JS, Carter RE, Hartman RP, Katzberg RW, Kallmes DF, et al. Intravenous contrast material exposure is not an independent risk factor for dialysis or mortality. Radiology. 2014;273:714–25.
15. Hinson JS, Ehmann MR, Fine DM, Fishman EK, Toerper MF, Rothman RE, et al. Risk of acute kidney injury after intravenous contrast media administration. Ann Emerg Med. 2017;69:577–586.e4.

117

评估有腹痛的癌症患者时，临床医师应考虑什么？

Karin Chase

高达 40% 的恶性肿瘤（malignancy）患者会因腹痛就诊于急诊科（emergency department, ED）[1]。重要的是确定恶性肿瘤的类型、是否存在转移以及患者目前或之前接受的治疗。腹痛也可能是新诊断的癌症的主要症状。

在对已有明确恶性肿瘤的腹痛患者进行评估时，鉴别诊断可分类为恶性肿瘤的直接并发症和继发于恶性肿瘤治疗的间接并发症（表 117.1）。

表 117.1　癌症患者腹痛的原因

归结于恶性肿瘤病变的直接并发症	继发于癌症治疗的间接并发症
恶性肠梗阻	放射性小肠炎
肠穿孔	中性粒细胞减少性小肠结肠炎
恶性腹水	操作性并发症
巴德-吉亚利综合征	药物副作用
恶性肿瘤病变的占位效应	

直接并发症

恶性肠梗阻

恶性肠梗阻（malignant bowel obstruction, MBO）是癌症患者发病和病死的常见原因。癌症患者发病率约为 3%[2,3]。继发于腹腔内原发性肿瘤（primary tumor）或非腹腔内原发性肿瘤而有明确腹腔内疾病的肠梗阻的证据可证实这一诊断[2]。结肠癌（colon cancer）患者 MBO 的发病率最高（25%~40%），随后为卵巢癌（16%~29%）和胃癌（gastric cancer）（6%~19%）[3]。这些患者的治疗包括内科、外科和姑息疗法。在急诊科，治疗应集中在用镇痛药（analgesics）和止吐药（antiemetics）、胃肠减压（gastrointestinal decompression）（例如，鼻胃管）来控制症状，并请外科医生会诊。

腹部穿孔

在癌症患者，腹部穿孔（abdominal perforation）是由许多不同的机制造成的。恶性肠梗阻、肿瘤侵蚀和非典型感染均可导致灾难性后果[1]。如果怀疑穿孔，计算机体层摄影（computed tomography, CT）是首选检查方法。一旦诊断，应紧急给予广谱抗生素（broad-spectrum antibiotics）治疗，并请外科医生会诊。在急诊科，患者可能需要更积极的医疗措施，包括静脉液体复苏和血管升压类药物支持。

恶性腹水

恶性腹水（malignant ascites）常常是腹腔内恶性病变的首发体征[4]。高达 50% 的尚未诊断的癌症患者以这种方式就诊。相关的体征和症状包括腹围增加、腹痛、腹胀、食欲减退和体重减轻。床旁超声或 CT 可用于发现腹水。一般采用诊断性穿刺抽液术（diagnostic paracentesis）评估感染以及进行细胞学检查。卵巢癌（ovarian cancer）是引起腹水的最常见的恶性肿瘤，发生率高达 37%。胰胆、子宫内膜、乳腺、胃、食管和结直肠部位的癌变也可并发腹水[1,4]。腹水的罕见病因是巴德-吉亚利综合征（Budd-Chiari syndrome, BCS）。尽管 BCS 常常继发于高凝状态，但恶性肿瘤侵袭已确定为其罕见的病因。其病理生理学包括导致肝细胞坏死和肝硬化（cirrhosis）的肝静脉流出道梗阻[5]。除腹水外，这些患者还可表现为肝坏死、腹痛和肝脾肿大。在暴发性病例中，患者可发展到肝衰竭[5]。

间接并发症

在恶性肿瘤的检查和治疗过程中，患者可能会接受侵入性检查、程序性干预、化学治疗（chemotherapy）和放射治疗。必须知道患者是否有免疫抑制，因为这会使他们出现各种各样的并发症，其中大多数是感染性的。

中性粒细胞减少性小肠结肠炎

中性粒细胞减少性小肠结肠炎（neutropenic enterocolitis）[盲肠炎（typhlitis）]更常见于因化疗引起的明显中性粒细胞减少（neutropenia）的血液恶性肿瘤患者。其发病机制不明，但涉及肠黏膜损伤。一般认为是由于细胞毒性药物（cytotoxic drug）与同时发生的宿主防御障碍结合在一起，导致微生物侵入肠壁所致。这种感染性灾难可导致肠壁坏死并危及生命。事实上，该并发症的病死率可能高达50%[1,6,7]。该病的患者常常表现有腹痛、发热和中性粒细胞减少。紧急CT检查可能有帮助，但不能因为影像学检查而推迟覆盖革兰氏阳性菌、革兰氏阴性菌和厌氧菌的广谱抗生素治疗。只有在启动抗生素治疗72h内临床症状无改善的患者，才推荐进行抗真菌治疗[6]。除积极液体复苏和抗生素治疗外，这些患者的诊断检查应包括血培养、粪便培养和艰难梭菌毒素（Clostridium difficile toxin）检测。严格的肠道休息（bowel rest）也是治疗的重要方面。

放射性损伤

所有癌症患者中约70%在患病期间接受放射治疗（radiotherapy），胃肠道电离辐射性损伤（ionizing radiation injury）是该治疗方法常见的副作用。放射性损伤（radiation injury）可因肠黏膜损伤和炎症急性发病或数月后因肠纤维化（fibrosis）和硬化（sclerosis）而发病[8]。妇科和泌尿系癌症患者特别容易发生放射性小肠炎（radiation enteritis），因为大部分肠道位于直接接受电离辐射的盆腔[1]。严重的肠黏膜炎（mucositis）和放射性肠炎可导致发热、腹泻、腹痛、脱水和重度营养不良[9,10]。

侵入性检查操作

在有腹痛的癌症患者中，包括活检、内镜检查、结肠镜检查和支架置入在内的有创性检查均可导致并发症发生。穿孔、支架移位（stent migration）、出血或感染都可能发生。详细的病史和细致的体格检查有助于指导诊断性检查项目的选择，因为在考虑潜在的并发症时，这些检查操作的时机很重要。

（高敏照　译，刘清源　校）

推荐资源
- Ilgen J, Marr A. Cancer emergencies: the acute abdomen. Emerg Med Clin N Am. 2009;27:381–99.
- Vehreschild M, et al. Diagnosis and management of gastrointestinal complications in adult cancer patients: evidence-based guidelines of the Infectious Diseases working Party (AGIHO) of the German Society of Hematology and Oncology (DGHO). Ann Oncol. 2013;24:1189–202.

参考文献

1. Ilgen J, Marr A. Cancer emergencies: the acute abdomen. Emerg Med Clin N Am. 2009;27:381–99.
2. Alese O, Kim S, Chen Z, Owonikoko T, El-Rayes B. Management patterns and predictors of mortality among US patients with cancer hospitalized for malignant bowel obstruction. Cancer. 2015;121:1772–8.
3. Hirst B, Regnard C. Management of intestinal obstruction in malignant disease. Clin Med. 2003;3:311–4.
4. Adam R, Adam Y. Malignant ascites: past, present, and future. J Am Coll Surg. 2004;198(6):999–1011.
5. Menon K, Shah V, Kamath P. The Budd-Chiari syndrome. N Engl J Med. 2001;350:578–85.
6. Rodrigues F, Dasilva G, Wexner S. Neutropenic enterocolitis. World J Gastroenterol. 2017;23(1):42–7.
7. Vehreschild M, Vehreschild K, Hubel M, Hentrich M, Schmidt-Hieber M, Christopeit M, et al. Diagnosis and management of gastrointestinal complications in adult cancer patients: evidence-based guidelines of the Infectious Diseases working Party (AGIHO) of the German Society of Hematology and Oncology (DGHO). Ann Oncol. 2013;24(5):1189–202.
8. Shadad A, Sullivan F, Martin J, Egan L. Gastrointestinal radiation injury: prevention and treatment. World J Gastroenterol. 2013;19(2):199–208.
9. Grabenbauer G. Management of radiation and chemotherapy related acute toxicity in gastrointestinal cancer. Best Pract Res Clin Gastroenterol. 2016;30:655–64.
10. Shadad A, Sullivan F, Martin J, Egan L. Gastrointestinal radiation injury: symptoms, risk factors and mechanisms. World J Gastroenterol. 2013;19(2):185–98.

可以为中性粒细胞减少症患者做直肠检查吗？　118

Chad Mosby and Matthew P. Borloz

经验教训

- 中性粒细胞减少症患者中性粒细胞数<1.5×10⁹/L，重症中性粒细胞减少症指中性粒细胞数<0.5×10⁹/L，以致患者感染风险增加。
- 几十年来，传统观念一直认为中性粒细胞减少患者应避免进行直肠指诊，但尚无研究支持这一点。
- 虽然有诸多直肠指诊的指征，但其中多数指征可以通过不存在同样潜在风险的影像学检查来评估。
- 在有发热的中性粒细胞减少症患者中，在已排除其他病源，同时没有其他检查方法可用时，可考虑采用直肠指诊来确定肛门直肠感染。

中性粒细胞减少症（neutropenia）定义为中性粒细胞计数（neutrophil count）小于 $1.5×10^9/L$，而重症中性粒细胞减少症（severe neutropenia）定义为中性粒细胞计数小于 $0.5×10^9/L$[1]。中性粒细胞减少症最常由细胞毒性药物引起，也可发生在放疗后和急性白血病（acute leukemias）中[2]。中性粒细胞减少状态导致多种感染性疾病（特别是细菌和真菌）的风险增加，并且降低有创性操作过程中或直肠检查时对感染的抵抗力。重症中性粒细胞减少症（中性粒细胞数<$0.5×10^9/L$）的风险更高[3]。这种担心催生了一项长期建议，即对于这类患者应避免进行直肠指诊（digital rectal exam，DRE）。

大多数共识反对给中性粒细胞减少症患者做直肠指诊，担心可能因直肠检查导致细菌移位（bacterial translocation）（尤其革兰氏阴性菌）入血。虽然这种理论上的担忧是合理的，但直肠指诊给中性粒细胞减少症患者带来的真正风险文献没有报道。2009 年由美国血液和骨髓移植学会（American Society for Blood and Marrow Transplant，ASBMT）、美国传染病协会（Infectious Diseases Society of America，IDSA）和美国疾病预防控制中心（Centers for Disease Control and Prevention，CDC）等多个美国全国性和国际组织共同发起的指南指出，"在中性粒细胞减少患者中，为了避免将病原体带入体内的破损皮肤和黏膜，直肠温度计（thermometers）的使用、灌肠或栓剂的使用、直肠检查以及涉及肛门插入的性活动是禁止

的"[4]。该建议被称之为 DⅢ建议，表明"……不良结局的中等证据支持反对上述活动应用于中性粒细胞减少症患者的建议"，其证据来自于"权威专家临床经验的意见、描述性研究或专家委员会的报告"[4,5]。值得注意的是，没有学会发布指南拒绝这一建议。然而，结肠直肠外科文献提供了重症中性粒细胞减少症患者肛门直肠疾病的手术治疗不会恶化结局的少许证据[6]。外科文献引用的另外一项小规模研究发现，中性粒细胞减少症患者因直肠指诊或器械检查引起的菌血症（bacteremia）发生率为 7%[7]。

鉴于缺乏直接说明直肠指诊是否导致细菌移位的证据，我们查阅了内镜文献。有趣的是，关于中性粒细胞减少症患者下消化道（GI）内镜检查的建议不多，与直肠指诊相比，该检查将患者暴露于更广泛黏膜损伤的风险更高，而且可能会相应增加细菌移位的风险。美国胃肠内镜学会（American Society for Gastrointestinal Endoscopy，ASGE）指出，"无足够的证据支持或反对，重症中性粒细胞减少症患者常规内镜检查前应进行抗生素预防（antibiotic prophylaxis）的观点，因此在这些情况下抗生素预防的决策必须个体化[8]"。此外，美国传染病协会对中性粒细胞减少患者的内镜检查没有提供支持或反对的建议。

治疗免疫功能健全的患者时，直肠指诊提供了一种快速、廉价的评估肛门直肠病变、前列腺异常、粪便嵌塞（fecal impaction）和神经功能减退等的检查方法。此外，在某些情况下直肠的温度测量优于颞部、耳部或口腔的测量，因为结果更准确，因此有助于确定患者的具体情况。对于中性粒细胞减少症患者而言，DRE 可能有助于确定肛肠感染的情况，因为中性粒细胞减少症患者更易被感染，且感染后的发病率和病死率均更高[6]。

关于中性粒细胞减少症患者发热或疑似肛门直肠感染时是否进行直肠指诊的建议不明确。一些专家因担心直肠黏膜损伤及其随后可能发生菌血症的风险而反对这种做法[9]，而其他专家主张"不应忽视直肠检查的作用，必须在适当考虑细菌移位和疾病恶化的风险情况下进行侵入性操作[10]"。遗憾的是，两者都未得到结论性文献的支持。在中性粒细胞减少症患者肛门直肠感染性疾病的准确和早期诊断尤其重要，这有助于及时进行抗生素治疗。有时，需要手术治疗控制感

染源[6]。

　　虽然在上述许多情况下确定性诊断是必要的,但是直肠指诊只是许多可用的工具之一。大多数相关情况可以用直肠指诊以外的方法来确定,无论是简单的肛门视诊,还是计算机体层摄影(computed tomography,CT)检查或是磁共振成像(magnetic resonance imaging,MRI)盆腔横截面成像检查,均可以达到目的。针对肛门直肠感染而言,在急诊科 CT 容易获得,可能有助于评估感染的范围及是否存在可引流的脓肿。此外,直肠测温,可能具有类似于直肠指诊的风险,所提供的信息常常可以通过较少侵入性的方法获得。尽管缺乏结论性证据表明直肠指诊对中性粒细胞减少症患者的危害,但在大多数情况下,可以采用具有最低风险的替代诊断方法。

总结

　　几十年来,传统观念一直认为应避免给中性粒细胞减少症患者做直肠指诊,但没有研究支持该观念。尽管患者可能有诸多直肠指诊的指征,但其中多数指征可以通过没有相同潜在风险的影像学方法来检查。

（高敏照　译,张杰　校）

参考文献

1. Hsieh MM, Everhart JE, Byrd-Holt DD, Tisdale JF, Rodgers GP. Prevalence of neutropenia in the U.S. population: age, sex, smoking status, and ethnic differences. Ann Intern Med. 2007;146:486–92.

2. Schouten HC. Neutropenia management. Ann Oncol. 2006;17(Suppl 10):x85–9.

3. Dale D, Welte K. Neutropenia and neutrophilia. In: Kaushansky K, Lichtman M, Prchal J, Levi M, Press O, Burns L, et al., editors. Williams hematology. 9th ed. New York: McGraw-Hill; 2016. p. 991–1004.

4. Tomblyn M, Chiller T, Einsele H, Gress R, Sepkowitz K, Storek J, et al. Guidelines for preventing infectious complications among hematopoietic cell transplantation recipients: a global perspective. Biol Blood Marrow Transplant. 2009;15:1143–238.

5. Freifeld AG, Bow EJ, Sepkowitz KA, Boeckh MJ, Ito JI, Mullen CA, et al. Clinical practice guideline for the use of antimicrobial agents in neutropenic patients with cancer: 2010 update by the Infectious Diseases Society of America. Clin Infect Dis. 2011;52:e56–93.

6. Grewal H, Guillem JG, Quan SH, Enker WE, Cohen AM. Anorectal disease in neutropenic leukemic patients. Operative vs. nonoperative management. Dis Colon Rectum. 1994;37:1095–9.

7. Boddie AW, Bines SD. Management of acute rectal problems in leukemic patients. J Surg Oncol. 1986;33:53–6.

8. ASGE Standards of Practice Committee, Khashab MA, Chithadi KV, Acosta RD, Bruining DH, Chandrasekhara V, et al. Antibiotic prophylaxis for GI endoscopy. Gastrointest Endosc. 2015;81:81–9.

9. Smiley S, Almyroudis N, Segal B. Epidemiology and management of opportunistic infections in immunocompromised patients with cancer. Abstr Hematol Oncol. 2005;8:20–30.

10. Perazzoli C, Feitosa MR, de Figueiredo-Pontes LL, da Rocha JJR, Simões BP, Féres O. Management of acute colorectal diseases in febrile neutropenic patients. J Coloproctology. 2014;34:189–92.

Seema Patil，Sandra Quezada，and Jennifer Wel-
lington

经验教训

- 免疫功能受损者特别易于受到包括机会性细菌、病毒、真菌和寄生虫的感染，这些感染在初步检查时常常不能确定。
- 结肠炎/小肠炎可引起细菌移位、肠穿孔和脓肿。
- 免疫抑制药物的并发症包括腹泻、胰腺炎、黏膜损伤和溃疡、结石性胆管病、移植后淋巴增殖性疾病、急性移植物排斥反应和移植物抗宿主病，感染的可能性也会增加。
- 鉴于在急诊医疗单位直肠检查的诊断价值较低，潜在细菌移位和出血（如果同时有血小板减少）的风险可能超过直肠指诊的益处。

咨询专家介绍

Dr. Patil、Dr. Quezada 和 Dr. Wellington 在巴尔的摩市区的马里兰大学医学院执业。其患者多半是市民，虽然许多患者也生活在农村和郊区。他们的患者也像巴尔的摩市和马里兰州的居民一样多样化，黑人或非洲裔美国人占 63%，拉丁美洲人占 9.2%。他们同时在门诊和住院部执业，也为在弗吉尼亚州巴尔的摩医疗中心就诊的退伍军人服务。他们通常会治疗多种胃肠道疾病，专注于炎性肠病的诊治。

关键临床问题的解答

1. 何时建议有腹痛的免疫功能受损患者进行消化专科医生会诊，在什么时段进行？

对存在疑似胃肠急症的患者进行评估时，消化专科医生或外科医师尽早参与非常重要，尤其有如下情况的患者：

    A. 血流动力学不稳定并需要复苏

    B. 实验室检查结果明显异常，例如严重贫血或白细胞增多

    C. 有肠梗阻或穿孔证据的影像学检查异常，也应进行外科会诊

2. 对有腹痛的免疫功能受损患者进行评估时，临床医生应有哪些独特考虑？

免疫功能受损患者往往缺乏典型的临床腹痛表现，以致病因难以确定。了解患者的免疫功能受损状态，无论是由于化疗、移植、HIV 还是自身免疫性疾病引起，都将有助于临床医生评估这些患者各自相应的独特并发症。总的来说，这类人群特别易于遭受多种感染、炎症和药物/医源性并发症的影响，可能表现为不典型症状。鉴于不典型表现的发病率高，临床医生必须降低获得客观数据的门槛，包括实验室和影像学检查，以排除不易通过病史考虑的潜在病变。在对有腹痛的免疫功能受损患者进行评估时，建议包括：

- 首先考虑并排除感染性病因
- 为了包括更广泛的感染性病因，扩大鉴别诊断的范围
- 尽管这类患者也会发生 GERD，但应记住在有"GERD 样症状"的免疫功能受损患者中，应考虑细菌、病毒或念珠菌性食管炎（candidal esophagitis）的可能性
- 影像学检查可能有助于鉴别中、下腹腹痛的病源。肠壁增厚及其周围脂肪组织炎症等影像学征象将有助于确定腹痛和腹泻的潜在感染性来源

3. 在这类患者中，担心哪些并发症？

这类患者特别易于发生为数众多的初步检查往往不能确定的感染，包括机会性细菌、病毒、真菌和寄生虫感染。对于免疫功能受损状态的患者，局限性感染可以快速发展为全身性的，并且抗生素治疗的时机至关重要。此外，药物毒性例如化疗药物、类固醇激素、抗逆转录病毒药物和免疫抑制剂可引起诸多的胃肠道异常。常见于免疫功能受损患者的特异性并发症包括：

    A. 导致脱水的严重腹泻

    B. 结肠炎/小肠炎可引起细菌移位、肠穿孔和脓肿

    C. 胰腺炎，尤其 HIV 治疗引起的，可能很严重并致命

4. 哪些患者需要影像学检查，何时做？CT 检查阴性时，怎么办？

担心有脓肿等感染性并发症或穿孔、小肠梗阻或大肠梗阻等外科问题的可能性时，应考虑进行影像学检查。如果 CT 检查结果阴性，可能需要胃肠病专科会诊，以便进一步诊断检查。是住院还是门诊检查取决于是否需要静脉注射控制疼痛，是否耐受口服（经口摄入）或是否有相关的发热、白细胞增多或胃肠道出血等体征/症状。

5. 哪些患者应住院？哪些可安全出院？应给予出院患者哪些出院指导？

A. 将任何有如下情况的免疫功能受损患者收住院是合理的：

- 不能耐受口服，包括药物、饮食和补液
- 严重腹泻，24 小时内出现 5 次以上大量水样便
- 临床上严重的胃肠道出血
- 发热和白细胞增多
- 不能用口服药物控制疼痛

B. 相反，化验和影像学检查正常的患者，如符合以下条件，可考虑出院：

- 能够耐受经口摄入
- 无发热
- 可居家口服药物控制疼痛
- 在出院前能够确定初级保健医务人员或专科医师的随访，确保充分的门诊处理

6. 在有腹痛的肝移植患者中，有哪些特殊考虑？

免疫抑制剂可能掩盖或改变症状。因此，在表现为腹痛的移植患者中应进行包括实验室检查和影像学检查在内的全面检查。免疫抑制药物治疗的并发症包括腹泻（diarrhea）、胰腺炎（pancreatitis）、黏膜损伤和溃疡形成、结石性胆管疾病、移植后淋巴增生性疾病（posttransplantation lymphoproliferative disorder）、急性移植排斥反应（acute graft rejection）和移植物抗宿主病（graft-versus-host disease），并且感染的可能性也会增加[1]。

除了因免疫抑制所致的感染风险增加外，还有几种特殊情况会引起这类患者腹痛。为对这些并发症进行评估，需要立即进行的诊断性检查包括肝功能试验（liver function test，LFT）和右上腹多普勒超声检查。

A. 急性细胞性排斥反应（acute cellular rejection）：通常表现为肝功能试验异常，但也可能有腹痛

B. 胆漏（bile leak）/胆管狭窄（biliary stenosis）：常见的临床表现包括右上腹痛和黄疸，可伴发热

C. 巴德-吉亚利综合征（Budd-Chiari syndrome）［肝静脉流出道梗阻（hepatic venous outflow obstruction）］：表现为右上腹痛、明显的肝肿大和腹水

D. 肝窦状隙阻塞综合征（hepatic sinusoidal obstruction syndrome）：表现为腹痛、肝功能障碍和突发体重增加

7. 对有腹痛的癌症患者进行评估时，临床医师应考虑什么？

疼痛显然是癌症的常见表现，可能与原发性癌、治疗或免疫抑制相关。

A. 与原发性癌有关：小肠梗阻和肠系膜静脉血栓形成（mesenteric venous thrombosis）

B. 与治疗相关：移植物抗宿主病、阿片类药物引起的便秘（opioid-induced constipation）或麻醉剂肠综合征（narcotic bowel syndrome）、化疗的不良反应和放射性小肠炎（radiation enteritis）

C. 与免疫抑制相关：CMV 和其他机会性感染（opportunistic infection）、中性粒细胞减少患者的盲肠炎（typhlitis）

8. 可以给中性粒细胞减少症患者做直肠检查吗？

考虑到在急诊医疗环境下直肠检查的诊断价值低，存在潜在细菌移位和出血的风险（如果也有血小板减少）有可能超过直肠指诊的获益。

（高敏照 译，郭惠学 校）

推荐资源

- Laine L, Jensen D. Management of patients with ulcer bleeding. Am J Gastroenterol. 2012;107: 345-60.
- Spencer S, Power N. The acute abdomen in the immune compromised host. Cancer Imaging. 2008; 8:93-101.

参考文献

1. Helderman H, Goral S. Gastrointestinal complications of transplant immunosuppression. J Am Soc Nephrol. 2002;13:277-87.

第十六部分
减重治疗患者的腹痛

120 有哪些不同类型的减重手术/术式，各自有什么独特的临床特征？

Katrin Takenaka

经验教训

- 研究表明,减重手术在降低体重指数和逆转合并症方面优于常规治疗(即节食、生活方式改变和药物)。
- 减重手术通过使小肠吸收不良和/或限制胃容量的方式加速减重。还可影响控制食欲和饱感的激素分泌。
- 兼有限制性和吸收不良性的术式包括 Roux-en-Y 胃旁路术以及单纯的胆胰分流术或联合十二指肠转位术的胆胰分流术。
- 单纯型限制性术式包括袖状胃切除术和腹腔镜可调节性胃束带术。
- 经内镜放置胃内气囊是最近批准的减重方法,不过 FDA 已发出采用胃内气囊治疗的患者中有 5 例意外死亡的警示。

肥胖症(obesity)是全球性的流行病,影响着越来越多的美国人[1-5]。肥胖会使影响人们的生活质量(如,偏头痛、生育问题)以及预期寿命[例如,高脂血症(hyperlipidemia,HLD)、高血压(hypertension,HTN)、2 型糖尿病(type II diabetes,DM2)和心血管疾病]的合并症发病率升高[5-7]。因为已证明在降低体重指数(body mass index,BMI)和改善合并症(comorbidity)方面减重手术(bariatric surgery)优于常规疗法(conventional therapy)(即饮食、改善生活方式和药物治疗),所以开展的减重手术越来越多[2,6]。根据美国国立卫生研究院的资料,减重手术可能适合于其他治疗方法无效的临床上严重肥胖的患者[即 BMI ≥ 40kg/m² 或有高脂血症、高血压、2 型糖尿病或其他治疗方法无效的阻塞性睡眠呼吸暂停(obstructive sleep apnea,OSA)等合并症的 BMI ≥ 35kg/m² 患者][8]。

减重手术通过使小肠吸收不良(intestinal malabsorption)和/或限制胃容量(gastric volume)促进减重。吸收不良术式(malabsorptive procedure)通过绕过一部分胃和小肠,使食物吸收减少[6,9]。限制胃容量的术式建立了功能上较小的胃和胃流出道,最终导致热量摄取减少和早饱。这些术式还可能影响调节食欲和饱感的激素分泌,例如胃促生长素(ghrelin)、酪酪肽(peptide YY,PYY)和胰高血糖素样肽(glucagon-like peptide,GLP)-1,并改变肠道菌群(intestinal flora)[6]。

限制性/吸收不良性联合术式

Roux-en-Y 胃旁路术(图 120.1)

Roux-en-Y 胃旁路术(Roux-en-Y Gastric Bypass,RYGB)是目前世界上最常开展的减重术式[3,6,10]。该术式一般先建立小的(15~50ml)近端胃囊(gastric pouch),同时将残留的远端胃钉合。近端胃囊吻合到小肠的 Roux 支(十二指肠悬韧带远端 30~50cm)。随后近端空肠(胆支)经空肠空肠吻合术(jejunojunostomy)连接到 Roux 支。简而言之,RYGB 在物理上限制了口摄取的量,加之绕过远端胃和近端空肠,以致吸收不完全[6,10]。而且,这一术式可能影响 PYY、GLP-1 和胃促生长素的分泌,从而导致食欲抑制和早饱[6]。

术后 5 年和 10 年及以上的减重成功率分别高达 60%~80% 和 54%[6,10]。此外,研究表明诸如高脂血症、高血压、2 型糖尿病和 OSA 等合并症在 RYGB 术后也可以得到逆转[6,11]。报道的 RYGB 并发症率为 6%~14%,病死率小于 1%[12,13]。

关键要素

- 吸收不良/限制性吸收
- 无幽门(有发生倾倒综合征的风险)
- 腹腔镜手术引起肠系膜的缺损(有发生腹内疝的风险)

单纯胆胰分流术或联合十二指肠转位术的胆胰分流术(图 120.2)

与 RYGB 相比,联合十二指肠转位术(duodenal switch,DS)的胆胰分流术(biliary pancreatic diversion,BPD)是较少开展的减重术式[6]。在 BPD 中,先行远端胃切除术(distal gastrectomy),继之将远端回肠吻合到近端胃[为建立消化支(alimentary limb)]。分离出的近端回肠[胆胰支(biliopancreatic limb)]随后连接到邻近回盲瓣(ileocecal valve)的消化支。这种术式的减重原理是胃容量减少且食物绕过了十二指肠和空肠而影响消化吸收[6,9,10]。BPD 有持久的减重作用术后 10 年以上的减重成功率 61%~80%[6,9,11]。

BPD-DS 是一种改良的变体术式,包括袖状胃切除术(sleeve gastrectomy)和十二指肠吻合到回肠的操作,完整保留幽门和近端十二指肠[6,9-11]。与 BPD 相比,BPD-DS 伴随的吸收不良并发症和吻合口溃疡(stomal ulceration)的发病率较

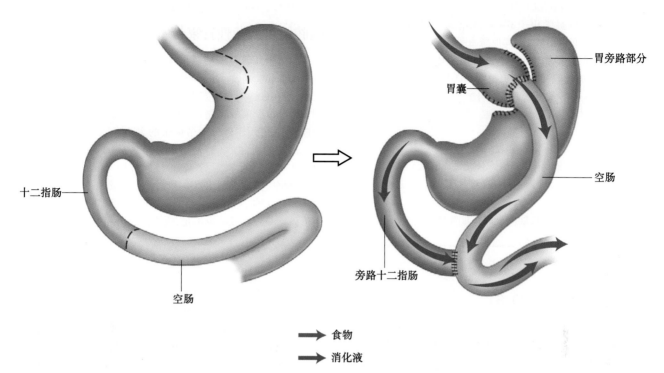

图 120.1 Roux-en-Y 胃旁路术(RYGB)

胆胰分流术

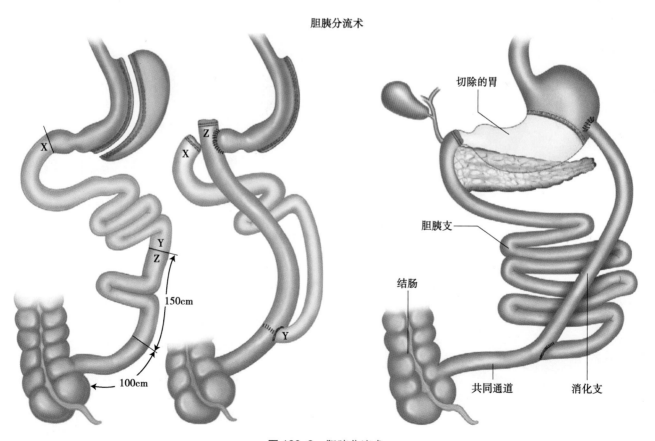

图 120.2 胆胰分流术

低[6,9,10]。因此,相较于 BPD 而言,BPD-DS 在全世界开展的更为普遍[6]。如同 BPD,BPD-DS 持久的减重作用可达术后 10 年以上[6]。BPD-DS 最常用于 BMI ≥ 50kg/m² 的患者,分 2 期进行,作为唯一的联合式,比其他减重手术伴随的发病率和病死率高[14]。最近,虽然越来越多的研究报道 BPD-DS 伴随的患病率和病死率有所改善,但历史上与 RYGB 相比,BPD-DS 相关的发病率和病死率一直较高(发病率高达 16%,平均病死率为 1.1%)[12,14,15]。

关键要素
- 明显的的吸收不良/限制吸收。
- BPD-DS 幽门完整保留(倾倒综合征风险较低)。
- BPD/BPD-DS 绕过大段的小肠(维生素缺乏和营养不良的风险高)。
- 并发症较多,但也有长期明显的减重效果。

限制性术式

袖状胃切除术(图 120.3)

尽管袖状胃切除术(sleeve gastrectomy,SG)最初被定位为 BMI>60kg/m² 的患者实施 RYGB 或 DS 的准备阶段术式,但现在它作为一种独立的外科手术,越来越受到欢迎[1,3,6]。在袖状胃切除术过程中,通过胃大弯切除建立一狭窄的管状结构[3,6]。这种操作除导致胃容量的减少外,还影响调节食欲的神经激素分泌,例如胃促生长素[3,5,6]。虽然后续研究仍在进行,但观察到 61%~67% 的患者减重成功[1,6]。据报道,袖状胃切除术的发病率为 2.2%~13%,平均病死率小于 1%[12,16]。

关键要素
- 限制性

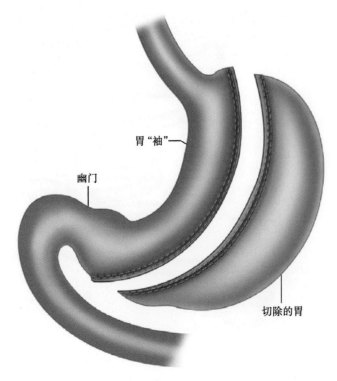

图 120.3　袖状胃切除术(SG)

- 幽门完整(倾倒综合征风险低)
- 没有与手术操作相关的肠系膜缺损(腹内疝风险低)

腹腔镜可调节性胃束带术(图 120.4)

相对于其他类型的减重术式,腹腔镜可调节性胃束带术(laparoscopic adjustable gastric banding,LAGB)提供了一种创伤较小、潜在可逆的替代方法[9-11]。通过置入环绕胃体上部的可调节性硅橡胶束带建立胃小囊。盐水充盈的束带连接到皮下的输液港,可用于体外调节束带的大小[1,10,11]。LAGB 似乎也通过未知的机制(可能是迷走神经兴奋)影响食欲/饱感[6]。术后 2 年可适度减重约 47%。然而,10 年间减重成功率为 47%~68%,其效果与 RYGB 相当[6,11]。报道的并发症发生率为 7.8%~13%,病死率小于 1%[16,17]。然而,30%~60% 的患者由于出现并发症或减重不足,需要进行外科修正手术(surgical revision)[17]。

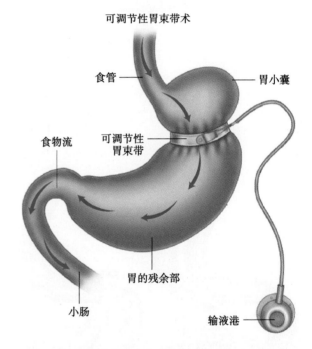

图 120.4　可调节性胃束带术

关键要素
- 限制性
- 可调节性和可逆性
- 因患者不能耐受手术副作用,修正率高

胃内气囊法(图 120.5)

虽然胃内气囊法(intragastric balloon,IGB)在美国以外的国家已应用数 10 年,但 2015 年美国食品药品管理局(Food and Drug Administration,FDA)才批准它用于常规减重治疗(例如,饮食和锻炼)无效的 BMI 30~40kg/m² 的患者[7]。当时批准两种类型:双气囊系统和单气囊装置[6,18]。通过内镜放置盐水充盈的气囊,6 个月后取出。两者都可通过充盈胃和延迟胃排空而诱发饱感[7]。研究表明,术后 6 个月时患者平均减重 10%~12%,肥胖相关合并症如 2 型糖尿病、高脂血症和高血压均得到改善[7,18]。报道的严重并发症发病率约为 10%,在一些病例

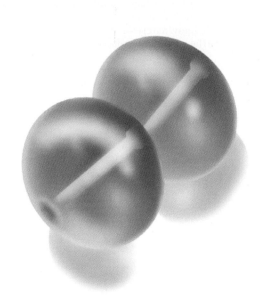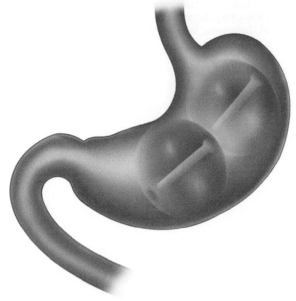

图 120.5　胃气囊装置

中,必须尽早取出这些装置[19,20]。最常见的并发症包括气囊破裂和胃溃疡形成,在极少数患者中可出现误吸或肠梗阻。气囊中的盐水常常用亚甲蓝(methylene blue)染色,如果气囊破裂,会导致尿液呈蓝色或绿色。虽然 IGB 提供了微创和可逆的减重方法,但最近 FDA 向医疗服务提供者发出了警告,因为据报道,有 5 例放置 IGB 的患者意外死亡。目前,这些死亡的潜在原因不明[21]。

关键要素

- 限制性
- 临时性
- 长期减重效果不明,对与该方法相关的风险缺乏全面认识

（高宏凯 译,张杰　王伟岸 校）

推荐资源

- American Society for Metabolic and Bariatric Surgery. https://asmbs.org/patients/bariatric-surgery-procedures.

参考文献

1. Gaetke-Udager KWA, Kaza RV, Al-Hawary MM, Maturen KE, Cohan RH. A guide to imaging in bariatric surgery. Emerg Radiol. 2014;21:309–19.
2. Monkhouse SJMJ, Norton SA. Complications of bariatric surgery: presentation and emergency management – a review. Ann R Coll Surg Engl. 2009;91:280–6.
3. Lehnert BMM, Osman S, Khandelwal S, Elojeimy S, Bhargava P, Katz DS. Imaging of complications of common bariatric surgical procedures. Radiol Clin N Am. 2014;52:1071–86.
4. Pernar LILR, McCormack C, Chen J, Shikora SA, Spector D, Tavakkoli A, Vernon AH, Robinson MK. An effort to develop an algorithm to target abdominal CT scans for patients after gastric bypass. Obes Surg. 2016;26:2543–6.
5. Wernick B, Jansen M, Noria S, Stawicki SP, El Chaar M. Essential bariatric emergencies for the acute care surgeon. Eur J Trauma Emerg Surg. 2016;42:571–84.
6. Lewis KDTK, Luber SD. Acute abdominal pain in the bariatric surgery patient. Emerg Med Clin N Am. 2016;34:387–407.
7. Popov VBOA, Schulman AR, Thompson CC. The impact of intragastric balloons on obesity-related co-morbidities: a systematic review and meta-analysis. Am J Gastroenterol. 2017;112:429–39.
8. National Heart B and Lung Institute Obesity Education Initiative. The practical guide: identification, evaluation, and treatment of overweight and obesity in adults 2000 1 October 2017.
9. Luber SDFD, Venkat A. Care of the bariatric surgery patient in the emergency department. J Emerg Med. 2008;34:13–20.
10. Edwards EDJB, Gagner M, Pomp A. Presentation and management of common post-weight loss surgery problems in the emergency department. Ann Emerg Med. 2006;47:160–6.
11. Ellison SRES. Bariatric surgery: a review of the available procedures and complications for the emergency physician. J Emerg Med. 2008;34:21–32.
12. Topart PBG, Ritz P. Comparative early outcomes of three laparoscopic bariatric procedures: sleeve gastrectomy, Roux-en-Y gastric bypass, and biliopancreatic diversion with duodenal switch. Surg Obes Relat Dis. 2012;8:250–4.
13. Sima LVSA, Dan RG, Breaza GM, Cretu OM. Complications of Roux-en-Y gastric bypass. Chirurgia. 2013;108:180–3.
14. Rezvani MSI, Klar A, Bonanni F, Antanavicius G. Is laparoscopic single-stage biliopancreatic diversion with duodenal switch safe in super morbidly obese patients? Surg Obes Relat Dis. 2014;10:427–31.
15. Biertho LS-HF, Marceau S, Lebel S, Lescelleur O, Biron S. Current outcomes of laparoscopic duodenal switch. Ann Surg Innov Res. 2016;10:1.
16. Chang SSC, Song J, Varela E, Eagon CJ, Colditz GA. The effectiveness and risks of bariatric surgery: an updated systematic review and meta-analysis, 2003–2012. JAMA Surg. 2014;149:275–87.
17. Chansaenroj PAL, Lee W, Chen S, Chen J, Ser K. Revision procedures after failed adjusted gastric banding: comparison of efficacy and safety. Obes Surg. 2017;27:2861–7.
18. ORBERA Intragastric Balloon System – P14008 [press release].

2015.
19. Yorke ESN, Reso A, Shi X, de Gara C, Birch D, Gill R, Karmali S. Intragastric balloon for management of severe obesity: a systematic review. Obes Surg. 2016;26:2248–54.
20. Tate CMGA. Intragastric balloon treatment for obesity: review of recent studies. Adv Ther. 2017;34:1859–75.
21. Administration UFaD. Liquid-filled Intragastric Balloon Systems: letter to healthcare providers – potential risks. https://www.fda.gov/Safety/MedWatch/SafetyInformation/SafetyAlertsforHumanMedicalProducts/ucm570916.htm2017.

影像学检查:减重治疗患者影像学检查的循证策略是什么？

Christina S. Houser and Julie T. Vieth

减重手术治疗的患者面临着诸多围手术期和术后并发症的风险,需要医师有效识别和诊断。每种减重术式都伴随着一系列独特的并发症,甚至诸如胃灼热、恶心、腹痛或减重失败等模糊的症状都可能有致命的病因。因此,临床医师应始终审慎地考虑快速进行影像学检查[1,2]。在减重治疗术后患者上述症状可能触发即刻反射性反应,需要做计算机体层摄影(computed tomography,CT)检查。然而,医师应认识到平片、X 线透视检查(fluoroscopy)和 CT 在评估减重治疗患者的腹痛中各自有各自的作用,这取决于所做的减重术式的类型、可疑的并发症以及具体医院现有的医疗资源。

计算机体层摄影

CT 通常被视为减重手术引起的许多潜在并发症的一线影像学检查方法[3,4],因为 CT 检查广泛开展,并且可以快速扫描全腹,发现腹部严重病变[5]。具体而言,寻找胃或吻合口漏、腹腔感染(intra-abdominal infection)和肠梗阻(bowel obstruction)时,CT 是最佳的影像学检查方法[6-8]。近年来,许多腹部 CT 的放射学检查规程已不要求使用口服对比剂。然而,在减重治疗的患者中,为了优化这些检查的图像质量和提高灵敏度,有口服对比剂的指征。

胃或吻合口漏

胃或吻合口漏(anastomotic leak)是 Roux-en-Y 胃旁路术(Roux-en-Y gastric bypass,RYGB)或袖状胃切除术(sleeve gastrectomy)后最常见的并发症之一,发病率估计高达 6%[7,9-12],而且也是减重手术中最令人担心和潜在致命的并发症之一[13]。就袖状胃切除术而言,漏可发生在切割缝合线(staple line)或食管胃接合处(gastroesophageal junction)。在 Roux-en-Y 胃旁路术后,漏可发生在近端胃空肠吻合口(gastrojejunal anastomosis)或远端空肠空肠吻合口(jejunojejunal anastomosis)。值得注意的是,多数漏发生在术后第一周内[7,9]。研究表明,减重术后脉搏大于 120 次/min 的持续性心动过速(tachycardia)患者应立即评估是否存在吻合口漏[11,14]。评估的方法包括静脉注射(IV)和口服水溶性对比剂增强 CT 检查。如果 CT 检查阴性,可能需要进行上消化道(upper gastrointestinal,UGI)造影和内镜检查(图 121.1 和图 121.2)。

CT 诊断胃或吻合口漏的灵敏度约为 56%。CT 与 X 线透视检查结合在一起时,灵敏度仅提高至 70%[10]。对这种并发症而言,CT 检查阴性并不排除其存在的可能性,一些患者尽管影像学检查阴性,但仍需要手术探查。最令人担心的胃或吻合口漏的并发症是腹腔脓肿(intraabdominal abscess)和脓毒症

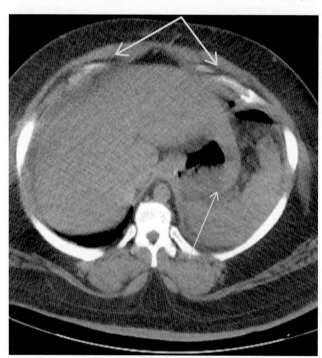

图 121.1 袖状胃切除术后 10 天腹痛患者的腹部和盆腔的普通 CT 检查。粗箭头显示腹腔内游离气体,细箭头显示可疑胃外胃内容物,担心存在切割缝合线漏(staple line leak)

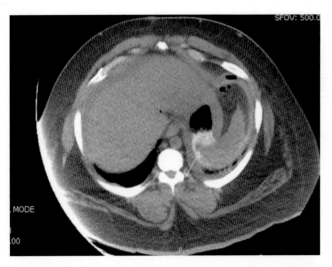

图 121.2　加用口服和静脉注射对比剂,黄色箭头显示胃瘘

（sepsis）。然而,在减重治疗患者中,腹腔脓肿可能有其他的病因,包括减重治疗手术器械的感染。如果医生怀疑患者有腹腔感染或脓肿,必须进行静脉或口服造影增强 CT 检查[3,8]。

肠梗阻

肠梗阻（bowel obstruction）是 Roux-en-Y 术后腹痛最常见的病因之一[3],发病率为 3%~5%[9,10,12]。也可发生在联合十二指肠转位术（duodenal switch）的胆胰分流术（biliopancreatic diversion）后。Roux-en-Y 胃旁路术后腹内疝（internal hernias）是肠梗阻的潜在的灾难性病因。与腹腔镜 RYGB 有关的肠系膜缺损有 3 种主要类型:即彼得森（Petersens）型、结肠系膜（mesocolic）缺损型和空肠空肠（jejunojejunal）吻合系膜缺损型[9,10,12,13,15],这类患者疝的发病为 0.9%~4.5%[16]。静脉注射和口服造影增强 CT 检查是首选的放射性评价方法,检查阳性常常会呈现肠系膜扭转引起的典型的肠系膜“漩涡（swirl）”或“旋转（whirl）”征（图 121.1）。这种征象诊断彼得森疝的特异度为 83%[17]。遗憾的是,其灵敏度约为 80%[13]。因此,如果患者的影像学检查是阴性,但有令人担忧的体征或症状,那么医生应对这些患者保持密切的关注,并且对于有梗阻症状的患者应考虑进行紧急手术探查[11,13]（图 121.3）。

X 线透视检查

医生担心胃囊扩张（pouch dilation）、束带滑脱、狭窄或胃流出道梗阻（gastric outlet obstruction）时,可以选择进行 X 线透视检查[1,7,8]。许多医师也开始用 X 线透视检查中的上消化道造影来评估胃或吻合口漏,但其灵敏度可能低至 22%~30%[8,10-12]。X 线透视检查可能不如 CT 那样应用广泛,这是其应用的主要局限性（图 121.4）。

胃束带术（gastric band surgery）可能导致几种很容易用 X 线透视检查诊断的并发症。狭窄和吻合口变窄都可通过 X 线透视检查很容易地诊断出来,胃流出道梗阻和胃囊扩张也是如此[1,7]。这些疾病可表现为类似的主诉,包括吞咽痛、腹痛、呕吐和反胃。许多减重治疗医师术后常规对即将出院的患者进行 X 线透视检查。临床医生进行 X 线透视复查,有利于比较患者不同时期的检查图像[6,13,15]。为此,X 线透视检查确实需要

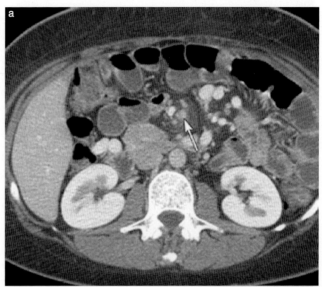

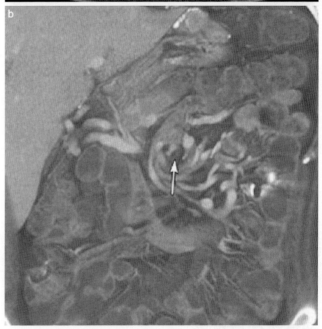

图 121.3　彼得森疝患者 CT 所示旋涡或旋转征,阳性率约 80%。（a）冠状位;（b）横断位。（From Gaetke-Udager et al.[15]）

患者的配合,且需要患者能够站立[15]。

束带滑脱（band slippage）,发病率约为 15%[12],可以通过评估平片或 X 线透视检查的 φ（phi）角来诊断。该角是脊柱纵轴和胃束带长轴之间的夹角[1,15]。φ 通常应在 4°到 58°之间,如果该角度小于 4°,则提示束带向后滑脱;而如果角度大于58°,则提示束带向前滑脱[10,15]（图 121.5）。

辐射暴露

除了腹部放射检查外,所建议的其他诊断检查方法的辐射暴露（radiation exposure）非常相似。上消化道 X 线透视检查约6mSv,而腹部和腹部/盆腔 CT 检查分别约为 8mSv 和 10mSv（表121.1）。这些检查方法之间的暴露差异很小,但重要的是要牢

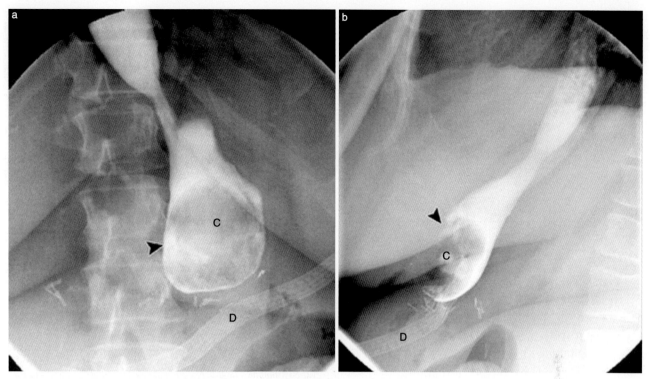

图 121.4　Roux-en-Y 胃旁路术后胃囊梗阻。上消化道 X 线透视可见(a)正面像;(b)右侧位图像。显示水溶性碘化对比剂潴留在胃囊(箭头),伴较大的充盈缺损(C 处在内镜检查下证实为血凝块),无明显的胃排空。D 处为外科引流。(From Gaetke-Udager et al.[15])

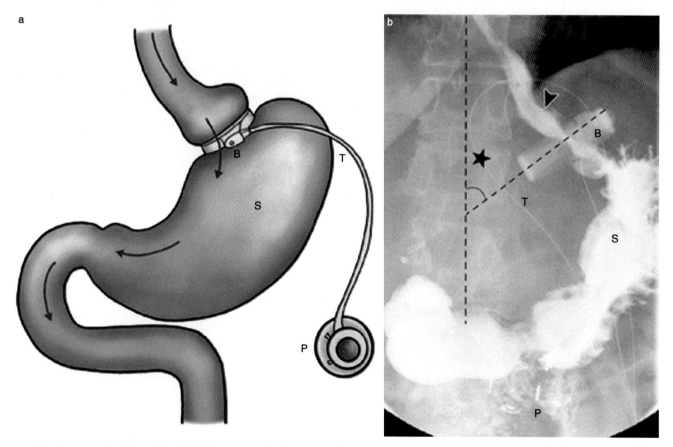

图 121.5　φ 角可用于确定束带滑脱。(a)正常可调节胃束带放置;(b)显示 X 线图像上正常的 4°～58°φ 角。图像中异常大于 58°。(From Gaetke-Udager et al.[15])

记,减重治疗患者究其一生将可能接受多次放射影像学检查。而且,许多患者可能需要不止一种检查,这会给患者带来经济上的压力。

表 121.1　常规用于减重术后的影像学检查方法的辐射剂量

影像学检查方法	估计的辐射暴露量/mSv
腹部 X 线	0.07
上消化道造影	6.0
腹部 CT	8.0
腹部/盆腔 CT	10.0

总结和建议

考虑到 CT 检查的可及性和有效性,其常常是减重治疗患者首选的影像学检查方法,尤其对未分化腹痛(undifferentiated abdominal pain)、发热、心动过速或白细胞增多(leukocytosis)的患者。然而,在有令人担心的吻合口漏、束带滑脱、梗阻或感染等特征的患者中,如果 CT 检查阴性,应通过 X 线透视、内镜检查或紧急腹腔镜检查对患者进行进一步评估。

（高宏凯 译,王伟岸 校）

推荐资源
- Levine M, Carucci L. Imaging of bariatric surgery: normal anatomy and postoperative complications. Radiology. 2014;270(2):327–41.

参考文献

1. Kurian M. Imaging studies after bariatric surgery. [Internet]. Uptodate.com. 2017 [cited 12 Sept 2017]. Available from: https://www.uptodate.com/contents/imaging-studies-after-bariatric-surgery?csi=c7f71472-51e6-48e6-9b36-786e77107419&source=contentShare.

2. Haddad D, David A, Abdel-Dayem H, Socci N, Ahmed L, Gilet A. Abdominal imaging post bariatric surgery: predictors, usage and utility. Surg Obes Relat Dis. 2017;13(8):1327–36.3.

3. Miao T, Kielar A, Patlas M, Riordon M, Chong S, Robins J, et al. Cross-sectional imaging, with surgical correlation, of patients presenting with complications after remote bariatric surgery without bowel obstruction. Abdom Imaging. 2015;40(8):2945–65.

4. Uppot R. Impact of obesity on radiology. Radiol Clin N Am. 2007;45(2):231–46.

5. Guniganti P, Bradenham C, Raptis C, Menias C, Mellnick V. CT of gastric emergencies. Radiographics. 2015;35(7):1909–21.

6. Chandler R, Srinivas G, Chintapalli K, Schwesinger W, Prasad S. Imaging in bariatric surgery: a guide to postsurgical anatomy and common complications. Am J Roentgenol. 2008;190(1):122–35.

7. Levine M, Carucci L. Imaging of bariatric surgery: normal anatomy and postoperative complications. Radiology. 2014;270(2):327–41.

8. Varghese J, Roy-Choudhury S. Radiological imaging of the GI tract after bariatric surgery. Gastrointest Endosc. 2009;70(6):1176–81.

9. Carucci L, Turner M. Imaging after bariatric surgery for morbid obesity: roux-en-Y gastric bypass and laparoscopic adjustable gastric banding. Semin Roentgenol. 2009;44(4):283–96.

10. Lehnert B, Moshiri M, Osman S, Khandelwal S, Elojeimy S, Bhargava P, et al. Imaging of complications of common bariatric surgical procedures. Radiol Clin N Am. 2014;52(5):1071–86.

11. Lewis K, Takenaka K, Luber S. Acute abdominal pain in the bariatric surgery patient. Emerg Med Clin North Am. 2016;34(2):387–407.

12. Ni Mhuircheartaigh J, Abedin S, Bennett A, Tyagi G. Imaging features of bariatric surgery and its complications. Seminars in Ultrasound, CT and MRI. New York: WB Saunders. 2013;34(4):311–324.

13. Kothari S. Bariatric surgery and postoperative imaging. Surg Clin N Am. 2011;91(1):155–72.

14. Lainas P, Tranchart H, Gaillard M, Ferretti S, Donatelli G, Dagher I. Prospective evaluation of routine early computed tomography scanner in laparoscopic sleeve gastrectomy. Surg Obes Relat Dis. 2016;12(8):1483–90.

15. Gaetke-Udager K, Wasnik A, Kaza R, Al-Hawary M, Maturen K, Cohan R. A guide to imaging in bariatric surgery. Emerg Radiol. 2014;21(3):309–19.

16. de Bakker JK, Budde van Namen YW, Bruin SC, de Brauw LM. Gastric bypass and abdominal pain: think of Petersen hernia. J Soc Laparoendosc Surg. 2012;16(2):311–3.

17. Lockhart ME, Tessler FN, Canon CL, et al. Internal hernia after gastric bypass: sensitivity and specificity of seven CT signs with surgical correlation and controls. AJR Am J Roentgenol. 2007;188:745–50.

吻合口漏、脓毒症、肺栓塞和早期出血:如何诊断和处理减重手术的早期并发症? 122

Katrin Takenaka

经验教训

- 减重治疗患者可能并不总是表现为典型的重病征象(例如,腹膜征、发热),并且常常缺乏生理功能储备来代偿重病带来的影响。
- 减重手术的并发症可分为早期(术后≤1个月)或晚期(术后>1个月)。
- 心动过速应视为严重疾病的"危险信号"(例如,脱水、肺栓塞、胃瘘、脓毒症)。不明原因的持续性心动过速>120次/min可能需要腹腔镜探查。
- Roux-en-Y胃旁路术和胆胰分流术的早期并发症包括吻合口漏、胃肠道梗阻和倾倒综合征。
- 袖状胃切除术患者可表现为吻合口漏或胃狭窄。
- 在腹腔镜可调节性胃束带术后,患者可能有食管/胃囊扩张、胃束带滑脱或胃损伤/坏死。

在美国,减重手术已成为第二位的最常开展的腹部手术[1]。尽管其术后病死率<1%,但术后患者常常因各方面的担心而到急诊科(emergency department,ED)就诊[2-4]。最常见的主诉包括恶心、呕吐、腹泻、脱水和腹痛[1-3]。大多数减重治疗患者术后不需要再入院。在Garg等所做的综述中减重术后1个月内再住院率仅为5.2%[3]。

对减重治疗患者的医疗关怀始于初步评估,如果必要,可给予能够稳定生命体征的措施。为了补液、止吐和减轻疼痛,往往需要建立静脉通路。此外,诸如全血细胞计数、代谢化验、脂肪酶检测、乳酸检测、血气分析、尿液分析、妊娠试验和心电图等诊断检查项目可能有助于评估病情[5]。是否进一步进行影像学检查和治疗取决于所考虑的具体诊断。

减重手术的并发症分类为早期(术后<30天)或晚期(术后>30天)(表122.1)。一些并发症可发生在任何有创的操作之后,而其他一些却与减重手术的具体类型有关。

表 122.1　减重手术的早期和晚期并发症[5,6,7,8]

早期(术后<1个月)并发症	晚期(术后>1个月)并发症
非特异性	非特异性
外科部位感染	胆结石
深静脉血栓形成/肺拴塞	Roux-en-Y胃旁路术或胆胰分流术
术后出血	吻合口狭窄
Roux-en-Y胃旁路术或胆胰分流术	腹内疝
吻合口漏	腹部切口疝(开放术式)
胃肠道梗阻	小肠梗阻[a]
倾倒综合征	吻合口溃疡
袖状胃切除术	胃食管反流病
吻合口漏	营养并发症
胃狭窄	胃袖状切除术
腹腔镜可调节性胃束带术	胃食管反流病
食管/胃囊扩张	腹腔镜可调节性胃束带术
胃滑脱	束带侵蚀
胃损伤/坏死	食管炎
	胃食管反流病

[a] 一些并发症在术后早期和晚期都可发生。

如何诊断和处理减重手术的早期并发症？

感染

减重治疗患者的感染性并发症类似于其他结直肠手术患者。腹膜炎（peritonitis），不论有无脓肿形成，都可能起因于术中污染、袖状胃切除术（2.2%）或胃旁路术（约2%）后瘘形成、吻合口漏、切割缝合线裂开（staple line dehiscence）或手术部位感染[9]。然而，据报道，在诊断腹膜炎时，49%的非ICU患者并没有相关的临床征象[9]。常见的体征和症状包括发热（74%）、呼吸困难（dyspnea）（98%）、心动过速（100%）、压痛（30%）、脓液（33%）和肠麻痹（ileus）（37%）[9]。感染源控制和抗生素治疗是关键所在。在一项比较减重（49例）和非减重（134例）外科手术的研究中，减重治疗患者革兰氏阳性球菌（gram-positive cocci）感染率较高（37%），革兰氏阴性杆菌（gram-negative bacilli）和厌氧菌（anaerobe）感染率较低，分别为33%和50%[10]。如果怀疑有腹膜炎，那么进行经验性广谱抗生素（broad-spectrum antibiotics）治疗是恰当的。

手术部位感染

开腹手术减重治疗患者手术部位感染（surgical site infection，SSI）率可高达16%，并伴有2~3倍的死亡风险增加[11]。腹腔镜减重手术的手术部位感染率约降至4%[11]。手术部位感染最常发生在术后2~3周内[5]。最常见的病原菌包括葡萄球菌（Staphylococcus）、链球菌（Streptococcus）和肠球菌（Enterococcus）[5,12]。尽早控制感染源（例如，脓肿引流术、手术干预）并进行抗生素治疗在SSI的处理中非常重要[5,12]。

腹腔镜可调节性胃束带术的穿刺孔感染

特别提及与腹腔镜可调节性胃束带术（laparoscopic adjustable gastric band，LAGB）相关的穿刺孔注水港部位感染（port site infection）。穿刺孔注水港部位感染患者常常表现为穿刺孔部位的肿胀、充血和压痛[5,6,13]。因为体格检查可能难以评估感染的范围，可能需要进一步的诊断检查，例如超声（评估浅脓肿）、计算机体层摄影（computed tomography，CT）（排除深处的脓肿）或内镜检查（识别束带侵蚀）[5,6,13]。穿刺孔注水港部位感染要用全身性抗生素治疗，必要时取出注水港（port removal）[5]。

对于LAGB后24~48小时内有腹膜征的患者，应考虑胃损伤和/或坏死的可能。初步处理的基础是进行静脉补液和广谱抗生素治疗，并立即进行外科会诊以便快速进行手术探查[7]。

肺栓塞

深静脉血栓形成（deep vein thrombosis，DVT）/肺栓塞（pulmonary embolus，PE）是减重手术后第二种最常见的死亡原因，发生率为1%~2%[4,8,12]。有疑似或确诊的DVT/PE的减重治疗患者，其诊断和治疗方法与其他DVT/PE患者相同[4,8]。

出血

术后出血分类为腹腔出血和管腔内出血，前者表现为低血压、血红蛋白和血细胞比容（hematocrit）降低，或心动过速，后者更常为晚期事件，表现为黑便、呕血（hematemesis）和便血（hematochezia）。据报道，胃旁路术后出血的患病率为1.7%[14]。然而，在一项对10年间4 466例胃旁路术治疗患者的研究中，发现术后出血率低于1%[15]。出血一般发生在切割缝合线（staple line）、因医源性内脏损害（即肝脏或脾损伤）或肠系膜血管出血中，43%的病例需要外科干预。由于脓毒症（sepsis）、呼吸系统受损和器官衰竭，出血性并发症发病率会增加。因此，早期诊断和干预是关键。初步处理方法包括容量复苏（即静脉补液、补充血液制品）、纠正凝血功能障碍和抑制胃酸分泌[5,7,12]。在支持治疗效果欠佳的患者中，可能需要进行内镜检查和/或手术干预[5,7,12,16]。

吻合口漏

RYGB和BPD患者吻合口漏（anastomotic leak，AL）的发生率高达5%，并且伴随着高达17%的发病率和病死率[17,18]。最常见的部位是胃空肠吻合口（gastrojejunal anastomosis）[5-7,13]。吻合口漏的病因众多，包括影响伤口愈合的局部组织缺血、技术因素和合并症[19]。Masoomi等确定了吻合口漏的下列危险因素：医疗保险付款人（medicare payer）、开放技术（open technique）、年龄50岁以上、充血性心力衰竭（congestive heart failure）、慢性肺病或肾衰竭以及男性性别[17]。吻合口漏患者通常术后7~10天内，表现为发热、心动过速和/或腹痛[5,8,12,13,20]。其他症状可能包括背痛、打嗝（hiccup）、烦乱不安（restlessness）、呼吸急促和无法解释的脓毒症[5,7,8]。在一些患者中，根据临床表现鉴别吻合口漏和肺栓塞可能很困难，因为持续性心动过速、呼吸急促和"濒死感"在这两种疾病中都有报道[19,21]。事实上，研究发现心动过速>120次/min和呼吸性窘迫（respiratory distress）是吻合口漏最敏感的表现[19]。C反应蛋白（C-reactive protein，CRP）水平在吻合口漏诊断上可能起作用，根据一项研究，在腹腔镜胃旁路术（laparoscopic gastric bypass）后患者术后第2天CRP>229mg/L诊断吻合口漏的灵敏度几乎100%（尽管无特异度）[22]。上消化道造影和CT可以鉴别吻合口漏[5-8]。然而，即使联合应用这些检查方法，也只能检出约70%的吻合口漏（单用上消化道造影30%，CT 56%）[13,20]。依照美国代谢和减重手术学会（American Society for Metabolic and Bariatric Surgery）指南，重新手术探查是鉴别吻合口漏的确定性方法，这种方法比诊断影像学的灵敏度和特异度高[18]。在血流动力学稳定的患者中，单纯的静脉补液、肠道休息和广谱抗生素治疗即可改善症状。内镜下支架置入术（endoscopic stenting）和经皮穿刺引流（percutaneous drainage）是另外的治疗选择[12]。然而，病情不稳定和有严重症状的患者需要进行外科手术[7,12,20]。

在袖状胃切除术（sleeve gastrectomy，SG）患者中，吻合口漏通常起因于切割缝合线的近端1/3[13,20]。临床表现类似RYGB或BPD后吻合口漏患者，表现为发热、心动过速、腹痛，但脓毒症不太常见[5,13,20]。但袖状胃切除术患者吻合口漏的发病率和相关病死率可能高于胃旁路术患者[23]。虽然快速诊断是启动早期治疗的关键，但上消化道放射摄影和CT都有可能未观察到瘘。因此，如果临床上强烈怀疑吻合口漏，就应考虑再次手术探查[20]。类似于有这种并发症的RYGB和BPD患者，病情稳定的患者可选择包括静脉补液、肠道休息和静脉给予抗生素进行治疗，病情不稳定的患者应进行手术治疗。经皮穿刺引流和内镜下支架置入术是治疗病情稳定患者的其他可能方法[20]。

梗阻

胃旁路术

早期的胃肠道梗阻通常因空肠空肠造口（jejunojejunostomy）部位水肿或堵塞造成的胃残端膨胀所致[7,8]。患者常常表现为恶心、呕吐、呃逆、腹痛和腹胀气。腹部影像学检查，特别是 CT 检查观察到有气液平面（air-fluid level）的膨胀胃囊时可做出诊断[7,8]。最佳的处理方法包括残胃（gastric remnant）经皮减压（percutaneous decompression）或手术治疗[7,8]。

袖状胃切除术

袖状胃切除术的罕见并发症为胃狭窄（gastric stenosis），患者表现为恶心、呕吐和/或吞咽困难（dysphagia）[5]。上消化道放射影像学检查可能具有诊断价值。然而，内镜检查还具有额外的治疗益处。早期胃狭窄可能由水肿或血肿所致，因此，可通过肠道休息和静脉补液来进行治疗。如果保守处理不成功，应考虑进行内镜下扩张（endoscopic dilation）[5]。

可调节性胃束带术

食管/胃囊扩张可能由过度限制的束带、食谱依从性差或过度呕吐所致[7]。主要症状包括呕吐、腹痛和吞咽困难[5]。可通过上消化道造影诊断[7]。初步处理方法为束带放气减压（deflation）。如果无效，必须进行外科干预（例如，束带修正或取出、转为 RYGB）[5]。

胃滑脱（gastric slippage）时，部分胃通过胃束带向上疝出，导致胃囊扩大[5,7]。尽管这些患者的临床表现类似于束带过度限制引起的胃囊扩张，但束带放气减压不能缓解胃滑脱患者的症状[5]。上消化道放射影像学检查通常会提示诊断（例如，胃囊异常扩张、胃束带部位异常）[7,13]。初步处理包括静脉水化、电解质补充和外科会诊，因为尽早外科干预可降低进一步并发症的发病率[7]。

总结

识别有潜在严重并发症的患者可能存在困难，因为这些患者可能没有严重疾病的典型体征或症状（例，腹膜征、发热）[4-6,8]。此外，这些患者往往缺乏生理功能的储备，不能代偿严重疾病带来的损耗[6]。在减重治疗患者中，心动过速应视为潜在重病的指标。高于 120 次/min 的持续性心率可能是吻合口漏、脓毒症、出血或肺栓塞的指征[4,5,7,8]。

（高宏凯 译，张杰 王伟岸 校）

参考文献

1. Chen J, Mackenzie J, Zhai Y, O'Loughlin J, Kholer R, Morrow E, Glasgow R, Volckmann E, Ibele A. Preventing return to the emergency department following bariatric surgery. Obes Surg. 2017;27:1986–92.
2. Macht R, George J, Ameli O, Hess D, Cabral H, Kazis L. Factors associated with bariatric postoperative emergency department vis-
its. Surg Obes Relat Dis. 2016;12:1826–31.
3. Garg T, Rosas U, Rivas H, Azagury D, Morton JM. National prevalence, causes, and risk factors for bariatric surgery readmissions. Am J Surg. 2016;212:76–80.
4. Kassir R, Debs T, Tiffet O, Blanc P, Caldwell J, Iannelli A, Gugenheim J. Management of complications following bariatric surgery: summary. Int J Surg. 2014;12:1462–4.
5. Lewis KD, Takenaka KY, Luber SD. Acute abdominal pain in the bariatric surgery patient. Emerg Med Clin N Am. 2016;34:387–407.
6. Edwards ED, Jacob BP, Gagner M, Pomp A. Presentation and management of common post-weight loss surgery problems in the emergency department. Ann Emerg Med. 2006;47:160–6.
7. Ellison SR, Ellison SD. Bariatric surgery: a review of the available procedures and complications for the emergency physician. J Emerg Med. 2008;34:21–32.
8. Luber SD, Fischer DR, Venkat A. Care of the bariatric surgery patient in the emergency department. J Emerg Med. 2008;34:13–20.
9. Montavers P, Augustin P, Zapella N, et al. Diagnosis and management of the postoperative surgical and medical complications of bariatric surgery. Anaesth Crit Care Pain Med. 2015;34:45–52.
10. Montravers P, Guglielminotti J, Zappella N, Desmard M, Muller C, Fournier P, et al. Clinical features and outcome of postoperative peritonitis following bariatric surgery. Obes Surg. 2013;23:1536–44.
11. Chopra T, Zhao J, Alangaden G, Wood M, Kaye K. Preventing surgical site infections after bariatric surgery: value of perioperative antibiotic regimens. Expert Rev Pharm Outcomes Res. 2010;10(3):317–28.
12. Monkhouse SJ, Morgan JD, Norton SA. Complications of bariatric surgery: presentation and emergency management – a review. Ann R Coll Surg Engl. 2009;91:280–6.
13. Lehnert B, Moshiri M, Osman S, Khandelwal S, Elojeimy S, Bhargava P, Katz DS. Imaging of complications of common bariatric surgical procedures. Radiol Clin N Am. 2014;52:1071–86.
14. Contival N, Menahem B, Gautier T, Le Roux Y, Alves A. Guiding the non-bariatric surgeon through complications of bariatric surgery. J Visc Surg. 2017;754:1–14.
15. Heneghan H, Meron-Elder S, Yenumula P, Rogula T, Brethauer S, Schauer P. Incidence and management of bleeding complications after gastric bypass surgery in the morbidly obese. Surg Obes Relat Dis. 2012;8:729–35.
16. Hussain A, El-Hasani S. Bariatric emergencies: current evidence and strategies of management. World J Emerg Surg. 2013;8:58.
17. Masoomi H, Kim H, Reavis KM, Mills S, Stamos MJ, Nguyen NT. Analysis of factors predictive of gastrointestinal tract leak in laparoscopic and open gastric bypass. Arch Surg. 2011;146:1048–51.
18. Committee TACI. ASMBS guideline on the prevention and detection of gastrointestinal leak after gastric bypass including the role of imaging and surgical exploration. Surg Obes Relat Dis. 2009;5:293–6.
19. Gonzalez R, Nelson LG, Gallagher SF, Murr MM. Anastomotic leaks after laparoscopic gastric bypass. Obes Surg. 2004;14:1299–307.
20. Wernick B, Jansen M, Noria S, Stawicki SP, El Chaar M. Essential bariatric emergencies for the acute care surgeon. Eur J Trauma Emerg Surg. 2016;42:571–84.
21. Altieri MS, Wright B, Peredo A, Pryor AD. Common weight loss procedures and their complications. Am J Emerg Med. 2018;36(3):475–479.
22. Warschkow R, Tarantino I, Folie P, Beutner U, Schmied BM, Bisang P, Schultes B, Thurnheer M. C-reactive protein 2 days after laparoscopic gastric bypass surgery reliably indicates leaks and moderately predicts mortality. J Gastrointest Surg. 2012;16:1128–35.
23. Chang SH, Freeman NLB, Lee JA, Stoll CR, Calhoun AJ, Eagon JC, Colditz GA. Early major complications after bariatric surgery in the USA, 2003–2014: a systematic review and meta-analysis. Obes Rev. 2018;19(4):529–537.

123 减重手术患者的肠梗阻:与其他手术患者的处理有何差异?

Michael O'Keefe

随着肥胖症(obesity)患病率增加,每年所做的减重手术量也在增多。照这样来看,临床医师会遇到越来越多的减重术后患者。腹腔镜袖状胃切除术(laparoscopic sleeve gastrectomy)、Roux-en-Y 胃旁路术(Roux-en-Y gastric bypass)和腹腔镜下胃束带术(laparoscopic gastric banding)占所做手术的 90%[1]。肠梗阻(bowel obstruction)是减重手术后最常见的并发症之一[2]。

减重治疗患者肠梗阻的识别和治疗取决于所做的手术、手术与症状发作之间的间隔以及临床医生对减重治疗患者肠梗阻独特特征的认识。患者通常表现为恶心、呕吐(60%~80%)、痉挛性腹痛(80%~100%)、便秘/无排气(80%~90%)和腹部膨胀(abdominal distension)(60%)[3]。实验室评价包括全血细胞计数(complete blood count,CBC)和分类、血生化分析和乳酸检测(lactate)。尽管没有可靠的临床或实验室指标诊断缺血,但血清乳酸升高是小肠梗阻(small bowel obstruction)患者肠缺血的敏感而非特异的指标(灵敏度 90%~100%,特异度 42%~87%)[3]。有多种影像学方法可用于确定疑诊的小肠梗阻,但计算机体层摄影(computed tomography,CT)是最可靠、最容易获得的方法。为提高肠梗阻的检出率,理想的 CT 检查是同时口服和静脉注射对比剂[1]。与其他外科患者相比,医务人员在处理减重手术后小肠梗阻的患者时,应考虑尽早进行外科会诊和干预[4]。鼻胃管盲置减压通常无益,除非有消化管的近端梗阻,否则可引起吻合部位损伤(表 123.1)。

表 123.1　与减重手术相关的肠梗阻

手术	梗阻的类型	症状	发生时间	诊断	治疗
可调节性胃束带术	ABG 滑脱	恶心、呕吐、上腹部疼痛	早期——罕见 晚期——随时间延长增加	UGIS/CT 口服对比剂	手术取出/复位 ABG
	食管扩张	恶心、呕吐、上腹部疼痛	早期	UGIS	放松 ABG,如失败,则取出
袖状胃切除术	狭窄,胃流出道梗阻	恶心、呕吐、上腹部痛	术后早期	UGIS/CT 扫描	根据部位,Tx 内镜或转换为 Roux-en-Y
胃旁路术	吻合口狭窄	疼痛、恶心、呕吐	早期	UGIS/CT 口服对比剂	取决于位置,内镜或手术治疗
	腹内疝	间歇性疼痛	晚期	困难、假阴性率高	外科会诊,肠系膜间隙关闭

Roux-en-Y 胃旁路术

Roux-en-Y 胃旁路术(Roux-en-Y gastric bypass,RYGB)一直是广泛开展的减重手术(bariatric surgery)术式。Roux-en-Y 胃旁路术后肠梗阻是腹痛的最常见原因之一,发生率为 3%~

5%[5,6]。早期梗阻的原因往往是 Roux 支的技术相关的并发症,如胃空肠吻合术(gastrojejunostomy)或空肠空肠吻合术(jejunojejunostomy)部位的吻合口狭窄,而迟发性梗阻往往是粘连或疝的结果[1]。Hwang 等报道,梗阻的最常见原因是粘连,占 1 715 例减重治疗患者肠梗阻的 25%[7]。

临床表现取决于肠梗阻部位。Roux 支或共同通道(消化道）梗阻表现为典型的梗阻症状,包括恶心、呕吐、腹痛和腹部膨胀(图 123.1)。与近端胃空肠吻合术(gastrojejunostomy)狭窄相关的症状包括与渐进性吞咽困难和呕吐相关的上腹部疼痛。大多数近端吻合部位的狭窄发生在术后的前 90 天内,但也可能超出这个时间范围[2]。一项研究估计,需要干预的胃肠道狭窄发生率高达 7%[2]。当冗余的 Roux 支近端部分扭曲时,就会发生 Candy cane Roux 综合征,导致梗阻,并出现恶心、呕吐和早饱症状[8]。CT 是消化道其他部位梗阻的首选检查方法,然而如果怀疑胃空肠狭窄,应优先选择上消化道内镜检查,这种方法可以同时进行诊断和治疗(例如,气囊扩张)。

旁路胃(bypassed stomach)也称为残胃(gastric remnant),继续分泌与胆汁和胰腺分泌物结合在一起的黏液和胃酸,通过胆胰支(biliopancreatic limb)进入消化道。如果胆胰支堵塞,患者就会因残胃膨胀而感到腹痛和饱胀,以及因膈肌刺激而打嗝。因为旁路的残胃不再是消化道的一部分,胆胰支梗阻患者不会出现明显的恶心或呕吐(图 123.2)。空肠空肠吻合术(jejunojejunostomy)狭窄所致的梗阻病情严重,可导致残胃快速扩张、穿孔、腹膜炎和迅速衰竭。在腹部 X 线平片上(plain abdominal radiograph),并不总是可以看到残胃扩张。如对该病有怀疑,应做口服和静脉造影的 CT 检查[9]。治疗方法为残胃的外科或经皮减压,并且需要解除梗阻的病因。

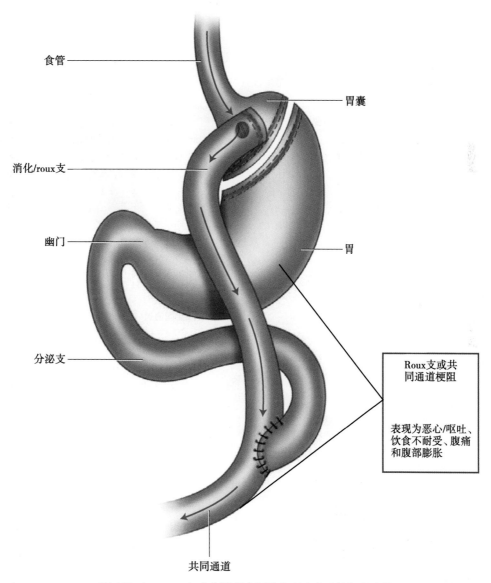

食管

胃囊

消化/roux支

幽门

胃

分泌支

Roux支或共同通道梗阻

表现为恶心/呕吐、饮食不耐受、腹痛和腹部膨胀

共同通道

图 123.1　Roux 支或共同通道梗阻表现为典型的梗阻症状

腹内疝

这种特殊类型的肠梗阻涉及小肠通过腹腔内缺陷疝出,如不治疗,因为肠缺血和坏死的可能性很高,相关的病死率高达 50%[10]。尽管罕见,其总发病率小于 1%,但在特定的减重手术和肝移植术后,临床医生仍应保持较高的警惕性[10]。RYGB 和胆胰分流术/十二指肠转位术(biliopancreatic diversion with duodenal switch,BPD/DS)都易发生腹内疝,是因为减重增加了潜在的腹腔空隙以及医源性肠系膜缺损的可能性,这些都可能使肠道通过这些缺损疝出(图 123.3)。在一个研究系列中,41%的肠梗阻由腹内疝引起[11]。为降低这种潜在的并发症的

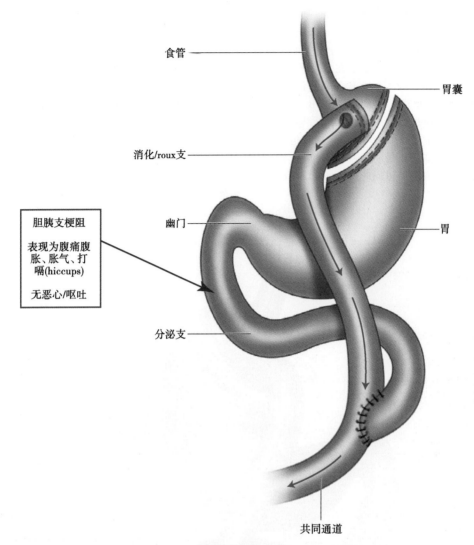

食管

胃囊

消化/roux支

胆胰支梗阻

表现为腹痛腹胀、胀气、打嗝(hiccups)

无恶心/呕吐

幽门

胃

分泌支

共同通道

图 123.2 胆胰支梗阻

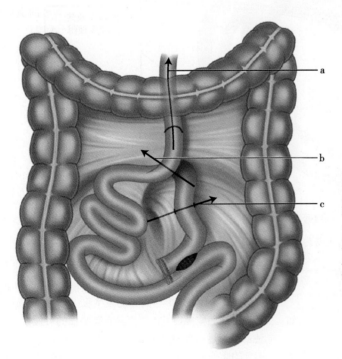

a

b

c

图 123.3 Roux-en-Y 胃旁路术后肠系膜缺损。(a)彼得森缺损定义为Roux 支和横结肠系膜之间的间隙;(b)空肠空肠吻合术后胆胰支和Roux支之间也存在缺损;(c)如果采用结肠后入路,横结肠系膜会产生第三个缺损

发生率，一些减重外科医生会关闭与手术入路相关的肠系膜缺损。在 Mount Sinai 所做的一项研究中发现，闭合这些缺损可将腹内疝的发病率从 3.3% 降至 1.2%[2]。由于采用的外科技术的差异，袖状胃切除术中腹内疝并不常见。

腹内疝引起梗阻的临床表现与外疝或粘连引起的小肠梗阻相似。患者会存在伴或不伴有背部放射痛的中上腹痛、前倾时减轻的疼痛、脐周绞痛、恶心、呕吐、低热、脱水的体征/症状。空肠空肠吻合术（jejunojejunostomy）水平的肠系膜窗的腹内疝常常表现为左侧肋胁的局部疼痛。因为发生腹内疝时，肠缺血和肠坏死的风险高，迁延性肠缺血的患者可存在与体征不成比例的剧烈腹痛。

通过 CT 影像学检查发现腹内疝很困难。众多的研究报道，CT 检查的灵敏度低（30%～60%），特异度高（90.0%）。其 PPV 和 NPV 都相对较低，分别为 66.7% 和 64.3%[12]。腹内疝

可能会间歇性地嵌顿，然后自发还纳。因此，最好在患者有症状时进行影像学检查[11]。疼痛发作期间静脉注射和口服对比剂 CT 检查可以发现肠梗阻以及提示腹内疝的征象，例如包绕扩张的肠袢位置异常、小肠袢塞满疝囊以及肠系膜血管充血、拥挤或扭曲[11]。在 Lockhart 等所做的一项研究中，发现腹腔镜 RYGB 患者腹内疝的单一最佳征象是"肠系膜漩涡征（mesenteric swirl）"[1]。肠系膜漩涡征指的是小肠肠系膜根部的肠系膜血管或脂肪的漩涡状表现（图 123.4）。

一旦发现，治疗方法包括与减重外科医生讨论，进行紧急腹腔镜探查，证实诊断、还纳嵌顿的肠组织并讨论为预防疝复发而关闭肠系膜缺损的可行性[14]。腹部和盆腔 CT 阴性的剧烈、持续腹痛仍属于外科急症，因为腹内疝（internal hernias）可能无法与粘连所致的肠梗阻相鉴别。腹内疝可能与肠梗阻无关。

袖状胃切除术

术后早期袖状胃（gastric sleeve）梗阻可因其狭窄、扭转或扭结而发生，表现为餐后恶心和呕吐。可通过上消化道造影或口服对比剂 CT 检查来证实诊断。依照其部位，可以由消化专科医生采用内镜下扩张或置入支架来治疗，或转为胃旁路术（gastric bypass）进行治疗[4]。

可调节性胃束带术

由于胃束带技术的进步，引起食管胃囊扩张（pouch dilation）的早期束带梗阻（early band obstruction）（30 天以内）罕见，LAGB 的发病率为 0.3%～2.6%[15]。然而，有胃梗阻（gastric obstruction）的束带滑脱（band slippage）是术后 30 天以后的常见并发症。束带滑脱是束带从其原有位置移开，导致胃向束带上或下脱出（prolapse）的现象[16]。患者表现为恶心、呕吐、吞咽困难和胃反流[17]。这一诊断可通过患者的病史和直立位腹部 X 线片来证实。上消化道造影（食管 X 线片）有助于发现束带的转动、囊的大小以及疝入的胃底（参见第 126 章）。

（高宏凯 译，王伟岸 校）

推荐资源
- BEAM ED. https://asmbs.org/resources/beam-ed.
- Contival N, et al. Guiding the nonbariatric surgeon through complications of bariatric surgery. J Visc Surg. 2018;155(1):27–40. https://doi.org/10.1016/j.jviscsurg.2017.10.012. Epub 2017 Dec 23.

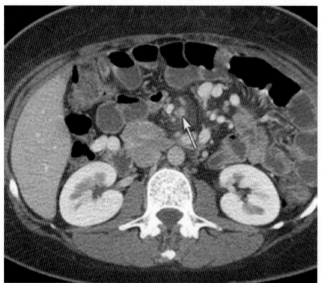

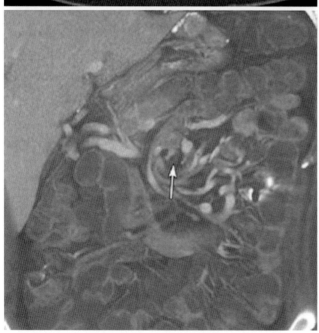

图 123.4 彼得森疝患者 CT 图像的漩涡征或旋转征，发生率约为 80%[13]

参考文献

1. Riaz RM, et al. Multidetector CT imaging of bariatric surgical complications: a pictorial review. Abdom Radiol. 2016;41:174–88.
2. Herron D. Gastrointestinal obstruction after bariatric surgery. In: Nguyen NT, Blackstone RP, Morton JM, Ponce J, Rosenthal RJ, editors. The ASMBS textbook of bariatric surgery (2015). The ASMBS textbook of bariatric surgery: Volume 1: Bariatric surgery.

New York: Springer. p. 228.

3. Cardaci MB, et al. Hiatal hernia containing alimentary limb and the gastric pouch: a rare cause of small bowel obstruction after Roux-en Y gastric bypass. Surg Obes Relat Dis. 2017;13:1929–31.

4. Sobinsky JD. Unusual cause of bowel obstruction after laparoscopic sleeve gastrectomy. Surg Obes Relat Dis. 2014;10:999–1001.

5. Carucci L, Turner M. Imaging after bariatric surgery for morbid obesity: roux-en-Y gastric bypass and laparoscopic adjustable gastric banding. Semin Roentgenol. 2009;44(4):283–96.

6. Lehnert B, Moshiri M, Osman S, Khandelwal S, Elojeimy S, Bhargava P, et al. Imaging of complications of common bariatric surgical procedures. Radiol Clin N Am. 2014;52(5):1071–86.

7. Hwang RF, Swartz DE, Felix EL. Cause of small bowel obstruction after laparoscopic gastric bypass. Surg Endosc. 2004;18:1631–5.

8. Aryaie AH, et al. Candy cane syndrome: an underappreciated cause of abdominal pain and nausea after Roux-en-Y gastric bypass surgery. Surg Obes Relat Dis. 2017;13:1501–5.

9. Levine MS. Imaging of bariatric surgery: normal anatomy and postoperative complications. Radiology. 2014;270(2):327–41.

10. Martin L, Merkle E, Thompson W. Review of internal hernias: radiographic and clinical findings. Am J Roentgenol. 2006;186(3):703–17.

11. Rogula T, Yenumula PR, Schauer PR. A complication of roux-en-Y gastric bypass: intestinal obstruction. Surg Endosc. 2007;21:1914–8.

12. Farukhi, Mohammad A, CT scan reliability in detecting internal hernia after gastric bypass. J Soc Laparoendosc Surg. 2017;21(4): e2017.00054.

13. Gaetke-Udager K, Wasnik A, Kaza R, Al-Hawary M, Maturen K, Cohan R. A guide to imaging in bariatric surgery. Emerg Radiol. 2014;21(3):309–19.

14. Quezada N, et al. High frequency of internal hernias after Roux-en-Y gastric bypass. Obes Surg. 2015;25(4):615–21.

15. Ren-Felding C, Allen J. Gastric banding complications: management. In: Nguyen N, et al., editors. The ASMBS textbook of bariatric surgery. New York: Springer; 2015. p. 249.

16. Carucci LR, Turner MA, Szucs RA. Adjustable laparoscopic gastric banding for morbid obesity: imaging assessment and complications. Radiol Clin N Am. 2007;45(2):261–74.

17. Snow JM, Severson PA. Complications of adjustable gastric banding. Surg Clin North Am. 2011;91(6):1249–64.

减重治疗患者的胃肠道出血:还应考虑什么？ 124

Christina S. Houser and Julie T. Vieth

经验教训

- 切割缝合线出血一般发生在胃旁路术或袖状胃切除术术后 12~24 小时内。
- 在有腹部不适的胃旁路术患者中,边缘溃疡发病率高达 52%。
- 束带侵蚀发生率为 1%~3%,通常表现为模糊的症状。
- 血流动力学稳定的患者只需要液体复苏,贫血者应给予血制品。
- 在减重治疗患者中,内镜检查是胃肠道出血的诊断标准。

胃肠道出血(gastrointestinal bleeding)是公认的减重手术并发症。现有数据多数集中在 Roux-en-Y 胃旁路术(Roux-en-Y gastric bypass,RYGB)、袖状胃切除术和胃束带术后的胃肠道出血。

临床医师对减重治疗患者胃肠道出血的评价始于患者病情稳定性的评估、广泛的实验室检查和基于推测的出血病因的针对性影像学检查。类似于非减重治疗患者胃肠道出血的处理,减重手术患者胃肠道出血时应首先稳定病情,并根据患者的血流动力学进行处理,可以酌情决定是门诊随访还是临床复苏。值得注意的是,急诊手术在有术后出血的减重治疗患者中起较大作用。一般而言,病情不稳定的急性、早期或迟发出血患者常常需要腹腔镜检查(laparoscopy)或剖腹术(laparotomy),同时术中进行食管胃十二指肠镜检查(esophagogastroduodenoscopy,EGD)。因此,患者的减重治疗外科医师的尽早会诊可促进患者的医疗处理。

考虑减重治疗患者胃肠道出血的病因时,根据减重治疗术式和术后时间对患者进行分类是有帮助的。

- 急性出血(acute bleeding)并发症发生在第一周(1~7 天)。
- 早期并发症(early complication)定义为发生在术后 30 天以内的并发症。一些专家将早期的定义延伸至术后 6 周。
- 晚期并发症(late complication)是指术后 30 天(或 6 周)之后发生的并发症,慢性出血定义为术后 12 周以后发生的出血。

许多患者会有明显胃肠道出血的病史和体征,包括呕血(hematemesis)、黑便(melena)或便血(hematochezia)。减重治疗患者潜在出血的评估可能因患者的体型、生理机能储备差和

改变后的解剖结构而具有挑战性。在减重治疗患者中,心动过速(tachycardia)、腹部隐痛、恶心和呕吐可能表明存在胃肠道出血或腹内出血。类似于有脓毒症(sepsis)的吻合口漏,心动过速是减重治疗患者出血的关键指征。然而,心动过速的模式可能有助于鉴别这两类病因。出血倾向于周期性心动过速模式,而吻合口漏会维持稳定的大于 120 次/min 的心动过速[1](图 124.1)。

此外,应该考虑出血的病因是腹腔内还是胃肠道管腔内出血。与管腔内出血相比,腹腔内出血主要是术后早期的担心,不太可能需要再次手术[2]。手术引流中带血、低血压、心动过速和血红蛋白/血细胞比容不断下降而无出血的其他来源等现象提示腹腔内病因。管腔内出血表现为黑便、呕血或便血。

内镜检查(endoscopy)是早期和晚期出血的标准诊断性检查,因为它可同时提供诊断和治疗的机会[3-6]。如果内镜检查未发现明显的管腔内出血的病因,那么就可以考虑对病情稳定的患者进行出血扫描或血管造影(angiography)(较少使用),因为出血常常源自肠系膜上动脉(superior mesenteric artery)的空肠支或腹腔动脉(celiac artery)的胃支[7]。考虑到要做内镜检查需要专科医师会诊,为了进一步确定出血源,临床医师进行静脉注射或口服造影增强计算机体层摄影(computed tomography,CT)和/或上消化道(upper gastrointestinal,UGI)造影是合理的选择。CT 可能有助于确定是管腔内还是腹腔内出血[8]。CT 可定位邻近吻合口部位的肠腔外出血或血肿,这是内镜检查观察不到的[6]。胃肠道出血的放射摄影所见包括管腔内对比剂显影或高衰减的血凝块,这甚至可以存在于无活动性出血的情况下[9]。重要的要记住,推测胃肠道出血的减重治疗患者的 CT 检查应采用静脉注射和口服对比剂的增强扫描。

减重治疗患者胃肠道出血的处理取决于患者的血流动力学状态。在血流动力学稳定的患者中,静脉补液和输血可能是全部的必要措施[3]。在决定输血时,重要的是要记住减重治疗患者存在许多营养不良,可能促发贫血。血流动力学不稳定的患者需要进行紧急影像学检查,也可能需要内镜检查[10]。在某些情况下,内镜检查可能无法到达出血灶,也有些情况下,患者病情太不稳定,不能进行影像学检查。这些患者应进行紧急腹腔镜检查或剖腹探查。

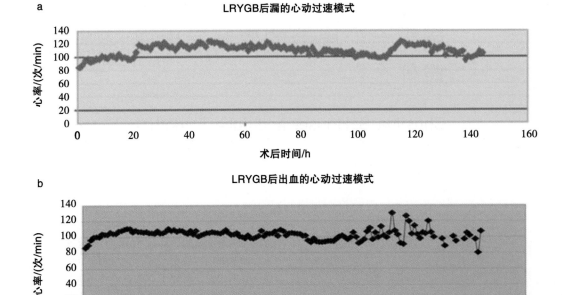

图 124.1 （a）吻合口漏患者持续心动过速>120 次/min,（b）RYGB 后出血患者周期性心动过速[2]

Roux-en-Y 胃旁路术

RYGB 后胃肠道出血发病率 0.6%～3.7%[11]。

早期,术后<30 天

术后早期出血通常是由于切割缝合线处、肝脾内脏损伤、腹壁/套管部位出血或肠系膜血管出血,这些出血通常发生在术后 12～48 小时内,但也有报道晚至术后 42 天[3,10,11]。与开放 RYGB ,腹腔镜 RYGB 患者的切割缝合线出血发病率高,原因是有多处切割缝合线。约 40% 的切割缝合线出血来自残胃,30% 在胃空肠吻合口部位（gastrojejunostomy）,30% 在空肠造口部位（jejunostomy）[12]。

晚期,术后>30 天

RYGB 后晚期胃肠道出血常常是由于吻合口溃疡（marginal ulcer）。这些溃疡通常发生在胃空肠吻合术（gastrojejunalanastomosis）,认为继发于空肠暴露于酸性胃内容物[13]。因为许多患者无症状,吻合口溃疡真实的发病率难以确定,但估计为 0.6%～16%。在有广泛腹部不适的 RYGB 患者,吻合口溃疡发病率可能高达 52%[4]。尽管不太常见,但胃囊、旁路胃和十二指肠的溃疡形成也认为是晚期出血的可能病因[3]。溃疡形成的危险因素包括使用 NSAID、吸烟、胃瘘（gastrogastric fistulas）以及旁路手术中采用不吸收性缝线[11,14]。最近发表的一篇对 253 765 例减重手术后吻合口溃疡患者的回顾性队列分析,发现 H. pylori 感染是边缘溃疡形成的独立危险因素[15]。术前检测 H. pylori 并予以治疗可能有助于预防溃疡发生。以前较小规模的研究尚未证实这种关联[16,17]。

在血流动力学稳定的微量出血且有良好随访的患者,如果怀疑有吻合口溃疡,经减重外科医师会诊,口服质子泵抑制剂

（proton pump inhibitor）治疗可能已满足需要。

可调节性胃束带术

对胃束带术后有胃肠道出血的减重治疗患者而言,临床医师在早期应考虑围手术期出血,晚期考虑束带侵蚀。

束带侵蚀（band erosion）的发病率约 1%,尽管估计为 0.9%～3.4%[11,16,17]。认为束带侵蚀的机制是继发于压力性胃坏死（gastricnecrosis）,以致胃腔破坏[18,19]。患者常常表现为腹部隐痛等症状和体重增加[11]。尽管症状轻微,但临床医师应降低放射学评价的门槛,尽早检查。类似于 RYGB 患者,诊断检查可能包括上消化道造影、计算机体层摄影和/或内镜检查。确定性治疗包括束带放气减压和/或如有必要进行胃腔重新调整和修复[11,13]。

袖状胃切除术

袖状胃切除术（gastric sleeve surgery）后胃肠道出血发生率高达 6%[6]。在胃袖状切除术治疗患者,通常有 2 处出血部位:第一个是沿胃大弯解剖平面（dissectionplane）的胃血管出血,第二个是沿切割缝合线出血[13]。在血流动力学上稳定的患者,这种情况可通过静脉注射和口服造影强化 CT 来诊断,而在血流动力学上不稳定的患者,应紧急内镜检查,控制出血灶[6]。

（高宏凯 译,林栋雷 王伟岸 校）

参考文献

1. Bellorin O, Abdemur A, Sucandy I, Rosenthal R. Understanding the significance, reasons and patterns of abnormal vital signs after gastric bypass for morbid obesity. – PubMed – NCBI [Internet]. Ncbi.nlm.nih.gov. 2018 [cited 12 Jan 2018]. Available from: https://

www.ncbi.nlm.nih.gov/m/pubmed/20582574/.

2. Fridman A, Szomstein S, Rosenthal RJ. Postoperative bleeding in the bariatric surgery patient. In: Nguyen N, Blackstone R, Morton J, Ponce J, Rosenthal R, editors. The ASMBS textbook of bariatric surgery. New York: Springer; 2015.

3. Rabl C, Peeva S, Prado K, James A, Rogers S, Posselt A, et al. Early and late abdominal bleeding after roux-en-Y gastric bypass: sources and tailored therapeutic strategies. Obes Surg. 2011;21(4):413–20.

4. Gumbs A, Duffy A, Bell R. Incidence and management of marginal ulceration after laparoscopic roux-Y gastric bypass. Surg Obes Relat Dis. 2006;2(4):460–3.

5. Puri V, Alagappan A, Rubin M, Merola S. Management of bleeding from gastric remnant after roux-en-Y gastric bypass. Surg Obes Relat Dis. 2012;8(1):e3–5.

6. Miao T, Kielar A, Patlas M, Riordon M, Chong S, Robins J, et al. Cross-sectional imaging, with surgical correlation, of patients presenting with complications after remote bariatric surgery without bowel obstruction. Abdom Imaging. 2015;40(8):2945–65.

7. Sidani S, Akkary E, Bell R. Catastrophic bleeding from a marginal ulcer after gastric bypass. J Soc of Laparoendosc Surg. 2013;17(1):148–51.

8. Kothari S. Bariatric surgery and postoperative imaging. Surg Clin N Am. 2011;91(1):155–72.

9. Guniganti P, Bradenham C, Raptis C, Menias C, Mellnick V. CT of gastric emergencies. Radiographics. 2015;35(7):1909–21.

10. Issa H, Al-Saif O, Al-Momen S, Bseiso B, Al-Salem A. Bleeding duodenal ulcer after roux-en-Y gastric bypass surgery: the value of laparoscopic gastroduodenoscopy. Ann Saudi Med. 2010;30(1):67–9.

11. Nguyen N, Wilson S. Complications of anti obesity surgery. Nat Clin Pract Gastroenterol Hepatol. 2007;4(3):138–47.

12. Heneghan H, Meron-Eldar S, Yenumula P, Rogula T, Brethauer S, Schauer P. Incidence and management of bleeding complications after gastric bypass surgery in the morbidly obese. Surg Obes Relat Dis. 2012;8(6):729–35.

13. Ellsmere J, Jones D, Chen W. Late complications of bariatric surgical operations [Internet]. Uptodate.com. 2017 [cited 12 Jan 2018]. Available from: https://www.uptodate.com/contents/late-complications-of-bariatric-surgical-operations.

14. Lewis K, Takenaka K, Luber S. Acute abdominal pain in the bariatric surgery patient. Emerg Med Clin North Am. 2016;34(2):387–407.

15. Schulman AR, Abougergi MS, Thompson CC. H. Pylori as a predictor of marginal ulceration: a nationwide analysis. Obesity. 2017;25(3):522–6.

16. Rawlins L, Rawlins MP, Brown CC, Schumacher DL. Effect on helicobacter pylori on marginal ulcer and stomal stenosis after roux-en-Y gastric bypass. Surg Obes Relat Dis. 2013;9(5):760–4.

17. Papasavas PK, Gagne DJ, Donnelly PE, Salgada J, Urbandt JE, Burton KK, Caushaj PF. Prevalence of helicobacter pylori infection and value of preoperative testing and treatment in patients undergoing laparoscopic roux-en-Y gastric bypass. Surg Obes Relat Dis. 2008;4(3):383–8.

18. Cappell M, Mogrovejo E, Desai T. Case report of patient presenting in shock from band penetration into stomach after LAGB surgery: diagnosis by emergency EGD after misdiagnosis by abdominal CT. Dig Dis Sci. 2016;61(11):3366–8.

19. Lehnert B, Moshiri M, Osman S, Khandelwal S, Elojeimy S, Bhargava P, et al. Imaging of complications of common bariatric surgical procedures. Radiol Clin N Am. 2014;52(5):1071–86.

125 何谓倾倒综合征？如何诊断和治疗倾倒综合征？

Zhaoxin Yang and Autumn Graham

经验教训

- 倾倒综合征是食物过快到达小肠引发的一组胃肠道和血管舒缩症状。
- 晚期症状是由胰岛素快速释放引起的低血糖所致。
- 排除其他诊断时，如果患者的 Sigstad 评分或倾倒综合征评定量表评分高，则提示患者存在倾倒综合征，葡萄糖耐量试验是倾倒综合征的确定性诊断方法。
- 倾倒综合征的初始治疗是饮食调节。当饮食调节无效时，通过生长抑素等辅助治疗可缓解症状。

临床情景

3 个月前，一位有 Roux-en-Y 胃旁路术病史的患者就诊到急诊科，主诉腹泻和腹胀。无急性痛苦表情，腹部检查正常。既往有类似症状，但影像学和化验检查均正常。患者咨询是否存在胃旁路术的并发症。

何谓倾倒综合征？

倾倒综合征（dumping syndrome）指的是食物过快到达小肠时发生的一系列胃肠道和血管舒缩症状（vasomotor symptom）（表 125.1）。胃除了分泌消化酶和机械性研磨食物外，还控制释放营养物质排入十二指肠的时机，譬如守门者功能（gatekeeper function）[1]。在胃旁路手术中，胃的结构和功能都发生了改变，例如该手术旷置了幽门。这些变化使大量未消化的食物颗粒能够快速排空进入小肠，从而导致倾倒综合征的发生。

表 125.1　倾倒综合征症状

早期症状

胃肠道症状：腹痛、腹泻、腹鸣、恶心、腹胀

血管舒缩症状：潮红、心悸、心动过速、出汗、低血压、晕厥

晚期症状

低血糖：饥饿、乏力、意识模糊、晕厥、颤抖

症状

由进餐触发的倾倒综合征的症状分为早期和晚期两类。早期症状起因于十二指肠内未消化的高渗性食物，引起血管活性物质、肠促胰岛素（incretin）和葡萄糖调节因子的释放[2]，导致液体从血管内腔进入肠腔。早期症状包括胃肠道症状（如早饱、上腹痛、腹泻、恶心、腹部绞痛和腹胀）以及全身性血管舒缩症状（如心悸、心动过速、疲乏、潮红、苍白、出汗、头晕、低血压和头痛）。晚期症状发生在进餐后 1~3 小时[3]。这些症状主要是由于胃快速排空大量食团导致短暂的高血糖，随后出现胰岛素（insulin）分泌高峰，导致餐后数小时出现低血糖（hypoglycemia）所致。

如何诊断和治疗倾倒综合征？

诊断

倾倒综合征症状的鉴别诊断包括胃轻瘫（gastroparesis）、肠易激综合征（irritable bowel syndrome）、胰腺功能不全（pancreatic insufficiency）、乳糜泻（celiac disease）、VIP 瘤和类癌综合征（carcinoid syndrome）。在急诊医疗单位，诊断是根据与进餐相关的症状判断的。为了建立诊断量表（diagnostic index），1970 年 Sigstad 等提出了一种基于症状发生的评分系统[3]。其阳性预测症状包括晕厥（syncope）或欲坐/卧 4 分；呼吸困难（dyspnea）、嗜睡（lethargy）或心悸（palpitation）3 分；烦躁（restlessness）或头晕（dizziness）2 分；头痛、发汗（diaphoresis）、恶心或腹胀（abdominal fullness）1 分。与症状负相关的包括打嗝（belching）（1 分）或呕吐（4 分）。得分 >7 提示存在倾倒综合征，而得分 <4 提示为其他诊断[4]。在低血糖的背景下，Sigstad 评分高时，高度提示有倾倒综合征。

最近，我们创建了一种自评问卷，即倾倒综合征评价量表（Dumping Syndrome Rating Scale，DSRS），共有 12 个问题，询问患者最近餐后的症状。在 129 例患者中，发现胃旁路术后 1 年和 2 年时 12% 的患者有持续性症状，其中餐后疲倦和欲坐/卧是最常见的症状[5]。DSRS 容易被疑似倾倒综合征的患者所接受。

可以在门诊做的改良性口服葡萄糖耐量试验（oral glucose

tolerance test）可做出确定性诊断（definitive diagnosis）。患者过夜禁食 10 小时，然后口服 50 克葡萄糖。在口服前、口服时以及口服后 30 分钟分别监测脉搏、血压、血糖，有时包括血细胞比容（hematocrit）。总体而言，该试验灵敏度高达 100%，特异度为 94%[6]。倾倒综合征最佳的预测指标是口服 50g 葡萄糖 30 分钟后心率加快超过 10 次/min[6]。倾倒综合征患者的胃排空率应该较高，尽管这一指标既不敏感也不特异[7]。不过在紧急情况下很少需要这些试验检查。

治疗

倾倒综合征的初步处理方法是饮食调节（dietary modification）。建议少食多餐，将每天的卡路里摄入量分为六餐，并将液体摄入推迟到餐后至少 30 分钟[8]。这些患者还应避免摄入可快速吸收的单糖（simple carbohydrate）。饮食调节的辅助物包括果胶（pectin）和瓜尔胶（guar gum），它们可以通过增加食物的黏滞性而减缓胃排空速率[9]。小规模研究已证实阿卡波糖（acarbose）可以缓解症状，因为它可干扰小肠糖类的吸收[10]。

饮食调节后，生长抑素类似物（somatostatin analogs）[如，奥曲肽（octreotide）]等药物可通过延迟胃排空速率，增加小肠转运时间以及抑制胃内相关激素和胰岛素分泌来缓解症状[11]。多项研究评估了使用短期和长期生长抑素（somatostatin）治疗的效果，发现通过饮食调节难以控制症状的患者在药物治疗后症状得到持续改善[12]。内科治疗难以处理的患者，可能可以通过外科干预获得帮助，例如，缩小吻合口、转换先前减重术式以及采用空肠造口（jejunostomy）肠外喂养（parenteral feeding）方法[13]。如果怀疑患者有倾倒综合征，强烈建议胃肠专科医师和患者的减重外科医生进行随访。

总结

总之，胃旁路手术可能使患者易患一系列称为倾倒综合征的症状。确定性诊断需要口服葡萄糖耐量试验，但急诊科临床医生可以通过饮食调整以及胃肠病和减重手术团队的随访来提高这些患者的生活质量。

（高宏凯 译，王伟岸 校）

推荐资源
- For patient information: https://www.medicalnews-today.com/articles/320479.php.
- For diagnostic scoring scales: https://www.wikidoc.org/index.php/Gastric_dumping_syndrome_screening.
- Tack J, et al. Pathophysiology, diagnosis and management of postoperative dumping syndrome. Nat Rev. Gastroenterol Hepatol. 2009;6:583–90.

参考文献

1. Tack J. Pathophysiology, diagnosis and management of postoperative dumping syndrome. Nat Rev Gastroenterol Hepatol. 2009;6:583–90.
2. Tack J. Gastric motor disorders. Best Pract Res Clin Gastroenterol. 2007;21:633–44.
3. Sigstad H. A clinical diagnostic index in the diagnosis of the dumping syndrome. Changes in plasma volume and blood sugar after a test meal. Acta Med Scandinavica. 1970;188:479–86.
4. Service G. Hyperinsulinemic hypoglycemia with nesidioblastosis after gastric-bypass surgery. N Engl J Med. 2005;353:249–54.
5. Laurenius A. Dumping syndrome following gastric bypass: validation of the dumping syndrome rating scale. Obes Surg. 2013;23:740–55.
6. Van der Kleij F, Vecht J, Lamers C, Masclee AA. Diagnostic value of dumping provocation in patients after gastric surgery. Scand J Gastroenterol. 1996;31:1162–6.
7. Vecht J, Masclee A, Lamers C. The dumping syndrome: current insights into pathophysiology, diagnosis and treatment. Scand J Gastroenterol. 1997;223:21–7.
8. Abell T, Minocha A. Gastrointestinal complications of bariatric surgery: diagnosis and therapy. Am J Med Sci. 2006;331:214–8.
9. Harju E, Larmi T. Efficacy of guar gum in preventing the dumping syndrome. JPEN. 1983;7:470–2.
10. Lyons T, McLoughlin J, Shaw C, Buchanan K. Effect of acarbose on biochemical responses and clinical symptoms in dumping syndrome. Digestion. 1985;31:89–96.
11. Arts J. Efficacy of the long-acting repeatable formulation of the somatostatin analog octreotide in postoperative dumping. Clin Gastroenterol Hepatol. 2009;7:432–7.
12. Geer R. Efficacy of octreotide acetate in treatment of severe postgastrectomy dumping syndrome. Ann Surg. 1990;212:678–87.
13. Woodward E, Deser P, Gasster M. Surgical treatment of the postgastrectomy dumping syndrome. West J Surg Obstet Gynecol. 1955;63:567–73.

126 胃束带术的并发症有哪些？在急诊科如何诊断和治疗？

Edward A. Descallar and Autumn Graham

经验教训
- 大多数诊断需要上消化道造影增强的影像学检查。
- 重要的病史包括餐量、餐间小吃和液体消耗量。
- 早期诊断是预防未来并发症的关键。
- LAGB 最常见的两种并发症是胃囊扩张和束带滑脱。

总的来说，腹腔镜可调节性胃束带术（laparoscopic adjustable gastric banding，LAGB）是一种安全的减重手术，术后 30 天并发症率为 3%，但相关的迟发并发症率 12%[1]。2011 年 FDA 批准将胃束带术扩大用于有肥胖相关疾病的人体重指数（body mass index，BMI）30~40kg/m² 的患者。尽管 LAGB 以前很受欢迎，但约 50% 的患者因减重失败或不能耐受束带而需要再次手术，因此它仅占目前开展的减重手术的 5%[1]。大多数胃束带并发症的临床表现相似。患者表现为呕吐、吞咽困难、反流、腹痛或减重失败。大多数患者至少需要 1 次的腹部 X 线片筛查。在一些情况下，为了准确诊断其症状的病因，需要上消化道造影、化验检查、内镜检查和外科会诊[2]。

胃束带术的并发症随手术后时间的不同而不同。有发生在术后 1 个月内的早期并发症和术后 1 个月后的晚期并发症。早期并发症包括胃/食管穿孔、出血、食管胃梗阻和注水港部位感染（port infection）。迟发或晚期并发症包括胃脱垂（gastric prolapse）、糜烂和注水港/导管断开（表 126.1 和图 126.1）。

表 126.1 胃束带术并发症

早期并发症	延迟性并发症
胃/食管穿孔——罕见，但通常发生在以前的食管裂孔疝改变了胃解剖结构时	胃脱垂
	注水港部位感染
	束带侵蚀
出血——最常源自脾脏，但也有报道来自脂肪肝和肝裂伤的患者	注水港/导管断开
食管胃梗阻——近些年由于束带装置的改变，罕见	持续性 GERD
注水港部位感染	

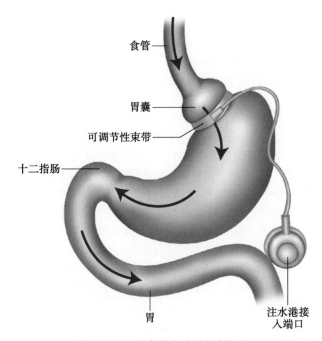

图 126.1 胃束带术式的解剖标志

食管
胃囊
可调节性束带
十二指肠
胃
注水港接入端口

胃或食管穿孔

可调节性胃束带外科置入的可选组件是用于校准胃囊容量并帮助外科医生定位束带位置的探针。这种探针经口插入胃，随后插入 15~25cm³ 的气囊，并向上拉紧贴贲门。在术中或术后早期发现的食管和胃穿孔通常是采用这种操作方法造成的。与更常见的胃"松弛部（pars flaccida）"技术相比，这种操作方法更常见于胃周技术（peri-gastric technique）。根据法国国家健康评估机构（French National Agency for Health Evaluation）的荟萃分析，越来越多的"松弛部"技术应用已将医源性穿孔的发生率降低至 0.3%[3]。患者表现为胸痛、腹痛、心动过速和脓毒症。尽管保守治疗已有报道，但大多数情况下，必须手术治疗。

束带梗阻/食管胃梗阻

伴有潜在胃坏死和缺血的胃囊扩张（gastric pouch dilation）罕见，据报道，在 LAGB 发病率仅 0.3%~2.6%[3]。历史上，胃梗阻发生率高达 11%。然而，随着较大直径的新束带的问世和外科技术的进步，术后即刻梗阻的发生率明显降低[4]。放射线照片可以显示垂直位的可调节性胃束带（adjustable gastric band，AGB），提示束带梗阻（band obstruction）或胃囊扩张，上消化道造影可以发现梗阻，并对放射线照片的检查结果加以证实。其处理通常采用外科取出 AGB 的方法，但有些外科医生可能会尝试进行束带复位[3]。

早期并发症（术后 30 天内）

胃或食管穿孔

束带滑脱（band slippage）是主要的并发症，通常认为是 LAGB 的晚期并发症。束带从原有位置移动导致胃从束带上或下脱出[5]。不管束带向前（更常见）还是向后滑动，患者都会出现不同程度的梗阻症状，表现为恶心、呕吐、吞咽困难和胃反流[6]。不遵从减重治疗食谱，如过量进食，就会增加胃脱垂（gastric prolapse）的风险。

该诊断可通过患者的病史和直立位腹部平片（X 线片）来证实。正常束带放置在食管胃接合处（gastroesophageal junction）下约 2cm 处，通过建立一个小的胃囊，限制经口摄入量。在直立位腹部 X 线片中，胃束带应成 4°～58°的 φ 角（脊柱垂直线和胃束带长轴之间的夹角）[4]（图 126.2）。评估束带放置是否合适的较简单方法是确定束带是否"指向"左肩（束带放置

正常）、垂直或平行于脊柱（束带放置异常）或"指向"左髋（束带放置异常）。此外，如果束带在腹部 X 线片上呈 O 形征象，则束带未正确放置[5]。上消化道造影（食管 X 线片）有助于发现束带装置的旋转、胃囊大小以及疝入的胃底。较少的情况下，可用计算机体层摄影或内镜检查来诊断，但这些方法不是首选（图 126.3）。

鉴于单纯束带滑脱很少伴有腹痛，如果患者有剧烈腹痛，就应高度怀疑疝入胃底存在缺血和坏死，需要采取手术进行修正治疗，因此必须紧急进行外科会诊。在急诊科，束带放气减压可能有助于减轻患者的症状，并降低组织持续缺血和坏死的风险[7]（图 126.4）。

胃囊扩张

胃囊扩张（pouch dilation），虽然不如胃束带滑脱那样严重，但也是最常见的胃束带术后并发症[8]。发生的原因是饮食不遵从食谱，比如食用难以咀嚼的食物或摄入大量食物[9]。患者表现为腹部不适、食物不耐受、早饱、减重不理想或恶心/呕吐[10]。胃囊扩张可通过上消化道造影来诊断。治疗方法包括遵从减重治疗食谱饮食、束带放气减压、去除束带或转为其他减重手术治疗[11]。

束带侵蚀

可调节性胃束带术的另一种严重并发症是胃束带侵蚀（band erosion）。据报道，其发病率为 0.2%～32.6%，这与外

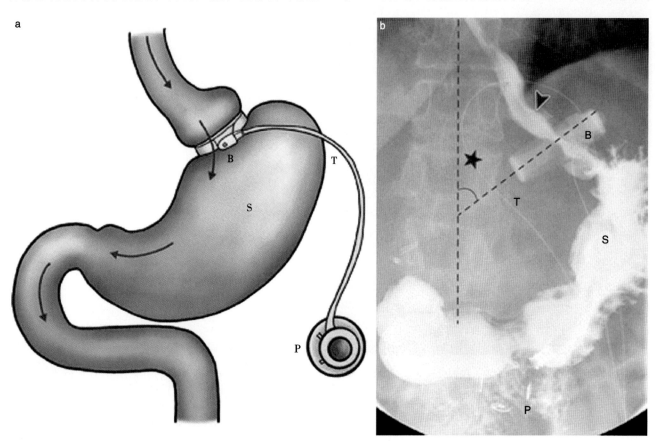

图 126.2　（a）胃束带正常放置在食管胃接合处下方约 2cm 的位置。（b）口服对比剂的腹部 X 线片上显示胃束带的正常放置位置，注意 φ 角为 4°～58°（＊）以及束带（b）指向左肩。（Gaetke-Udager et al.[12]）

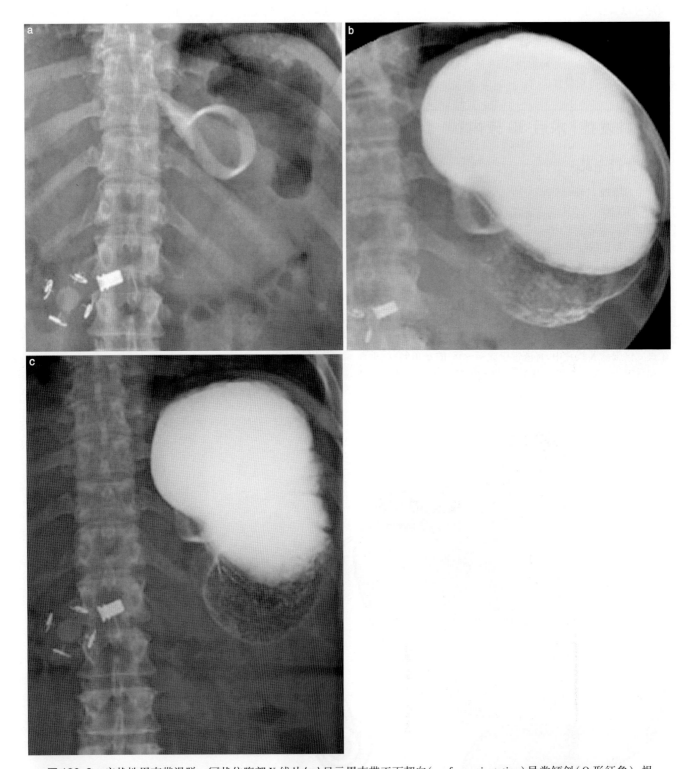

图 126.3 症状性胃束带滑脱。冠状位腹部 X 线片(a)显示胃束带正面朝向(en face orientation)异常倾斜(O 形征象),提示胃束带明显滑脱。该滑脱在对比剂 X 线片透视时被证实(b),X 线片中显示了明显扩张的胃囊。延迟 2h X 线片(c)表明对比剂经过束带无排空,符合高位梗阻的特征。(Reproduced from Gayer et al.[13] with automatic permission from Elsevier under the STM signatory guidelines.)

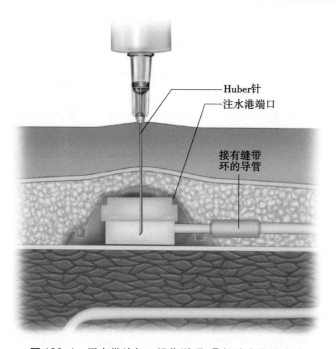

Huber针
注水港端口
接有缝带环的导管

图126.4 胃束带放气。操作说明：①触诊定位注水港端口后，注入少量利多卡因；②用氯己定或聚维酮碘对皮肤进行消毒；③用非优势手固定注水港端口，随后插入 Huber 针进入注水港端口；④取出 5ml 左右液体使胃束带完全放气减压

科技术和外科医生的经验有关[4]。尽管束带侵蚀的后果很严重，但其常常表现为模糊的慢性症状，或无症状。往往是在给患者进行常规内镜检查时，才发现其存在束带侵蚀。束带侵蚀的症状包括迟发的注水港连接端口感染（由胃内细菌循导管到连接端口周围的皮下组织所致）、食欲增加和饱腹感降低（在束带做了最大调节的情况下仍出现）、束带漏液、腹痛、恶心/呕吐、发热、消化道出血或脓毒症[7]。上消化道内镜检查是诊断束带侵蚀的金标准，但计算机体层摄影是在大多数急诊科都容易开展的较快的检查方法，可能有助于临床医生对这一并发症的诊断。治疗方法包括立即由减重外科医生去除束带以及进行全身抗生素治疗（图126.5）。

吻合口梗阻

吻合口梗阻（stomal obstruction）是一种更容易发生在术后早期的并发症，但可见于胃束带放置后的任何时间点。通常是由组织水肿、使用直径不够的束带、不遵从食谱调整饮食或吞咽未咀嚼的食物所致。患者常表现为恶心、呕吐和不能耐受经口摄入。上消化道造影显示对比剂不能通过束带可帮助医生证实诊断。如果吻合口梗阻是因水肿所致，治疗可从鼻胃管减压开始。如果保守治疗后梗阻持续存在，应进行手术修正[12]。

反流

GERD 是胃束带术后常见的主诉，其表现与没有经过胃束

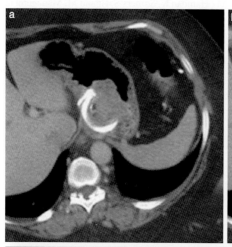
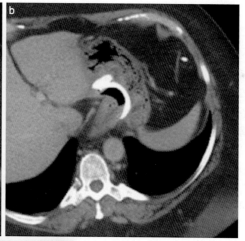
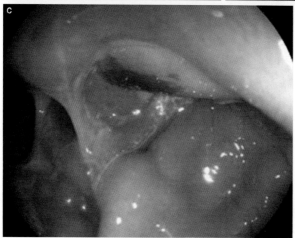

图126.5 胃束带侵蚀入胃腔。1 例腹痛和吞咽困难不断加重的患者的腹部 CT 图像（a,b）显示其胃部存在沿束带部分不对称的胃壁增厚（a），腔内气体紧邻另一部分（b）。同一天，对患者的上消化道内镜检查（c）证实束带侵蚀入胃腔，需要进行手术探查。（Reproduced from Gayer et al.[13] with automatic permission from Elsevier under the STM signatory guidelines.）

带术治疗的患者的反流类似。LAGB 患者 GERD 的病因包括胃囊扩张和食谱依从性差。治疗包括饮食调整或采用质子泵抑制剂（proton pump inhibitor）进行的内科治疗。如果症状是源于或疑似源于气囊过度充气，可以如前所述进行气囊放气。如果经内科治疗后症状仍持续，则可能需要进行外科修正治疗（surgical revision）[12,13]。

连接注水港端口断开/感染

可调节注水港端口（adjustment port）通常位于前腹壁的腹直肌鞘（rectus sheath）表面。其确切位置因外科医生的偏好不同而不同，但都应易于触到。端口部位的疼痛、感染、断开和无法触及可能都是急诊医务人员面临的并发症。急诊临床医生可通过 X 线片初步评估继发于"倒转端口（flipped port）"的导管断开和不能触及端口的情况，然后与减重外科医生讨论进一步的处理方法。迟发感染的端口应先假定为束带侵蚀所致，直至证实由其他问题所致[4]。

由于注水港端口位于前腹壁，临床医生可能难以区分疼痛是由端口相关问题所致还是腹腔病变所致。例如，如果端口放在右上腹时相应位置出现疼痛，除了考虑端口相关问题，还要考虑胆石症（cholelithiasis）或胆囊炎（cholecystitis）的可能。鉴别前腹壁痛是源自端口相关问题还是更严重的腹腔病变的一项技术，是在端口周围无菌注射长效局部麻醉剂。如果疼痛消失，则很可能疼痛与端口放置有关，患者可被安全地转诊到其减重外科医生处，对潜在的皮神经卡压（cutaneous nerve entrapment）情况做进一步评估。

总结

必须降低胃束带术后出现不适症状的患者的影像学检查的门槛。如果能尽早诊断和治疗，就可降低未来的并发症发生率。在处理有胃束带术并发症的患者之前，临床医师应咨询减重专业的外科医师的意见。

（高宏凯 译，李婷　王伟岸 校）

> **推荐资源**
> • Ren-Felding C, Allen J. Gastric banding complications: management. In: Nguyen N, et al., editors. The ASMBS textbook of bariatric surgery. New York: Springer; 2015. p. 249.

参考文献

1. Carelli AM, Youn HA, Kurian MS, Ren CJ, Fielding GA. Safety of the laparoscopic adjustable gastric band: 7-year data from a U.S. center of excellence. Surg Endosc. 2010;24(8):1819–23.
2. Lattuada E, Zappa MA, Mozzi E, Antonini I, Boati P, Roviaro GC. Injection port and connecting tube complications after laparoscopic adjustable gastric banding. Obes Surg. 2010;20(4):410–4.
3. Contival N, Menaham B, Gautier T, Le Roux Y, Alves A. Guiding the non-bariatric surgeon through complications of bariatric surgery. J Visc Surg. 2018;155:27–40.
4. Ren-Felding C, Allen J. Gastric banding complications: management. In: Nguyen N, et al., editors. The ASMBS textbook of bariatric surgery. New York: Springer; 2015. p. 249.
5. Carucci LR, Turner MA, Szucs RA. Adjustable laparoscopic gastric banding for morbid obesity: imaging assessment and complications. Radiol Clin N Am. 2007;45(2):261–74.
6. Snow JM, Severson PA. Complications of adjustable gastric banding. Surg Clin North Am. 2011;91(6):1249–64.
7. Kirshtein B, Lantsberg L, Mizrahi S, Avinoach E. Bariatric emergencies for non-bariatric surgeons: complications of laparoscopic gastric banding. Obes Surg. 2010;20(11):1468–78.
8. Eid I, Birch DW, Sharma AM, Sherman V, Karmali S. Complications associated with adjustable gastric banding for morbid obesity: a surgeon's guides. Can J Surg. 2011;54(1):61–6.
9. Louri N, Darwish B, Alkhalifa K. Stoma obstruction after laparoscopic adjustable gastric banding for morbid obesity: report of two cases and treatment options. Obes Rev. 2008;9(6):518–21.
10. Spivak H, Favretti F. Avoiding postoperative complications with the LAP-BAND system. Am J Surg. 2002;184(6B):31S–7S.
11. Hamdan K, Somers S, Chand M. Management of late postoperative complications of bariatric surgery. Br J Surg. 2011;98(10):1345–55.
12. Gaetke-Udager K, Wasnik A, Kaza R, Al-Hawary M, Maturen K, Cohan R. A guide to imaging in bariatric surgery. Emerg Radiol. 2014;21(3):309–19.
13. Gayer G, Lubner M, Bhalla S, Pickhardt P. Imaging of abdominal and pelvic surgical and postprocedural foreign bodies. Radiol Clin North Am. 2014;52(5):991–1027.

Erin Leiman

关键概念

- 不应盲置 NG 管或 OG 管。有 NG 置管明确适应证者,在确有需要时,应考虑在透视引导下置管。
- 应限制进行 Roux-en-Y 胃旁路手术和袖状胃切除术等胃改变的减重手术患者的液体摄取量。摄取量应该在 177ml 以内,口服对比剂的摄取量也是如此。
- 维生素 B_1 缺乏是一种常见的可能导致减重手术患者出现韦尼克脑病的营养缺乏症。
- NSAID、阿司匹林、氯吡格雷和类固醇激素的使用与边缘溃疡风险增加相关。
- 肺栓塞是减重手术患者最常见的死亡原因。

鼻胃管(NGT)盲置应慎重

减重手术患者不应常规盲置鼻胃(nasogastric,NG)管或口胃(orogastric,OG)管。术后的前 30 天是 NG 管盲置的禁忌证。手术 30 天以后如存在明确的适应证,需要插管,临床医师应熟悉患者的术后解剖结构。这种操作可能导致明显的并发症,尤其在经历 Roux-en-Y 胃旁路术(Roux-en-Y gastric bypass,RYGB)的患者中。而且与非旁路术患者相比,插管对他们的帮助更小,尤其在插管用于减压时[1]。

标准的 NG/OG 管用聚氯乙烯(polyvinyl chloride,PVC)制成,长度约为 122cm,远端 8cm 包含多个侧孔,使用时把整个远端部分置入胃内。NG 和 OG 管都是针对高度可扩张的,能容纳 1 600ml 以上气体而胃内压很少升高的胃所设计的[2]。而 RYGB 后的胃囊容量仅约 30ml,高度约 4cm。因此,NG/OG 管的近端侧孔往往在食管,远端侧孔在跨过胃肠造口吻合(gastroenterostomy)的 Roux 支上,限制了减压作用[3]。

此外,不同于正常胃,RYGB 后的胃有几处易受 NG/OG 管损伤的部位,包括胃空肠吻合口、Roux 支的盲端以及 Roux 支的近端部位(此处比胃壁薄)。这些位置可发生浆膜面粘连,引起 Roux 支扭结,从而阻碍导管顺利通过。

置入 NG/OG 导管的医务人员必须具备旁路术的解剖知识,并且不在有阻力下置管。而且,置入 NG/OG 管时,应考虑采用较柔软的聚亚安酯或硅树脂管,在 X 线透视引导下观察着导管尖端进行插管[1]。

限制包括口服对比剂在内的液体摄取

RYGB 的胃囊(gastric pouch)有 15~30ml,袖状胃切除术(sleeve gastrectomy)的胃囊约 100ml。因此,美国减重外科协会(ASBS)建议液体摄入量,如口服对比剂或木炭(charcoal)的摄入量,应限制在约 6 盎司(177ml)以内[4]。

术后早期以外的静脉血栓栓塞(VTE)

类似于其他外科手术,静脉血栓栓塞(venous thromboembolism)仍然是一个值得关注的问题,是减重手术后最常见的死亡原因[5]。这种风险可存在于术后长达一年的时间内。在一项对 17 434 例减重治疗患者的回顾性分析中发现,减重手术首次住院期间的 VTE 发病率为 0.88%。术后 1 个月和 6 个月时的发病率分别可升至 2.17% 和 2.99%[6]。

减重治疗患者维生素 B_1 缺乏的风险高

如果减重手术术式旨在造成吸收不良,那么术后营养不良相关的并发症会较为常见,包括铁、钙、维生素 B_1(硫胺素)和维生素 B_{12}(钴胺素)以及叶酸(folate)的缺乏。维生素 B_1 缺乏病(vitamin B_1 deficiency)常常发生在术后第一周到数月之间,因为它在人体的半衰期很短(9~18 天),而维生素 B_{12} 缺乏病(vitamin B_{12} deficiency)可能在术后数月到数年都不会表现出来[7]。

维生素 B_1(硫胺素)缺乏病被认为是减重术后神经系统并发症[如神经病(neuropathy)、神经丛病(plexopathy)和肌病(myopathy)]和韦尼克脑病(Wernicke's encephalopathy)发生的主要因素。韦尼克脑病的特征是眼肌麻痹(ophthalmoplegia)、意识错乱(confusion)和步态不稳(共济失调,ataxia)三联征。科尔萨科夫综合征(Korsakoff's syndrome)表现为顺行性遗忘(anterograde amnesia)和逆行性遗忘(retrograde amnesia)合并失语(aphasia)(不能理解或表达言语)、失用(apraxia)(无法执行特定目的性行为)、失认(agnosia)(不能解释感觉和识别物体)及执行功能缺陷。韦尼克脑病通常发生在术后 8~15 周内[7]。

值得注意的是,几乎所有减重手术的术式都有维生素 B_1 缺乏的报道,而不是仅限于吸收不良术式[7]。因此,如果减重治疗患者出现神经系统症状,在给予葡萄糖之前,应给予硫胺素进行治疗。因硫胺素是水溶性的,所以产生全身毒性的风险非常低。

补充硫胺素的方法如下[7]:

- 门诊维持——为满足营养需求量,每天口服含硫胺素 1.2mg 的多种维生素(按饮食推荐量进行补充)。
- 如果缺乏维生素 B_1 的可能性低或仅存在胃肠道症状的短期发作——10mg 每天口服。
- 如果高度怀疑维生素 B_1 缺乏或存在长期的恶心/呕吐/腹泻——100~250mg 每天静脉注射。
- 如果有神经系统症状——100~500mg,每天 3 次静脉注射 2~3 天,随后 250mg 每天静脉注射直至症状改善,其后 50~100mg 每天 3 次口服。

减重手术后维生素 B_{12}(cobalamin,钴胺素)和叶酸的缺乏也较为常见,尤其是 Roux-en-Y 胃旁路术(Roux-en-Y gastric bypass,RYGB)后。在一项对 149 例 RYGB 患者的研究中发现,术后 11% 的患者维生素 B_{12} 水平较低[8]。维生素 B_{12} 缺乏病的临床表现从疲劳、认知迟缓、舌炎(glossitis)和易激惹(irritability)等模糊症状到巨幼细胞贫血(megaloblastic anemia)和神经精神等明显症状都可能出现。在罕见的严重病例中,维生素 B_{12} 缺乏病与吉兰-巴雷综合征(Guillain-Barre syndrome)有关,其特征是上行脱髓鞘性多发性神经病(ascending demyelinating polyneuropathy)[8]。然而,维生素 B_{12} 缺乏病的病程通常在数月至数年内进展,一般仅需对晚期病例进行紧急干预。怀疑患者存在轻度到中度维生素 B_{12} 缺乏应转诊到患者的初级保健医生或减重外科医师处进行明确诊断。

补充维生素 B_{12} 的方法如下[7]:

- 维生素 B_{12} 250~500μg 每月 1 次,或 500μg 鼻内给药,每周 1 次。
- 如果患者症状严重或不能耐受口服给药,则需 1 000μg 肌内注射,每月 1 次。

减重术后以及体重减轻后,胆结石常见

这种情况下的胆结石(gallstone)形成,可能与快速减重有关,将近 1/3 的患者减重治疗术后会患此病[9]。已发现熊去氧胆酸(ursodiol)预防性治疗可降低胆结石的发病率。这很重要,因为在一些减重术式后,几乎不可能通过内镜逆行胰胆管造影(endoscopic retrograde cholangiopancreatography,ERCP)进入胆管系统。因此,一些外科医生在做减重手术时,会常规做预防性胆囊切除术(prophylactic cholecystectomy),但因对成本效益和并发症的担心,这种操作不是标准做法[9]。

慎用非甾体抗炎药、阿司匹林和类固醇激素

类似于消化性溃疡(peptic ulcer disease),非甾体抗炎药(nonsteroidal anti-inflammatory medication,NSAID)、阿司匹林(aspirin)和类固醇激素是减重治疗患者吻合口溃疡(marginal ulcer)的危险因素。诊断常常需要进行食管胃十二指肠镜检查(esophagogastroduodenoscopy),治疗用质子泵抑制剂(proton pump inhibitor)或局部黏膜保护剂如硫糖铝(sucralfate)。难治性患者常常用米索前列醇(misoprostol)治疗。如果担心发生边缘溃疡,在减重手术前和术后检测 H. pylori 是普遍做法[4]。

减重治疗患者术后早期担心出现吻合口漏

吻合口漏(anastomotic leak)的发病率和病死率高,是减重术后主要的死亡原因之一。计算机体层摄影(CT)开展得较为普遍,常常是首选的检查方法。CT 检查也能评估梗阻或腹腔脓肿[10,11]。为了让 RYGB 的胃囊和 Roux 支显影,在采集图像前,应口服对比剂[12]。上消化道(UGI)和小肠钡餐造影也可以显示吻合口漏以及评估水肿、肠麻痹和梗阻情况。因为担心存在漏,该检查应该采用口服水溶性对比剂来完成。如未发现漏,随后可使用钡剂来评估是否存在更细小的漏[10,11]。

（高宏凯 译，王伟岸 校）

推荐资源
- American Society of Metabolic and Bariatric Surgery. https://asmbs.org.
- BEAM-ED (Bariatric examination, Assessment, and Management in the Emergency Department), https://asmbs.org/resources/beam-ed.
- Nguyen N, Blackstone R, Morton J, Ponce J, Rosenthal R. The ASMBS textbook of bariatric surgery. New York: Springer.

参考文献

1. Van Dinter TG, Lijo J, Guileyard JM, Fordtran JS. Intestinal perforation caused by insertion of a nasogastric tube later after gastric bypass. Proc Bayl Univ Med Cent. 2013;26(1):11–5.
2. McNally EF, Kelly JE, Ingelfinger FJ. Mechanism of belching: effects of gastric distention with air. Gastroenterology. 1964;46:254–9.
3. Alva S, Eisenberg D, Duffy A, Roberts K, Israel G, Bell R. Virtual three dimensional computed tomography assessment of the gastric pouch following laparoscopic Roux-Y gastric bypass. Obes Surg. 2008;18(4):364–6.
4. American Society for Metabolic and Bariatric Surgery. (n.d.). Retrieved from https://asmbs.org/.
5. Byrne TK. Complications of surgery for obesity. Surg Clin North Am. 2001;81:1181–93.
6. Steele K, Schweitzer M, et al. The long term risk of venous thromboembolism following bariatric surgery. Obes Surg. 2011;21:1371–6.
7. Goldenberg L, Pomp A. Management of nutritional complications. In: Nguyen N, Blackstone R, Morton J, Ponce J, Rosenthal R, editors. The ASMBS textbook of bariatric surgery. New York:

Springer; 2015.

8. Toy S, Zarshenas N, Jorgensen J. Prevalence of nutrient deficiencies in bariatric patients. Nutrition. 2009;25(11–12):1150–6.

9. Sugarman HJ, Brewer WH, Shiffman ML, et al. Multicenter, placebo-controlled, randomized, double-blind, prospective trial of prophylactic ursodiol for the prevention of gallstone formation following gastric-bypass-induced rapid weight loss. Am J Surg. 1995;169:91–6.

10. Chandler RC, Srinivas G, Chintapalli KN, Schwesinger WH, Prasad SR. Imaging in bariatric surgery: a guide to postsurgical anatomy and common complications. AJR. 2008;190:122–35.

11. Carucci LR, Turner MA. Imaging after bariatric surgery for morbid obesity: Roux-en-Y gastric bypass and laparoscopic adjustable gastric banding. Semin Roentgenol. 2009;44(4):283–96.

12. Levine MS, Carucci LR. Imaging of bariatric surgery: normal anatomy and postoperative complications. Radiology. 2014;270:327–41.

Essa M. Aleassa and Stacy Brethauer

经验教训

- 可调节性胃束带术的并发症包括胃穿孔(术后早期并发症)、束带滑脱导致的远端胃通过束带向上疝入、束带侵蚀入胃腔(通常发生在束带放置数年后)、束带过紧引起梗阻。
- 袖状胃切除术后胃溃疡罕见。
- 在有剧烈腹痛的胃旁路术患者中,小肠通过小肠吻合口处的肠系膜开口或 Roux 支下的肠系膜而形成的腹内疝是最令人担忧的情况。
- 为对 Roux 支减压并降低误吸风险,病史较长的胃旁路术患者可安全放置鼻胃管。

咨询专家介绍

我们工作的地点是一家三级转诊医学中心,在这里我们开展了大量的减重手术和修正减重手术。这是一家经过认证的减重手术培训机构。我们积极参与有关减重和代谢外科相关的临床和基础科学研究。

关键临床问题的解答

1. 常用的不同类型的减重术式有哪些?

减重手术是减重和治疗患者代谢性并发症的最有效方法,已成为被大家广泛接受的手术。在美国最常做的术式是袖状胃切除术和 Roux-en-Y 胃旁路术(RYGB)。胃束带术曾被广泛开展,但因该术式存在远期并发症,且其他术式具有明显优越性而逐渐淡出舞台。目前,可调节性胃束带术约占减重手术的 5%。

为了认识这些手术术后腹痛的潜在病因,临床医师有必要了解减重手术后的解剖学知识。简而言之,几乎所有术式都是经腹腔镜完成的。RYGB 手术要建立近端胃小囊并完成 2 处吻合(图 128.1)。分离近端空肠,将远端上提并与胃小囊吻合。被分离的空肠的另一端(近端)称为胆胰支,在其下游区域 150cm 处与远端空肠吻合。该 Roux 吻合处以远的小肠称为共同通道,胆、胰液和食物在此处混合,并向下游传输。在袖状胃切除术中,没有吻合口(图 128.2)。术中垂直切除胃底和胃

体,只保留 20% 的胃。最后的袖状胃就像香蕉形状的管状胃,可以通过幽门正常排空。可调节性胃束带术中,一般绕胃植入硅胶束带(图 128.3)。束带的内环是一个圆形气囊,与管路和注水港相连,可以通过盐水注入和排出来调整压力。放置好束带后,通常需要几次"调整"来充分收紧束带,以使患者达到饥饿感减少和早饱的预期效果。

2. 有胃束带术史的患者,腹痛的鉴别诊断有哪些?

胃束带术后腹痛可能的原因有胃穿孔(术后早期并发症)、束带滑脱导致的远端胃通过束带向上疝出、束带侵蚀入胃腔(通常发生在束带放置后数年)及会引起梗阻的束带过紧。长期过紧的束带可导致近端胃和食管扩张,进而可引起慢性吸入性肺炎(aspiration pneumonias)和假性贲门失弛缓症(pseudo-achalasia)表现。

3. 有袖状胃切除术病史的患者,腹痛的鉴别诊断有哪些?

在袖状胃切除术患者中,应考虑影响普通人群的常见腹痛原因。术式特有的病因是胃食管反流病、食管裂孔疝或胃腔狭窄。袖状胃切除术后胃溃疡罕见。

4. 有 Roux-en-Y 胃旁路术史的患者,腹痛的鉴别诊断有哪些?

RYGB 手术背景下的腹痛患者可能有一系列的不同紧急程度的潜在病因。最好根据早期(术后 30 天内)或晚期(术后 30 天后)的具体情况对其进行分层。早期腹痛的病因(切口痛除外)包括小肠吻合口水平的小肠梗阻、腹腔镜穿刺孔部位的嵌顿性疝或未治疗的疝、逐渐发展起来的继发于吻合口漏或肠穿孔的腹部脓毒症。一些患者术后前 3 周内会出现腹痛和不能增加饮食的症状。在这样的患者中,吻合口狭窄是可能的病因。吻合口狭窄不是急症,但需要进一步评估。通常,可以在门诊通过内镜扩张治疗,很少需要外科干预。

晚期病因包括腹内疝或粘连引起的小肠梗阻、胃空肠吻合口处的溃疡(吻合口溃疡)、小肠肠套叠、胆囊疾病或其他与胃旁路术无关的病变。肠套叠是小肠梗阻的罕见病因,常被忽视,通常发生在明显减重之后。局灶性炎症、粘连和肠系膜过长是肠套叠的病理生理学方面的几种可能的原因。空肠空肠吻合(jejunojejunostomy)口是胃旁路术患者肠套叠的常见部位,因为随着时间的推移它会膨大。当患者有明显症状(疼痛)或肠套叠引起梗阻时,应进行外科会诊。

应列入鉴别诊断条目的其他的腹痛病因是胃空肠吻合部位的吻合口溃疡。术后吸烟或服用非甾体抗炎药(NSAID)通常可加速其发生。吸烟可影响吻合口部位的组织灌注,并诱发

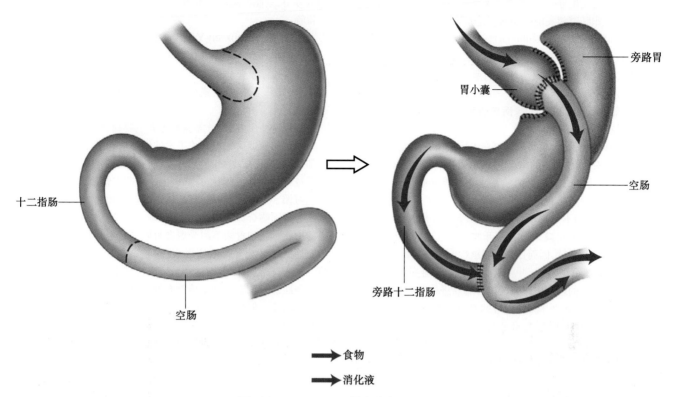

食物

消化液

图 128.1　Roux-en-Y 胃旁路术(RYGB)

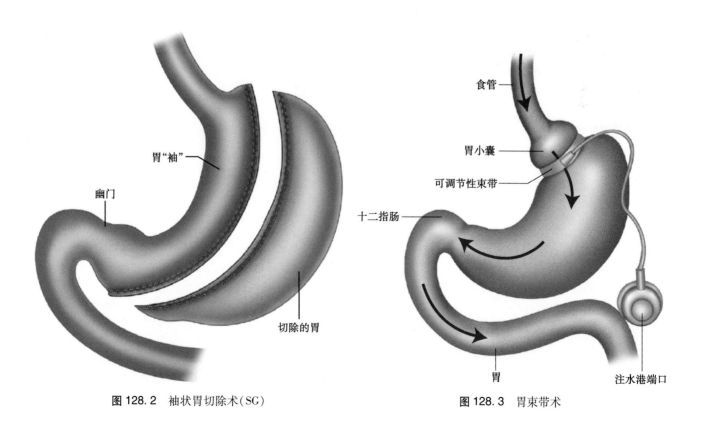

图 128.2　袖状胃切除术(SG)

图 128.3　胃束带术

溃疡,如不及时处理就会发展为狭窄。偶尔,胃空肠吻合术后出现的溃疡会发生穿孔,这需要像其他类型的胃穿孔一样进行手术干预。非肠道相关的腹痛病因是术后粘连、胆石症(chole-lithiasis)和肾结石(nephrolithiasis)。一般认为胆石是由于快速减重所致。肾结石的病理生理学原因尚未完全了解,然而,目前认为其继发于因肠吸收增加而引起的高草酸尿症(hyperox-aluria)。

5. 对于有小肠梗阻和 RYGB 病史的患者,最令人担心的情况有哪些?

在 RYGB 背景下,小肠梗阻可在术后任何时间点和任何部位发生。在有剧烈腹痛的胃旁路术患者中,除腹腔镜穿刺孔外,小肠通过小肠吻合口处的肠系膜开口或 Roux 支下的肠系膜而形成的腹内疝是最令人担忧的情况。通常医师会在术中闭合这些开口,但不是每位外科医师都会这样做,而且已经闭合的开口也会在大量减重后重新开放。通过这些开口也可发生间歇性疝或肠扭转,因而任何有间歇性剧烈腹痛的胃旁路后患者都应进行 CT 检查,并被转诊给减重专业的外科医师。表现为持续不断的剧烈中腹痛的患者需要进行紧急评估、影像学检查,并被转诊给外科医师,最好是减重专业的外科医师。腹内疝的诊断和治疗延迟可能导致灾难性小肠丢失,甚至死亡。

在以前有过腹部或盆腔手术史的患者中,RYGB 术后也可发生粘连性肠梗阻。重要的是,要知道胃旁路术患者的小肠梗阻不能像有正常解剖结构患者的粘连性肠梗阻那样处理。因为胆胰支和旁路胃残端近侧现在是盲端,其远端梗阻可导致这一支和胃残端的严重扩张。如果不进行治疗,由于这部分胃肠道不能通过鼻胃管进行减压,可能会发生穿孔。

6. 给减重治疗的患者插入鼻胃管安全吗?

为对 Roux 支减压并降低误吸风险,病史较久的胃旁路术患者可安全放置鼻胃管。在新近接受胃旁路术(30 天内)治疗的患者中,只能由减重手术团队或会诊过患者的外科医师放置鼻胃管。

7. 如何处理有 Roux-en-Y 胃旁路术病史的患者的腹痛?

我们处理 RYGB 患者腹痛的方法取决于患者的全身状况和腹痛部位。重要的是尽早让外科医师参与到患者的医疗过程中来,如果条件允许,最好是让减重专业的外科医师尽早参与进来。

处理这些患者时,急需获得患者主要症状和所采用的减重治疗术式的全面病史。有关手术的细节应包括手术日期、手术医师、所在的医疗中心、包括并发症在内的围手术期病程、饮食演变过程、对术后医嘱(prescription)的遵守情况、目前的医嘱、吸烟习惯、NSAID 的使用情况、体重减轻量和随访情况。

为排除吻合口溃疡(marginal ulcer)或狭窄的可能,病情稳定的上腹部痛和食物不耐受患者可以进行上消化道内镜检查。中腹痛患者可能有腹内疝形成、粘连或肠套叠引起的小肠梗阻。除非有禁忌证,否则这些患者应行口服和静脉注射对比剂的增强腹部 CT 扫描。CT 检查有助于缩小诊断范围,进而进行针对性治疗。但即使 CT 未发现病变,持续性腹痛患者也应由减肥治疗外科医师诊治。在这些患者中,诊断性腹腔镜检查适用于发现肠系膜缺陷或腹痛的其他病因。

(高宏凯　译,王伟岸　校)

推荐资源
- BEAM ED. https://asmbs.org/resources/beam-ed.

第十七部分
腹痛和检查操作术后患者

129 如何处理上消化道内镜检查后的疼痛或出血?

Lauren Westover, Mohamed Hagahmed, Tracy M. Moore, and Adam Janicki

上消化道内镜检查(endoscopy)是通常用于评估消化不良(dyspepsia)、腹痛、吞咽困难(dysphagia)、胃食管反流(gastroesophageal reflux)和疑似上消化道(upper gastrointestinal, UGI)出血症状的方法[1]。据估计 2009 年在美国进行了 690 万例次上消化道内镜检查[2]。这种检查方法,无论是用于诊断还是治疗,都相对安全,耐受性好,总并发症率为 0.13%,病死率为 0.004%[3]。据报道,这种方法常常有轻微的术后并发症,包括喉咙痛、腹部不适和胸痛[4]。美国胃肠内镜协会(American Society for Gastrointestinal Endoscopy)确认的诊断性上消化道内镜检查后发生的主要不良事件为心肺事件、感染、穿孔和出血[3]。

尽管有这些令人鼓舞的统计数据,但患者常常就诊于急诊医疗单位进行术后症状评估。一项研究发现,2.5%的内镜检查后患者会因喉咙不适和腹痛而寻求急诊科诊疗帮助。其中近一半的患者最后会住院治疗[5]。另一项研究指出,内镜检查后 14 天内医院就诊率为 1%,其中主诉分别为腹痛(47%)、胃肠道出血(12%)和胸痛(11%)。就诊的平均时间为术后 6 天[6]。急诊医务人员常常承担对这些患者进行初步评估和处理的任务,在评估中应考虑这些发病率和病死率高的并发症。

如何处理上消化道内镜检查后的疼痛?

虽然穿孔是最令人担心的上消化道内镜检查并发症,但罕

有发生,其发病率为 1/11 000~1/2 500[7]。已有的病变中,例如食管狭窄、Zenker 憩室或恶性肿瘤,会增加穿孔的风险。促成穿孔的非胃肠道因素包括颈椎前骨赘(anterior cervical osteophyte)和操作者经验不足。患者会表现出多种不适,包括颈痛、颈部活动时疼痛、吞咽困难、胸痛、声嘶、呼吸困难、腹痛、恶心、呕吐和发热。一些患者呈现病态面容,并且血流动力学不稳定。不过,并非所有的穿孔都致命[4]。

初步处理应着重于维持呼吸道通畅、充分供氧和液体复苏。X 线通常可用作初步检查,因其易于获得,可用于评估气胸(pneumothorax)、纵隔积气(pneumomediastinum)和腹腔内游离气体。如果 X 线未发现病变,并且高度怀疑有并发症存在,则应进一步进行影像学检查,因为平片的灵敏度仅 50%~70%。CT 对穿孔的诊断非常敏感和特异,可用于其定位[8,9]。荧光透视检查(fluoroscopy)诊断穿孔的作用小,而且在急诊环境下进行这项检查可能存在困难。水溶性对比剂吞咽检查的灵敏度为 60%~70%[9]。钡剂检查对发现小穿孔更有优势,灵敏度高达 90%,但可以引发严重的炎症反应,导致纵隔炎。因此,钡餐检查不应作为穿孔的主要诊断方法[10-13]。

一旦诊断穿孔,就不能经口服治疗,必须给予覆盖需氧菌和厌氧菌的广谱抗生素治疗。也可能需要抗真菌药治疗,尤其是在免疫功能低下的患者中[10]。早期普外科或胸外科会诊是关键,因为大多数患者都有一期外科修复(primary surgical repair)的指征。鼻胃管放置与否必须咨询外科主治医师[14]。

对于出现脓毒症、血流动力学不稳定或纵隔、胸腔或腹腔严重污染迹象的患者,常常需要立即进行外科干预。对于那些保守治疗失败的患者,也必须进行外科治疗。非手术治疗适用于就诊早、病情严重或不稳定不适合立即外科干预,或外科无法施行的颈部小穿孔患者[10,15]。患者应入住 ICU 进行进一步处理。

如何处理上消化道内镜检查后的出血?

出血是上消化道内镜检查的另一个高危并发症。接受治疗性内镜检查(therapeutic endoscopy)或诊断性内镜检查(diagnostic endoscopy)活检的患者出血风险最大,此外,凝血功能障碍(coagulopathy)、门静脉高压(portal hypertension)或血小板计

数<20×10^9/L 的患者也是如此。然而,标准剂量的阿司匹林和 NSAID 治疗尚未发现会增加出血的风险[3]。患者可表现黑便、呕血、贫血或血流动力学不稳定。内镜检查术后出血最常见的原因是术中干呕引起的马洛里-魏斯(Mallory-Weiss)综合征。在诊断性内镜检查中其发生率低于 0.5%[3,16]。

内镜检查术后出血的评估和管理以稳定病情和复苏为主,包括必要时的气道保护、早期大口径静脉通路、连续血红蛋白测定和血流动力学受损患者的输血治疗。凝血功能障碍患者的出血可能难以控制,如有指征,应尽早给予凝血功能障碍的逆转剂(reversal agent)治疗。在严重出血的肝硬化患者中,应考虑给予新鲜冰冻血浆、血小板、奥曲肽和抗生素治疗。静脉输注的质子泵抑制剂(proton pump inhibitor,PPI),如泮托拉唑(pantoprazole),应先推注,再滴注[17]。尽管最近的荟萃分析发现氨甲环酸(tranexamic acid,TXA)有降低病死率的益处,但与 PPI 治疗和内镜治疗相比,TXA 并未改善预后。鉴于其安全性和价格低廉,在病情不稳定的患者中,应考虑给予 TXA 治疗[18]。对明显出血的确定性处理(definitive management)而言,通常需要早期消化科、介入放射学和/或外科的会诊。一旦患者病情稳定,上消化道内镜复查是首选方法[3]。这种情况的处置将取决于患者的出血量和病情稳定性。对于血流动力学不稳定或活动性出血的患者而言,必须收住重症监护室。

虽然严重的上消化道内镜检查并发症罕见,但确有发生,急诊医务人员必须对穿孔和严重出血的迹象保持警惕。考虑到内镜检查后实际病情严重的患者可能只有一系列轻微主诉,对这类患者必须保持高度关注。在内镜检查术后发病的患者中,积极复苏,同时尽早进行专科会诊,常常会改善临床结局。

(杜囚鹏 施英瑛 译,王伟岸 校)

推荐资源
- The Unstable Patient with a Gastrointestinal Bleed. emDocs. Dec 2014. http://www.emdocs.net/unstable-patient-gi-bleed/.
- Massive GI bleeding. EM:RAP C3 core content. Apr 2016. https://www.emrap.org/episode/c3massivegi/c3massivegi.
- Coagulopathy management in the bleeding cirrhotic: Seven pearls and one crazy idea. EMCrit. Dec 2015. https://emcrit.org/pulmcrit/coagulopathy-bleeding-cirrhotic-inr/.

参考文献

1. Lieberman DA, De Garmo PL, Fleischer DE, Eisen GM, Helfand M. Patterns of endoscopy use in the United States. Gastroenterology. 2000;118(3):619–24.
2. Peery AF, Dellon ES, Lund J, Crockett SD, McGowan CE, Bulsiewicz WJ, et al. Burden of Gastrointestinal Disease in the United States: 2012 update. Gastroenterology. 2012;143(5):1179–87.
3. American Society for Gastrointestinal Endoscopy. Adverse events of upper GI endoscopy. Gastrointest Endosc. 2012;76(4):707–18.
4. Riley S, Alderson D. Complications of gastrointestinal endoscopy. BSG Guidel Gastroenterol. 2006;(1):7–13.
5. Zubarik R, Eisen G, Mastropietro C, Lopez J, Carroll J, Benjamin S, Fleischer DE. Prospective analysis of complications 30 days after outpatient upper endoscopy. Am J Gastroenterol. 1999 Jun;94(7):1539–45.
6. Leffler DA, Kheraj R, Garud S, Neeman N, Nathanson LA, Kelly CP, Sawhney M, Landon B, Doyle R, Rosenberg S, Aronson M. The incidence and cost of unexpected hospital use after scheduled outpatient endoscopy. Arch Intern Med. 2010;170(19):1752–7.
7. Quine MA, Bell GD, McLoy RF, Matthews HR. Prospective audit of perforation rates following upper gastrointestinal endoscopy in two regions of England. Br J Surg. 1995;82:530–3.
8. Cho KC, Baker SR. Extraluminal air. Diagnosis and significance. Radiol Clin North Am. 1994;32(5):829.
9. Del Gaizo AJ, Lall C, Allen BC, Leyendecker JR. From esophagus to rectum: a comprehensive review of alimentary tract perforations at computed tomography. Abdom Imaging. 2014;39(4):802–23.
10. Kaman L, Iqbal J, Kundil B, Kochnar R. Management of Esophageal Perforation in adults. Gastroenterol Res. 2010;3(6):235–44.
11. Sarr MG, Pemberton JH, Payne WS. Management of instrumental perforations of the esophagus. J Thorac Cardiovasc Surg. 1982;84:211.
12. Bladergroen MR, Lowe JE, Postlethwait RW. Diagnosis and recommended management of esophageal perforation and rupture. Ann Thorac Surg. 1986;42:235.
13. Dodds WJ, Stewart ET, Vlymen WJ. Appropriate contrast media for evaluation of esophageal disruption. Radiology. 1982;144:439.
14. Shaffer HA Jr, Valenzuela G, Mittal RK. Esophageal perforation. A reassessment of the criteria for choosing medical or surgical therapy. Arch Intern Med. 1992;152:757.
15. Salo JA, Isolauri JO, Heikkila LJ, Merkkula HT, Heikkinen LO, Kivilaakso EO, Mattila SP. Management of delayed esophageal perforation with mediastinal sepsis. Esophagectomy or primary repair? J Thorac Cardiovasc Surg. 1993;106(6):1088.
16. Rolanda C, Caetano A, Dinis-Ribeiro M. Emergencies after endoscopic procedures. Best Pract Res Clin Gastroenterol. 2013;27:783–98.
17. Chan WH, Khin LW, Chung YF, Goh YC, Ong HS, Wang WK. Randomized controlled trial of standard versus high-dose intravenous omeprazole after endoscopic therapy in high-risk patients with acute peptic ulcer bleeding. Br J Surg. 2011;98:640.
18. Bennett C, Klingenberg SL, Langholz E, Gluud LL. Tranexamic acid for upper gastrointestinal bleeding. Cochrane Database Syst Rev. 2014;(11):CD006640.

130 如何处理结肠镜检查术后的疼痛和出血？

W. Nathan Davis, Alejandro Negrete, and Adam Janicki

经验教训

- 结肠镜检查术后最常见的主要并发症是穿孔和出血。
- 所有结肠镜检查后腹痛的患者，都应考虑紧急影像学检查。
- 表现为腹痛而影像学检查中无腹腔游离气体的患者，应考虑存在息肉切除术后综合征的可能。
- 结肠镜检查术后出血常常轻微，但偶尔会致命。
- 结肠镜检查术后42天仍有发生并发症的报道。

过去10年，结肠镜检查（colonoscopy）用于常规筛查、诊断检查和治疗干预显著增多[1-3]。虽然结肠镜检查的并发症罕见，发生率为0.20%~2.18%，但这种应用的增加导致因结肠镜检查相关症状就诊于急诊医疗单位的患者数量不断增多[4,5]。医务人员应评估是否存在严重的、潜在致命性并发症，例如穿孔、息肉切除术后综合征（post-polypectomy syndrome）和大出血。

如何处理结肠镜检查后的疼痛？

在结肠镜检查后任何有明显腹痛的患者都应怀疑肠穿孔（bowel perforation）。源自结肠镜检查的医源性穿孔发生率为0.01%~0.3%[4-8]。仅42%的结肠镜穿孔可在检查过程中识别，并且穿孔的出现可能会明显延迟，据报道可长达术后42天[9]。穿孔可由机械性创伤、注气而使肠腔过度扩张或治疗性干预（如电灼或息肉切除术等）引发[10]。结肠镜检查期间施行干预时，穿孔的风险显著增加[6]。在老年人和有腹腔病变（例如，癌症或既有的炎症性病变如炎性肠病或憩室炎）的患者中，风险会进一步增加[11]。

穿孔最常见的主要症状是局部腹痛或全腹痛[9]。一些患者表现为腹部膨胀、白细胞增多（leukocytosis）、发热、腹膜炎或脓毒症休克（septic shock）[9,11]。一旦怀疑穿孔，就应立即进行放射学评估。可采用直立位腹部X线检查，但该检查对腹腔游离气体的灵敏度有限[9]。计算机体层摄影（computed tomography，CT）更敏感，可以识别微小穿孔和腹膜后穿孔[12]。穿孔患者应积极进行复苏，并给予覆盖肠道革兰氏阴性菌和厌氧菌

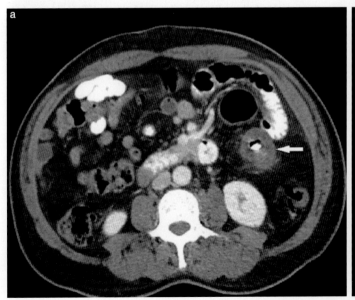
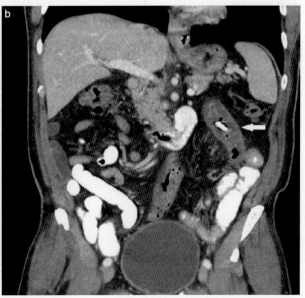

图130.1 CT图像上显示的息肉切除术后综合征。轴向位图像（a）和冠状位图像（b）显示在降结肠息肉切除部位结肠环周增厚并出现炎症（箭头所示）。在结肠腔内炎症部位，可以看到息肉切除术中放置的金属夹

的广谱抗生素治疗[11]。应尽早进行外科会诊,因为确定性的处理通常需要外科手术[13-15]。

息肉切除术后电凝综合征(post-polypectomy electrocoagulation syndrome),也被称为息肉切除术后综合征(post-polypectomy syndrome),在表现有提示穿孔的症状(如腹痛、腹膜刺激征、发热等)而无穿孔的影像学证据的患者中,应怀疑此病[6,9]。报道的发病率为 0.009%~0.1%[4,6]。息肉切除术后综合征是一种局限性腹膜炎,最有可能继发于息肉切除术中电灼引起的透壁灼伤。图 130.1 显示了 CT 显示的息肉切除术后综合征。对这些患者通常采用非手术治疗,医务人员应考虑将其收住院给予静脉注射抗生素治疗并且进行连续腹部检查和监测[6,11]。

如何处理结肠镜检查后出血？

结肠镜检查后出血是急诊医务人员可能遇到的一种潜在的严重并发症。结肠镜检查后出血率为 0.05%~0.87%[4-7]。在许多情况下,结肠镜检查后出血轻微并且能够自发停止,不过也可发生下消化道大出血[11,13],出血也可有延迟表现,患者有时晚至术后数周就诊[16]。出血的危险因素包括息肉切除和抗凝治疗[6,11]。如果出现血流动力学上改变的显著的出血,应通过大口径静脉通路静脉输液和给予血制品来稳定病情。轻微出血/少量出血未能停止,其处理类似于其他原因的下消化道少量出血。由于结肠镜检查出血的潜在严重性,医务人员应考虑把结肠镜检查相关的出血患者收住院,即使有些患者看起来出血量很少[11]。

其他并发症

结肠镜检查还有许多其他罕见的并发症,但超出了本章的范围。

最常见的两种结肠镜检查相关的镇静并发症是吸入性肺炎(aspiration pneumonias)和心血管事件,如心肌梗死(myocardial infarction)和脑血管意外(cerebrovascular accident)[4-6,11]。

继发于结肠镜检查的气胸(pneumothorax)、脾破裂和医源性肠扭转都有报道,还可能发生因电灼点燃甲烷(methane)引起结肠内爆炸的情况[6]。

虽然这些并发症通常都能在检查期间或术后被立即发现,但也可能有患者就诊于急诊医疗单位。

(施英瑛 杜囚鹏 译,王伟岸 校)

推荐资源

- Kumar AS, Lee JK. Colonoscopy: advanced and emerging techniques - a review of Colonoscopic approaches to colorectal conditions. Clin Colon Rectal Surg. 2017;30(2):136–44. https://doi.org/10.1055/s-0036-1597312.
- Case Report: FAST detection of a rare colonoscopy complication. American College of Emergency Physicians: Emergency Ultrasound Section Newsletter. August 2012. https://www.acep.org/content.aspx?id=87317.

参考文献

1. Lieberman DA, Williams JL, Holub JL, Morris CD, Logan JR, Eisen GM, et al. Colonoscopy utilization and outcomes 2000 to 2011. Gastrointest Endosc. 2014 Jul;80(1):133–43.
2. U.S. Preventive Services Task Force. Screening for colorectal cancer: recommendation statement. Am Fam Physician. 2017;95(4). Available from: http://www.aafp.org/afp/2017/0215/od1.html.
3. Lin JS, Piper MA, Perdue LA, Rutter CM, Webber EM, O'Connor E, et al. Screening for colorectal Cancer: updated evidence report and systematic review for the US preventive services task force. JAMA. 2016;315(23):2576–94.
4. Ko CW, Riffle S, Michaels L, Morris C, Holub J, Shapiro JA, et al. Serious complications within 30 days of screening and surveillance colonoscopy are uncommon. Clin Gasteroentrol Hepatol. 2010;8(2):166–73. https://doi.org/10.1016/j.cgh.2009.10.007.
5. Louise W, Ajitha M, Gurkirpal S, Uri L. Low rates of gastrointestinal and non-gastrointestinal complications for screening or surveillance colonoscopies in a population-based study. Gastroenterology. 2018;154(3):540.e8–55.e8. https://doi.org/10.1053/j.gastro.2017.10.006.
6. ASGE Standards of Practice Committee, Fischer DA, Maple JT, Ben-Menachem T, Cash BD, Decker GA, Early DS, et al. Complications of colonoscopy. Gastrointest Endosc. 2011;74(4):745–52. https://doi.org/10.1016/j.gie.2011.07.025.
7. Levin TR, Zhao W, Conell C, Seeff LC, Manninen DL, Shapiro JA, et al. Complications of colonoscopy in an integrated health care delivery system. Ann Intern Med. 2006;145(12):880–6. https://doi.org/10.7326/0003-4819-145-12-200612190-00004.
8. Arora G, Mannalithara A, Singh G, Gerson LB, Triadafilopoulos G. Risk of perforation from a colonoscopy in adults: a large population-based study. Gastrointest Endosc. 2009;69(3):654–64. https://doi.org/10.1016/j.gie.2008.09.008.
9. Garbay JR, Suc B, Rotman N, Fourtanier G, Escat J. Multicentre study of surgical complications of colonoscopy. Br J Surg. 1996;83(1):42–4. https://doi.org/10.1002/bjs.1800830112.
10. Damore LJ, Rantis PC, Vernava AM, Longo WE. Colonoscopic perforations. Dis Colon Rectum. 1996 Nov;39(11):1308–14. https://doi.org/10.1007/bf02055129.
11. Green J. Guidelines on complications of gastrointestinal endoscopy. London: Br Soc Gastroenterol. 2006. http://f.i-md.com/medinfo/material/475/4ea7cdb844aebf27f87d9475/4ea7cdb844aebf27f87d9479.pdf.
12. Tiwari A, Sharma H, Qamar K, Sodeman T, Nawras A. Recognition of extraperitoneal colonic perforation following colonoscopy: a review of the literature. Case Rep Gastroenterol. 2017;11(1):256–64. https://doi.org/10.1159/000475750.
13. Johnson H. Management of major complications encountered with flexible colonoscopy. J Natl Med Assoc. 1993;85(12):916–20. PMID:8126742
14. Byeon JS. Colonic perforation: can we manage it endoscopically? Clin Endosc. 2013;46(5):495–9. https://doi.org/10.5946/ce.2013.46.5.495.
15. Raju GS, Saito Y, Matsuda T, Kaltenbach T, Soetikno R. Endoscopic management of colonoscopic perforations (with videos). Gastrointest Endosc. 2011;74(6):1380–8. https://doi.org/10.1016/j.gie.2011.08.007.
16. Singaram C, Torbey CF, Jacoby RF. Delayed postpolypectomy bleeding. Am J Gastroenterol. 1995;90(1):146–7. PMID: 7801918

131　如何处理 ERCP 术后疼痛?

Robert M. Brickley and Kevin Vincent Leonard

经验教训

- 20%的患者 ERCP 术后会出现腹痛。ERCP 术后严重的并发症罕见。
- 临床上最常见的重要 ERCP 术后并发症包括胰腺炎、胆管炎、胆囊炎、出血和穿孔。
- ERCP 术后胰腺炎可能报道不足。
- 胆管炎和穿孔罕见,但与发病率和病死率高相关。
- 为评估这些潜在的严重并发症,通常需要进行实验室检查和适当的影像学检查。

内镜逆行胰胆管造影(endoscopic retrograde cholangiopancreatography,ERCP)是用于疑似胆管和/或胰腺疾病患者的诊断和治疗方法。包括磁共振胰胆管成像(magnetic resonance cholangiopancreatography,MRCP)和超声内镜检查(endoscopic ultrasound,EUS)在内的影像学检查方法在很大程度上已取代 ERCP 用于疾病的诊断。因此,大多数 ERCP 用于治疗目的,旨在用机械的方法解决梗阻性病变[1,2]。虽然 ERCP 是一个较为安全的手术替代方法,但其相关并发症发生率仍有 5% ~ 10%[3-5]。

在 ERCP 进行期间 50%的患者会感到一些疼痛,术后近 20%的患者会有中到重度的疼痛。其独立的预测因素包括女性、年龄较小(<50 岁)、内镜括约肌预切开术(pre-cut endoscopic sphincterotomy)(内镜医师在插管和对比剂注入之前切开壶腹)、导丝使用以及自膨胀金属支架(self-expanding metal stent)插入。尽管并非所有疼痛都与临床上明显的并发症有关,但疼痛可能是不良事件的征兆[6]。最常见的不良事件包括胰腺炎(pancreatitis)(3.5% ~ 9.7%)、胆管炎(cholangitis)或胆囊炎(cholecystitis)(1.4% ~ 1.5%)、出血(1.3% ~ 2.0%)和穿孔(0.3% ~ 0.6%)。其他各种各样的事件发生率为 1.1% ~ 1.3%[4,5,7]。

ERCP 术后胰腺炎(post-ERCP pancreatitis,PEP)是 ERCP 最常见的严重并发症,目前认为其继发于操作过程相关的乳头水肿[8]。最近对 13 296 例患者进行的回顾性分析发现,该并发症发病率为 9.7%(95% *CI* 8.6% ~ 10.7%)[7]。PEP 的危险因素包括临床疑似奥迪括约肌功能障碍(sphincter of Oddi dysfunction)、PEP 病史、年龄<50 岁、女性、多次尝试插管、胰腺括约肌切开术(pancreatic sphincterotomy)、括约肌预切开术、乳头

气囊扩张或壶腹切除术(ampullectomy)和多次对比剂注射到胰管[5,7,9]。

ERCP 术后 19%的患者会出现淀粉酶升高。不过,只有四分之一的高淀粉酶血症(hyperamylasemia)患者有胰腺炎。因此,与高淀粉酶血症相关的疼痛可能还预示着患者存在其他更严重的术后并发症[10]。

ERCP 术后胰腺炎的定义为在 ERCP 术后至少 2 小时内测定淀粉酶或脂肪酶升高超过正常值上限的 3 倍和/或有特征性影像学表现的情况下有胰腺炎的典型症状。胃肠病学文献通常把需要 2 天以上住院治疗的胰腺炎界定为 PEP,这有可能低估了 PEP 的发病率[11]。

尽管在怀疑 PEP 源自胰管支架并发症时可能需要进行 ERCP 复查,但在急诊医疗单位 PEP 可按与其他急性胰腺炎相同的方法处理。一项回顾性队列研究发现,适当的液体复苏(fluid resuscitation)与侵入性干预需求显著降低相关。作者未发现局部并发症、持续性器官衰竭(organ failure)或病死率在统计学上显著降低[12]。

感染性并发症发生率仅 1% ~ 2%,但相关病死率却达 7.8%[4]。

据报道,并发胆囊炎(cholecystitis)的发病率仅 0.5%,应按常规治疗。

胆管炎(cholangitis)是 ERCP 最严重的并发症之一,是由胆管系统未能充分引流所致。胆管炎患者需要积极的复苏处理和抗生素治疗,强烈考虑收住 ICU,并尽早进行介入放射学或胃肠病学科会诊来确定引流时机[5,6]。

括约肌切开术中出血很常见,但通常在术中即予以处理。导致黑便、呕血、血红蛋白下降>3g/L、需要输血或侵入性干预的出血罕见,据报道在括约肌切开术中仅有 4%,在所有 ERCP 中为 1.3% ~ 2.0%[4,5,7]。出血通常可以通过内镜下注射肾上腺素(epinephrine)、电灼或夹闭止血。血管造影(angiography)和外科手术是难治性出血的治疗选项[13]。

穿孔发生率为 0.1% ~ 0.6%,但伴随的病死率为 9.9%[4]。穿孔可发生在胰胆管系统、腹膜腔(peritoneum)、腹膜后间隙(retroperitoneal space)或纵隔(mediastinum)。内镜检查本身引起的十二指肠、胃和食管穿孔比括约肌切开术和导丝损伤引起的穿孔更有可能需要外科处理。后者通常限于局部,并且常常可以通过静脉注射抗生素和胆管支架置入来成功治疗[14]。对担心存在穿孔的患者需要进行胃肠病学和/或外科会诊,以

便进行适当的处理。

其他不良事件更为少见,并发症发生率仅为 1.3%。这些不良事件包括肠壁内对比剂或空气注射、气胸(pneumothorax)、胆管或胰管支架闭塞(stent occlusion)或嵌塞,以及包括过敏反应和心血管损害在内的围手术期事件[5]。

鉴于可能的诸多原因,有必要通过适当的实验室检查和影像学检查来研究这些相对罕见但潜在严重的并发症。专科会诊取决于临床表现。尽早采取积极的复苏措施、使用抗生素抗感染以及进行适当的专科会诊可以降低发病率和病死率。

(施英瑛　杜囚鹏 译,王伟岸 校)

推荐资源

- American Society for Gastrointestinal Endoscopy. Adverse events associated with ERCP. Gastrointest Endosc. 2017;85:32–47.
- ERCP. MedLine Plus. April 2015. https://medlineplus.gov/ency/article/007479.htm.
- Episode 42: Mesenteric Ischemia and Pancreatitis (ERCP focus between minutes 50 and 57 of podcast). Emergency Medicine Cases. https://emergencymedicinecases.com/episode-42-mesenteric-ischemia-pancreatitis-3/.

参考文献

1. Chandrasekhara V, Khashab MA, Muthusamy VR, Acosta RD, Agrawal D, Bruining DH, et al. Adverse events associated with ERCP. Gastrointest Endosc. 2017;85(1):32–47.
2. Early DS, Ben-Menachem T, Decker GA, Evans JA, Fanelli RD, Fisher DA, et al. Appropriate use of GI endoscopy. Gastrointest Endosc. 2012;75(6):1127–31.
3. Day LW, Lin L, Somsouk M. Adverse events in older patients undergoing ERCP: a systematic review and meta-analysis. Endosc Int Open. 2014;2(1):E28–36.
4. Andriulli A, Loperfido S, Napolitano G, Niro G, Valvano MR, Spirito F, et al. Incidence rates of post-ERCP complications: a systematic survey of prospective studies. Am J Gastroenterol. 2007;102(8):1781–8.
5. Freeman ML, Nelson DB, Sherman S, Haber GB, Herman ME, Dorsher PJ, et al. Complications of endoscopic biliary sphincterotomy. N Engl J Med. 1996;335(13):909–18.
6. Glomsaker TB, Hoff G, Kvaløy JT, Søreide K, Aabakken L, Søreide JA, et al. Patient-reported outcome measures after endoscopic retrograde cholangiopancreatography: a prospective, multicentre study. Scand J Gastroenterol. 2013;48(7):868–76.
7. Kochar B, Akshintala VS, Afghani E, Elmunzer BJ, Kim KJ, Lennon AM, et al. Incidence, severity, and mortality of post-ERCP pancreatitis: a systematic review by using randomized, controlled trials. Gastrointest Endosc. 2015;81(1):143–9.e9.
8. Szary NM, Al-Kawas FH. Complications of endoscopic retrograde cholangiopancreatography: how to avoid and manage them. Gastroenterol Hepatol (N Y). 2013;9(8):496–504.
9. Cotton PB, Garrow DA, Gallagher J, Romagnuolo J. Risk factors for complications after ERCP: a multivariate analysis of 11,497 procedures over 12 years. Gastrointest Endosc. 2009;70(1):80–8.
10. Wang P, Li ZS, Liu F, Ren X, Lu NH, Fan ZN, et al. Risk factors for ERCP-related complications: a prospective multicenter study. Am J Gastroenterol. 2009;104(1):31–40.
11. Cotton PB, Lehman G, Vennes J, Geenen JE, Russell RC, Meyers WC, et al. Endoscopic sphincterotomy complications and their management: an attempt at consensus. Gastrointest Endosc. 1991;37(3):383–93.
12. Singh VK, Gardner TB, Papachristou GI, Rey-Riveiro M, Faghih M, Koutroumpakis E, et al. An international multicenter study of early intravenous fluid administration and outcome in acute pancreatitis. United European Gastroenterol J. 2017;5(4):491–8.
13. Freeman ML. Complications of endoscopic retrograde cholangiopancreatography: avoidance and management. Gastrointest Endosc Clin N Am. 2012;22(3):567–86.
14. Enns R, Eloubeidi MA, Mergener K, Jowell PS, Branch MS, Pappas TM, et al. ERCP-related perforations: risk factors and management. Endoscopy. 2002;34(4):293–8.

132　如何处理肝活检后疼痛?

Robert M. Brickley and Heather A. Prunty

经验教训
- 肝活检后腹痛和肩痛常见。
- 肝活检后最常见的严重并发症是出血。
- 肝活检后低血压可能需要经验性给予血制品。
- 气胸和腹腔内脏穿孔是罕见但严重的并发症,相关发病率和病死率均较高。

　　肝活检(liver biopsy)通常是一种安全的操作,并发症发生率低。用 14~18G 的活检针经皮穿刺活检(percutaneous biopsy)是最常见的技术。当存在凝血功能障碍(coagulopathy)或腹水(ascites)等经皮穿刺活检禁忌时,可做经静脉穿刺活检(transvenous biopsy)。外科或腹腔镜活检罕见。研究表明,使用超声标记活检部位或实时引导可以降低包括疼痛在内的并发症,但超声尚未被普遍接受[1]。肝活检的病死率(0.05%~0.2%)因潜在的病变和合并症而升高[2-5]。

　　肝活检后疼痛是最常见的并发症[6-9]。一项研究表明,拔针后 30 分钟的疼痛严重程度和发病率达到峰值。39%的患者在 24 小时后仍有疼痛。另外的研究强调了心理社会因素在肝活检后的疼痛中的作用,研究表明,术前焦虑和静脉内药物滥用病史与术后疼痛和镇痛需要高度相关[6,7]。

　　虽然疼痛可能常见,但对肝活检后疼痛的急性评估应集中在高危并发症上,包括出血、气胸和内脏穿孔(visceral perforation)。文献中描述了并发症的不同定义,但报道的主要并发症率为 0.22%~1.06%。肝活检后临床上最常见的重要并发症是出血,但其他并发症已有报道,包括气胸、血胸(hemothorax)、胆汁性腹膜炎(bile peritonitis)、胆汁瘤(biloma)(晚期)、感染[菌血症(bacteremia)、脓肿(abscess)、脓毒症(sepsis)]、胆管出血(hemobilia)、神经痛(neuralgia)和经颈静脉进路(transjugular approach)引起的室性心律失常(ventricular arrhythmia)[1,4,5,8-13]。约 60%的主要并发症发生在活检后的前 2 小时内,而 83%~96%的并发症发生在活检后的 24 小时内。病例报告记录了术后 2 周以上发生腹腔内大出血的患者[4,9,14-16]。

　　如果临床怀疑有肝活检引起的主要并发症,建议进行实验室检查,包括全血细胞计数、全面代谢检查、凝血功能检查以及血型检测。应根据临床怀疑考虑进行胸部 X 线、超声(床旁或正式)检查和/或 CT 检查。应开始以液体复苏和疼痛控制为主

的支持治疗。表 132.1 显示了肝活检的常见并发症,及其适当诊断检查和治疗方法。

表 132.1　肝活检常见并发症

并发症	表现	诊断检查	治疗
出血	疼痛,+/-心动过速,和/或低血压	超声和/或 CT	血液制品,血管造影栓塞,或观察
气胸	胸痛,呼吸困难	胸部 X 线	胸廓造口术或观察
胆汁漏/胆管瘤	疼痛(迟发),肝功能异常	CT +/- HIDA 扫描	经皮引流或 ERCP 支架放置
内脏穿孔	疼痛	CT	外科会诊

　　需要输血、栓塞或外科干预的出血罕见,发生率为 0.3%~0.6%[2-4,9,12,14,17]。最近一项对 18 947 例影像引导的多个器官的经皮活检(其中约 1/3 为肝活检)的大规模回顾性研究发现,出血最常见的表现为疼痛(61%)或血流动力学不稳定(42%)[14]。持续性腹痛,特别是在心动过速和/或低血压的情况下,应考虑致命性活检后出血的可能,并安排输血。超声可作为初步检查方法,但如果出血的临床怀疑持续存在,推荐用 CT 检查。出血的量和位置,以及对早期复苏的反应,将指导后续的处理。如果患者对复苏无反应,则应紧急进行血管造影栓塞或探查手术(exploratory surgery)。有包膜下血肿(subcapsular hematoma)而不伴随生命体征异常或新发贫血的病例,则很少需要干预。建议对患者进行观察和反复血红蛋白测量。

　　胆汁漏(bile leak)和胆管瘤(biloma)可延迟出现,有腹痛加上肝脏化学异常的患者应疑诊该病。如果计算机体层摄影(computed tomography)未发现病变,则胆道闪烁显像(cholescintigraphy)可用于诊断。对担心存在胆汁漏的患者,应进行介入放射学会诊以考虑经皮穿刺引流(percutaneous drainage),或进行胃肠病学会诊以考虑经 ERCP 放置胆管支架进行减压[18]。

　　虽然肝活检本身通常是安全的操作,但患者通常会伴有明显的合并症,并且活检后可能会出现无关的症状。无论如何,肝活检后的并发症,包括出血、气胸和内脏穿孔(胆囊穿孔最常

见），与发病率和病死率高相关。这些患者需要进行适当的实验室检查和影像学检查，并根据临床表现进行专科会诊。

（施英瑛　杜囚鹏 译，王伟岸 校）

推荐资源

- Friedman LS. Controversies in liver biopsy: who, where, when, how, why? Curr Gastroenterol Rep. 2004;6:30–6.
- Rockley DC, Caldwell SH, Goodman ZD, Nelson RC, Smith AD. American Association for the Study of Liver Diseases Position Paper: liver biopsy. Hepatology. 2009;49:1017–44.

参考文献

1. Rockey DC, Caldwell SH, Goodman ZD, Nelson RC, Smith AD. Diseases AAftSoL.Liver biopsy. Hepatology. 2009;49(3):1017–44.
2. Myers RP, Fong A, Shaheen AA. Utilization rates, complications and costs of percutaneous liver biopsy: a population-based study including 4275 biopsies. Liver Int. 2008;28(5):705–12.
3. West J, Card TR. Reduced mortality rates following elective percutaneous liver biopsies. Gastroenterology. 2010;139(4):1230–7.
4. Boyum JH, Atwell TD, Schmit GD, Poterucha JJ, Schleck CD, Harmsen WS, et al. Incidence and risk factors for adverse events related to image-guided liver biopsy. Mayo Clin Proc. 2016;91(3):329–35.
5. Kalambokis G, Manousou P, Vibhakorn S, Marelli L, Cholongitas E, Senzolo M, et al. Transjugular liver biopsy--indications, adequacy, quality of specimens, and complications--a systematic review. J Hepatol. 2007;47(2):284–94.
6. Riley TR. Predictors of pain medication use after percutaneous liver biopsy. Dig Dis Sci. 2002;47(10):2151–3.
7. Eisenberg E, Konopniki M, Veitsman E, Kramskay R, Gaitini D, Baruch Y. Prevalence and characteristics of pain induced by percutaneous liver biopsy. Anesth Analg. 2003;96(5):1392–6. table of contents.
8. Van Thiel DH, Gavaler JS, Wright H, Tzakis A. Liver biopsy. Its safety and complications as seen at a liver transplant center. Transplantation. 1993;55(5):1087–90.
9. Piccinino F, Sagnelli E, Pasquale G, Giusti G. Complications following percutaneous liver biopsy. A multicentre retrospective study on 68,276 biopsies. J Hepatol. 1986;2(2):165–73.
10. Weigand K. Percutaneous liver biopsy: retrospective study over 15 years comparing 287 inpatients with 428 outpatients. J Gastroenterol Hepatol. 2009;24(5):792–9.
11. McGill DB, Rakela J, Zinsmeister AR, Ott BJ. A 21-year experience with major hemorrhage after percutaneous liver biopsy. Gastroenterology. 1990;99(5):1396–400.
12. Seeff LB, Everson GT, Morgan TR, Curto TM, Lee WM, Ghany MG, et al. Complication rate of percutaneous liver biopsies among persons with advanced chronic liver disease in the HALT-C trial. Clin Gastroenterol Hepatol. 2010;8(10):877–83.
13. van der Poorten D, Kwok A, Lam T, Ridley L, Jones DB, Ngu MC, et al. Twenty-year audit of percutaneous liver biopsy in a major Australian teaching hospital. Intern Med J. 2006;36(11):692–9.
14. Atwell TD, Spanbauer JC, McMenomy BP, Stockland AH, Hesley GK, Schleck CD, et al. The timing and presentation of major hemorrhage after 18,947 image-guided percutaneous biopsies. AJR Am J Roentgenol. 2015;205(1):190–5.
15. Reichert CM, Weisenthal LM, Klein HG. Delayed hemorrhage after percutaneous liver biopsy. J Clin Gastroenterol. 1983;5(3):263–6.
16. Kowdley KV, Aggarwal AM, Sachs PB. Delayed hemorrhage after percutaneous liver biopsy. Role of therapeutic angiography. J Clin Gastroenterol. 1994;19(1):50–3.
17. Kitchin DR, Del Rio AM, Woods M, Ludeman L, Hinshaw JL. Percutaneous liver biopsy and revised coagulation guidelines: a 9-year experience. Abdom Radiol (NY). 2017;43(6):1494–501.
18. Fricker Z, Levy E, Kleiner D, Taylor JG, Koh C, Holland SM, et al. Case series: biliary leak after transjugular liver biopsy. Am J Gastroenterol. 2013;108(1):145–7.

133 如何处理有疼痛/发热的腹膜透析患者?

Andrew Victory and Emily Lovallo

经验教训

- 腹痛和混浊的引流液提示有腹膜炎,有经验性抗生素治疗的指征。
- 出口部位感染是腹膜炎的常见原因。
- 导管的机械阻塞可使用盐水的推压/抽吸或组织型纤溶酶原激活物来疏通。
- 便秘可导致导管移位。加用清肠剂可改善透析液的引流情况。
- 肾衰竭并发症,如高钾血症和容量超负荷,可能需要紧急纠正并暂时转为血液透析。

尽管多数就诊于急诊的终末期肾病(end-stage renal disease)患者接受血液透析(hemodialysis),但约10%的患者采用腹膜透析(peritoneal dialysis,PD)进行肾脏替代治疗(renal replacement therapy)。由于腹膜透析可以居家进行,无医疗监管,因此大多数腹膜透析患者依从性较强,并且与其肾脏病医生联系密切。为准备腹膜透析,可以将Tenckhoff导管经手术植入腹腔,以便透析液的灌注和引流。应教育患者在有感染和/或其他并发症先兆时就诊。有腹痛或其他与腹膜透析相关症状的腹膜透析患者应进行广泛的鉴别诊断。

据报道,腹膜透析的感染率是每名患者每年0.24~1.66次(包括腹膜炎和导管出口部位感染 exit site infection)[1]。腹膜炎的风险包括耐甲氧西林金黄色葡萄球菌(methicillin-resistant *S. aureus*,MRSA)的携带、导管出口部位感染(exit-site infection)、手卫生(hand hygiene)习惯差、社会经济地位较低、腹膜透析技术不良[1,2]。浑浊的引流液可能是腹膜炎的首要表现,甚至出现在疼痛之前,伴或不伴有发热或其他感染征象。当腹膜透析相关性腹膜炎引起疼痛时,疼痛通常为弥漫性而无局灶性的,可伴有反跳痛[1]。

怀疑患者存在腹膜炎(peritonitis)时,引流液应送检进行细胞计数、革兰氏染色(gram stain)和培养。血液培养瓶可用于收集10~20ml的透析液进行培养[3]。获得透析引流液标本的细节将依设备和最后一次透析的时间的不同而不同。这应与肾病科专家讨论。有关当地采集腹膜透析液的方案,参见本章的"推荐阅读(suggested resource)"部分。

有混浊引流物伴随诸如腹痛、发热、白细胞增多(leukocytosis)或腹腔引流物中每高倍镜视野白细胞数大于100时,疑诊

腹膜炎,应给予抗生素治疗,直至引流物培养阴性[1]。应通过腹腔注射(intraperitoneal,IP)万古霉素(vancomycin)覆盖革兰氏阳性菌。尽管资料匮乏,但已有研究证实这种方法比静脉注射万古霉素的治愈率高。虽然在患者有全身性症状时有静脉治疗的指征,但应通过腹腔注射(intraperitoneal,IP)第三代头孢菌素(third-generation cephalosporin)覆盖革兰氏阴性菌。疗程至少2周。如果患者有复发性腹膜炎(recurrent peritonitis)或到第5天引流物仍不能转清,应考虑真菌感染(fungal infection)和导管的细菌定植(bacterial colonization)的可能,并与肾科医生讨论患者病情[4,5]。

血流动力学稳定的患者可在门诊治疗。然而,不能获得或居家给予腹腔内(IP)抗生素治疗的患者需要住院或留院观察以进行治疗。

在导管隧道或其开口处出现红肿、化脓或局部痛时,提示出口部位感染(exit-site infection,ESI)。腹膜透析患者通常需要在出口部位每天局部使用莫匹罗星(mupirocin)预防金黄色葡萄球菌(*S. aureus*)感染。MRSA携带者通常需要接受治疗以消除其定植。高达85%的金黄色葡萄球菌腹膜炎病例在出口部位的细菌培养阳性,并且多数与出口部位临床感染相关[2]。此外,15.9%的出口部位感染患者在15天内发生腹膜炎[6]。金黄色葡萄球菌(*S. aureus*)和假单胞菌(*Pseudomonas*)是引起与出口部位感染相关性腹膜炎的最常见的细菌。20%的出口部位感染相关腹腔感染是真菌或多种微生物感染引起的[7]。在没有腹膜炎的情况下,出口部位感染的治疗类似于其他皮肤感染(skin infection)的治疗。在合适的患者中,口服头孢氨苄(cephalexin)治疗是合理的。根据当地的药物灵敏度和临床疑诊情况,抗生素的作用应扩大覆盖MRSA[克林霉素(clindamycin)]和/或假单胞菌[氟喹诺酮类(fluoroquinolones)药物][8]。伴有潜在脓肿证据的出口部位感染应由外科医生对是否引流进行评估,并可能需要拔除导管。

腹膜透析患者偶尔可能主诉胸膜痛(pleuritic pain),这种情况需要进行计算机体层摄影(CT)检查,因为留置的导管可引起肠穿孔和游离气体,从而刺激膈肌。然而,少量的游离气体未必是病理性的,因为透析液可能含有溶解的气体,这些气体会在灌注后从透析液中释放出来[8]。

在腹膜透析患者中,慢性腹痛或肠梗阻症状可能提示患者存在包裹性腹膜硬化(encapsulating peritoneal sclerosis,EPS)。伴有纤维带形成的腹膜增厚和钙化可能易于发生肠梗阻。CT

造影成像具有诊断价值,可显示伴或不伴梗阻的腹膜增强和钙化。包裹性腹膜硬化的病死率为 37.5%~56%。患者必须转为血液透析,并且常常需要开始类固醇激素(steroid)治疗。应考虑外科会诊评估肠粘连松解术(enterolysis)的可能性[9]。

急诊医务工作者也可能会遇到腹膜透析的机械性并发症。如果患者难以灌注或排空透析液,则预示着可能出现导管错位或阻塞等情况。低流出量通常由导管周围渗漏、导管错位或纤维蛋白沉积阻塞导管所致。病例报告表明,如果无法用盐水手动推压/吸引法来清除阻塞,可以按整个导管容量注入浓度为 1mg/ml 的组织型纤溶酶原激活物(tissue plasminogen activator,t-PA)1 小时,这样能够成功疏通导管[10]。

Tenckhoff 导管可能会从正常盆腔重力位置移位,通过皮下隧道移出或与网膜组织缠绕。在腹部 X 线片上,朝上方向的导管尖端可以通过改善便秘和排空乙状结肠的通便疗法来纠正,这样有助于随后导管回落到盆腔。如果腹部 X 线片造影未发现导管失败的明显病因,则可采用腹腔注入泛影葡胺对比剂 CT 造影来评估导管尖端的位置。它可能显示导管尖端卡在粘连带或包裹在网膜中[11]。不能保守治疗处理的扭结或错位的导管通常需要在透视下进行处理或外科置换[12]。

急诊医务工作者应对终末期肾病患者的后遗症进行评估,包括高钾血症(hyperkalemia)和体液超负荷,因为这些情况可能会需要紧急干预和/或暂时转为血液透析[13]。

(杜囚鹏　施英瑛 译,王伟岸 校)

推荐资源

- Collection of peritoneal dialysis fluid sample for cell count and culture. Prince of Whales/Sydney-Sydney Eye Hospitals and Health Services. August 2016. https://www.aci.health.nsw.gov.au/__data/assets/word_doc/0006/249081/Collection_of_PD_fluid_for_cell_count_and_culture_2013.docx.
- Emergencies in the dialysis patient. Relias. May 2012. https://www.ahcmedia.com/articles/77642-emergencies-in-the-dialysis-patient.
- Episode 92.0 – Dialysis emergencies. Core EM. April 2017. https://coreem.net/podcast/episode-92-0/. Discussion on peritoneal dialysis beginning at 6 min and 25 sec.

参考文献

1. Akoh JA. Peritoneal dialysis associated infections: an update on diagnosis and management. World J Nephrol. 2012;1(4):106–22.
2. Segal JH, Messana JM. Prevention of peritonitis in peritoneal dialysis. Semin Dial. 2013;26(4):494–502.
3. Li PK, Szeto CC, Piraino B, de Arteaga J, Fan S, Figueiredo AE, Fish DN, Goffin E, Kim YL, Salzer W, Struijk DG, Teitelbaum I, Johnson DW. ISPD peritonitis recommendations: 2016 update on prevention and treatment. Perit Dial Int. 2016;36(5):481–508.
4. Ballinger AE, Palmer SC, Wiggins KJ, Craig JC, Johnson DW, Cross NB, Strippoli GFM. Treatment for peritoneal dialysis-associated peritonitis. Cochrane Database of Systematic Reviews. 2014;4: Art. No: CD005284.
5. Cho Y, Johnson DW. Peritoneal dialysis-related peritonitis: towards improving evidence, practices and outcomes. Am J Kidney Dis. 2014;64(2):278–89.
6. van Diepen ATN, Tomlinson GA, Jassal SJ. The association between exit site infection and subsequent peritonitis among peritoneal dialysis patients. Clin J Am Soc Nephrol. 2012;7(8):1266–71.
7. Mehrotra R, Singh H. Peritoneal dialysis-associated peritonitis with simultaneous exit-site infection. Clin J Am Soc Nephrol. 2013;8(1):126–30.
8. Li PK, Szeto CC, Piraino B, Bernardini J, Figueiredo AE, Gupta A, Johnson DW, Juijper EJ, Lye WC, Salzer W, Schaefer F, Struijk DG. Peritoneal dialysis-related infections recommendations: 2010 update. Perit Dial Int. 2010;30(4):393–423.
9. Ekim M, Fitöz S, Yagmurlu A, Ensari A, Yüksel S, Acar B, Özçakar ZB, Kendirli T, Bingöler B, Yalçinkaya F. Encapsulating peritoneal sclerosis in paediatric peritoneal dialysis patients. Asian Pac Soc Neph. 2005;10:341–3.
10. Sahani MM, Mukhtar KN, Boorgu R, Leehey DJ, Popli S, Ing TS. Tissue plasminogen activator can effectively declot peritoneal dialysis catheters. Am J Kid Dis. 2000;36(3):675–6.
11. Stuart S, Booth TC, Cash CJC, Hameeduddin A, Goode JA, Harvey C, Malhotra A. Complications of continuous ambulatory peritoneal dialysis. Radiographics. 2009;29(2):441–60.
12. Beig AA, Marashi SM, Asadabadi HR, Sharifi A, Zarch ZN. A novel method for salvage of malfunctioning peritoneal dialysis catheter. Urol Ann. 2014;6(2):147–51.
13. Kim JE, Park SJ, Oh JY, Kim JH, Lee JS, Kim PK, Shin JI. Noninfectious complications of peritoneal dialysis in Korean children: a 26-year single-center study. Yonsei Med J. 2015;56(5):1359–64.

134 G 管故障处理:何时置换不安全? 确认放置位置的最佳方法是什么? 处理出血/疼痛/引流/堵塞的最佳途径是什么?

Andrew Victory and Alanna Peterson

经验教训

- 经成熟的通道取出的经皮内镜胃造瘘管(PEG 管)和胃造瘘管(G 管)常常可以在床旁置换或重新插入。
- 对于大多数初次放置后 14 天内出现的 PEG/G 管并发症,应与置管专科医师一起进行评估。
- 与 PEG/G 管相关的低容量上消化道出血可用质子泵抑制剂治疗。
- PEG/G 管固定器放置过紧会导致胃压迫性坏死或固定器植入综合征(buried bumper syndrome)。
- 使用温水或含胰酶的碳酸氢钠液的推压/抽吸技术有助于疏通管道堵塞。

许多就诊于急诊医疗单位的患者有替代的喂食方法。胃造瘘管(gastrostomy tube,G)在替代喂食中最常用,常常通过剖腹术(laparotomy)或腹腔镜方法(laparoscopy)放置。内镜检查方法用于从胃腔内放置经皮内镜胃造瘘(percutaneous endoscopic gastrostomy,PEG)管。两者的管理方法类似,但有少许差别,详述如下。虽然这些操作方法为药物和营养补充提供了极好的肠内通路,但会发生许多早期和晚期并发症。

何时更换 G 管不安全?

在 PEG/G 管患者中,导管脱出是最常见的并发症,在预期使用期间,脱管率为 5.3%~12.8%[1]。

在重新插入导管之前必须考虑其放置的时间,因为在放置后的前 14 天内可能尚未形成成熟的胃外瘘(gastrocutaneous fistula)。研究表明,在这 2 周的时间窗后,用手重新插入脱出的导管是安全有效的[2]。在那些严重营养不良的患者中,胃外瘘的形成可能会延迟,形成的时间可能在放置后 1 个月[3]。

导管的早期脱出(最初放置后 7 天内)可能会导致胃造瘘部位开放,这需要紧急外科会诊。胃造瘘部位开放实际上是腹腔胃穿孔(intraperitoneal gastric perforation)。在 7 天到 14 天之间未形成成熟瘘道内的导管脱出,需要放置它的外科医师或胃肠专科医师会诊。这些导管应在手术室或内镜室更换,因为腹腔放置出现意外的风险较高。

当形成成熟的胃肠瘘道时,医务人员应努力缩短脱出的时间,因为该瘘道可能开始愈合,形成狭窄或在数小时内完全闭合。如果该瘘道已经成熟并且患者及时就诊,则急诊医务人员可以无需会诊直接更换导管。首次重新放置时应使用与拔除导管相同大小的导管。如不成功,可尝试较小的导管。如果无 G 管,则可暂时用 Foley 导管维护该瘘道。Foley 导管可用于药物治疗和喂食[4]。

确认 G 管放置位置的最佳方法是什么?

通过胃内容物抽吸(gastric content aspiration)和/或注射水溶性对比剂(water-soluble contrast)并经腹部 X 线检查(abdominal X-ray)来确认导管是否成功放置。在有成熟瘘道的成年人和儿童中,如果成功抽吸出胃内容物,则不需要影像学检查验证。然而,对于有损伤的脱管或更换过程、临床担心导管错位或不能抽吸出胃内容物的患者,应进行验证性影像学检查。如果通过未成熟的瘘道更换导管,则有影像学检查的指征[5,6]。

出血的最佳处理方法是什么?

G 管对其周围胃黏膜的刺激和腐蚀可引起出血。表现包括导管内出现血性引流物、呕血、黑便和/或便血,伴或不伴有腹痛。

早期出血(0~3 天)有可能是外科并发症,应通过典型的复苏措施进行治疗,并尽早请导管放置医师会诊。管腔外出血可能是由于腹壁血管损伤,可引起腹膜后出血或腹壁血肿。早期出血可导致血流动力学不稳定,严重出血可能需要内镜或栓塞治疗[7]。

晚期(>2 周)少量出血可以保守治疗,通过门诊随访(外科或胃肠病学)和给予质子泵抑制剂(proton pump inhibitor,PPI)治疗,PPI 比 H₂ 受体拮抗剂(histamine-2 blocker)更有效[8]。瘘道局部出血常常可以直接压迫止血。

治疗疼痛的最佳方法是什么?

腹痛是急诊医疗单位常见的主诉,对 G 管植入患者,还有其他的几个注意事项。

疼痛可能由胃炎或溃疡所致,因为固定器(bumper)牵拉太紧可导致内部或皮肤的压迫性坏死(pressure necrosis)。松开固定器间的垫子可以减轻不适并有助于病变愈合。皮肤压迫性坏死部位需要经常更换敷料[3]。

导管插入部位出现有疼痛和张力感的明显肿块提示出现固定器植入综合征(buried bumper syndrome),由于内固定器移位进入腹部软组织导致导管部分拔出并卡在腹壁中所致。该位置导管的持续使用可能导致导管阻塞、出口周漏、局部感染,甚至腹膜炎[9]。固定器植入综合征需要拔管,可能需要住院进行静脉补液,由专科医师更换导管。如果有感染存在的证据,则需要静脉给予抗生素治疗[10]。

最佳的引流方法是什么?

G 管产生胃外瘘,这可导致导管周围的皮肤因暴露于胃内容物而发生慢性变化。虽然出现少量的肉芽组织是正常的,但由于胃酸渗漏,皮肤也会受到刺激和浸渍。最佳的处理方法包括经常更换敷料的高质量伤口护理,以及确保使用适当大小的导管。在急诊医疗单位,一般不应使用大号导管。患者应转诊到做这种手术的专科医师处。

据报道,皮肤感染的患病率为 5%~25%[9]。蜂窝织炎性改变需要综合考虑患者的免疫状态和当地 MRSA 的流行情况进行全身抗生素治疗。置管后 30 天以内的早期感染,应按医院内相关感染治疗,给予广谱抗生素治疗[11]。

堵塞的最佳处理方法是什么?

PEG 管或 G 管阻塞将妨碍其使用,并且是急诊的常见原因。究其一生约 45% 的患者会发生导管堵塞[3]。患者可能需要静脉补液和药物治疗,直至重新获得肠道通路。

疏通堵塞的第一步是用手揉捏导管,挤碎导管内的凝结物。之后应用温水注入的推挤/抽吸技术移动阻塞物[9]。如果不成功,医务人员可以在 10~20ml 温水中溶解一片压碎的胰酶片和一片压碎的碳酸氢钠片(650mg)。将该液体注入堵塞的导管中 30 分钟,并再次尝试用推挤/抽吸技术疏通导管。如有必要,可将这种操作重复 3 次[12]。

（施英瑛　杜囚鹏 译,王伟岸 校）

推荐资源
- EM in 5 – Feeding tube replacement – https://emin5.com/2015/10/25/feeding-tube-replacement/.
- emDocs – Troubleshooting G-tubes & J-tubes: Common scenarios/Tips & Tricks – http://www.emdocs.net/troubleshooting-g-tubes-j-tubes-common-scenarios-tips-tricks/.

参考文献

1. Rosenberger LH, Newhook T, Schirmer B, Sawyer RG. Late accidental dislodgement of a percutaneous endoscopic gastrostomy tube: an underestimated burden on patients and the health care system. Surg Endosc. 2011;25(10):3307–11.
2. Mincheff TV. Early dislodgement of percutaneous and endoscopic gastrostomy tube. J S C Med Assoc. 2007;103(1):13–5.
3. Schrag SP, Sharma R, Jaik NP, Seamon MJ, Lukaszczyk JJ, Martin ND, Hoey BA, Stawicki SP. Complications related to percutaneous endoscopic gastrostomy (PEG) tubes. A comprehensive clinical review. J Gastrointestin Liver Dis. 2007;16(4):407–18.
4. Metussin A, Sia R, Bakar S, Chong VH. Foley catheters as temporary gastrostomy tubes. Soc Gastroent Nurses Assoc. 2016;39(4):273–7.
5. Jacobson G, Brokish PA, Wrenn K. Percutaneous feeding tube replacement in the ED- Are confirmatory x-rays necessary? Am J Emerg Med. 2009;27(5):519–24.
6. Showalter CD, Kerrey B, Spellman-Kennebeck S, Timm N. Gastrostomy tube replacement in a pediatric ED: frequency of complications and impact of confirmatory imaging. Am J Emerg Med. 2012;30(8):1501–6.
7. Seo N, Shin JH, Ko GY, Gwon DI, Kim JH, Sung KB. Incidence and management of bleeding complications following percutaneous radiologic gastrostomy. Korean J Radiol. 2012;13(2):174–81.
8. Dharmarajan TS, Yadav D, Adiga GU, Kokkat A, Pitchumoni CS. Gastrostomy, esophagitis, and gastrointestinal bleeding in older adults. J Am Med Dir Assoc. 2004;5(4):228–32.
9. Rahnemai-Azar AA, Rahnemaiazar AA, Naghshizadian R, Kurtz A, Farkas DT. Percutaneous endoscopic gastrostomy: indications, technique, complications and management. World J Gastroenterol. 2014;20(24):7739–51.
10. Geer W, Jeanmonod R. Early presentation of buried bumper syndrome. West J Emerg Med. 2013;14(5):421–3.
11. Duarte H, Santos C, Capelas ML, Fonseca J. Peristomal infection after percutaneous endoscopic gastrostomy: a 7-year surveillance of 297 patients. Arq Gastroenterol. 2012;49(4):255–8.
12. Tubes UPMC presbyterian shadyside policies and procedures: unclogging enteral feeding tubes (P-PEF 14). Pittsburgh: University of Pittsburgh Medical Center; 2010.

135 咨询专栏：腹痛和检查操作术后患者

Patrick D. Webb

咨询专家介绍

Patrick D. Webb，MD，是科罗拉多州柯林斯堡胃肠病学中心的主治医师。2004—2007 年在圣迭戈海军医疗中心（NMCSD）接受内科学的培训。在任住院总医师 1 年后，2008—2011 年，他在 NMCSD 完成了一项胃肠病学研究。担任现役医生后，Dr. Webb 于 2018 年转为私人开业。其业务范围包括先进内镜检查，如内镜超声和内镜逆行胰胆管造影（ERCP）。

关键临床问题的解答

1. 如何处理上消化道内镜检查术后疼痛？

上消化道内镜检查后疼痛导致计划外的急诊时，疼痛通常与检查过程中进行的特殊干预有关。大多数内镜医师会给患者或其家属提供一份检查报告的复印件。急诊医务人员应阅读这份报告，因为它可能提供潜在诊断的线索。在某些情况下，这可能有助于患者免于不必要的检查，而在其他情况下，则可能提高医务人员对主要并发症的怀疑。

穿孔的迟发表现（内镜检查后 2 小时以上）是上消化道内镜检查最令人担心的并发症之一。绝大多数穿孔与扩张或器械放置（即食管支架）有关。食管穿孔可分为封闭型和非封闭

型。前者用静脉给予抗生素及禁止经口摄入处理，并仔细观察病情变化即可。后者通常需要手术修复。在对食管穿孔患者进行评估时，通常首先选择胸部 X 线检查。如果未发现异常，通常有口服对比剂（经常稀释后）的胸部计算机体层摄影检查的指征。高度怀疑食管穿孔时，放射科、心胸外科和胃肠科会诊可能有助于确定最佳的影像学检查方法。及时诊断很重要，因为一些穿孔可以通过放置全覆膜自膨胀金属支架（fully covered self-expanding metal stent，FCSEMS）来进行非手术处理，但这些只能在穿孔后短时间内放置。

更广泛的内镜检查术后疼痛的原因包括：

（1）穿孔（继发于）：
（a）食管扩张。
（b）食管支架放置。
（c）食管插管引起的颈部食管穿孔。
（d）游离腹腔穿孔。
（2）干预治疗相关的并发症：
（a）息肉切除术后综合征。
（b）食管套扎。
（c）黏膜切除。
（3）心肺事件。
（4）气胸。
（5）与促使患者内镜检查的最初主诉相关的疼痛加重。

与内镜检查无关的疼痛（即急性胰腺炎、胸壁痛等）也应予以考虑。

排除高危并发症（即穿孔、气胸）后，可以让多数患者放心，并针对患者的主诉给予镇痛药治疗。例如，局部刺激引起的咽喉痛或胸部不适可以使用 2%～5% 的利多卡因局部治疗。消化不良症状可用质子泵抑制剂（proton pump inhibitor）或硫糖铝治疗。在有活动性消化性溃疡或近期息肉切除术的患者中，应避免使用非甾体抗炎药（nonsteroidal anti-inflammatory drug），因为有出血的风险。

急诊医务人员应降低与该项检查的内镜医师联系的门槛，以便及时会诊。

2. 如何处理结肠镜检查术后疼痛？

结肠镜检查术后疼痛的原因有很多种，从注气充盈引起的过度胀气到穿孔都可能导致结肠镜检查术后疼痛。出血的情况同样差异很大，从内镜擦伤引起的肛门直肠轻微出血到息肉切除术后的严重出血，都有可能发生。胃肠专科医师经常会给患者或其家人结肠镜检查报告，急诊医务人员阅读这些报告可

能会找到潜在并发症的线索。

结肠镜检查术后疼痛的主要原因包括穿孔、息肉切除术后综合征、过多注气和实质器官损伤。

穿孔通常在结肠镜检查时或检查后立即被发现。患者应首先进行急性腹部系列检查和/或计算机体层摄影检查。穿孔可由内镜的直接损伤或检查过程中的干预治疗(如息肉切除术)引起。初步治疗是广谱抗生素治疗、疼痛控制和静脉输液。必须请普外科和胃肠病学专科医生会诊。

息肉切除术后综合征可发生在使用电灼治疗后,被认为是一种透壁的"灼伤"。在许多情况下,它类似于憩室炎,通常用静脉给予抗生素、补液、肠道休息的方法治疗,并密切观察病情变化。患者常有轻度白细胞增多症。应进行影像学检查以排除穿孔。

结肠镜检查术后过度注气并非少见,慢性肠病患者易因单纯注气而产生术后疼痛。影像学检查有可能发现大肠和小肠弥漫性扩张,但无穿孔的迹象。治疗是消除患者的顾虑。让患者匍匐运动,做猫-牛式(cat-cow)动作可能会有帮助。

实质器官损伤是非常罕见的并发症,由结肠镜对肠腔内外器官施加的剪切力引起。脾脏、肝脏和肾脏损伤已有报道。

3. 如何处理结肠镜检查术后出血?

结肠镜检查术后出血的处理类似于其他下消化道出血。应考虑与检查操作无关的出血来源。临床上明显的出血需要尽早识别,以避免复苏延迟。患者的不同情况会影响诸多决策。例如,在息肉切除术后最近恢复全身性抗凝治疗的患者,一旦出血更令人担心。

多数结肠镜检查术后出血继发于息肉切除术,其临床意义与息肉的大小/切除病变所采用的方法及患者的抗凝状况有关。多数患者需要进行住院观察、化验监测和结肠镜复查,以协助诊断和治疗。在适当的临床环境下,患者如果有血流动力学无明显改变的轻微出血,在化验检查结果令人放心的情况下,可以考虑出院。

4. 如何处理ERCP术后疼痛?

使患者进行计划外急诊的内镜逆行胰胆管造影(ERCP)术后疼痛应慎重、系统地处理。ERCP几乎总是针对治疗指征而做的,该检查操作可能涉及胆管括约肌切开术(biliary sphincterotomy)、扩张和支架置入(stent placement)。在ERCP期间也可能进行其他干预。鉴于该项操作的治疗性质,疼痛可能与严重并发症的较高风险相关。与上消化道内镜和结肠镜检查一样,检查报告可以为潜在的并发症诊断提供有价值的线索。

ERCP术后胰腺炎(post-ERCP pancreatitis,PEP)发生率为3%~20%。PEP通常在术后0~8h内发病,但也可在数天后延迟发病。其主要症状也是其他任何类型胰腺炎的典型表现。诊断需要满足下列3条中的至少2条:脂肪酶高于正常上限的3倍;出现与胰腺炎一致的疼痛;存在胰腺炎的影像学表现。大多数患者会接受腹部增强计算机体层摄影,因为鉴别诊断包括穿孔和PEP。其治疗方法和其他急性胰腺炎一样,应包括用乳酸盐林格液(lactated Ringer's solution)液体复苏。PEP患者一般要住院或留置观察。

ERCP术后疼痛的另一个原因是穿孔,它分为游离性十二指肠穿孔和壶腹周围穿孔。前者通常是由内镜施加在十二指肠的力度过大所致,并且常常能够立即发现。壶腹周围穿孔通常与括约肌切开术有关,并且括约肌预切开术相关的壶腹周围穿孔风险更高。这种类型的穿孔可发生在腹膜后或腹腔内。腹腔内穿孔在影像学检查中通常有腹腔游离气体,需要立即进

行普外科会诊。腹膜后穿孔的处理方法不同,多数可以通过肠道休息、静脉给予抗生素治疗和疼痛控制来保守处理。所有已诊断或疑诊的ERCP相关并发症患者都必须进行普外科和胃肠病学专科会诊。

除PEP和穿孔外,胆管炎也可引起ERCP术后疼痛。胆管炎在鉴别诊断中仍处于重要位置,尤其在有潜在恶性肿瘤和/或原发性硬化性胆管炎(primary sclerosing cholangitis,PSC)的患者中。ERCP术后胆管炎通常与梗阻的胆管段引流不畅有关。内镜医师非常关注这种潜在的并发症,并会尽力将其风险降至最低。其他导致ERCP术后胆管炎的潜在原因是胆管支架功能故障或移位。胆管炎为医疗急症,患者通常需要高水平的护理等级(即内科ICU),并且应该有机会得到介入放射学方面的服务。

当排除了其他原因后,医务人员应考虑患者的疼痛可能是由潜在的慢性疾病所致的可能性。这可见于最近接受狭窄扩张或支架置入的慢性胰腺炎患者中。然而,许多接受ERCP复查的慢性胰腺炎患者对"处理"ERCP术后疼痛做好了充分准备,因此,医务人员应对他们的计划外就诊提高关注程度。

5. 如何处理肝活检后的疼痛

肝活检是有创的,且通常针对的是潜在的慢性肝病(chronic liver disease)患者,因此肝活检后就诊于急诊的患者应慎重处理。

肝脏的感觉纤维主要位于Glisson囊。所有接受肝活检的患者术后都会有2~3天的疼痛,这种疼痛通常发生在右上腹,并可放射到右肩。两种严重的疼痛原因包括肝血肿(liver hematomas)和胆管瘤(bilomas)。

血肿(hematomas)可以通过超声和/或横断面影像学检查发现。只要血肿很小,并且患者生命体征和化验检查结果都令人放心,就很少需要干预。如果有低血压或新发贫血,应进行外科会诊和静脉造影计算机体层摄影。

胆汁瘤(biloma)是肝活检的罕见并发症,通常会延迟发现。活检后数天到数周可能才出现症状,患者可表现为黄疸。一些患者需要经皮穿刺引流,但这不是紧急干预措施。应请胃肠病学专科医生会诊,因为该团队能够指导可能的干预。

虽然肝活检通常在床边超声引导下进行,但仍有邻近器官刺伤的低风险。右肾、小肠、胆囊、肺和膈肌都可能受伤。胆囊损伤通常会被立即发现,因为胆汁性腹膜炎(bile peritonitis)会接踵而至,患者会非常痛苦。当发生肺刺伤时,患者可能会出现气胸。

患者还可能发展为继发于经皮肝活检的蜂窝织炎(cellulitis)或肌肉骨骼损伤。

(施英瑛　杜囚鹏 译,王伟岸 校)

推荐资源

- American Society for Gastrointestinal Endoscopy. Adverse events associated with ERCP. Gastrointest Endosc. 2017;85:32–47.
- Kumar AS, Lee JK. Colonoscopy: advanced and emerging techniques – a review of colonoscopic approaches to colorectal conditions. Clin Colon Rectal Surg. 2017;30(2):136–44. https://doi.org/10.1055/s-0036-1597312.
- Rockley DC, Caldwell SH, Goodman ZD, Nelson RC, Smith AD, American Association for the Study of Liver Diseases Position Paper. Liver biopsy. Hepatology. 2009;49:1017–44.

第十八部分
慢性腹痛

136 急诊科医生应考虑和检查的慢性腹痛常见和少见病因有哪些?

Joseph Izzo and Janet Smereck

慢性腹痛(chronic abdominal pain)定义为持续 6 个月或更长时间的连续性或间歇性腹部不适[1]。约 5% 的急诊科患者有腹痛的主诉,其中估计 20%~30% 应归类为慢性或复发性疼痛[2]。在一项数据库分析中,慢性腹痛占急诊科连续或反复就诊患者的 4%[3]。慢性未分化腹痛(chronic undifferentiated abdominal pain)不应视为独特的临床疾病,重要的是,要意识到这种慢性腹痛可能是严重而又潜在致命因素的病因。本节介绍慢性腹痛的分类病因,包括常见和经常遗漏的病因,旨在对慢性腹痛患者进行恰当的管理和处置。

急诊医学医务人员应考虑哪些病因的慢性腹痛?

炎症性疾病如克罗恩病(Crohn's disease)和溃疡性结肠炎(ulcerative colitis),表现为与疾病发作或由狭窄、粘连和瘘管所致后遗症相关的复发性疼痛。诊断的线索包括发热、局限性压痛和腹泻,常常便中带血。肠外症状常见,包括眼科[葡萄膜炎(uveitis)、巩膜外层炎(episcleritis)]、皮肤[结节性红斑(erythema nodosum)、坏疽性脓皮病(pyoderma gangrenosum)]和风湿病表现[4]。对于诸如肠梗阻(intestinal obstruction)、肠穿孔(perforation,)和瘘形成(fistula formation)(如肛周、肠-肠-皮瘘和肠-皮瘘)等并发症,可能需要手术治疗。

运动障碍(motility disorder)由蠕动功能障碍所致,通常需要内镜检查或动态影像学检查来证实诊断。胃轻瘫(gastroparesis),是一种以慢性复发性呕吐、腹胀和腹痛发作为特征的综合征,其原因是胃排空减慢而无明显的机械性梗阻[5,6]。糖尿病(diabetes mellitus)和胃手术的并发症[消化性溃疡(peptic ulcer)的 Roux-en-Y 胃旁路术或胃部分切除术(partial gastrectomy),尤其是同时行迷走神经切断术(vagotomy)时]可能导致胃排空延迟。胃轻瘫综合征(gastroparesis syndrome)常常是特发性的,或与长期使用阿片类药物有关的[7]。具体的处理策略为进行有促进胃肠动力作用的膳食调整,包括增加膳食纤维,以及使用促胃肠动力药(prokinetic agent)[5]。

慢性假性肠梗阻(chronic intestinal pseudo-obstruction, CIPO)常常被误解为肠梗阻,并可能导致不必要的外科手术。由于神经病变或肌病导致的运动功能受损,会造成肠道扩张。这种肠道扩张没有将 CIPO 与真正的肠梗阻鉴别开的转折点(transition point)或导联点(lead point)。体重减轻和营养不良常见,经常继发于食物回避(food avoidance)[8]。

腹痛的梗阻性病因包括腹外疝(hernia)、腹内疝、炎症或外科瘢痕引起的粘连(adhesion)以及肿瘤性疾病。对以前的可复性疝进行检查至关重要。胃出口梗阻(gastric outlet obstruction)可能起因于未经治疗的消化性溃疡(peptic ulcer disease)所致的瘢痕形成、腐蚀剂损伤或恶性肿瘤,包括胃癌和胰腺癌[9,10]。患者的典型表现为上腹痛、餐后呕吐(常常为喷射性呕吐)和体重减轻[11]。

引起慢性复发性腹痛(chronic recurrent abdominal pain)发作的肝胆疾病包括慢性胰腺炎(chronic pancreatitis)、传染性肝炎(infectious hepatitis)、由畸形和肿瘤性疾病引起的肝脏包膜牵张,以及罕见的胆总管结石病(choledocholithiasis)[1]。

泌尿生殖器病症可引起间歇性疼痛,例如子宫内膜异位症(endometriosis)、平滑肌瘤病(leiomyomatosis)、卵巢囊肿(ovarian cyst)、梗阻性尿路病(obstructive uropathy)和泌尿生殖器恶性肿瘤的慢性不间断性痛。

血管方面的病因不常见,但在发作性/复发性腹痛患者中应予以考虑。

- 慢性肠系膜缺血(chronic mesenteric ischemia, CMI),也称为"腹绞痛(abdominal angina)",通常表现为"内脏综合征(splanchnic syndrome)"样症状:餐后痛、体重减轻、上腹部杂音和食物回避。该综合征发生自一条或多条内脏血管的狭窄：腹腔动脉(celiac artery)、肠系膜上动脉和肠系膜下动脉(mesenteric artery)[12]。尽管诸如硬皮病(scleroderma)等自身免疫疾病引起的血管炎(vasculitis)也可引起缺血性症状，但CMI通常由动脉粥样硬化性动脉功能不全(atherosclerotic arterial insufficiency)引起[12,13]。

- 正中弓状韧带综合征(median arcuate ligament syndrome, MALS)，也称为腹腔动脉压迫综合征(celiac artery compression syndrome)或邓巴综合征(Dunbar syndrome)，是肠系膜动脉狭窄(mesenteric artery stenosis)的特殊形式，正中弓状韧带压迫腹腔干时可能发病[14]。
- 肠系膜上动脉(superior mesenteric artery, SMA)综合征发生于SMA把十二指肠第三部分压迫到主动脉时[15]。
- 门静脉血栓形成(portal vein thrombosis, PVT)的症状包括腹痛和腹部膨胀。该综合征与慢性肝病和血栓形成倾向(thrombophilias)有关[16]。
- 镰状细胞危象(sickle cell crises)引起的复发性腹痛并非罕见，这是由红细胞的镰状化引起的微血管闭塞以及内脏和肠系膜梗死所致[17]。
- 间歇性脾脏扭转(splenic torsion)或"游走脾(wandering spleen)"是罕见病，据报道，在脾肿大(splenomegaly)和韧带松弛(ligamentous laxity)的情况下，脾脏可沿血管蒂扭转，进而引起缺血性疼痛[18]。

腹壁痛(abdominal wall pain)与疝(hernia)和神经卡压综合征(nerve entrapment syndrome)有关。腹壁疝(abdominal wall hernia)除发生在以前的手术切口部位，还可发生在腹股沟和脐区。各种神经卡压综合征均有报道，包括1926年首先由Carnett报道的前皮神经卡压综合征(anterior cutaneous nerve entrapment syndrome, ACNES)。肋间下神经的终末分支卡夹在腹肌之间时，就会发生ACNES[19]。沿腹直肌分布的点状压痛，即Carnett征，会随着抬头和腿伸直而疼痛加重。医务人员应警惕该综合征的出现[20]。虽然可能需要外科切除，但触痛点(trigger point)注射具有诊断和治疗的双重意义[21,22]。也有文献报道，可以采用类似的处理方法治疗与剖宫产相关的神经卡压综合征[23]。

罕见的代谢性疾病在急诊环境下，这类引起慢性或复发性腹痛的疾病很少诊断。家族性地中海热(familial Mediterranean fever, FMF)的特征为在家族史阳性的患者中反复发作的发热、关节痛和腹痛[1]。慢性复发性腹痛是间歇性卟啉症(intermittent porphyrias)最常见的主要症状之一，这是一种遗传性血红素生物合成障碍疾病。月经前激素改变、感染、特殊的药物[特别是苯巴比妥(phenobarbital)和苯妥英(phenytoin)]、饮酒和禁食可激发其潜在致命性剧烈腹痛、恶心、癫痫发作(seizures)、谵妄(delirium)和精神症状的发作[24-26]。铅中毒(lead poisoning)也可表现为复发性或慢性腹痛和恶心[27]。

应考虑哪些慢性或复发性腹痛的严重病因？

慢性或复发性腹痛(recurrent abdominal pain)的严重病因包括那些有典型急性表现的发病，偶尔也有那些表现较为隐匿的发病。

- 在所有阑尾炎病例中，慢性阑尾炎(chronic appendicitis)的

发病率估计为1.5%，其穿孔和脓肿形成的并发症发生率较高[28]。

- 可能引起慢性腹痛的严重血管疾病包括主动脉瘤(aortic aneurysm)、慢性主动脉夹层形成(chronic aortic dissection)和滤过器移位导致的慢性腔静脉穿孔(chronic vena cava perforation)[29,30]。
- 肿瘤性病因非常多，包括内脏器官、神经内分泌和泌尿生殖系统占位性病变，可引起间歇性持续疼痛。胰腺、肝脏和胆管原发性或转移性恶性肿瘤、胃淋巴瘤(gastric lymphoma)和腹膜转移癌(peritoneal carcinomatosis)病程隐匿，伴有慢性腹痛。尽管在急诊科不能确诊恶性肿瘤，表现有诸如排便习惯明显改变、新发贫血、黄疸和不能解释的体重减轻等症状的患者，临床医师应进行更深入的诊断检查，并尽快转诊到相应专科。

功能性腹痛疾病(functional abdominal pain disorder)如肠易激综合征(irritable bowel syndrome)、麻醉剂肠道综合征(narcotic bowel syndrome)和阿片类物质觅药行为(opioid-seeking behavior)，应列入排除性诊断。肠易激综合征(IBS)是一组症状，为存在腹部不适和排便习惯改变，而无器质性和化验检查的异常，通常伴有合并症的心理社会因素[31]。罗马基金会发布了协助IBS诊断的共识指南：存在复发性腹痛，3个月病程内平均每周至少1天伴有便秘、腹泻，或两者兼有[32,33]。

麻醉剂肠道综合征的特征是长期服用阿片类药物的患者出现慢性、复发性腹痛，并且与不断增加的麻醉性镇痛药(narcotics)剂量相关。一些研究估计，在所有服用麻醉性镇痛药的患者中，该病的患病率为4%。患者有阿片类药物诱发的胃肠道症状，如便秘或假性肠梗阻[34]。医生要意识到慢性腹痛与虐待史之间有着明确的关联，特别是儿童期性虐待史。这将有助于临床医生以切实的恻隐之心来处理阿片类药物依赖患者[35]。

表136.1和表136.2总结了与慢性腹痛有关的疾病。

表136.1 引起慢性腹痛的胃肠疾病

炎性肠病(克罗恩病,溃疡性结肠炎)
胃轻瘫
慢性假性肠梗阻
胃出口梗阻
慢性胰腺炎
肝炎
慢性肠系膜缺血
正中弓状韧带综合征
门静脉血栓形成
镰状细胞贫血
前皮神经卡压综合征(ACNES)
家族性地中海热
间歇性卟啉症
铅中毒
肠易激综合征(IBS)
麻醉剂肠道综合征

表 136.2　与慢性腹痛相关的不能遗漏的严重疾病的诊断

阑尾炎
肠梗阻，绞窄性疝
肠系膜缺血
主动脉瘤与主动脉夹层

（黄雨梅　译，李昌平　王伟岸　校）

参考文献

1. Zackowski S. Chronic recurrent abdominal pain. Emerg Med Clin North Am. 1998;16(4):877–94.

2. Tack J, Talley N, Camilleri M, Holtmann G, Malagelada JR, Stanghellini V. Functional gastroduodenal disorders. Gastroenterol. 2006;130:1466–79.

3. Cook L, Knight S, Junkins E, Mann NC, Dean JM, Olson LM. Repeat patients to the emergency department in a statewide database. Acad Emerg Med. 2004;11:256–63.

4. Levine JS, Burakoff R. Extraintestinal manifestations of inflammatory bowel disease. Gastroenterol Hepatol. 2011;7(4):235–41.

5. Stein B, Everhart KK, Lacy BE. Gastroparesis: a review of current diagnosis and treatment options. J Clin Gastroenterol. 2015;49(7):550–8.

6. Parkman HP, Hasler WL, Fisher RS. American Gastroenterological Association technical review on the diagnosis and treatment of gastroparesis. Gastroenterology. 2004;127(5):1592–622.

7. Soykan I, Sivri B, Sarosiek I, Kiernan B, McCallum RW. Demography, clinical characteristics, psychological and abuse profiles, treatment, and long-term follow-up of patients with gastroparesis. Dig Dis Sci. 1998;43(11):2398–404.

8. Bernardi MP, Warrier S, Lynch AC, Heriot AG. Acute and chronic pseudo-obstruction: a current update. ANZ J Surg. 2015;85(10):709–14.

9. Wong YT, Brams DM, Munson L, Sanders L, Heiss F, Chase M, Birkett DH. Gastric outlet obstruction secondary to pancreatic cancer: surgical vs endoscopic palliation. Surg Endosc. 2002;16(2):310–2.

10. Tendler DA. Malignant gastric outlet obstruction: bridging another divide. Am J Gastroenterol. 2002;97(1):4–6.

11. Chowdhury A, Dhali GK, Banerjee PK. Etiology of gastric outlet obstruction. Amer J Gastroenterol. 1996;91(8):1679.

12. Barret M, Martineau C, Rahmi G, Pellerin O. Chronic mesenteric ischemia: a rare cause of chronic abdominal pain. Am J Med. 2015;128(12):1363.

13. Kolkman JJ, Geelkerken RH. Diagnosis and treatment of chronic mesenteric ischemia: an update. Best Pract Res Clin Gastroenterol. 2017;31(1):49–57.

14. Kallus SJ, Singhal P, Palese C, Smith JP, Haddad N. Median arcuate ligament syndrome: an unusual cause of chronic abdominal pain. Neuroenterology. 2016;4:235916, 6 pages. 10.4303/ne/235916.

15. Hlnas JR, Gore RM, Ballantyne GH. Superior mesenteric artery syndrome: diagnostic criteria and therapeutic approaches. Am J Surg. 1984;148:4–6.

16. Farmer A, Saadeddin A, Holt CE, Bateman JM, Ahmed M, Syn WK. Portal vein thrombosis in the district general hospital: management and clinical outcomes. Eur J Gastroenterol Heopatol. 2009;21(5):517–21.

17. Ahmed S, Shahid R, Russo L. Unusual causes of abdominal pain: sickle cell anemia. Best Pract Res Clin Gastroenterol. 2005;19(2):297–310.

18. Ho CL. Wandering spleen with chronic torsion in a patient with thalassaemia. Singap Med J. 2014;55(12):2002–4.

19. Costanza C, Longstreth G, Liu A. Chronic abdominal wall pain: clinical features, health care costs and long term outcome. Gastroenterol. 2012;6(2):300–8.

20. van Assen T, Brouns J, Scheltinga MR, Roumen RM. Incidence of abdominal pain due to the anterior cutaneous nerve entrapment syndrome in an emergency department. Scand J Trauma Resusc Emerg Med. 2015;23(19):1–6.

21. Oor JE, Ünlü Ç, Hazebroek EJ. A systematic review of the treatment for abdominal cutaneous nerve entrapment syndrome. Am J Surg. 2016;212(1):165–74.

22. Thome J, Egeler C. Abdominal cutaneous nerve entrapment syndrome (ACNES) in a patient with a pain syndrome previously assumed to be of psychiatric origin. World J Biol Psychiatry. 2006;7(2):116–8.

23. Loos MJ, Scheltinga MR, Mulders LG. The Pfannenstiel incision as a source of chronic pain. Gynecologie. 2008;111(4):839–46.

24. Herrick A, McColl K. Acute intermittent porphyria. Best Pract Res Clin Gastroenterol. 2005;19(2):235–49.

25. Karim Z, Lyoumi S, Nicolas G, Deybach JC, Gouya L, Puy H. Porphyrias: a 2015 update. Clin Res Hepatol Gastroenterol. 2015;39(4):412–25.

26. Liu Y, Lien W, Fang C, Lai TI, Chen WJ, Wang HP. ED presentation of acute porphyria. Am J Emerg Med. 2005;23:164–7.

27. Tsai M, Huang S, Cheng S. Lead poisoning can be easily misdiagnosed as acute porphyria and nonspecific abdominal pain. Case Rep Emerg Med. 2017;9050713, 4 pages. Accessed online 01/19/2018.

28. Shah S, Gaffney R, Dykes T, Goldstein J. Chronic appendicitis: an often forgotten cause of recurrent abdominal pain. Am J Med. 2013;126:e7–8.

29. Yuan S, Tager S. Acute onset of chronic aortic dissection presenting as abdominal pain. Kardiol Pol. 2009;67(2):168–71.

30. Zelivianskaia A, Boddu P, Samee M. Chronic abdominal pain from inferior vena cava filter strut perforation: a case report. Am J Med. 2016;129(3):e5–7.

31. Chey WD, Kurlander J, Eswaran S. Irritable bowel syndrome: a clinical review. JAMA. 2015;313(9):949–58.

32. Kellow JE. A practical evidence-based approach to the diagnosis of the functional gastrointestinal disorders. Am J Gastroenterol. 2010;105(4):743–6.

33. Schmulson MJ, Drossman DA. What is new in Rome IV. J Neurogastroenterol Motil. 2017;23(2):151–63.

34. Grover C, Wielo E, Close RJ. Narcotic bowel syndrome. J Emerg Med. 2012;43(6):992–5.

35. Drossman D. Abuse, trauma and GI illness: is there a link? Am J Gastroenterol. 2011;106(1):14–25.

评估慢性腹痛患者时，急诊医生应 137
知道哪些"危险征象"？

Herman Kalsi and Janet Smereck

慢性腹痛（chronic abdominal pain, CAP）是指连续性或间断性发作持续超过6个月的腹痛[1]。研究发现近2%的成年人在一生中的某些时间点患过慢性腹痛[2]。虽然绝大多数的慢性腹痛限于泌尿生殖器和胃肠系统，但少数全身性疾病例如卟啉症（porphyria）、铅中毒（lead poisoning）和偏头痛等位症（migraine equivalent，译者注：又称为偏头痛先兆或无头痛性偏头痛，表现为反复发作的恶心、呕吐、眩晕、上腹部疼痛，但很少有甚至没有头痛。发作持续数小时或长至48小时，可以伴有寒战、苍白与疲乏。）可表现为慢性腹痛，并且特异疗法治疗有效。在处理慢性腹痛时，重要的是要进行广泛的鉴别诊断，因为半数慢性复发性腹痛是功能性疾病，没有明显的病理异常[1,3,4]。

急性病变的"危险征象"

病史询问应引出有关疼痛部位、性质、持续时间、症状周期和复发频率以及任何缓解或加重因素的信息。应获得患者的饮食史，包括潜在的过敏原（allergen）和乳制品的食用情况，因为乳糖不耐受（lactose intolerance）可引起慢性腹部不适。针对性评估应特别关注于"危险征象（red flag）"的体征和症状。如果有下列症状，应增强对慢性疾病的急性发作病变或新发潜在致命性病变的警惕性：发热、痛醒（pain that awakens from sleep）、疼痛性质突然改变、食欲减退（anorexia）、吞咽困难（dysphagia）、非故意性体重减轻、呼吸困难（dyspnea）、粪便粗细改变>3周、腹围增大、持续性呕吐、粪便或尿中带血、黄疸（jaundice）、全身性水肿（diffuse edema）、睾丸痛（testicular pain）、性交后出血（postcoital bleeding）和妊娠可能性[1,4,5]。

体格检查时，在腹痛情况下出现发热或心动过速（tachycardia），应高度警惕急性病变的可能性。黄疸、皮肤苍白和外周性水肿（peripheral edema）的发生，也可能提示胃肠道疾病，需要进行深入检查。尤其是在腹部检查时存在局限性压痛，伴有无意识性肌紧张和反跳痛（rebound tenderness）的"腹膜征（peritoneal sign）"，或有可触及的腹部包块时，应在腹痛的情况下立即进行深入评估。

表137.1总结了在慢性腹痛患者中应该特别关注的"危险"症状和体征。

表137.1　慢性腹痛的"危险"症状及体征

症状	体征
发热	发热
疼痛方式改变	心动过速
吞咽困难或吞咽痛	黄疸
食欲减退	皮肤苍白
非故意性体重减轻	腹部局部压痛，非自主性肌紧张
呼吸困难	可触及的肿块，器官巨大症
腹围增大	腹水
黑色或褐色粪便	周围性水肿/全身性水肿
粪便粗细持续改变	
性交后出血	
血尿	
睾丸痛	
妊娠可能	

阿片制剂觅药行为（opiate seeking）的"危险信号"

在急诊科（emergency department，ED），急诊医务人员评估和治疗疼痛是职责所系，但不强制使用阿片类药物（opioid）。事实上，麻醉剂肠道综合征（narcotic bowel syndrome）除导致便秘外，还可引起慢性腹痛[6]。尽管许多研究认为急诊科对于疼痛的治疗不足，但据估计，在所有急诊科就诊患者中，非治疗目的的阿片制剂（opiate）寻求行为发生率高达 20%[7-10]。慢性疼痛患者可能因疼痛加重或疼痛的急性发作而就诊于急诊科。因为往往无活动性疾病或未治愈性损伤的客观证据，慢性、持续性疼痛难以评估，并且在慢性疼痛患者中，通常没有自主神经改变，例如伴随急性疼痛的心动过速[5]。

面临病史或体格检查结果不一致时，诈病（malingering）可能性会增加，在将患者归类为"觅药行为（drug seeking）"之前，必须把所有可能的其他诊断通盘考虑一遍。有觅药行为的患者常常会声称处方丢失或被盗，按名称和剂量要求特定的麻醉剂（narcotic），并要求使用注射用麻醉剂，反映对非麻醉性止痛剂不耐受或过敏。他们往往会描述教科书罗列的症状或无法描述实际症状，会夸大症状的严重性（10 分制疼痛评分为 10 分或大于 10 分），并且在短期内因疼痛问题去多个临床医师处就诊[7,9,10]。

表 137.2 罗列了麻醉剂觅药行为或诈病的"危险信号"指征。应强调，尽管如此，急诊医务人员还是应该毫无偏见地对待每位患者，因为诈病是排除性诊断[11-13]。

**表 137.2　慢性腹痛患者的麻醉剂觅药
行为或诈病的"危险信号"**

对疼痛和病史的描述模糊，详尽讨论无关问题
存在对特定麻醉药品和剂量的需求，要求静脉用药
反映多种药物过敏，常常对所要求之外的所有药物过敏
夸大疼痛严重程度（10 分制疼痛评分为 10 分或大于 10 分）
多次到急诊科就诊，并且从多个医务人员处获得管制药物处方

（黄雨梅　译，李昌平　　王伟岸　校）

参考文献

1. Zackowski S. Chronic recurrent abdominal pain. Emerg Med Clin North Am. 1998;16(4):877–94.
2. Tolba R, Shroll J, Kanu A, Rizk M. Ch 2. The epidemiology of chronic abdominal pain. In: Kapural L, editor. Chronic abdominal pain: an evidence-based, comprehensive guide to clinical management. New York: Springer; 2015. p. 13–24. https://doi.org/10.1007/978-1-4939-1992-5, 2.
3. Hauser W, Layer P, Henningsen P, Kruis W. Functional bowel disorders in adults. Dtsch Artebl Int. 2012;109(5):83–94.
4. Hansen G. Management of chronic pain in the acute care setting. Emerg Med Clin North Am. 2005;23:307–38.
5. Jones R, Charlton J, Latinovic R, Gulliford M. Alarm symptoms and identification of non-cancer diagnoses in primary care: cohort study. BMJ. 2009;339:b3094.
6. Grover C, Wielo E, Close RJ. Narcotic bowel syndrome. J Emerg Med. 2012;43(6):992–5.
7. Grover C, Elder J, Close R, Curry S. How frequently are "classic" drug-seeking behaviors used by drug-seeking patients in the emergency department? West J Emerg Med. 2012;13(5):416–21.
8. Moore TM, Jones T, Browder JH, et al. A comparison of common screening methods for predicting aberrant drug-related behavior among patients receiving opioids for chronic pain management. Pain Med. 2009;10:1426–33.
9. McNabb C, Foot C, Ting J, et al. Diagnosing drug-seeking behavior in an adult emergency department. Emerg Med Australas. 2006;18:138–42.
10. Todd K. Pain and prescription monitoring programs in the emergency department. Ann Emerg Med. 2010;56(1):24–6.
11. Rupp T, Delaney KA. Inadequate analgesia in emergency medicine. Ann Emerg Med. 2004;43:494–503.
12. Tamayo-Sarver JH, Dawson NV, Cydulka RK, et al. Variability in emergency physician decision making about prescribing opioid analgesics. Ann Emerg Med. 2004;43:483–93.
13. Wilson JE, Pendleton JM. Oligoanalgesia in the emergency department. Am J Emerg Med. 1989;7:620–3.

影像学检查和复查对慢性腹痛患者有什么作用? 138

Theodore Katz and Janet Smereck

经验教训
- 功能性综合征是慢性腹痛的常见原因。
- "危险信号"症状有助于提示需要考虑的潜在严重疾病。
- 现有证据有限,但在既往影像学检查阴性的慢性复发性腹痛患者,进行 CT 复查的价值似乎不大。

对急诊医务人员而言,评估慢性腹痛患者是一项具有挑战性的任务。在这些患者的诊疗过程中,决策的关键在于是否进行诊断性影像学检查。计算机体层摄影(computerized tomography,CT)是常用的检查方法,是未分化腹痛患者的首选方法。然而,由于症状的长期性,其中许多患者以前都曾做过影像学检查。何时再行影像学检查,成了一个新的问题。在慢性腹痛情况下,何时进行影像学检查或复查,尚没有共识指南。

缩小鉴别诊断的范围是关键,所有影像学检查的策略都应如此。如果有指征,影像学检查应用于评估特定诊断,而不是疾病筛查。当认为当前疾病可能是某种特定诊断时,美国放射学会的适宜标准(American college of radiology appropriateness criteria)在决定影像学检查方式中可提供指导[1](https://www.acr.org/Clinical-Resources/ACR-Appropriateness-Criteria)。

研究表明,功能性综合征(functional syndrome),尤其是肠易激综合征(irritable bowel syndrome,IBS),是慢性腹痛的常见病因,一般很难通过影像学检查方法来确定潜在的器质性疾病[2-5]。最近一篇评价影像学检查在 IBS 患者中应用证据的综述性文章发现,符合罗马Ⅲ症状标准的 IBS 患者中器质性疾病(organic disease)患病率低,并且没有其他器质性疾病相关的症状[6]。

某些"危险症状"的存在,应引起对潜在器质性疾病的关注。虽然没有明确的危险症状列表,但文献中经常引用的症状包括生命体征异常、贫血、体重减轻、血便、年龄超过 50 岁、痛醒的相关症状以及需要抗生素治疗的症状[7-11]。然而,这些症状并非始终与潜在的疾病相关。一项研究评估了各种危险症状和器质性疾病的关系,特别是与胃肠道恶性肿瘤、IBD 和吸收不良的关系。该作者把血便、痛醒的症状、体重减轻、抗生素使用、结肠癌家族史和年龄超过 50 岁作为危险症状。单独对这些症状进行评价时,对所选择的每种器质性疾病而言,没有一种症状的阳性预测值(positive predictive value,PPV)超过 10%,可能是因为所研究的患者中危险症状的基线患病率高的缘故。譬如,血便的存在对检出胃肠道癌的 PPV 仅 2.4%[11]。即使存在特殊的危险症状,在急诊医疗机构也常常无影像学检查指征。在某些情况下转诊给专科医生进行内镜检查或结肠镜检查可能更为明智[8]。

在慢性腹痛患者中,医务人员面临的另一个挑战是影像学复查的决策。一项研究评估了先前 CT 检查阴性患者中腹部 CT 复查的价值。这项回顾性研究包括 2 次或更多次因非创伤性腹痛就诊到急诊科的患者,每次就诊都进行腹部 CT 检查。首次 CT 检查的阳性率(影像学检查结果可合理解释患者疼痛)为 22.5%,前一次检查阴性后再进行 CT 复查的阳性率降至 8.4%,前两次检查阴性后再进行 CT 复查的阳性率仅为 4.9%。然而,白细胞增多或 APACHE Ⅱ 评分大于 5 分等与影像学复查的阳性率相关性较高[12]。尽管需要更多的研究来验证这些发现,但这项研究表明以前腹部 CT 检查阴性的绝大多数患者,再进行 CT 复查的价值似乎有限。

总结

与急性腹痛一样,慢性腹痛的诊疗目的是排除"不能遗漏的"诊断,如有可能,再确定可治疗的病因[13]。对于相应患者而言,应该进行仔细检查、观察和重新评估,排除需要紧急干预的病例,推断患者是否需要进行 CT 检查或复查,避免患者接受不必要的辐射和检查。

(叶道斌 黄雨梅 译,王伟岸 校)

推荐资源
- American College of Radiology Appropriateness Criteria: https://www.acr.org/Clinical-Resources/ACR-Appropriateness-Criteria.
- Nojkov B, Duffy MC, Cappell MS. Utility of repeated abdominal CT scans after prior negative CT scans in patients presenting to ER with non-traumatic abdominal pain. Dig Dis Sci. 2013;58:1074-83.

参考文献

1. American College of Radiology Appropriateness Criteria. 2017. Available at: https://www.acr.org/Quality-Safety/Appropriateness-Criteria.

2. Wallander MA, Johansson S, Ruigomez A, Garcia Rodriguez LA. Unspecified abdominal pain in primary care: the role of gastrointestinal morbidity. Int J Clin Pract. 2007;61:1663–70.

3. Drossman DA, Li Z, Andruzzi E, Temple RD, Talley NJ, Thompson WG, et al. U.S. householder survey of functional gastrointestinal disorders. Prevalence, sociodemography, and health impact. Dig Dis Sci. 1993;38:1569–80.

4. Jones R, Lydeard S. Irritable bowel syndrome in the general population. BMJ. 1992;304:87–90.

5. Tolba R, Shroll J, Kanu A, Rizk MK. The epidemiology of chronic abdominal pain. In: Kapural L, editor. Chronic abdominal pain. New York: Springer; 2015. p. 13–24.

6. O'Conor O, McSweeney S, McWilliams S, O'Neill S, Shanahan F, Quigley EM, et al. Role of radiological imaging in irritable bowel syndrome: evidence-based review. Radiology. 2012;262:485–94.

7. Mendelson R. Imaging for chronic abdominal pain in adults. Aust Prescr. 2015;38:49–52.

8. Brandt L, Chey W, Foxx-Orenstein A, Schiller LR, Schoenfeld PS, Spiegel BM, et al. An evidence-based position statement on the management of irritable bowel syndrome. AJG. 2009;104:S1–S35.

9. Tack J, Talley N, Camilleri M, Holtmann G, Malagelada JR, Stanghellini Y. Functional gastroduodenal disorders. Gastroenterol. 2006;130:1466–79.

10. Jones R, Charlton J, Latinovic R, Gulliford M. Alarm symptoms and identification of non-cancer diagnoses in primary care: cohort study. BMJ. 2009;339:b3094.

11. Whitehead WE, Palsson OS, Feld AD, Levy RL, Von Korff M, Turner MJ, et al. Utility of red flag symptom exclusions in the diagnosis of irritable bowel syndrome. AP&T. 2006;24:137–46.

12. Nojkov B, Duffy MC, Cappell MS. Utility of repeated abdominal CT scans after prior negative CT scans in patients presenting to ER with nontraumatic abdominal pain. Dig Dis Sci. 2013;58:1074–83.

13. Schifeling C, Williams D. Appropriate use of imaging for acute abdominal pain. JAMA Int Med. 2017;177(12):1853.

慢性腹痛女性患者腹部/盆腔CT检查阴性后进行盆腔超声检查有益吗？ 139

Janet Smereck and Kerri Layman

经验教训

- 病史中提示严重病变的危险信号包括年龄大于50岁、发热、不明原因的体重减轻、血尿、性交后出血、绝经后出血和深部性交困难。
- 在慢性下腹痛女性患者中，盆腔超声检查能够发现CT可能遗漏的病变，得到重要的诊断。
- 通常认为卵巢扭转是一种急性疼痛性疾病，但其可能有较长的慢性病程。由于存在双重血供，扭转卵巢的超声图像上彩色多普勒超声血流信号可能仍然存在。

慢性下腹痛（chronic pelvic pain）女性患者对急诊医务人员提出了独特的诊断挑战。文献中慢性下腹痛定义为与盆腔器官相关的非周期性疼痛，持续6个月以上[1-4]。症状强度可能从轻到重，可能起源于妇科、胃肠道、泌尿系统或神经系统病变[5,6]。在缺乏特别明确病因的情况下，慢性下腹痛通常视为功能性疾病，这是一种在急诊医疗机构需要排除的诊断。

据报道，成年女性慢性下腹痛（不包括痛经）的发病率为4%~24%[7,8]。急诊医务人员有责任确定或排除严重的病因，以便确定适宜的治疗方法。

病史中提示严重病变的"危险征象"包括年龄大于50岁、发热、不明原因的体重减轻、血尿（hematuria）、性交后出血（postcoital bleeding）、绝经后出血（postmenopausal bleeding）和深部性交困难（deep dyspareunia）[1,9]。重要的病史特征包括疼痛的性质。例如，绞痛可能提示肠易激综合征（irritable bowel syndrome）或部分肠梗阻。慢性排尿困难（dysuria）或血尿可能表明存在感染、肿瘤或间质性膀胱炎（interstitial cystitis）。疼痛强度随月经周期波动可能提示子宫内膜异位症（endometriosis）或子宫腺肌病（adenomyosis），后者多发生在育龄后期（40岁以上）[10]。既往的腹部手术或感染可能会引起疼痛性盆腔粘连。这种描述为烧灼样或电击样的疼痛可能归咎于盆底或腹壁神经卡压（nerve entrapment），可通过观察是否能由腹壁肌肉收缩诱发症状（即Carnett征）来识别[2,4,11]。重要的是，常常发现在女性患者中，慢性下腹痛与创伤后应激障碍（post-traumatic stress disorder）和儿童性虐待（sexual abuse）正相关[12]。表139.1总结了与慢性下腹痛相关的病症。

表139.1 与女性慢性下腹部疼痛相关的病症

妇科
子宫内膜异位症
子宫腺肌病
子宫肌瘤
卵巢囊肿/多囊卵巢综合征
盆腔淤血综合征
慢性卵巢扭转
慢性输卵管炎/输卵管卵巢脓肿
泌尿外科
输尿管结石
尿路感染
间质性膀胱炎
胃肠疾病
肠易激综合征
憩室炎
慢性阑尾炎
乙状结肠或盲肠结肠肿瘤
腹壁/盆腔壁
腹股沟疝
盆腔粘连
盆底松弛
神经卡压

超声检查在慢性腹部/下腹部疼痛的评估中的价值

慢性下腹痛女性患者诊断性影像学检查的建议源于多个交叉学科的文献资料，包括胃肠病学、泌尿科、妇产科、普通外科、急诊科、康复科和放射科。腹部平片应用有限，但可显示输尿管或附件的钙化或气液平面，提示肠管扩张或梗阻。计算机体层摄影（computerized tomography，CT）是常用的检查方法，是未分化腹痛患者的首选检查方法。如果腹部/盆腔 CT 检查阴性或不能做出诊断,超声检查(ultrasonography)可能发现重要的盆腔病变。不论是急性腹痛还是慢性腹痛,在下腹痛女性患者中,都认为超声(US)是首选的初步影像学检查方法[13]。

超声检查是疑似附件或子宫疾病的首选检查工具[14]。许多与慢性下腹痛相关的疾病,包括子宫腺肌病、平滑肌瘤以及包括子宫内膜异位症和卵巢肿瘤在内的盆腔小肿块(直径<4cm)都易通过经阴道超声检查(transvaginal ultrasonography)检出,但这些常常在 CT 检查中漏诊[15,16]。盆腔淤血综合征(pelvic congestion syndrome,PCS)中,盆腔静脉存在静脉曲张,是公认的可以治疗的慢性下腹痛的病因,最好用双功能超声来诊断[17,18]。卵巢静脉大于 5~6mm 即可诊断,Valsalva 试验后彩色多普勒超声可显示逆流的静脉血流[19]。

重要的是,为检出卵巢扭转(ovarian torsion)有必要进行双功能超声检查(Duplex ultrasonography)。卵巢扭转可表现为间歇性或慢性疼痛。通常认为卵巢扭转是急性疼痛性疾病,但已有报道,该疾病也存在慢性病程。它可能发生在正常的卵巢,但经常发生于巨大囊性病变(尤其是皮样囊肿)、肿瘤或子宫内膜植入引起的卵巢增大中。卵巢绕其血管蒂的扭转是妇科急症,由于卵巢存在双重血供,在卵巢扭转患者彩色多普勒超声检查中,血流可能仍然存在,以致使诊断复杂化[20,21]。"漩涡征(whirlpool sign)"阳性被视为卵巢扭转最确定性的征象[22]。对于擅长床旁超声(point-of-care ultrasound,POCUS)检查的临床医生而言,床旁超声(分为经腹和经阴道两种方式)可以更快地进行诊断,能够缩短会诊、治疗及患者住院的时间[23]。

总结

总之,盆腔超声检查对慢性下腹部疼痛的女性患者有着重要的诊断价值,可发现 CT 可能漏诊的疾病。在对慢性下腹痛的女性患者进行评估时,急诊医务人员应考虑将超声作为首选影像学检查方法。

病例:慢性下腹部疼痛

患者,女,60 岁,因右下腹痛和腹胀就诊于急诊科,主诉症状间断发作已有数年,最近数天加重。腹痛为钝痛、酸痛,偶伴恶心,但无排便习惯改变、排尿困难、阴道出血。绝经至少 10 年以上,过去 30 年曾阴道分娩 2 次。9 岁时阑尾切除。体格检查:患者无发热,看似轻微不适。腹部肥胖柔软,耻骨上区和双侧下腹部有中度压痛,无腹膜刺激征。盆腔双合诊检查(bimanual pelvic examination)显示轻度弥漫性压痛,无异常阴道出血或分泌物。未触及肿块,但患者体型限制了对附件和子宫大小的全面评估。腹部和盆腔 CT 显示散在的结肠憩室,但无急性炎症的证据。CT 影像上子宫和附件显示为"正常"。然后经阴道超声提示患者存在 3.5cm 右侧基底纤维瘤(fundal fibroid),有囊性变性的迹象。子宫内膜厚度为 4mm。无附件肿大,卵巢血流颜色正常。患者对通过客观检查来解决症状表示满意,之后把她转诊到妇科门诊进一步对子宫平滑肌瘤进行治疗。

参考文献

1. Vercellini P, Somigliana E, Vigano P, Abbiati A, Barbara G, Fedele L. Chronic pelvic pain in women: etiology, pathogenesis and diagnostic approach. Gynecol Endocrinol. 2009;25(3):149–58.
2. Speer L, Mushkbar S, Erbele T. Chronic pelvic pain in women. Am Fam Physician. 2016;93(5):380–7.
3. Engeler DS, Baranowski AP, Dinis-Oliveira P, Elneil S, Hughes J, Messelink EJ, et al. The 2013 EAU guidelines on chronic pelvic pain: is management of chronic pelvic pain a habit, a philosophy, or a science? 10 years of development. Eur Urol. 2013;64(3):431–9.
4. Stein SL. Chronic pelvic pain. Gastroenterol Clin N Am. 2013;42(4):785–800.
5. Reiter RC. Occult somatic pathology in women with chronic pelvic pain. Clin Obstet Gynecol. 1990;33(1):154–60.
6. Zackowski S. Chronic recurrent abdominal pain. Emerg Med Clin North Am. 1998;16(4):877–94.
7. Latthe P, Latthe MC, Say L, Gulmezoglu M, Khan KS. WHO systemic review of prevalence of chronic pelvic pain: a neglected reproductive health morbidity. BMC Public Health. 2006;6:177.
8. Ahangari A. Prevalence of chronic pelvic pain among women: and updated review. Pain Physician. 2014;17(2):E141–7.
9. Ferrero S, Ragni N, Remorgida V. Deep dyspareunia: causes, treatments, and results. Curr Opin Obstet Gynecol. 2008;20(4):394–9.
10. Parazzini F, Mais V, Cipriani S, Busacca M, Venturini P. GISE. Determinants of adenomyosis in women who underwent hysterectomy for benign gynecological conditions: results from a prospective multicentric study in Italy. Eur J Obstet Gynecol Reprod Biol. 2009;143(2):103–6.
11. Mui J, Allaire C, Williams C, Yong PJ. Abdominal wall pain in women with chronic pelvic pain. J Obstet Gynaecol Can. 2016;38(2):154–9.
12. Farley M, Patsalides B. Physical symptoms, posttraumatic stress disorder, and healthcare utilization of women with and without childhood physical and sexual abuse. Psychol Rep. 2002;89:595–606.
13. Amirbekian S, Hooley R. Ultrasound evaluation of pelvic pain. Radiol Clin North Am. 2014;52(6):1215–35.
14. Juhan V. Chronic pelvic pain: an imaging approach. Diagn Interv Imaging. 2015;96(10):997–1007.
15. Khatri G, Khan A, Raval G, Chhabra A. Diagnostic evaluation of chronic pelvic pain. Phys Med Rehabil Clin N Am. 2017;28(3):477–500.
16. Benjamin-Pratt AR, Howard FM. Management of chronic pelvic pain. Minerva Ginecol. 2010;62(5):447–65.
17. Liddle AD, Davies AH. Pelvic congestion syndrome: chronic pelvic pain caused by ovarian and internal iliac varices. Phlebology. 2007;22(3):100–4.
18. Rane N, Leyon JJ, Littlehales T, Ganeshan A, Crowe P, Uberoi R. Pelvic congestion syndrome. Curr Probl Diagn Radiol. 2013;42(4):135–40.
19. Ganeshan A, Upponi S, Hon L, Uthappa MC, Warakaulle DR, Uberoi R. Chronic pelvic pain due to pelvic congestion syndrome: the role of diagnostic and interventional radiology. Cardiovasc Intervent Radiol. 2007;30(6):1105–11.
20. Ssi-Yan G, Rivain AL, Trichot C, Morcelet MC, Prevot S, Deffieux X, et al. What every radiologist should know about adnexal torsion. Emerg Radiol. 2018;25(1):51–9.
21. Lourenco A, Swenson D, Tubbs R, Lazarus E. Ovarian and tubal torsion: imaging findings on US, CT and MRI. Emerg Radiol. 2014;21(2):179–87.
22. Vijayaraghavan SB. Sonographic whirlpool sign in ovarian torsion. J Ultrasound Med. 2004;23(12):1643–9.
23. Sohoni A, Bosley J, Miss JC. Bedside ultrasonography for obstetric and gynecologic emergencies. Crit Care Clin. 2014;30(2):207–26.

(黄雨梅 译,李昌平 校)

化验检查结果有助于慢性腹痛的诊断吗？ 140

Janet Smereck

经验教训

- 以腹痛或盆腔疼痛为表现的育龄妇女（除非以前子宫切除）可受益于妊娠试验。据报道输卵管结扎和服用避孕药或否认有性生活的患者也不应省略这项检查。
- 全血细胞计数（CBC）显示仅约半数的严重腹部病变患者白细胞增多。
- 70%以上的严重腹腔感染患者可能有无菌性脓尿。
- 血清乳酸水平升高诊断肠系膜缺血的灵敏度高。
- 肝功能检查异常并不预示有胃肠道疾病,如吉尔伯特综合征和溶血性贫血中会出现高胆红素血症,Gullo综合征和肾衰竭中会出现高脂肪酶血症。

在对慢性腹痛进行评价时,急诊医疗机构的主要目的是确定或排除严重的病因,以便采取适当的治疗方法。因为慢性疾病未必能排除疾病的严重性,所以实验室检查常常用于发现急性或既往忽略的病变。虽然文献对急性腹痛患者的循证诊断工具的指南很有说服力,但用于指导急诊医务人员处理慢性腹痛患者的资料很少[1]。在大多数慢性腹痛患者的评估中,实验室检查的作用有限,但在许多临床情况下都推荐进行特定的检测(specific testing)。

人绒毛膜促性腺激素

对于所有腹痛的育龄女性患者而言,不管是急性还是慢性,除非以前已经进行子宫切除,否则都应考虑进行妊娠试验(pregnancy test)检查[2]。患者自诉的常规节育器使用史、正常的月经史、无性生活或家庭妊娠试验阴性,都不能改变人绒毛膜促性腺素(human chorionic gonadotropin,hCG)检测的必要性。对"无机会"怀孕的腹痛患者进行的妊娠率研究显示,其妊娠试验阳性率为2%~11%[3,4]。床旁(point-of-care,POC)尿液妊娠试验检测可加快处理速度,其准确性相当于临床实验室检查[5,6]。血清hCG假阳性结果鲜有报道,如果出现,可能意味着存在异嗜性抗体(heterophilic antibody)的可能,此时可通过验尿排除这种情况。在妊娠滋养层疾病(gestational trophoblastic disease)中也可能出现hCG假阳性结果[7]。

全血细胞计数

作为炎症或感染的指标,白细胞(white blood cell,WBC)计数在慢性腹痛患者中缺乏灵敏度。在所有严重腹部病变中,约一半患者出现白细胞增多(leukocytosis)[8,9]。血红蛋白和血细胞比容(hematocrit)降低可能提示慢性贫血或失血,而血红蛋白增高则提示患者可能存在因脱水所致的血液浓缩。

尿液分析

在腹痛的评估中,不论患者有无尿路症状,都认为尿液分析是一项有用的诊断试验[10]。脓尿(pyuria)可能提示泌尿道感染,但也可出现在有腹膜刺激征的疾病中,如憩室炎(diverticulitis)、炎性肠病(inflammatory bowel disease)和脓肿。据报道,70%以上的严重腹腔疾病患者有无菌性脓尿(sterile pyuria),包括阑尾炎(appendicitis)和憩室炎患者[11]。值得注意的是,无脓尿并不能排除患者有肾脓肿(renal abscess)或肾盂肾炎(pyelonephritis)的可能[12]。

血尿(hematuria)提示肾结石或输尿管结石,但也可见于一些慢性疾病,如恶性肿瘤、肾囊肿和血管异常。胡桃夹综合征(nutcracker syndrome)是一种肾血管挤压于腹主动脉和肠系膜上动脉之间的罕见异常,特征为慢性腹痛和血尿[13]。间质性膀胱炎(interstitial cystitis,IC)是一种膀胱的慢性无菌性炎症性疾病,病因不明,特征为慢性膀胱疼痛和尿急[14]。血尿见于高达30%的间质性膀胱炎患者中[15]。

综合性代谢指标检测项目

综合性代谢指标检测项目(comprehensive metabolic panel,CMP)(即基础代谢检测项目和肝功能检测项目)常常用于筛查系统性疾病,如糖尿病、肾功能不全(renal insufficiency)或电解质异常。一般而言,在无肝、胆受累体征或症状的慢性弥漫性腹痛患者中,常规的肝功能检查诊断价值较小。对于右上腹疼痛的患者,胆红素水平升高对胆管炎症或梗阻的诊断特异度较高[16]。

脂肪酶

急性胰腺炎(acute pancreatitis)的特征是脂肪酶(lipase)升高至正常上限的 3 倍或以上。不过,急诊科易于开展的实验室检查不能可靠地诊断慢性胰腺炎(chronic pancreatitis)[17]。对于慢性胰腺炎而言,脂肪酶可能并不升高,而检测胰腺外分泌功能不全(exocrine insufficiency)的其他标志物需要较长时间,例如粪便脂肪测量需收集数天的粪便[18]。此外,脂肪酶升高可能存在于与胰腺炎无关的疾病中。肾功能不全(renal insufficiency)、休克状态等危重疾病和特发性高脂肪酶血症(idiopathic hyperlipasemia)(Gullo 综合征)都可使血清脂肪酶显著升高[17]。

炎症标志物

乳酸(lactate)水平通常被认为是疾病严重程度的替代指标。乳酸水平升高对肠系膜缺血(mesenteric ischemia)以及腹膜炎和急性胰腺炎诊断的灵敏度高[18]。C 反应蛋白(C-reactive protein,CRP)等炎症标志物在一些引起慢性腹痛的疾病中可能升高,包括炎性肠病(inflammatory bowel disease)、穿孔性憩室炎(perforated diverticulitis)、阑尾炎(appendicitis)以及包括输卵管炎(salpingitis)和输卵管卵巢脓肿(tubo-ovarian abscess)在内的妇科疾病。然而,在腹痛患者中,CRP 不太能将紧急情况从非紧急情况中鉴别出来[19]。

代谢疾病

引起慢性或复发性腹痛的罕见代谢疾病很少能在急诊机构中诊断出来。慢性复发性腹痛是间歇性卟啉症(intermittent porphyrias)最常见的主要症状之一,它是一种血红素(heme)生物合成障碍的遗传性疾病[20,21]。其诊断包括遗传分析(genetic analysis)和胆色素原(porphobilinogen)的尿测试试验。可在床旁观察到尿色深或红[20,22]。铅中毒(lead poisoning)也可表现为复发性或慢性腹痛、恶心和乏力。小细胞性贫血(microcytic anemia)具有特征性,可通过血液分析进行诊断[23]。

总结

实验室检查的选择应用可提醒急诊医生慢性腹部疾病急性加重的可能性,发现以前忽视的慢性腹部综合征的病因,或提示与慢性疾病无关的新的疾病病程。在对慢性腹痛进行实验室检查评估中,急诊医生应全面考虑需要紧急诊断的疾病,并避免检测价值低的项目或重复检查。

（黄雨梅 译,李昌平　王伟岸 校）

参考文献

1. Gans S, Pols M, Stoker J, Boermeester M. Guideline for the diagnostic pathway in patients with acute abdominal pain. Dig Surg. 2015;32(1):23–31.
2. Olshaker J. Emergency department pregnancy testing. J Emerg Med. 1996;14(1):59–65.
3. Ramoska E, Sacchetti A, Nepp M. Reliability of patient history in determining the possibility of pregnancy. Ann Emerg Med. 1989;18(1):48–50.
4. Strote J, Chen G. Patient self assessment of pregnancy status in the emergency department. Emerg Med J. 2006;23(7):554–7.
5. Lazarenko G, Dobson C, Enokson R, Brant R. Accuracy and speed of urine pregnancy tests done in the emergency department: a prospective study. CJEM. 2001;3(4):292–5.
6. Gottlieb M, Wnek K, Moskoff J, Christian E, Bailitz J. Comparison of result times between urine and whole blood point-of-care pregnancy testing. West J Emerg Med. 2016;17(4):449–53.
7. Committee on Gynecologic Practice. Avoiding inappropriate clinical decisions based on false-positive human chorionic gonatropin test. ACOG Committee Opinion No. 278, November 2002, reaffirmed 2017. Accessed online 11/2/2017.
8. Young G. CBC or not CBC? That is the question. Ann Emerg Med. 1986;15(3):367–71.
9. Gans S, Atema J, Stoker J, Toorenvliet BR, Laurell H, Boermeester MA. C-reactive protein and white blood cell count as triage test between urgent and nonurgent conditions in 2961 patients with acute abdominal pain. Open Access Med. 2015;94(9):1–9.
10. Nagurney J, Brown D, Chang Y, Sane S, Wang AC, Weiner JB. Use of diagnostic testing in the emergency department for patients presenting with non-traumatic abdominal pain. J Emerg Med. 2003;25(4):363–71.
11. Goonewardene S, Persad R. Sterile pyuria: a forgotten entity. Ther Adv Urol. 2015;7(5):295–8.
12. Conley S, Frumkin K. Acute lobar nephronia: a case report and literature review. J Emerg Med. 2014;46(5):624–6.
13. Policha A, Lamparello P, Sadek M, Berland T, Maldonado T. Endovascular treatment of nutcracker syndrome. Ann Vasc Surg. 2016;36:e1–295e7.
14. Kelada E, Jones A. Interstitial cystitis. Arch Gynecol Obstet. 2007;275(4):223–9.
15. Gomes C, Sanchez-Ortiz R, Harris C, Wein AJ, Rovner ES. Significance of hematuria in patients with interstitial cystitis: review of radiographic and endoscopic findings. Urology. 2001;57(2):262–5.
16. Fargo M, Grogan S, Saguil A. Evaluation of jaundice in adults. Am Fam Physician. 2017;95(3):164–8.
17. Hameed A, Lam V, Pleass H. Significant elevations of serum lipase not caused by pancreatitis: a systemic review. HPB (Oxford). 2015;17(2):99–112.
18. Duggan S, Chonchubhair H, Lawal O, O'Connor DB, Conlon KC. Chronic pancreatitis: a diagnostic dilemma. World J Gastroenterol. 2016;22(7):2304–13.
19. Andersen L, Mackenhauer J, Roberts J, Berg KM, Cocchi MN, Donnino MW. Etiology and therapeutic approach to elevated lactate. Mayo Clin Proc. 2014;88(10):1127–40.
20. Herrick A, McColl K. Acute intermittent porphyria. Best Pract Res Clin Gastroenterol. 2005;19(2):235–49.
21. Karim Z, Lyoumi S, Nicholas G, Deybach JC, Gouya L, Puy H. Porphyrias: a 2015 update. Clin Res Hepatol Gastroenterol. 2015;39(4):412–25.
22. Liu Y, Lien W, Fang C, Lai TI, Chen WJ, Wang HP. ED presentation of acute porphyria. Am J Emerg Med. 2005;23:164–7.
23. Tsai M, Huang S, Cheng S. Lead poisoning can be easily misdiagnosed as acute porphyria and nonspecific abdominal pain. Case Rep Emerg Med. 2017; ID 9050713, 4 pages. Accessed online 01/19/2018.

慢性腹痛的非阿片类药物治疗

Zachary Repanshek

经验教训

- 对患者和医生而言,慢性腹痛都是一种棘手的临床情况。
- 阿片类镇痛药不应常规用于慢性腹痛中,而且事实上,阿片类镇痛药可能会加重病情。
- 麻醉剂肠道综合征是一种无法解释的腹痛,需要不断增加阿片类药物剂量来治疗。
- 如有可能,腹痛的治疗应针对潜在的病因。

腹痛(abdominal pain)是美国急诊科(emergency department,ED)就诊患者的第二位最常见的主诉[1]。虽然腹痛患者多数属于急诊,但也要求急诊医务人员去处理那些有慢性腹痛的患者。

慢性腹痛(chronic abdominal pain)通常定义为病程持续超过6个月的间断性或持续性腹痛[2]。慢性腹痛的确切患病率不明,潜在的病因众多[3]。慢性腹痛患者可能有严重的病症并且生活质量较低。他们常常接受广泛的诊断性检查,并且会在医疗保健机构花费大量的就诊时间。这也给临床医生带来了挑战,因为许多患者始终未发现器质性病变,而且治疗无效。

与其他类型的慢性疼痛一样,其他止痛方法无效的慢性腹痛患者常常被给予麻醉性镇痛药。美国疾病控制与预防中心(Centers for Disease Control and Prevention,CDC)发表了阿片类药物用于慢性疼痛的处方指南。这些指南指出:"非药物治疗和非阿片类物治疗是慢性疼痛治疗的首选。只有对患者的疼痛和功能的预期益处大于风险时,临床医师才应该考虑使用阿片类药物治疗"[4]。很少证据支持阿片类药物用于慢性腹痛的治疗[3,5]。不管如何,这些药物的损害风险有目共睹,但并不限于成瘾性和胃肠运动性减弱。鉴于此,正如同CDC指南所述,几乎没有理由认为预期收益会超过风险。阿片类镇痛药不应常规用于慢性腹痛的治疗,并且事实上阿片类镇痛药可能会加重疾病。

麻醉剂肠道综合征(narcotic bowel syndrome,NBS)是一种无法解释的腹痛性疾病,需要不断增加阿片类药物的剂量来进行治疗。麻醉剂肠道综合征患者可能频繁就诊于急诊科,寻求治疗其疼痛的方法,因此,该病是急诊科医生应当认识的重要疾病。在慢性或频繁复发的腹痛患者中,如果存在如下情况:①服用大剂量的麻醉性镇痛药(narcotic);②麻醉性镇痛药剂量减少时疼痛明显加重而重新给予大剂量麻醉性镇痛药时症

状改善;③疼痛的发作频次、持续时间和严重性逐渐增加;④没有其他病因可解释这种疼痛[6],就可以做出麻醉剂肠道综合征的诊断。

麻醉剂肠道综合征的病状呈周期性发作,如图141.1所示。无法解释的腹痛患者开始用阿片类镇痛药治疗后,可引起胃肠运动减弱,导致恶心、腹部膨胀、便秘,进而加重腹痛。需要逐步增加镇痛药的剂量来治疗这种不断加重的疼痛。随着剂量增加,阿片受体可能变得对药物不那么敏感,导致痛觉过敏和药物依赖[7]。

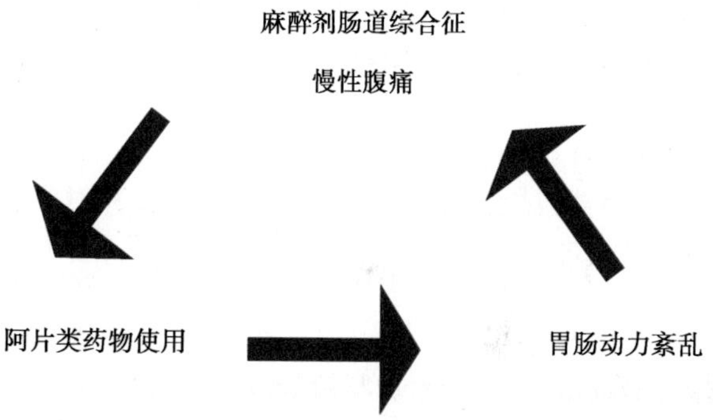

麻醉剂肠道综合征

慢性腹痛

阿片类药物使用　　**胃肠动力紊乱**

图141.1　麻醉剂肠道综合征

麻醉剂肠道综合征的最终治疗方法包括停用阿片类药物。不管怎样,治疗必须在非药物方面和心理社会支持方面的长期治疗基础上进行,通常需要阿片类药物戒毒治疗(opioid detoxification)。这会超出大多数急诊医生的执业范围。对就诊于急诊科的麻醉剂肠道综合征患者而言,最关键之处在于避免使用阿片类药物,否则会加重疼痛。医师应治疗相关症状,例如采用促胃肠动力的止吐药治疗恶心,轻泻药和软便剂治疗便秘。将患者转诊到胃肠病学专科和药物戒毒中心都是合理的。急诊医生应认识阿片脱瘾(opioid withdrawal)的征象,如有必要,用可乐定(clonidine)、止泻药和苯二氮䓬类药物(benzodiazepines)治疗相关症状。与患者讨论其疾病以及随着阿片类药物使用而加重的风险是重要的干预措施,因为患者常常很少能够得到对其症状的解释[6,7]。

与急性腹痛一样,可以确定慢性腹痛的疑似病因时,应针对病因进行治疗。中枢介导的胃肠道疼痛(centrally mediated gastrointestinal pain),以前被称为"功能性腹痛(functional abdominal pain)",是一种几乎限制日常功能的连续性腹痛,这种疼痛无其他器质性疾病或相关胃肠功能紊乱[8]。这种疼痛常

常存在精神疾病的合并症(comorbidity)，药物治疗应包括三环类抗抑郁药(tricyclic antidepressant，TCA)、选择性 5-羟色胺再摄取抑制剂(selective serotonin reuptake inhibitor，SSRI)和 5-羟色胺-去甲肾上腺素再摄取抑制剂(serotonin-norepinephrine reuptake inhibitor，SNRI)。尽管这些药物通常不能在急诊科开出。患者同样也应转诊进行心理评估，尤其在怀疑其有共存的心理疾病时[5,8,9]。

据估计，2%~3%的慢性腹痛患者的病因是腹壁痛(abdominal wall pain)[10]。典型的表现是，疼痛定位准确，明确局限于腹直肌外侧缘。在这一部位触诊引起的疼痛通常随着腹壁肌绷紧而加重，这一检查手法称为 Carnett 试验。急诊治疗包括触痛点局部麻醉剂注射，有时会联合使用皮质类固醇(corticosteroid)进行治疗[5,10]。在因慢性腹壁痛加重就诊的患者中，虽然目前这项操作主要由胃肠专科医师来做，但它是一项急诊医师可以安全操作的技术。疼痛随着触痛点注射而改善，认为是腹壁痛的诊断特征[5,10]。

炎性肠病(inflammatory bowel disease)、肠易激综合征(irritable bowel syndrome，IBS)和功能性消化不良(functional dyspepsia)也可能是慢性痛的来源。炎性肠病，例如克罗恩病(Crohn's disease)和溃疡性结肠炎(ulcerative colitis)，最初可能由急诊内科医师通过计算机体层摄影诊断的。在这种情形下，患者应转诊到胃肠病学专科给予确定性的治疗，使用皮质类固醇(corticosteroid)治疗可能会缓解症状[11]。IBS 与其他胃肠功能紊乱有关，例如便秘或腹泻。在这些患者中，腹痛和胀气的第一线治疗药物通常为解痉药，如双环维林(dicyclomine)。也应考虑调节饮食和益生菌(probiotics)的治疗方法，并对排便障碍进行治疗[12]。功能性消化不良，表现为食管胃十二指肠镜检查(esophagogastroduodenoscopy，EGD)未发现食管炎、溃疡或恶性肿瘤的消化不良症状，可通过改变饮食习惯、给予组胺 H_2 受体拮抗药(H_2-blocker)和质子泵抑制剂(proton pump inhibitor，PPI)来治疗[13]。表 141.1 总结了慢性腹痛的常见病因以及推荐的非阿片类药物治疗方法。

表 141.1　慢性腹痛的常见病因及推荐的药物治疗

疼痛病因	治疗	优点
慢性腹痛急性加重	**非解离性，小剂量氯胺酮<1mg/kg 静脉滴注**	支持小剂量氯胺酮(LDK)治疗急性腹痛的依据确实存在。氯胺酮用于慢性疼痛的治疗确实在增多，但仍有一些争议。在对 11 项急、慢性疼痛患者的研究分析中，发现 LDK 的疗效相当于而并不优于阿片类药物。氯胺酮输注可能适用于阿片类药物耐受的难治性急性疼痛加重患者，因为以前阿片药物治疗引起疼痛的"再致敏"机制[15]
中枢介导的胃肠疼痛：几乎是持续性的，会限制日常活动，无伴随的结构异常或胃肠功能障碍	**TCA** 去甲替林 10~25mg/d 口服 **SSRI，SNRI** 度洛西汀 30mg/d 口服 **心理科转诊**	TCA 是研究最多的抗抑郁药。一项荟萃分析(2014 年)发现患有疼痛性功能性胃肠病的患者服用可获益[16]。与去甲替林相比，阿米替林的抗胆碱能和抗组胺副作用更为明显。如有妊娠，或正在对肝病、精神病进行治疗，或对药物过敏的情况，应考虑另外的治疗方案。除非有抑郁或焦虑等精神病因素存在，否则 SSRI 在腹痛的治疗中无效 SNRI 对急性疼痛没有明确的疗效，但研究表明与 TCA 相比，可改善慢性疼痛，且其副作用较少[16]
腹壁疼痛 局部疼痛 Carnett 试验阳性	**触发点注射利多卡因局部/贴剂**	处方利多卡因贴剂(利多卡因 5% 贴剂)适用于带状疱疹后神经痛、神经性疼痛(非坐骨神经痛)和至少三种处方药失败的骨关节炎
炎性肠病 胃肠功能障碍 血性腹泻 结肠镜所见	**皮质类固醇** **转诊到胃肠病专科进行抗炎或免疫调节剂治疗**	
肠易激综合征 排便习惯改变 胀气，绞痛	**解痉剂** 双环维林 10~20mg 每 8h 一次，口服 **饮食调节**	双环维林是一种解痉和抗胆碱能药物，能降低 IBS 和溃疡性结肠炎相关的胃肠动力亢进。研究显示，与安慰剂相比，双环维林 10~40mg 3~4 次/d 口服，能显著改善 IBS 的总体评价，但患者出现抗胆碱能副作用的发生率高(高达 70%)。没有剂量>80mg/d 时的安全性资料。其他解痉剂，如美贝韦林疗效类似，但副作用较少。其他药物，如鲁比前列酮(lubiprostone)和利那洛肽(linaclotide)，在临床试验中都显示出了应用前景。鲁比前列酮是美国 FDA 批准用于成年女性便秘型 IBS 和阿片所致便秘的药品，用法为 8μg 口服，2 次/d[14]
功能性消化不良 消化不良症状 胃镜检查正常	**H_2 受体拮抗药** **PPI** **调节饮食**	尽管这种治疗方法长期使用会产生一些意外后果，例如增加肠道感染的易感性、冠状动脉疾病、低镁血症、肾脏疾病，然而一项循证医学综述研究表明，与安慰剂相比，功能性消化不良患者的症状相对风险降低了 14%[17]

(黄雨梅　译，李昌平　王伟岸　校)

推荐资源
- CDC guideline for prescribing opioids for chronic pain (fact sheet). https://www.cdc.gov/drugoverdose/pdf/Guidelines_Factsheet-a.pdf.
- Narcotic bowel syndrome emergency medicine literature of note. http://www.emlitofnote.com/?p=1348.
- Narcotic bowel syndrome: an important diagnosis you may not have heard of http://www.thepoisonreview.com/2011/07/07/narcotic-bowel-syndrome-an-important-diagnosis-you-may-not-have-heard-of-i-hadnt/.

参考文献

1. Bhuiya FA, Pitts SR, McCaig LF. Emergency department visits for chest pain and abdominal pain: United States, 1999–2008. NCHS Data Brief. 2010;43:1–8.
2. Tolba R, Shroll J. The epidemiology of chronic abdominal pain. In: Kapural L, editor. Chronic abdominal pain: an evidence-based, comprehensive guide to clinical management. New York: Springer; 2015.
3. Wang D. Opioid medications in the management of chronic abdominal pain. Curr Pain Headache Rep. 2017;21(9):40.
4. Centers for Disease Control and Prevention Public Health Service U S Department of Health and Human Services. Guideline for prescribing opioids for chronic pain. J Pain Palliat Care Pharmacother. 2016;30(2):138–40.
5. Camilleri M. Management of patients with chronic abdominal pain in clinical practice. Neurogastroenterol Motil. 2006;18(7):499–506.
6. Grover CA, Wiele ED, Close RJ. Narcotic bowel syndrome. J Emerg Med. 2012;43(6):992–5.
7. Farmer AD, Gallagher J, Bruckner-Holt C, Aziz Q. Narcotic bowel syndrome. Lancet Gastroenterol Hepatol. 2017;2(5):361–8.
8. Keefer L, Drossman DA, Guthrie E, Simrén M, Tillisch K, Olden K, Whorwell PJ. Centrally mediated disorders of gastrointestinal pain. Gastroenterology. 2016;150(60):1408–19.
9. Drossman DA. Severe and refractory chronic abdominal pain: treatment strategies. Clin Gastroenterol Hepatol. 2008;6(9):978–82.
10. Koop H, Koprdova S, Schürmann C. Chronic abdominal wall pain. Dtsch Arztebl Int. 2016;113(4):51–7.
11. Mowat C, Cole A, Windsor A, Ahmad T, Arnott I, Driscoll R, Mitton S, Orchard T, Rutter M, Younge L, Lees C, Ho GT, Satsangi J, Bloom S, IBD Section of the British Society of Gastroenterology. Guidelines for the management of inflammatory bowel disease in adults. Gut. 2011;60(5):571–607.
12. American College of Gastroenterology Task Force on Irritable Bowel Syndrome, Brandt LJ, Chey WD, Foxx-Orenstein AE, Schiller LR, Schoenfeld PS, Spiegel BM, Talley NJ, Quigley EM. An evidence-based position statement on the management of irritable bowel syndrome. Am J Gastroenterol. 2009;104(Suppl 1):S1–35.
13. Talley NJ. Functional dyspepsia: new insights into pathogenesis and therapy. Korean J Intern Med. 2016;31(3):444–56.

142 慢性腹痛患者应给予怎样的出院指导和随访计划？

Stephen Shaheen

经验教训

- 即使检查结果阴性，也应以积极、鼓励和支持的方式肯定患者的症状存在。
- 对可能忽视的腹痛病因应保持警惕，特别是在多次检查结果阴性时。目前已发现，亲密伴侣间暴力、抑郁和压力可触发和加重症状。
- 尽管慢性腹痛的精神合并症发病率高，但并非所有腹痛患者都有继发性的心理健康的问题。
- 应让患者及其家人参与制定合理的出院方案，包括疼痛控制、随访和非常清晰的复诊指导。
- 避免使用麻醉性镇痛药和苯二氮䓬类药物——有明确的数据支持这些药物滥用的可能性大，副作用多，可以直接加重腹痛。
- 如有可能，组织多学科团队，包括病例管理者、社会工作者和物理治疗师，来制定医疗关怀计划。

腹痛是急诊科就诊患者的常见主诉，据 2014 年美国全国医院门诊医疗服务调查（National Hospital Ambulatory Medical Care Survey），腹痛患者约占每年就诊人数的 8%。关于急性和慢性腹痛之间的区分没有完整数据，可能与相矛盾的定义有关[1]。慢性腹痛是一种受多种因素影响的复杂性主诉。在完成适当的诊断和治疗后，进一步处置仍然错综复杂，需要对患者目前的医疗计划、门诊医疗医务人员、医学认知和支持系统以及医院和当地资源进行分析。

患者就诊的动机是什么？

研究表明，尽管存在社会经济因素，但对大量反复就诊于急诊科的患者有必要进行随访并开展以患者为中心的综合性保健服务（译者注："综合性保健服务"的英文原文为"medical home"，它不是医疗场所，而是通过促进患者、临床医生、医护人员和患者家人之间的伙伴关系的建立，提供一种综合性初级医疗保健的方法）。患者对门诊预约或确定其目前症状为"急性"的等候时间倍感沮丧[2-4]。在保险模式或支付方法方面，尚未发现这些患者有明显的异常值（outlier）[5]。如果发现频繁就诊者，可能需要与病例管理（case management）和社会工作部

门协商，以便与专家和疼痛管理团队一起，制定有效的医疗关怀计划。实际上，这些针对频繁急诊就诊患者的协调性医疗关怀项目已经取得了不同程度的成功[6,7]。

对于慢性腹痛患者，了解其就诊的动机尤其重要，这有助于指导患者出院并避免不必要的复诊或住院。在急诊科，慢性腹痛患者常常因为是纯粹的心理病因而出院。这一诊断往往伴随着诸如焦虑和抑郁的心理健康方面的合并症[8,9]。流行病学研究显示，有这种病症的患者罹患难以控制的器质性疾病或功能性胃肠病（例如，肠易激综合征）的可能性很大[10-12]。然而，该领域的主要研究者正在继续寻找脑和消化系统之间真正的神经激素联系[13]。

尽管本章不专注于腹痛的检查和诊断，但重要的是，要承认，虽然在心理健康病症和慢性疼痛的主诉之间有明显的症状重叠，但我们对疼痛综合征涉及的所有因素的影响并不完全认识。精神疾病或表现是导致症状的病因。因为前文中提及的合并症现象（comorbidity），应考虑筛查应激源情况和居家的安全性[14,15]。

与患者的沟通

从急诊科安全出院，得益于医患之间的信赖关系。承认患者内心的想法很重要。需要把文化信仰因素考虑进来。虽然一些患者有其他的意图，但医生的作用是为现有病症的处理提供最好的解决办法。与患者的讨论应集中在当前的检查和客观结果上。承认其症状感受，有助于患者感受到他的问题正在得到解决。出院计划应切实可行，并且要让在场的家人或支持人员参与其中。确认支持性机构和家人的参与有助于提高患者对保健计划的接受度。

如果检查发现疾病的器质性病因，应把相关资料和医疗安排情况寄给初级保健医务人员以便随诊。当怀疑特殊的诊断时，也应立即将患者转诊到相应的专科中心，包括胃肠病学、妇科、泌尿科和普通外科。精神病学会诊，除非有即刻的指征，否则最好留给门诊医生处理。因为其结果可能会对患者产生直接的负面影响，并破坏开始实施的计划。患者要求转诊时，应判断该要求是否合理和值得。否则，最好的办法是允许由初级保健医师进行管理指导。患者和管理者团队（最可能是胃肠病学专科医师）或初级保健医务人员之间维持"轴-辐式（hub-and-spoke)"互动模式,有助于沟通交流,避免不必要的复诊和患者"逛医生商店(doctor shopping)"的行为。

协商疼痛管理

对急诊医学医务人员而言,面临的最困难的矛盾之一是疼痛控制和出院时如何开具处方。首先,开出的任何药物都应以医生个人的资质、所在医院的政策规定和处方医师的方便程度为原则。如果方便,可查阅疼痛管理合约。

需要针对性干预腹痛的明确或可能的病因。患者开始可以服用辅助药物治疗,如组胺 H_2 受体拮抗剂(H_2-blocking agent)、质子泵抑制剂(proton pump inhibitor)和抗酸剂(antacid)。如果未发现器质性病变,外周作用的非处方镇痛药如对乙酰氨基酚(acetaminophen)和非甾体抗炎药(nonsteroidal anti-inflammatory drug,NSAID)就不太可能达到减轻症状的效果。

如有可能,应避免使用麻醉性镇痛药。阿片类药物对疼痛的长期控制几乎没有效果[16]。此外,阿片类药物对非器质性腹痛有严重的副作用,尤其是在存在心理因素的情况下。从长期来看,麻醉性镇痛药的使用会加重疼痛,就像麻醉剂肠道综合征(narcotic bowel syndrome,NBS)一样[17]。麻醉性镇痛药滥用的可能性有据可查。根据最近阿片类药物滥用的趋势和新的 CDC 指南和建议,任何处方都应尽可能使用最小剂量和最短疗程[18,19]。与患者就这些高风险药物以及避免使用这些药物的原因进行坦诚而务实的讨论,可能有助于促进出院[20]。与麻醉性镇痛药一样,苯二氮草类药物(benzodiazepines)由于滥用风险高,且有危险的副作用,因此作用有限。

在非器质性慢性腹痛的长期控制方面,几种药物一直有很好的应用前景,虽然它们不太可能在急诊科的执业范围内。三环类抗抑郁药(tricyclic antidepressant,TCA)和选择性 5-羟色胺再摄取抑制剂(selective serotonin reuptake inhibitor,SSRI)是相关神经激素途径的调节剂。抗惊厥药(anticonvulsant)和神经性疼痛(neuropathic pain)药物[如,加巴喷丁(gabapentin)]尚未证实有效性[21-23]。作为综合治疗的一部分,认知疗法(cognitive therapy)和生物反馈(biofeedback)将使一些患者受益[24]。

患者出院指导

患者出院指导书应清晰明了,重点突出,确定客观的评价方法(即实验室检查、影像学检查),并强调没有阳性结果。复诊的原因应明确,避免模棱两可和笼统的术语,以协助识别紧急情况,并建立急诊科就诊的界限,合理使用急诊资源。患者应该始终明白,可以随时就诊进行检查评估,但可能不会有任何结果。然而,作为转诊程序的一部分,可以讨论急诊科在慢性疾病诊断和检查方法选择中的局限性。如有可能,急诊医务人员应亲自与患者、家人以及护理团队一起讨论出院指导,以进行清晰的沟通,避免误解。

（黄雨梅 译，李昌平　王伟岸 校）

推荐资源
- Kapural L. Chronic abdominal pain. New York: Springer; 2015.
- Feldman M. Chap 12: Chronic abdominal pain. In: Sleisenger and Fordtran's gastrointestinal and liver disease. Philadelphia: Elsevier Saunders; 2016. p. 174–85.

参考文献

1. Center for Disease Control and Prevention: National Center for Health Statistics. National Hospital Ambulatory Medical Care Survey: 2014 emergency department summary tables. Atlanta; 2014.
2. Lucas RH, Sanford SM. An analysis of frequent users of emergency care at an Urban University Hospital. Ann Emerg Med. 1998;32(5):563–8.
3. Purdie FR, Honigman B, Rosen P. The chronic emergency department patient. Ann Emerg Med. 1981;10(6):298–301.
4. Birmingham L, Cochran T, Frey J, Stiffler K, Wilber S. Emergency department use and barriers to wellness: a survey of emergency department frequent users. BMC Emerg Med. 2016;17(1):16.
5. Fuda KK, Immekus R. Frequent users of Massachusetts emergency departments: a statewide analysis. Ann Emerg Med. 2006;48(1):9–16.
6. Grover CA, Crawford E, Close RJ. The efficacy of case management on emergency department frequent users: an eight-year observational study. J Emerg Med. 2016;51(5):595–604.
7. Soril LJ, Leggett LE, Lorenzetti DL, Noseworthy TW, Clement FM. Reducing frequent visits to the emergency department: a systematic review of interventions. PLoS One. 2015;10(4):e0123660.
8. Shelby G, Shirkey K, Sherman A, Beck J, Haman K, Shears A, et al. Functional abdominal pain in childhood and long-term vulnerability to anxiety disorders. Pediatrics. 2013;132(3):475–82.
9. Simons L, Sieberg C, Claar R. Anxiety and functional disability in a large sample of children and adolescents with chronic pain. Pain Res Manag. 2012;17(2):93–7.
10. Keefer L, Drossman D, Guthrie E, Simrén M, Tillisch K, Olden K, et al. Centrally mediated disorders of gastrointestinal pain. Gastroenterology. 2016;150(6):1408–19.
11. Drossman D, Li Z, Andruzzi E, Temple R, Talley N, Grant Thompson W, et al. U. S. householder survey of functional gastrointestinal disorders. Dig Dis Sci. 1993;38(9):1569–80.
12. Bharucha A, Chakraborty S, Sletten C. Common functional gastroenterological disorders associated with abdominal pain. Mayo Clin Proc. 2016;91(8):1118–32.
13. Mayer E, Tillisch K. The brain-gut Axis in abdominal pain syndromes. Annu Rev Med. 2011;62(1):381–96.
14. Creed F, Craig T, Farmer R. Functional abdominal pain, psychiatric illness, and life events. Gut. 1988;29(2):235–42.
15. Drossman D. Sexual and physical abuse and gastrointestinal illness: review and recommendations. Ann Intern Med. 1995;123(10):782.
16. Wang D. Opioid medications in the management of chronic abdominal pain. Curr Pain Headache Rep. 2017;21(9):40.
17. Drossman D, Szigethy E. The narcotic bowel syndrome: a recent update. Am J Gastroenterol Suppl. 2014;2(1):22–30.
18. Chou R, Fanciullo GJ, Fine PG, et al. Clinical guidelines for the use of chronic opioid therapy in chronic noncancer pain. J Pain. 2009;10(2):113–30. Spine J 2010;10(4):355–356.
19. Dowell D, Haegerich T, Chou R. CDC guideline for prescribing opioids for chronic pain — United States, 2016. MMWR Recomm Rep. 2016;65(1):1–49.
20. Drossman D. Severe and refractory chronic abdominal pain: treat-

ment strategies. Clin Gastroenterol Hepatol. 2008;6(9):978–82.

21. Ford A, Talley N, Schoenfeld P, Quigley E, Moayyedi P. Efficacy of antidepressants and psychological therapies in irritable bowel syndrome: systematic review and meta-analysis. Gut. 2008;58(3):367–78.

22. Chao G, Zhang S. A meta-analysis of the therapeutic effects of amitriptyline for treating irritable bowel syndrome. Intern Med. 2013;52(4):419–24.

23. Drossman D. Beyond tricyclics: new ideas for treating patients with painful and refractory functional gastrointestinal symptoms. Am J Gastroenterol. 2009;104(12):2897–902.

24. Weinland S, Morris C, Dalton C, Hu Y, Whitehead W, Toner B, et al. Cognitive factors affect treatment response to medical and psychological treatments in functional bowel disorders. Am J Gastroenterol. 2010;105(6):1397–406.

Sandra Quezada

咨询专家介绍

Dr. Quezada 执业于巴尔的摩市区的马里兰大学医学院。其患者主要来自城市居民，尽管许多患者也生活在农村和郊区。其患者和巴尔的摩市和马里兰州的人口一样多样化，分别有 63% 的黑人或非洲裔美国人和 9.2% 的拉丁裔美国人。他在门诊和住院部两处行医，也为巴尔的摩退伍军人管理局医疗中心的退伍军人提供服务，负责治疗各种胃肠道疾病的患者，专注于炎性肠病管理。

关键临床问题的解答：

1. 慢性腹痛患者何时应转诊给胃肠专科医师？

就诊于急诊科的慢性腹痛患者的诊断和处理存在困难。来自胃肠病学专家的建议可能会避免严重的漏诊。这些漏诊最好通过诸如内镜检查、ERCP 和胶囊肠镜检查（video capsule enteroscopy）的专科检查方法来明确。严重漏诊的发生率随年龄增长而增高。对因慢性腹痛而就诊的患者而言，建议 2 周内转诊至胃肠专科医生处随诊。

2. CT 是一种常用的检查方法，是未分化腹痛患者的首选。MRI 在慢性腹痛患者的检查中的作用如何？

由于以前多次计算机体层摄影（computerized tomography，CT）检查，在可能已经累积了很高辐射负荷剂量的患者中，磁共振成像（magnetic resonance imaging，MRI）也是一种有价值的选择。此外，对于碱性磷酸酶（alkaline phosphatase）和胆红素水平升高，提示胆管病变的患者，磁共振胰胆管成像（magnetic resonance cholangiopancreatography，MRCP）可以提供更详细的影像学信息，更能明确说明是否有 ERCP 的指征。鉴于 ERCP 并非没有其内在的风险，在这种情况下，MRCP 既可以避免不必要的检查，也可以证明 ERCP 的必要性。

3. 慢性腹痛患者的首要诊断是什么？

慢性腹痛有许多潜在病因。如有可能，应确定潜在的病因，以便更好地指导治疗。结肠炎、恶性肿瘤、功能性腹痛综合征（functional abdominal pain syndrome）/肠易激综合征（irritable bowel syndrome）和先前外科手术造成的粘连（adhesions）是常见的诊断，都有专门的治疗选择。食物不耐受（food intolerance）通常表现为腹胀，伴或不伴有腹泻。但引起慢性腹痛的食物不耐受不常见。在有血管病变病史的老年患者中，慢性肠系膜缺血（chronic mesenteric ischemia）是一种不太可能出现但又应考虑的严重病因，尤其是在已经排除其他病因的情况下。

4. 对疼痛管理有什么建议？

慢性腹痛的镇痛（analgesia）可能是一项挑战，但最好的方法是在对潜在病因认识的指导下进行治疗。当然，如果疼痛是由炎症、恶性肿瘤或缺血引起的，治疗潜在疾病会显著减轻症状。如果疼痛是由诸如肠易激综合征的功能性腹痛综合征或粘连性疾病（adhesive disease）所致，应在患者和医务人员之间进行沟通，讨论不同镇痛方法的风险和益处。非甾体抗炎药（nonsteroidal anti-inflammatory drug，NSAID）在短期内可能有帮助，但如果长期持续使用会增加消化性溃疡和肠道炎症并发症的发生风险。

如果对患者进行了有关大剂量服用对乙酰氨基酚（acetaminophen）会存在肝毒性甚至会导致肝功能衰竭风险的教育，对乙酰氨基酚就不会带来这些风险，适量服用会有所帮助。在治疗慢性腹痛时，应避免使用麻醉性镇痛药（narcotic），因为长期使用这些药物不仅可能导致药物耐受性和依赖，而且还与麻醉剂肠道综合征（narcotic bowel syndrome）有关，后者可导致严重的便秘和腹痛，从而产生适得其反的效果。对于需要长期强效镇痛而又无可治疗的潜在病因的患者，肠系膜神经阻滞可能有效。最后，要考虑包括瑜伽（yoga）、针灸和放松技术（relaxation technique）在内的整合医学（integrative medicine）策略，这也可能有助于一些患者的治疗。

（黄雨梅 译，李昌平 王伟岸 校）

索引